WUNDERRAUM
Lesen ist ankommen.

KEITH STUART

Das ganze Leben auf einmal

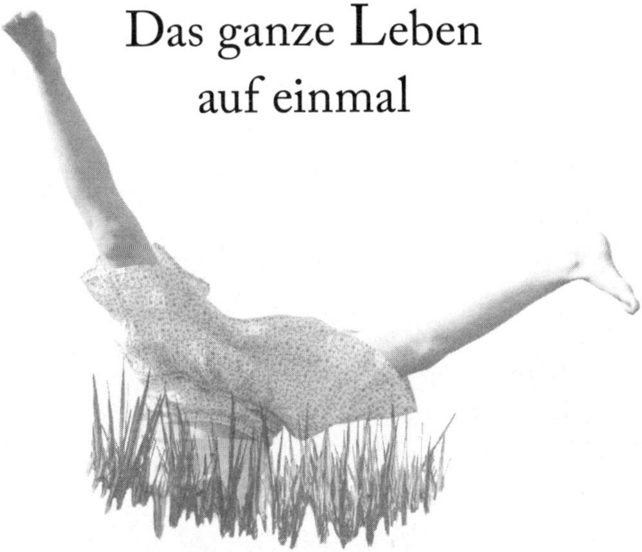

Roman

Aus dem Englischen übersetzt von
Heike Reissig und Stefanie Schäfer

WUNDERRAUM

Für Mum, Dad,
Catherine und Nina

»Staunt euch die Augen aus dem Kopf«, sagte er, »lebt, als ob ihr jeden Moment sterben könntet. Schaut euch die Welt an. Sie ist fantastischer als jeder fabrizierte Traum. Verlangt weder Gewährleistungen noch Sicherheit, so ein Tier hat es in unserer Welt nie gegeben.«

aus: Ray Bradbury, *Fahrenheit 451*

»Wenn die Tage durch dich hindurchzufallen scheinen, lass sie einfach gehen.«

aus: Blur, *The Universal*

Tom

Magie gibt es wirklich. Davon war ich immer überzeugt. Ich meine nicht die Zauberei, mit der man Kaninchen aus dem Zylinder zieht oder Leute durchsägt (und anschließend wieder zusammenfügt, sonst wäre es ja Mord). Und auch nicht Magie, wie sie in Märchen vorkommt, mit Prinzessinnen, Hexen und Fröschen, die sich in hübsche Prinzen verwandeln (dazu kommen wir später noch). Ich meine die Vorstellung, dass unglaubliche Dinge auf magische Weise wahr gemacht werden können, durch Willenskraft, Anstrengung und Liebe. So fing alles an. So haben wir es geschafft, alles durchzustehen.

Eigentlich müsste ich mit Hannahs Diagnose anfangen. Aber davon erzähle ich noch nicht. Diese Geschichte handelt von Magie, und deshalb wird sie auch mit etwas Magischem beginnen, gewissermaßen. Das ist sinnvoller, vertrauen Sie mir. Beginnen wir zwei Wochen später, mit Hannahs fünftem Geburtstag. Denn so spielt das Leben manchmal: Man bereitet alles für den großen Tag vor, und dann – wumm! – erhält man plötzlich eine schreckliche Nachricht, die einem den Boden unter den Füßen wegzieht. Natürlich sagte ich Hannah nicht die ganze Wahrheit, das brachte ich nicht fertig. Aber Hannah war schon damals klüger als ich; klug genug, um in meinen Augen zu lesen, was die Ärzte mir mitgeteilt hatten und was auf sie zukam. Wir standen vor der Klinik, die kalte Sonne funkelte auf dem zerkratzten Plexiglasdach der Bushaltestelle. Ich versuchte zu schlucken, doch der Kloß in meinem Hals war so groß wie eine Bowlingkugel. Hannah sah zu mir auf.

»Alles wird gut«, sagte sie. »Alles wird gut.«

Und dann ballte sie ihre kleine Faust und streckte sie mir zum Check entgegen, und ich checkte.

So war das.

Ja.

Wo war ich stehen geblieben?

Richtig: Ich nahm mir vor, etwas ganz Besonderes zu ihrem Geburtstag zu organisieren; etwas, das uns Ablenkung verschaffte. Als ich sie fragte, worauf sie Lust hätte, zuckte sie mit den Achseln und sagte: »Ich möchte einfach nur mit meinem Freund Jay Lego spielen.« Na gut, dachte ich. Das kriegen wir hin.

»Und ich wünsche mir Feen!«, fügte sie hinzu. »Richtige Feen!«

Hannahs Lieblingsbuch war eine Märchensammlung, die in der Familie meiner Mutter von Generation zu Generation weitergereicht wurde. Das Buch war also schon sehr alt und enthielt all das gruselige Zeug, das in den pädagogisch einfühlsamen Neuübersetzungen nicht mehr vorkommt: Kinder, die im Wald verhungern, Zwerge, die von Hexen gefressen, und Holzfäller, die von Wölfen zerfleischt werden. Hannah liebte diese Geschichten. Doch am meisten gefielen ihr die Feen – keine kitschigen Supermarkt-Feen mit rosafarbenen Glitzerflügeln und funkelnden Zauberstäben, sondern die Feen der alten Schule: neckische Wesen, die in der Natur herumtollen und Menschen auf verzauberte Lichtungen locken. Wenn wir am Ende einer Geschichte anlangten, fragte sie jedes Mal: »Aber Feen gibt es doch gar nicht wirklich, oder?« Ich antwortete ihr dann, dass es sehr wohl Feen gäbe, aber nur ganz besondere Menschen bekämen sie zu Gesicht. Es war nur ein Witz, ein kleines Gute-Nacht-Ritual. Auch am Abend ihres fünften Geburtstags stellte Hannah mir die übliche Frage. Doch diesmal antwortete ich: »Schau nachher aus dem Fenster, vielleicht hast du ja Glück!« Sie schüttelte den Kopf und lachte, als würde ich bloß dummes Zeug reden, und vergrub schließlich ihren Kopf in den Federkissen, bis ich aufstand. Aber ich wusste genau, dass sie vor Neugier platzte, sie war immer neugierig.

Also gab ich ihr einen Kuss auf den Lockenkopf; er war ganz zerzaust, weil wir uns beide nicht gut aufs Kämmen verstanden. Und dann ging ich hinaus und schloss die Tür hinter mir bis auf einen Spalt, gerade breit genug, um hindurchspähen zu können. Und natürlich: Sobald Hannah dachte, ich sei weg, kletterte sie aus dem Bett und schlich zum Fenster.

An dieser Stelle sollte ich vielleicht erwähnen, dass ich ein Theater leitete und davor Schauspieler gewesen war. Die Magie, an die ich am meisten glaubte, war die Magie des Theaters: die Wunder, die geschehen, wenn Schauspieler eine Bühne vor Publikum mit Leben füllen. Behalten Sie das beim Weiterlesen im Hinterkopf.

Draußen war es fast stockfinster, die Sterne verbargen sich hinter einer fernen Wolkendecke. Unser Haus steht an einem Feld, und tagsüber sehen wir manchmal Reiter auf dem

Weg, der zum Wald hochführt. Doch abends gibt es nur noch Dunkelheit und die Lichter der nächsten Ortschaft, die in der Ferne funkeln.

Hannah stand nun auf Zehenspitzen am Fenster, ihre kleine Gestalt hob sich als Silhouette vor der Dunkelheit draußen ab. Plötzlich drehte sie den Kopf nach rechts. Hinter der großen Hecke am Nachbargarten erschien ein seltsames Leuchten, ein warmer orangefarbener Lichtschein, wie ein Lagerfeuer – nur dass kein Knistern zu hören war, sondern leise Musik, die im Rauschen des Windes fast unterging. Dann kamen undeutliche Stimmen hinzu, die allmählich lauter wurden: Sie sangen.

Hannah rieb sich mit dem Ärmel ihres *Unglaublicher Hulk*-Pyjamas die Augen. Dann schaute sie wieder hinaus. Sie blieb ganz dicht am Fenster stehen, schrak nicht zurück, stand ganz still, vollkommen fasziniert von dem, was draußen geschah. Die immer lauter werdende Musik riss sie schließlich aus ihrer Trance.

»Daddy!«, rief sie entzückt. Sie hatte überhaupt keine Angst, war weder erschrocken noch überrascht.

»Daddy!«, wiederholte sie. »Ich kann sie sehen. Ich kann sie sehen!«

»Was kannst du sehen?«, fragte ich. Natürlich spielte ich den Ahnungslosen, als ich in ihr Zimmer stürzte. Hannah ergriff meine Hand und zog mich ans Fenster.

»Die Feen!«, rief sie. »Da sind Feen, sieh nur!«

Und tatsächlich: Eine Reihe von anmutigen Gestalten in leuchtend weißen Kleidern mit großen flatternden Flügeln tanzte den Reitweg hinten am Garten entlang. Einige hielten lange Stöcke mit Laternen, in denen Kerzen flackerten, andere waren in Gewänder mit funkelnden Feenlichtern gehüllt. Hannah schaute gebannt zu, dann klopfte sie gegen die Fensterscheibe und winkte begeistert. Und als eine der Gestalten am Gartenzaun anhielt und ihr eine Kusshand zuwarf, jauchzte sie. Es war das erste Mal seit über einer Woche, dass sie sich selbst und alles andere vergaß. Es waren nur einige Augenblicke, doch sie verscheuchten die Dunkelheit der letzten Tage. Die Gestalten tanzten, sangen und winkten, und das Licht der Laternen umgab sie wie ein Glorienschein. Dann zog die Prozession weiter, der Gesang wurde leiser, der Lichtschein schwächer. Die Dunkelheit kehrte zurück, doch sie war nicht mehr so tiefschwarz wie zuvor. Die Feen hatten etwas zurückgelassen, das für immer bleiben würde.

Ich verrate Ihnen ein kleines Geheimnis. Eigentlich waren es keine Feen. Wenn man genau hinhörte, konnte man erkennen, dass es sich bei dem Gesang nicht um ein feenhaftes Schlummerlied handelte, sondern um »When Two Become One« von den *Spice Girls* aus dem Ghettoblaster. Als Leiter eines Theaters hat man das große Glück, sich rund um die Uhr auf passionierte Laienschauspieler verlassen zu können, die die Frage, »Würdet ihr Sonntagabend mal kurz in Glitzertrikots an unserem Haus vorbeitanzen?«, nur allzu gern mit ja beantworten. Und außerdem kann man auf eine gut ausgestattete Requisite zurückgreifen und muss nicht erst in irgendwelchen Geschäften nach historisch anmutenden Handlaternen suchen.

Mir war spontan die alberne Idee gekommen, der Finsternis mit Licht zu trotzen, und sie hatte funktioniert. Irgendwann riss Hannah sich vom Fenster los und lief die Treppe hinunter, um die Vorstellung aus nächster Nähe zu sehen. Doch als sie die Hintertür erreichte, die zum Garten führte, waren die Feen bereits verschwunden (wie zuvor vereinbart). Ich weiß noch immer nicht, ob Hannah sie wirklich für echt hielt oder ob sie wusste, dass alles nur Show war, aber als ich zu ihr kam, stand sie mit wehenden Locken an der offenen Tür, schaute zu mir auf und nahm meine Hand.

»Noch mal!«, sagte sie. »Noch mal!«

In diesem Moment begriff ich, dass Hannah für jede Möglichkeit dankbar sein würde, der Wirklichkeit zu entfliehen und die Magie des Theaters zu erleben. Sie schlug eben nach mir. Ich hatte einen Weg gefunden, so banal er auch sein mochte, Hannah dabei zu helfen, mit dem, was passiert war und was noch kommen würde, fertigzuwerden. Und es würde wichtig sein, eine Fantasiewelt zu haben.

Seit damals überraschte ich Hannah jedes Jahr zum Geburtstag mit einer kleinen Vorstellung. Es wurde zu einem Ritual, um der bitteren Realität der Untersuchungen und Tests, die jeden Herbst anstanden, etwas entgegenzusetzen.

Die Zeit verging, viel schneller, als ich es mir je hätte ausmalen können. Und als Hannah schließlich dreizehn wurde, wollte sie ihren Geburtstag nur mit ihren Freundinnen verbringen; Stadtbummel, Pizza essen, Videos schauen. So war es eben. Selbst die Welt der Fantasie kann den Lauf der Zeit nicht aufhalten.

Drei Monate vor ihrem sechzehnten Geburtstag begann ich zu überlegen, ob noch Zeit blieb, eine allerletzte Vorstellung für sie auf die Beine zu stellen. Ich hatte das Gefühl, dass es bedeutsam war, als hinge ein Teil der Zukunft davon ab. Ich hatte andauernd das Gefühl, dass etwas Schreckliches passieren würde und wir darauf vorbereitet sein müssten. Und dafür wollte ich sorgen, auf meine Weise. Wie Sie sehen, glaubte ich fest an die Magie des Theaters. Habe ich das schon erwähnt?

SOMMER
2005

Hannah

Bloß nicht! Stirb bloß nicht auf der Bühne! Denk nicht mal daran! Das wäre echt das Allerletzte!

Mit diesem sagenhaft motivierenden Gedanken trete ich zum ersten Mal hinaus ins grelle Scheinwerferlicht des Theaters, jedenfalls zum ersten Mal richtig. Als Schauspielerin.

Natürlich bin ich vorher schon tausendmal hier gewesen. Mit einem Theaterdirektor zum Vater wächst man praktisch auf der Bühne auf – was unglaublich glamourös klingt, bis herauskommt, dass sich diese Bühne in einer Kleinstadt in Somerset befindet, und nicht, sagen wir, in New York. Mein Auftritt ist zugleich mein Debüt bei der Theatergruppe unserer kleinen Stadt, und nicht etwa der Royal Shakespeare Company. Und da wir gerade gnadenlos ehrlich sind, geben wir auch gleich zu, dass weder *Hamlet* noch *Nora oder Ein Puppenheim* noch irgendein anderes der Stücke aufgeführt wird, die ich für den Schauspielunterricht in der Schule hätte lesen sollen. Nein, unser Stück ist ein derber »Schwank« aus den Siebzigern, geschrieben von einem Typen, von dem ich vorher noch nie gehört hatte. Mein Dad nennt es »Bleib doch ein sexistisches Arschloch«, aber das ist natürlich nicht der richtige Titel. So was kommt jedenfalls beim hiesigen Publikum gut an, deswegen müssen wir uns damit begnügen. Sally, die Intendantin der Theatergruppe, hat immerhin das Drehbuch etwas modernisiert – hauptsächlich, indem sie die rassistischen Witze gestrichen hat. Die sexistischen sind dringeblieben, denn offenbar sind sie so lange okay, wie wir sie ironisch darstellen. Ich habe eine Menge darüber gelernt, was Erwachsene akzeptabel finden, seitdem ich mich im vergangenen Jahr der Theatergruppe angeschlossen habe. Ich komme nicht viel raus, deswegen muss ich meine Lebenserfahrung da zusammenkratzen, wo mir das Leben begegnet.

Als mein Einsatz kommt, geht es auf der Bühne schon rund. Ein spießiges Wohnzimmer aus den siebziger Jahren mit limonengrünem Sofa, Flokati und Bambus-Wohnzimmertisch bildet die Kulisse. Ted ist brillant in seiner Hauptrolle als neurotischer, verwirrter Buchhalter, der kurz vor seiner Pensionierung steht und einem sterbenslangweiligen Lebensabend entgegenblickt. Sally hat die Rolle genial besetzt, denn im wahren Leben ist Ted ein neurotischer, verwirrter Buchhalter, der kurz vor seiner Pensionierung steht und einem sterbenslangweiligen Lebensabend entgegenblickt. Natasha spielt seine Ehefrau, obwohl sie mindestens zwanzig Jahre zu jung und tausendmal zu cool ist, um mit Ted verheiratet zu sein. Früher hat sie die PR für eine Kunstgalerie in London gemacht, aber sie und ihr Mann entschlossen sich, vor der Ankunft ihres zweiten Kindes den Karrierestress hinter sich zu lassen. Natasha hat mir gestanden, dass ihr das Leben in Somerset vorkommt wie eine Mischung aus *Und täglich grüßt das Murmeltier* und *Beim Sterben ist jeder der Erste*. Ich habe *Beim Sterben ist jeder der Erste* gegoogelt und glaube nicht, dass es ein Kompliment war. Dora, zuständig für die Requisite, hat Natashas graue Perücke in einem Kostümverleih gefunden, und Margaret – mit einundachtzig die Älteste in der Theatergruppe – behauptet, Natasha sähe damit aus wie eine französische Dirne. Margaret ist die ruppigste und zynischste Person, die mir je begegnet ist, und außerdem eine meiner besten Freundinnen. Habe ich erwähnt, dass ich nicht oft rauskomme? Jedenfalls musste ich »Dirne« googeln, und jetzt ist es mein Lieblingswort.

Folgende Szene erwartet mich: ein neurotisches Mittelschichtspaar im Großbritannien der siebziger Jahre bereitet eine Dinnerparty für die neuen Nachbarn vor, die sehr vornehm und angesehen zu sein scheinen. Doch dann kommt die halbwüchsige Tochter der Gastgeber sturzbetrunken von einer Party nach Hause, und sie müssen sie im Schrank unter der Treppe verstecken. Ich trage ein knallbuntes Blumenkleid ganz aus Polyester und statisch aufgeladen, und während ich versuche, den Rock zu glätten, nickt mir Sally vom Bühnenrand aus zu, und ich weiß, dass gleich mein Stichwort kommt.

Tief durchatmen.

Mein Herz klopft, aber ich versuche, den Gedanken daran zu verdrängen. Der Soundeffekt einer Türklingel wird eingespielt, und dann bin ich dran. Durch den schwarzen Vorhang, raus auf die offene Bühne, vor Reihen von Leuten, die tatsächlich dafür bezahlt haben, von uns unterhalten zu werden.

Ach du Scheiße, jetzt geht's los!

Als Erstes spüre ich ein seltsames Knistern in der Luft, eine Art allgegenwärtige Spannung, die meine Haut zum Kribbeln bringt – entweder aus Angst vor dem Publikum oder durch die Elektrizität, die mein leicht entflammbares Polyesterkleid generiert. Ich versuche das Gefühl zu ignorieren und konzentriere mich auf meinen Part. Kichernd zucke ich mit den Schultern, als mich meine Eltern fragen, was zum Teufel mit mir los ist. Dann schwanke ich an Natasha vorbei, deren Perücke ihr irgendwie keck über das rechte Auge gerutscht ist, stolpere und krache der Länge nach auf den Servierwagen. Da, vereinzelte Lacher aus dem Publikum! Was mich erleichtert, denn ich habe null Erfahrung mit Alkohol. Im Schauspielunterricht haben wir den Theaterreformer Konstantin Stanislawski gelesen, der sagt, dass die beste künstlerische Leistung aus dem »emotionalen Gedächtnis« des Künstlers hervorgehe – indem man sich auf etwas besinnt, das man selbst erlebt hat. Doch im Zusammenhang mit Alkohol erinnere ich persönlich mich nur daran, wie mein Vater bei der Feier seines siebenunddreißigsten Geburtstags im Pub von einer Bank fiel und sich eine Platzwunde zuzog. Also habe ich mir jede Menge Seifenopfern reingezogen und »betrunkene Teenage-Mädchen« in die Google-Bildersuche eingegeben. Diesen Fehler mache ich nicht noch einmal.

Ich bin also auf der Bühne und liege quer über den hässlichen Möbeln. Ted und Natasha spritzen mir Wasser aus einer Vase ins Gesicht, um mich auszunüchtern – das Publikum kichert. Es macht Spaß, es klappt wirklich gut.

Dann sehe ich aus dem Augenwinkel heraus Dad – Tom, für alle anderen –, der mich vom seitlichen Bühnenrand aus beobachtet. Er trägt sein übliches Outfit: schwarze Jeans, Hemd, Krawatte und Blazer. Sein Haar steht in alle Richtungen ab, und das Gel glänzt im Licht. Meine Freundinnen Jenna und Daisy behaupten, er sähe aus wie ein alternder Popstar – irgendwie attraktiv, aber ein bisschen aus dem Leim gegangen und mit den ersten grauen Haaren. Ich sehe ihm gar nicht ähnlich. Den Fotos nach zu urteilen gleich ich eher meiner Mum – schmal, insgesamt ganz okay, graue Augen und hohe Wangenknochen, die wie geschwollen wirken, wenn ich zu viel Rouge auflege. Ach ja, und ich habe wilde Locken, von denen Jenna meint, sie sähen aus wie »eine explodierte Korkenzieherfabrik«. (Ziemlich nützlich, wenn man eine Besoffene spielt.) Egal, jedenfalls verrät Dads Gesicht in diesem Moment die vertraute Mischung von übertriebenem Stolz und Ermutigung, die ich so gut kenne. Das ist auch so etwas, das meine Freundinnen über ihn sagen: Er sei anders als andere Väter, weil er immer gut drauf sei. Er interessiere sich nicht sonderlich für Sport und höre ihnen aufmerksam zu, wenn sie mit ihm redeten. Er versetze sich in sie hinein. Das alles scheinen seltene Vorzüge von Vätern zu sein, was ich traurig finde.

Als ich klein war, hat er mich immer mit hierher genommen, damals, nachdem er die Direktorenstelle bekommen hatte. Er hob mich hoch auf die Bühne und inszenierte Geschichten für mich. Wenn wir dort oben saßen, im Licht eines einzelnen Scheinwerfers, brachte er mir das Lesen bei, während wir uns an Märchenbüchern (von denen ich wie besessen war und bin) und der Standardlektüre angehender Schauspieler abarbeiteten. Das gehört zu meinen schönsten Erinnerungen. Selbst wenn Dad arbeiten musste, holte er mich von der Schule ab und fuhr ohne Umwege mit mir zum Theater. Während er mit irgendeinem tourenden Ensemble zusammensaß und die Aufführung plante, rannte ich umher, tollte über die Bühne oder marschierte durch die Stuhlreihen, rufend und singend. Zu meinen Geburtstagen fingen wir irgendwann an, gemeinsam kleine Theaterstücke zu schreiben und sie mit der

Theatergruppe aufzuführen, für alle unsere Verwandten und Freunde. Diese kleine Tradition war das Größte für mich! Jetzt fühlt es sich an, als sei es lange her.

Natürlich sehnte ich mich danach, in einem richtigen Stück mitzuspielen, aber Dad schob es immer wieder hinaus. »Die Leute würden gleich von Vetternwirtschaft in der Kunst ausgehen«, ermahnte er mich. »Die Kritiker würden uns zerreißen wie wilde Hunde.« Ich bezweifle ernsthaft, dass die Theaterkritikerin unserer Lokalzeitung in der Lage ist, irgendetwas zu zerreißen, geschweige denn eine Person, da sie eine sanftmütige siebzigjährige Frau mit einer Vorliebe für den längst verstorbenen Schauspieler Noël Coward ist. Doch Dad ließ sich nicht erweichen. Letztes Jahr weigerte er sich, mich die Cecily in *Ernst sein ist alles* spielen zu lassen mit der Begründung, es gäbe einige gefährliche Stunts. So ein Schwachsinn!

Als die Theatergruppe dann aber dieses Stück auswählte und es eine Rolle für ein fünfzehnjähriges Mädchen gab, bettelte ich Sally regelrecht an, sie mir zu geben. Sie war einverstanden unter der Bedingung, zuerst Dad zu fragen – »aus gesundheitlichen Gründen«. Ehrlich gesagt machte ich mir keine Hoffnungen. Ich weiß ja, dass er mich nicht für eine schlechte Schauspielerin hält, die an seinem Ruf kratzen könnte, sondern sich einfach nur Sorgen um mich macht. Am liebsten würde er mich in einem kleinen Zimmer einschließen und niemals rauslassen. Nein, Moment mal, das klingt schrecklich. Am liebsten würde er mich in Luftpolsterfolie einpacken und … ach, egal, ihr wisst, was ich meine. Es ist ja auch nicht so, als hätte ich den Ehrgeiz, ein verdammt berühmter Filmstar zu werden. Ich habe gar keinen Ehrgeiz; ist nicht mein Ding.

Nach einem ganzen Sketch rund um ein Soufflé, das nicht aufgegangen ist (der dann irgendwie in einem echt krassen Schwiegermutterwitz mündet), hat Margaret einen Kurzauftritt als neugierige Nachbarin. Im Nachthemd und mit Lockenwicklern im widerspenstigen grauen Haar steht sie vor der Tür. Normalerweise färbt sie ihre Haare in grellen Farben. Letztes Jahr zur Londoner Gay Pride Parade leuchtete es in Regenbogentönen, und irgendwie schaffte sie es, mit dem berühmten Schauspieler Sir Ian McKellen fotografiert zu werden. Im Stück beschwert sie sich über den Lärm und droht, die Polizei zu rufen, bis Ted sie mit einer Flasche Sherry beruhigt. Bei den Kostümproben benutzten sie eine echte Flasche, die sie aber noch vor ihrem Auftritt fast ausgetrunken hatte. Diesmal ist nur Tee drin, zu ihrem offensichtlichen Unmut.

Dann kommt die Szene, in der Ted mich vor den Nachbarn versteckt und in den Schrank unter der Treppe hinten auf der Bühne zerren muss. Die Konstruktion ist nicht etwa ein wackliger Ikea-Abklatsch, sondern sie wurde extra zu diesem Zweck von Kamil gebaut, dem Kulissenbauer des Theaterclubs, der Holzbearbeitung am hiesigen College unterrichtet und das Theater sehr ernst nimmt. Wochenlang arbeitete er daran und enthüllte uns schließlich eine echte Holztreppe inklusive richtigem Schrank, das Ganze auf Schwenkrollen zum leichteren Bühnenaufbau. Das Gestell ist so solide konstruiert, dass man es wahrscheinlich von einer Klippe werfen könnte und am Boden unversehrt vorfände. Was man von der Person im Inneren vermutlich nicht behaupten könnte.

Entschuldigung, manchmal werde ich ein bisschen düster. Besonders, wenn ich über eine Bühne geschleift werde. Es ist irgendwie ein komisches Gefühl, vor einem Saal voller lachender Leute so grob behandelt zu werden, aber Ted ist sehr professionell und passt außerdem höllisch auf, mich nicht an den falschen Stellen anzufassen und sich womöglich strafbar zu machen.

»Alles klar mit dir?«, flüstert er, während er mich in den Schrank bugsiert. Sein schmales, etwas ausgezehrtes graues Gesicht drückt Besorgnis aus, und seine Brille rutscht in Richtung Nasenspitze, wie immer. Ich nicke kaum merklich. Scheinbar beruhigt versucht er, die Tür zuzuschlagen, doch mein Arm hängt noch heraus. Aua, danke, Ted! Er stopft meinen schmerzenden Arm hinein und knallt die Tür so fest zu, dass die Treppe wackelt. Heiterkeitssturm im Publikum.

Jetzt muss ich zwanzig Minuten lang hier drin ausharren, was nicht gerade angenehm ist, weil es dunkel, beengt und stickig ist … Keine ideale Kombination für jemanden mit meinen Beschwerden. Außerdem ist mir wahnsinnig heiß, obwohl es den ganzen Tag kühl war im Theater. Vorhin hat Margaret behauptet, sie sei kurz vor dem Erfrieren, und stürmte in den Kesselraum, um zu versuchen, die Heizung zu reparieren. Warum bin ich dann in Schweiß gebadet? Ich versuche, meinen rasch ansteigenden Puls zu ignorieren. Tief durchatmen. Tief durchatmen. Wir sind hier im Theater, und *the show must go on*, selbst wenn man in einem Backofen eingesperrt ist. Gut, dass Kamil ein kleines Guckloch in die Tür gebohrt hat, sodass ich das Geschehen auf der Bühne verfolgen kann. Ich sehe, wie Rachel und Shaun, die die Nachbarn spielen, auf die Bühne kommen. Sie sehen zum Schreien aus in ihren Pseudo-Siebzigerjahre-Freizeitklamotten aus dem Secondhandladen. Aber das ist nicht alles, was ich bemerke. Rings um den Eingang zum Backstage-Bereich hat sich eine große Wasserpfütze gebildet, und kleine Rinnsale arbeiten sich an der Wand entlang auf mich zu. Im ersten Moment überlege ich, ob das womöglich ein Last-Minute-Special-Effect ist, den mein Dad eingefügt hat, ohne mir Bescheid zu sagen, doch dann sehe ich, wie Shaun nervös die Überschwemmung beäugt und Rachel mit dem Ellbogen in die Seite stößt. Irgendwas stimmt hier nicht. Schmale Wassertentakel reichen langsam bis nach vorn auf die Hauptbühne, und ich frage mich, ob das nicht gefährlich ist mit den Scheinwerfern und Kabeln überall. O nein, das ist ja wie in einer Eröffnungsszene von *Emergency Room!* Gleich wird das ganze Ensemble unter Strom gesetzt!

Währenddessen stellt sich im Stück heraus, dass die Nachbarn glauben, zu einer Swinger-Party anstatt zu einem gemütlichen Dinner eingeladen zu sein. Kaum haben Ted und Natasha die Bühne verlassen, um »die Crudités zu holen«, sagen sich Rachel und Shaun, dass das eine Art Code sein muss, und fangen an, sich auszuziehen. Das Publikum geht begeistert mit und lacht aus vollem Hals. Natürlich taucht prompt der Gemeindepfarrer auf, gespielt von James, der siebenundzwanzig, ziemlich fit und ein so überzeugter Atheist ist wie kein Zweiter. Er trifft das halbnackte Paar im Wohnzimmer an und sinkt ohnmächtig aufs Sofa. Natasha ruft: »Ich hole Ihnen einen starken Drink, es ist nicht das, wonach es aussieht«, und öffnet die Schranktür, worauf ich laut fluchend aus meinem Verschlag krabbele. Alles geschieht so schnell, und irgendwie scheint keine Zeit zu sein, irgendjemandem dezent zu verstehen zu geben, dass wir überschwemmt werden. Der Pfarrer versucht, mir aufzuhelfen, aber ich falle auf ihn (mein persönliches Highlight im Stück). Wir landen ineinander verschlungen auf dem Bühnenboden und schaffen es nicht, voneinander loszukommen. Ich versuche, James zuzuflüstern: »Ich glaube, es gibt eine Überschwemmung«, aber Natasha zieht mich hoch, wobei sie mir fast den Arm auskugelt, und James krabbelt auf allen vieren zur Tür hinaus.

In unserem großen Finale jagen meine Eltern mich rund um den Tisch, während sich die verlegenen Nachbarn wieder anziehen. Schließlich erwischen mich Natasha und Ted, setzen mich grob auf einen Stuhl am Esstisch, und zugleich tauchen zwei Polizisten auf, die man wegen einer wilden Orgie oder brutalen Mordszene gerufen hatte. Ich kippe mit dem Gesicht ins Erdbeerbaiser. Das üppige Bühnen-Dessert, das im Scheinwerferlicht sauer geworden ist, dringt mir glitschig in Nase und Augen.

Am Ende werden wir mit stürmischem Applaus belohnt. Ich eile mit den anderen Ensemblemitgliedern zum Bühnenrand, greife Teds und Natashas Hände und schwinge sie begeistert hin und her. Ich bin euphorisch, fühle mich für ein paar Sekunden als Teil dieses bizarren kleinen Teams. Später im Pub wird das Ensemble jede Zeile und jede Reaktion des Publikums noch einmal durchleben, wie jedes Mal nach einer Aufführung, ob sie nun gut war wie diese, oder schlecht wie der unglückliche Versuch, das blutige Stück *Equus* bei einer örtlichen Pferde- und Ponyschau aufzuführen.

Ich blicke in die Menge, in der Hoffnung, meine Freundinnen Jenna und Daisy zu entdecken, oder vielleicht meine Schauspiellehrerin. Doch alle Gesichter gleichen sich irgendwie und sind hinter den klatschenden Händen schwer zu erkennen. Ted umarmt mich, Natasha ebenso, und sie klopfen mir auf den Rücken, und dann steht Natasha plötzlich dicht neben mir und sagt etwas, und ich muss ihren Arm greifen und mich zu ihr neigen, um sie zu verstehen. »Verstehst du mich, Hannah?«, wiederholt sie. »Bist du noch bei Bewusstsein?« Ich möchte erwidern: »Natürlich, mir geht's gut. Ich bin ein STAR.« Doch dann merke ich, dass ich meine Beine nicht mehr richtig spüre und sich ein wirbelnder schwarzer Nebel am Rande meines Blickfelds zusammengezogen hat. Ich stolpere ein paar Schritte rückwärts.

Aus weiter Ferne spüre ich eine Hand auf meinem Arm und eine zweite im Rücken, doch es scheint, als fiele ich durch sie hindurch, tiefer und immer tiefer. Meine Umgebung wird zu einem verschwommenen Karussell verzerrter Formen. Plötzlich überkommt mich die Angst, das Publikum könne mitbekommen, was hier vor sich geht. O Gott, wie peinlich! Ich habe eine seltsame, halluzinationsartige Vision von Dad, der an meinem Grab steht und einen Nachruf hält: »Sie ist gestorben, wie sie gelebt hat – wie Tommy Cooper.« Und da weiß ich, dass irgendetwas Schlimmes passiert ist, denn das ist wirklich verdammt abgefahren.

Endlich bringe ich hervor: »Okay, das ist mal wieder echt typisch für mich.« Denn so etwas passiert mir keineswegs zum ersten Mal.

Die Bühnenscheinwerfer leuchten wie Sterne über mir. Sie verschwimmen in der Dunkelheit. Dann: nichts mehr.

Willkommen in meiner Welt.

Tom

Als Hannah vier wurde, begann sie, sich ständig müde zu fühlen. Nicht nur am frühen Abend oder nach dem Kindergarten, sondern den ganzen Tag lang. Sie tollte nicht mehr mit den anderen Kindern herum, sah blass aus. Zuerst dachte ich, sie hätte sich irgendeinen Virus eingefangen. Also machte ich einen Termin beim Hausarzt und rechnete natürlich damit, das Übliche zu hören: Keine Sorge, Ihre Tochter hat nichts Ernstes, das geht vorbei. Unser Arzt war einer von der alten Sorte, ein mürrischer Hüne mit schütterem Haar und dem Charme eines mittelalterlichen Henkers. Wenn man vorsichtig in sein Behandlungszimmer schlich, lehnte er sich mit verschränkten Armen und genervtem Blick in seinem Stuhl zurück, als wollte er sagen: »Wenn Sie Hypochonder sind, können Sie gleich wieder abhauen.« Er hörte sich an, von welchen Symptomen man berichtete, schüttelte den Kopf, als hätte man sich das alles nur eingebildet, verkündete einem schließlich, dass man es überleben würde, und dann dackelte man beschämt wieder hinaus. So war es jedenfalls gelaufen, als ich ihn mit einunddreißig aufgesucht hatte, weil mir das Kreuz so wehtat, dass ich drei Tage lang nicht aufrecht stehen konnte. Und so war es auch gelaufen, als ich mich mit Schmerzen in der Brust zu ihm gewagt hatte; Hannah war damals zwei gewesen, und ich hatte mich als plötzlich alleinerziehender Vater überfordert gefühlt. Wie üblich hatte er den Kopf geschüttelt, mich abgekanzelt und sich dann wieder seinem Computer zugewandt – das Signal dafür, unverzüglich den Raum zu verlassen.

Als ich Hannah zu ihm brachte und ihm ihre Symptome schilderte, rechnete ich natürlich wieder mit einem Rüffel; ich nahm erst gar nicht Platz. Doch nachdem er mich einige Sekunden angestarrt hatte, tat er etwas Unerwartetes: Er setzte Hannah auf einen Stuhl, nahm sein Stethoskop und horchte ihren Oberkörper ab. Und zwar sehr lange. »Das ist kalt!«, jammerte Hannah und wand sich jedes Mal, wenn er sein Stethoskop an einer neuen Stelle ansetzte. Doch er machte schweigend weiter.

Schließlich hörte er auf und wandte sich seinem Computer zu. Aha, das Signal, dachte ich und drehte mich schon zur Tür.

»Ich überweise Sie an die pädiatrische Kardiologie am North Somerset Hospital«, sagte er. Ich drehte mich wieder um und setzte mich neben Hannah. Sie glitt von ihrem Stuhl und kletterte auf meinen Schoß.

»Wieso? Stimmt etwas nicht?«, fragte ich.

»Gibt es Herzkrankheiten in Ihrer Familie?«

Die Wanduhr tickte laut. Es roch nach Pulverkaffee und Desinfektionsmittel. Ich begriff nicht ganz, warum der Arzt mir diese Frage gestellt hatte.

»Ich weiß nicht. Ich glaube nicht. Warum?«

Der Arzt tippte etwas ein.

»Ihre Tochter hat Herzgeräusche. Normalerweise besteht

kein Anlass zur Sorge, aber ich möchte es dennoch untersuchen lassen. Nur für den Fall.«

»Nur für den Fall?«

Hannah wurde plötzlich langweilig, sie wollte von meinem Schoß herunter.

»Wie schon gesagt, es ist wahrscheinlich nichts«, sagte der Arzt. »Doch zum jetzigen Zeitpunkt ist es noch zu früh für eine Diagnose. Innerhalb der nächsten zwei Wochen dürften Sie einen Termin in der Klinik bekommen.«

Ich ließ Hannah los. Sie lief zur Tür, zog mit ihren kleinen Händen an der Klinke. Ich erhob mich langsam, zu perplex und eingeschüchtert, um weitere Fragen zu stellen. Als ich Hannah folgte, wuchs meine Beklommenheit, und ich drehte mich noch einmal zu ihm um.

»Auf Wiedersehen, Mr Rose«, sagte er nur.

Aus seinem Blick und seiner Stimme sprach so etwas wie Sympathie. Das war neu. Und er hatte sich noch nie zuvor von mir verabschiedet.

Als wir die Praxis verließen, Hannahs kleine Hand in meiner, spürte ich plötzlich eine entsetzliche Schwere, die mich wie ein bleierner Mantel umfing.

Es dauerte einen Moment, bis ich begriff, dass es schiere Angst war.

An all dies erinnerte ich mich plötzlich wieder, als ich zu Hannah auf die Bühne stürzte. Die anderen scharten sich um uns, als ich mich neben sie kniete. Sie atmete noch. Alles ist gut, dachte ich, das haben wir schon oft erlebt, das ist eben die Bürde, die wir tragen müssen, so wie britischen Dauerregen oder Motorsport im Fernsehen. Meine größte Sorge war, welchen lustigen Spruch ich bringen könnte, wenn sie wieder zu sich käme. Vielleicht: super Timing beim Black-out? Egal – Hauptsache, wir könnten darüber lachen. Dann wäre es nicht so beängstigend. Dann wäre es okay.

Ich hörte, wie Ted den Zuschauern zurief, dass es nur an der ganzen Aufregung und Scheinwerferhitze läge; er bat alle, den Saal zu verlassen und dankte ihnen für ihren Besuch.

Bis dahin war der Abend wunderbar gelaufen. Alle Darsteller waren pünktlich aufgetaucht, wir hatten Publikum gehabt, und die Mehrheit der Zuschauer war sogar bis zum Ende wach geblieben. Ein Traumszenario. Doch dann war Hannah plötzlich in Ohnmacht gefallen. Und obendrein gab es im hinteren Gebäudeteil auch noch eine Überschwemmung von biblischem Ausmaß. Wie heißt es so schön? *There's no business like show business.*

Meine Gedanken wanderten zum Schlussapplaus zurück. Ted war zur Abwechslung entspannt gewesen; er hatte sogar gelächelt und seiner Frau Angela zugezwinkert, die im Publikum saß. Natasha hatte mit ihrer albernen grauen Perücke gewedelt und ihrem Mann zugewunken, der Ashley, die gemeinsame Tochter, mitgebracht hatte – trotz meines Hinweises, dass das Stück für eine Siebenjährige eigentlich nicht geeignet sei (»Sie ist sehr reif für ihr Alter«, hatte Natasha mir versichert. »Und von ihrer Großmutter weiß sie alles über Swinger-Partys.« Ich habe nicht weiter nachgefragt). Und mittendrin hatte Hannah gestanden, meine eigene Tochter, zum ersten Mal als richtige Schauspielerin auf dieser kleinen Bühne. Sie hatte förmlich im Applaus gebadet. Doch dann hatte sie plötzlich innegehalten, ganz bleich und mit ausdrucklosem Gesicht, und war zu Boden gefallen. Das Publikum hatte aufgehört zu jubeln. Und ich hatte wie gelähmt zugeschaut und gedacht, wir beide befänden uns in einer Art Traum.

»Hier«, sagte Shaun und reichte mir einen Becher Wasser. »Apropos Wasser …«

Doch ich hörte ihm gar nicht zu.

»Hannah«, sagte ich. »Komm schon, Schätzchen, die Vorstellung ist vorbei.«

»Soll ich den Notarzt rufen?«, fragte Natasha und legte mir sanft die Hand auf die Schulter.

»Das wird gleich wieder«, sagte ich leise.

Ich meinte, ein ganz leichtes, aber unverkennbares Zucken um Hannahs Augenpartie wahrzunehmen.

»Hannah«, sagte ich. »Hannah, wach auf.«

Sally, meine engste Freundin, kannte das alles schon. Sie kniete sich neben mich und strich Hannah sanft das Haar aus dem Gesicht.

»Viellcicht rufen wir doch besser einen Arzt?«, sagte sie mit beruhigender Stimme.

Ich zögerte einige Sekunden in der Hoffnung, dass Hannah sich doch noch regte, aber nichts geschah.

»Ja, vielleicht doch«, sagte ich.

Sally erhob sich wieder, und gerade als ich ihr erklären wollte, was sie dem Notarzt sagen sollte, ertönte eine Stimme, laut und klar, getragen von der einzigartigen Akustik des Bühnenraums.

»Ihr seid solche Drama-Queens!«, sagte die Stimme.

Hannah war wieder zu sich gekommen. Sie hatte den Kopf

leicht angehoben, blinzelte uns an und lächelte erschöpft. Sally und ich stützten sie, als sie versuchte, sich aufzusetzen. Ihr Bühnenkostüm war ganz aufgeladen und knisterte, als es mein Jackett streifte. Der Rest der Truppe atmete erleichtert auf. Shaun reichte Hannah den Wasserbecher. Sie nahm ihn mit zittriger Hand, wobei sie fast die Hälfte verschüttete, setzte ihn an die Lippen und schluckte glucksend.

»Was ist denn passiert?«, fragte sie.

»Du bist beim Schlussapplaus ohnmächtig geworden«, antwortete Ted.

Sie warf mir einen Blick zu und strich sich die wilden Locken aus dem Gesicht.

»So ein Mist«, sagte sie. »Tut mir leid, Dad. Tut mir wirklich leid.«

»Was redest du denn da?«, sagte ich und nahm ihr den leeren Becher ab. »Das Publikum war begeistert! Geniale Idee, als Zugabe in Ohnmacht zu fallen! Jetzt kommen sie in Scharen, um das Stück zu sehen.« Aber ich wusste natürlich, dass Hannah nicht von dem Stück sprach. Jedes Mal wenn das passierte, egal wo, entschuldigte sie sich. Und ich sagte immer, sei doch nicht albern, und dann hakten wir es einfach ab. Diese Nummer beherrschten wir aus dem Effeff. Wir waren schließlich Theaterleute. *The Show must go on.*

»Ich muss mich umziehen«, sagte Hannah. »In diesem Kostüm kriegt man dauernd Stromschläge.« Wir halfen ihr auf die Beine, und sobald sie einigermaßen fest auf dem Boden stand, ließen wir sie schnell wieder los, als hätten wir gerade waghalsig Bauklötze aus einem Jenga-Wackelturm gezogen. »Ich komme mit«, sagte Sally und ging langsam mit ihr den Flur hinunter zur Künstlergarderobe. Die anderen standen schweigend herum und versuchten, mich nicht anzustarren. Sie waren besorgt und verunsichert. Es war höchste Zeit, für Entspannung zu sorgen.

»Es ist alles gut, Leute«, sagte ich. »Wirklich. Hannah geht es schon wieder besser. Kein Grund zur Sorge. Ted, du warst klasse heute Abend. Natasha, großartige Nummer mit der Perücke, weiter so. Margaret, tolle Flirtszene mit dem Pfarrer, gut gemacht. Shaun, wie immer sehr gekonnt am Hintern gegrapscht. Oh, bevor ich es vergesse: Kann mir mal jemand erklären, wieso wir hinten eine Überschwemmung haben?«

»Ja, das wollte ich dir schon die ganze Zeit erklären«, sagte Shaun. »Der Heizkessel hat ein Leck. Oder eher einen Durchbruch. Das Ganze sieht nach einem Rohrbruch aus. Ich habe das Wasser schon abgestellt, aber backstage können wir baden gehen.«

Shaun war ehemaliger Bauarbeiter und unentbehrlich, wenn im Theater Reparaturen anfielen, was leider immer häufiger vorkam. Mit seinen Tätowierungen, der Skinheadfrisur und den Fred-Perry-Shirts sah er aus wie jemand, der Theaterbesucher in Pubs vermöbelte. Doch dank seiner angeborenen Intelligenz und seines so brillanten wie beherzten Englischlehrers hatte er eine merkwürdige Vorliebe für britische Nachkriegsdramen entwickelt. Er ist der einzige Mensch, den ich kenne, der eine Dachwohnung dämmen und dabei *Blick zurück im Zorn* rezitieren kann. Als sein Bruder ein Taxiunternehmen gründete, überredete er ihn, es Godot zu nennen, und schlug ihm den Slogan vor: »Und worauf warten *Sie*?«

»Das sollten wir uns direkt mal ansehen«, sagte ich, um

Shaun möglichst unauffällig von den anderen wegzulotsen. »Und, wie schlimm ist es?«, fragte ich, als wir weit genug entfernt waren.

»Schwer zu sagen«, sagte Shaun. »Ich bin kein Klempner. Ich hab den Hinterausgang geöffnet, damit das Wasser nach draußen abfließen kann. Ein Kumpel von mir kann sich das morgen früh anschauen.«

»Kriegen wir das Problem vor der Aufführung morgen Abend gelöst?«

Shaun zuckte mit den Schultern. »Frag mich morgen noch mal.«

Schlimmer konnte es kaum werden. Ich wandte mich wieder dem Rest der Truppe zu.

»So, Leute«, sagte ich. »Jetzt zieht euch um und geht was trinken.«

»Kommst du mit in den Pub, zur Nachbesprechung?«, fragte Rachel.

»Nein, aber Sally kommt mit. Ich bringe Hannah nach Hause. Die Aufführung war super, und morgen kriegen wir die Bude bestimmt auch wieder voll.«

Die Truppe machte sich auf den Weg zum Green Room. Ted klopfte mir auf den Rücken.

»Wir sind da, wenn du uns brauchst«, sagte er.

Auf der Fahrt nach Hause saß Hannah schweigend neben mir und starrte aus dem Fenster auf die leeren nächtlichen Straßen. Sie hatte sich umgezogen und hielt ihr Smartphone umklammert. Ich stupste sie. Sie drehte sich zu mir, und wir lächelten uns an.

»Bist du sicher, dass du nicht kurz zur Klinik willst?«, fragte ich. »Oder zu McDonald's? Oder in den Pub?«

»Bring mich nach Hause«, sagte sie. »Ich will einfach nur …«

»Ja?«, fragte ich.

Sie schüttelte den Kopf und sah wieder hinaus. Als sie sich das Haar hinters Ohr strich, sah ich, dass sie die Ohrringe trug, die ich ihr zum vierzehnten Geburtstag geschenkt hatte; ich hatte sie in einem kleinen Juwelierladen in Bath entdeckt, als Hannah wieder einmal im Krankenhaus gewesen war. Endlich schaute sie wieder zu mir herüber.

»Nichts wird jemals normal sein, oder, Dad? Sei ehrlich.«

Wir fuhren durch die verlassenen Straßen, vorbei an Reihenhäusern mit erleuchteten Fenstern. Als wir an der Kirche und dem Friedhof vorbeikamen, schauderte Hannah.

»Lass uns morgen Vormittag was unternehmen«, sagte ich. »Lass uns runter nach Dorset fahren. Dann suchen wir uns irgendein Strandcafé, frühstücken dort, lesen Zeitung und Comics und vertilgen Fish 'n' Chips, bis wir platzen.«

Hannah lächelte so nachsichtig wie eine Mutter, deren Sohn auf dem Mars Geburtstag feiern will. Dieses Lächeln kannte ich nur zu gut. Dann wandte sie sich ihrem Smartphone zu und begann zu tippen. Die Jugend von heute.

Zu Hause wartete unser Kater auf der Mauer auf uns.

»Malvolio, mein kleiner Fettsack!«, quiekte Hannah, als sie aus dem Auto stieg. Er spazierte gemächlich zu ihr herüber. Als sie ihn streichelte, stützte sie sich unauffällig mit der anderen Hand am Zaun ab.

Ich hatte ihr Bühnendebüt viele Jahre hinausgezögert. Dabei war sie schon lange eine hervorragende Schauspielerin.

Hannah

Heute Morgen habe ich, immer noch peinlich berührt, weil ich mitten auf der Bühne umgekippt bin, »große Theaterkatastrophen« gegoogelt. Ich fand heraus, dass die Schauspielerin Diana Wynard, die 1948 bei einer Produktion des berühmten »schottischen Stücks« versuchte, die Lady Macbeth in der Schlafwandelszene mit geschlossenen Augen zu spielen, viereinhalb Meter tief in den Orchestergraben stürzte. Danach ging es mir gleich etwas besser.

Diana Wynard ist übrigens nichts passiert.

Vielleicht sollte ich erklären, warum ich ohnmächtig geworden bin. Ein interessanter Nebenaspekt meiner vorrangigen Beschwerden, auf die ich jetzt nicht näher eingehen möchte, weil heute Samstag ist, sind die Herzrhythmusstörungen, unter denen ich leide. Das bedeutet, dass mein Herz manchmal ein oder zwei Schläge aussetzt; ab und zu überspringt es sogar mehrere, wie ein mieser Drummer in einer schlechten Indie-Band. Dann wird mir schwindlig, und manchmal falle ich in Ohnmacht. Es ist schon seit Ewigkeiten nicht mehr vorgekommen, deswegen ist es umso ärgerlicher, dass es ausgerechnet auf der Bühne passieren musste. Ich weiß auch, dass es meinen Vater bis ins Mark erschreckt hat, auch wenn er es zu überspielen versuchte. Ich nehme an, dass er wach im Bett gelegen und überlegt hat, wie er mich am besten beschützen kann, und ich bin ziemlich sicher, dass dies das Ende meiner Rolle in *Bleib doch ein sexistisches Arschloch* bedeutet.

Und ich hatte recht. Die kleine Direktor-Tochter-Unterhaltung, auf die ich gewartet habe, beginnt um 9.38 Uhr. Ich sitze am Küchentisch, esse eine dicke Scheibe Toastbrot und höre Regina Spektor. Dad schneit herein, stellt den Player aus und setzt sich mir gegenüber.

»Hannah«, sagt er fröhlich und schlägt mit beiden Händen auf die Tischplatte. »Ich habe mir überlegt …«

»Du hast dir überlegt, dass ich heute Abend lieber nicht auftreten sollte«, falle ich ihm ins Wort, beiße ein Stück von meinem Toast ab und tue so, als läse ich SMS auf meinem Smartphone. »Und morgen Abend auch nicht. Nur, um auf der sicheren Seite zu sein, schon klar.«

»Ich möchte ja nur nicht, dass …«

»Dad, lass es.«

»Es ist heiß oben auf der Bühne bei diesem Wetter, der Auftritt ist anstrengend, das ganze Stück ist turbulent, du wirst in einen Schrank gesperrt, und dann diese Szene, in der du mit dem Gesicht in die Buttercreme kippst …«

»Ich weiß«, erwidere ich und lese mit einem Auge die kryptischen SMS von Jenna, die ihren ganz eigenen txt-Code entwickelt hat. »Ich war dabei.«

Er streckt die Hand aus, nimmt mir sanft das Handy weg und legt es auf den Tisch. Ich hasse es, wenn er das tut.

»Die nächste Produktion ist im Herbst, und ich verspreche dir, dass du eine verdammt gute Rolle bekommen wirst – allerdings eine, die etwas weniger aufregend ist. Einverstanden?«

Ich seufze tief und sehe ihn an. Ich habe mich früher immer seinem Willen gebeugt, wenn er mich so väterlich besorgt ansah, aber in letzter Zeit habe ich keine große Lust mehr dazu.

»Nein«, erwidere ich. »Kommt nicht infrage.«

»Was?«

Damit hat er nicht gerechnet. Er schüttelt sogar ungläubig den Kopf.

»Ich spiele meine Rolle weiter. Du hast mich gecastet, und ich mache weiter.«

»Aber Hannah ...«

»Dad, ich bin beim Schlussapplaus umgekippt – das ist alles. Heute Abend trinke ich mehr Wasser und lasse es ruhig angehen. Aber du kannst mich nicht einfach da rausziehen. Verstehst du? Das lasse ich nicht mehr zu.«

Dad sieht mich ganz entgeistert an. Wir streiten uns nur sehr selten, und schließlich hat er mich gestern Abend erst vor einem Publikum von fünfundachtzig Leuten zu Boden gehen sehen – das muss hart gewesen sein. Und dabei habe ich ihm noch gar nicht erzählt, wie müde ich mich in letzter Zeit gefühlt habe. Ich habe mich durch die letzten Wochen des Schuljahres gekämpft. Nachmittags bin ich fast im Unterricht eingeschlafen und musste mich in der Doppelstunde Mathe mit dem Zirkel piksen, um wach zu bleiben (obwohl ich damit ehrlich gesagt nicht allein bin). Aber ich werde nicht nachgeben. Ich bin zu sauer. Ich muss mich jetzt durchsetzen!

Wir öffnen beide gleichzeitig den Mund, um etwas zu sagen, als ich eine SMS bekomme. Schnell greife ich nach meinem Handy, erleichtert über die Ablenkung. Die Nachricht ist von Jay, Sallys Sohn, der mich fragt, ob er vorbeikommen könne. Ich kenne Jay, seitdem ich vier Jahre alt bin. Wir sind schon zusammen in den Kindergarten gegangen, dann in die Grundschule und in jede andere Stufe danach, in einer Freundschaft gefangen, die sich quasi zwangsläufig ergeben hat. Sally und Dad sind BFFs, und wenn die Eltern miteinander befreundet sind, werden auch die Kinder zusammengeschmiedet, ob sie wollen oder nicht. Gott sei Dank ist Jay echt in Ordnung. Er ist ein großer, dummer Teenager, verspielt und tollpatschig wie ein Labrador. In letzter Zeit sind wir nicht mehr so vertraut miteinander, aber wir treffen uns immer noch regelmäßig und machen etwas zusammen. Er spielt Videospiele, ich lese Comics, und wir fühlen uns beide wohl dabei, stundenlang auf demselben Sofa abzuhängen. In letzter Zeit ist Jay megaempfindlich und grübelt viel zu viel darüber nach, ob er beliebt ist oder nicht. Also, er könnte definitiv manchmal mehr für seine Hygiene tun, und seine lächerlichen Stirnfransen sind schon seit ungefähr drei Jahren aus der Mode, aber die Leute mögen ihn – sie mögen ihn, weil er in einer Welt voller blasierter Zyniker ein Bündel von Energie und naiver Begeisterung ist. Außerdem sieht er ganz okay aus, nehme ich an, aber wir denken nicht so übereinander – teilweise, weil wir zusammen aufgewachsen sind, deswegen wäre es echt komisch, aber auch, weil er eine Tendenz hat, mich wie eine Art kränklicher Erbin in einem viktorianischen Melodram zu behandeln. Daran ist wirklich gar nichts sexy – es sei denn, man steht auf Spitzenunterröcke und/oder Schwindsucht.

»Jay will vorbeikommen«, sage ich.

»Wunderbar!«, erwidert Dad, froh über den Themenwechsel. Schon setzt er seine Hoffnungen auf die aufmunternde

Wirkung des Umgangs mit Jungs. »Ich fahre in den Supermarkt und hole euch etwas zu knabbern.«

»Wusstest du eigentlich, dass Diana Wyberg 1948 bei einer Aufführung von *Macbeth* in der Schlafwandelszene viereinhalb Meter tief in die Orchestergrube gefallen ist? Und schon am nächsten Abend stand sie wieder auf der Bühne. Wollte ich nur mal sagen.«

»Das schottische Stück«, entgegnet Dad.

»Was?«

»Du hast *Macbeth* gesagt, du musst aber …«

»Ach, lass den Scheiß«, entgegne ich.

Er lächelt, und unwillkürlich lächle ich auch.

Ich lege mich in die Badewanne und versuche, dabei meinen Herzschlag weder zu spüren noch zu hören und mir über seinen Stakkatorhythmus keine Gedanken zu machen. Ich höre, wie Dad »Tschüs« ruft und die Haustür hinter sich zuschlägt. Fast eine Stunde lang aale ich mich intensiv in duftendem Schaum und denke über den vor mir liegenden Sommer nach und darüber, was ich machen könnte. Dad möchte bestimmt wieder ganz oft spontan etwas unternehmen, und zwar wie gewohnt irgendetwas, das mit Theater zu tun hat. Während andere Familien in Spanien und Italien Urlaub machen, werden wir Aldwinkle in Northamptonshire besuchen, um den Geburtsort von John Dryden zu besichtigen, oder uns die York Minster Mystery Plays ansehen. Das ist okay, es gefällt mir, so haben wir es immer gemacht. Aber irgendwie ist es nicht ganz normal. Ich frage mich, wann ich ihm am besten sage, dass er allein fahren soll.

Als ich mich anziehe, höre ich Dad vom Supermarkt nach Hause kommen. Zwanzig Minuten lang rumort er im Haus herum und verschwindet dann wieder. Als ich runterkomme, finde ich einen Zettel.

Hab im Haus ein paar Leckerchen für dich und Jaybo versteckt. Viel Spaß und bis später – bin im Theater, schaue mit Shaun nach der Überschwemmung – keine Angst, hab Taucherbrille und Schnorchel dabei. Papa x

»Leckerchen, Jaybo, Papa?!« Manchmal ist er echt ein Vollpfosten.

Ein paar Minuten darauf klingelt es an der Tür, gefolgt von lautem Klopfen, und dann klingelt es noch zweimal. Das muss Jay sein. Ich trotte durch unser winziges Wohnzimmer mit dem wackligen, von Zeitungen überhäuften Tisch und den durchhängenden Regalen voller Taschenbuchausgaben unzähliger Theaterstücke und klassischer Literatur. Die fröhlich gemusterte Sechzigerjahre-Tapete schält sich ab, und in den Zimmerecken haben sich Schimmelflecken gebildet, aber Dad findet nie die Zeit, etwas dagegen zu unternehmen. »Das ist *Joe Orton*-Schick«, behauptet er. Dann erinnere ich ihn daran, dass Joe Orton von seinem Mitbewohner erschlagen wurde.

Ich öffne die Tür, und da steht Jay, in Cargo-Shorts und einem *Blink 182*-T-Shirt, die NY-Baseballkappe verkehrt herum auf dem Kopf. Ich hole ihn schnell rein, um ihm weitere Peinlichkeiten in der Öffentlichkeit zu ersparen.

»Heyyy«, begrüßt er mich und hält einen abgewetzten

Rucksack hoch. »Ich habe meine PlayStation 2 mitgebracht. Mögen die Spiele beginnen!«

»*Medal of Honor* spiel ich aber nicht mit«, entgegne ich. »Und *FIFA* kannst du auch direkt vergessen. Aber Dad hat eine Nachricht hinterlassen, dass er ›Leckerchen‹ für uns im Haus verteilt hat. Keine Ahnung, was er meint, aber lass uns mal nachsehen.«

»Abgefahren«, sagt Jay. »Dein Dad ist cool. Bisschen schräg, aber auf jeden Fall cool.«

»Kann schon sein.«

»Mein Dad verteilt nichts im Haus, außer kleine Post-its, auf denen er Mum an Hausarbeiten erinnert, die erledigt werden müssen.«

»Krass.«

»Wie geht's dir eigentlich? Das muss ziemlich übel gewesen sein gestern Abend.«

»Mir geht's gut, Jay. Frag mich nicht noch mal, okay?«

»Alles klar.«

Wir durchsuchen das Wohnzimmer, drehen Sofakissen um und spähen hinter die Bücher und unter den Armsessel. Wir finden zwei Rollen Pringles, eine Riesentüte Haribo Phantasia und eine Zweiliterflasche mit Cherry Coke. Wir rennen in die Küche, reißen die Schränke auf und wühlen zwischen den Nudeln und der Tomatensoße herum, unseren Hauptnahrungsmitteln. Im Kühlschrank finden wir eine Riesenpizza mit doppelt Salami und Schinken und ein Knoblauchbrot – und eine DVD des Achtzigerjahre-Films *Mannequin.* Jay entdeckt eine Tüte Revels-Schokodrops in der Waschmaschine, aber als er sich gegen die Trommel lehnt und den Arm hineinstreckt, fällt ihm eine vergessene Unterhose auf die Hand. Er schreit, schüttelt den Arm und schleudert meinen vagabundierenden Slip quer durchs Zimmer. Wir müssen beide lachen.

»Oh, mein Gott«, ächzt er. »Angriff der Killerhöschen.«

»Hättest du wohl gern.«

Verlegenes Schweigen.

Nachdem er sich wieder erholt hat, fläzen wir uns an die gegenüberliegenden Enden des großen, weichen Sofas, den Wohnzimmertisch überladen mit Kalorienbomben. *Mannequin,* stellen wir zu unserer großen Überraschung fest, handelt von einem Typen, der sich in eine Prinzessin verliebt, die aber im Körper einer Schaufensterpuppe gefangen ist. Besser noch: Die Prinzessin wird von Kim Catrall aus *Sex and the City* gespielt. Die Serie habe ich mir immer mit meiner Freundin Daisy angesehen, wenn ihre Eltern nicht zu Hause waren – hauptsächlich, um mehr über Sex zu erfahren.

»Solche Filme werden heute gar nicht mehr gemacht«, bemerkt Jay zwischen zwei Handvoll Süßkram.

»Klar, weil niemand mehr so bekloppt ist«, erwidere ich. »Was war bloß los in den Achtzigern? Warum waren die Leute so gestört?«

»Meine Mutter war eine Art Grufti oder so. Ich habe Fotos von ihr gesehen, auf denen ihr Haar nach allen Seiten absteht – komplett bescheuert.«

»Hat sie cool ausgesehen?«

»Nein, wie ein Zombie.«

»Mein Gott. Die Achtziger waren eine Katastrophe.«

Wir amüsieren uns. Jay macht dauernd beißende Bemerkungen über die Klamotten der Leute, die echt lächerlich aussehen, und ich lache mich halbtot. Aber nach dem Film schließt Jay seine Playstation an und verliert sich in einem Kriegs-Ballerspiel, das genau wie jedes andere Kriegs-Ballerspiel ist. Während er Granaten auf einen scheinbar unzerstörbaren Hubschrauber schmeißt, renne ich raus in die Küche, um den Ofen für die Pizza aufzuheizen. Sofort höre ich, wie er das Spiel anhält und mir wie ein trauriger Hundewelpe folgt.

»Alles okay mit dir?«, fragt er in diesem zerknirschten, aufrichtig besorgten Ton, den ich so gut kenne.

»Klar, ich mag nur das Spiel nicht so.«

»Aber das offizielle PlayStation-Magazin hat es mit neun von zehn Punkten bewertet.«

»Ist mir egal, Jay.«

»Ich habe schon fast die große Hubschrauberschlacht gewonnen.«

»Im Ernst, Jay: Ich will nicht einfach nur rumsitzen und zugucken, wie die alle … sterben.«

Die Worte bleiben in der Luft hängen wie ein Fluch.

»Oh, mein Gott«, sagt er. »Es tut mir leid. Es tut mir schrecklich leid. Das war echt dumm von mir.«

Frustriert knalle ich die Kühlschranktür zu.

»Ach, Jay, verdammte Scheiße noch mal! So habe ich es doch gar nicht gemeint! Es hat nichts mit mir zu tun, es interessiert mich nur einfach nicht, dass irgendwelche blöden Machosoldaten Sachen in die Luft sprengen und sich unverständliches Zeug zuschreien.«

»Verstanden«, sagt er, »aber jetzt … Jetzt beruhige dich, okay?« Er berührt meine Schulter, und ich weiche wütend vor ihm zurück.

»Lass das!«, fauche ich.

»Was hast du denn?«, ruft er, sichtlich verletzt.

Es ist nur eine kleine, unbedeutende Auseinandersetzung, aber Jays klammernde, erstickende Sorge bestätigt mir wieder einmal, dass zwischen uns nie etwas laufen wird. Nicht so jedenfalls. Es ist okay für mich, wenn Dad mich bemuttert, denn schließlich ist er gewissermaßen verpflichtet, auf mich aufzupassen, aber ich kann echt keine *zwei* Männer gebrauchen, die mich behandeln wie ein zerbrechliches Porzellanpüppchen – vor allem nicht, wenn sie kaum auf sich selbst aufpassen können. Deswegen marschiere ich zurück ins Wohnzimmer und schmeiße mich so aufs Sofa, dass Jay sich nicht neben mich setzen kann.

Wie auf ein Stichwort wird die Haustür geöffnet, und Dad kommt herein. Er trägt ein altes Hoodie und zerrissene Jeans, beides öl- und rußverschmiert. Mir fällt ein, dass ich immer noch sauer auf ihn bin wegen meiner Rolle, deswegen winke ich ihm nur missmutig zu, anstatt »hallo« zu sagen.

»Hey«, sagt er. »Wo ist Jay?«

»In der Küche. Was hast du denn angestellt?«

»Ach, ich habe nur zusammen mit Shaun versucht, den Heizungskessel zu reparieren. Leider sieht es so aus, als ob …«

Er sieht so aus, als hätte er diesen Auftritt auf dem Weg nach Hause geübt.

»… wir ein paar neue Ersatzteile brauchen, die wir erst am Montag einbauen können, und deshalb muss das Theater aus Gesundheits- und Sicherheitsgründen solange geschlossen bleiben. Die Vorstellungen müssen wir absagen.«

»Ach, wirklich?«, frage ich. »Das kommt ja wie gerufen.«

»Hannah!« Diesmal klingt er nicht entschuldigend, sondern fast sauer – was bei Dad bedeutet, dass er stinkwütend ist. »Diese Entscheidung kommt uns teuer zu stehen! Ich mache das nicht deinetwegen!«

»Natürlich nicht.«

Jay erscheint in der Tür.

»Hallo, Mr Rose.«

»Ah, Jay! Wie geht's dir?«

Angespanntes Schweigen. Die Männer versuchen, in einem Kreuzfeuer verlegener Blicke sich und mich einzuschätzen. Es ist wie in der Szene bei *Reservoir Dogs,* als alle mit ihren Knarren aufeinander zielen – mit dem Unterschied, dass wir britische Normalbürger sind und daher nur mit Unbehagen um uns schießen.

Irgendwann seufze ich laut auf, starte Jays Spiel und sprenge den verdammten Hubschrauber in tausend Stücke.

Tom

Montagmorgen fuhr ich zum Theater und sang lauthals zu einer CD von Bobby Darin. Als ich auf den leeren Parkplatz bog, überkam mich die vertraute Freude. Beim Anblick des Gebäudes ging mir jedes Mal das Herz auf. Selbst eine Überschwemmungskatastrophe konnte nichts daran ändern.

Dabei ist das Gebäude noch nicht einmal schön, sondern eine Bausünde aus den Siebzigern, ein monströser Betonklotz. Wenn ein Parkhaus und eine Seniorenresidenz miteinander poppen würden, käme das Willow Tree Theatre dabei heraus. Aber selbst in Ausgeburten architektonischer Hässlichkeit entfalten Theateraufführungen eine besondere Magie. Im Theater lässt sich noch echte Nähe zwischen Darstellern und Publikum herstellen, hier kann man die Spannung, die in der Luft liegt, hautnah spüren. Kein Flachbildfernseher kann da mithalten, von Computer-Breitbandverbindungen ganz zu schweigen. Früher kamen die Zuschauer vor allem, um sich berühren oder schockieren zu lassen, oder weil sie etwas lernen wollten. Heutzutage möchten sie am liebsten Disney-Adaptionen und moderne Musicals sehen, die aus den größten Hits ehemaliger Popstars zusammengebastelt sind. Aber mir sollte es recht sein. Wenn die Leute *Reflex: Die Duran Duran Story* sehen wollten, brachten wir es auf die Bühne.

Jedes Mal wenn ich unseren kleinen Theatersaal betrat, ganz gleich, ob wir Shakespeare oder eine *Shakespears Sister* Tribute-Band präsentierten (es gab zwar keine, aber wenn doch, hätte ich sie sofort engagiert), spürte ich das enorme Potenzial dieses leeren Raums. Als Nächstes stand unsere *35+ Breakdancing Masterclass* mit MC Neat Trix auf dem Programm, der eigentlich Greg hieß und in einem Kühlhaus in Shepton arbeitete; netter Kerl. Ein paar Tage später – vorausgesetzt, der Heizkessel konnte bis dahin repariert werden – wollten wir *Broadway Bonanza* präsentieren, ein Potpourri der beliebtesten Musicalszenen, dargestellt von einer lokalen Tanztruppe; ein echter Kassenschlager. Ab und an zeigten wir auch klassische Dramen oder Meisterwerke des modernen Theaters, insbesondere wenn sie im Lehrplan der Schulen auftauchten; das brachte uns immer einen Batzen Fördergelder ein. Allerdings konnten wir dann nie sicher sein, ob außer dreißig gelangweilter Pubertierender, die während der gesamten Vorstellung eh nur rumknutschten oder SMS verschickten, sonst noch jemand auftauchte. Es war schwierig geworden, interessante Theatergruppen zu engagieren. Die Kulturförderung aus öffentlicher Hand ging immer mehr zurück, so dass uns nichts anderes übrigblieb, als das Beste aus der Situation zu machen. Als das Theater in den Siebzigern eröffnet hatte, waren sogar berühmte Schauspieler dort aufgetreten. Margaret dachte gern daran zurück, dass sie einmal bei einer Inszenierung von *Mutter Courage und ihre Kinder* mit Brian Blessed mitgewirkt hatte. Das klang eher unglaubwürdig, was auf die meisten ihrer Showbiz-Anekdoten zutraf. Sie behauptete auch gern, bei einigen Fernsehsendungen der späten Sechziger und frühen Siebziger mit von der Partie gewesen zu sein, aber wenn ich in der Internet Movie Database nach Margaret Wright suchte, konnte ich nichts finden. Manchmal wussten wir nicht, ob sie echte Erinnerungen oder bloß schlüpfrige Witze zum Besten gab. Sie sagte Dinge wie »Stellt euch vor, auf dem Set von *Die Füchse* hat Dennis Waterman mir mal den Hintern versohlt« und tat dann ganz pikiert, wenn wir in Gelächter ausbrachen.

Ich trat durch die Glasschiebetür in die Lobby. Mit ihrem knallvioletten Teppich und den grauen Wänden verströmte sie den Charme der Rezeption eines Fitnessstudios von 1978. An den Wänden hingen gerahmte Fotografien von früheren Aufführungen, darunter eine gekürzte Version von *Hamlet* (völliger Schwachsinn, aber dafür nur fünfundsiebzig Minuten lang) und eine grauenhafte Musicalversion von *Die Frau in Schwarz.* Die Theaterkasse befand sich in einer Betonzelle, die an einen Atomschutzbunker erinnerte und einen PC aus der Ära des Kalten Krieges beherbergte, der kaum noch imstande war, Online-Buchungen zu verarbeiten. Und oben, gleich hinter den Toiletten, lag mein Büro, das physische Modell meines Gedächtnisses: ein Chaos aus Theaterkrimskrams und Familienerinnerungen. Der Raum war vollgestopft mit Tourneetheater-Verzeichnissen, zerlesenen Theaterzeitschriften und Aktenordnern, in denen Gott weiß was abgeheftet war. Auf meinem Schreibtisch standen acht gerahmte Fotos von Hannah in verschiedenen Phasen ihres Lebens. Eines zeigte sie als Dreikäsehoch (im Tutu auf der Bühne sitzend), eines als Teenager (im *Joy Divison*-T-Shirt auf der Bühne sitzend). Ich fühlte mich sehr wohl in meinem Büro, vor allem natürlich wegen all der Erinnerungen, aber der sündhaft teure ergonomische Drehstuhl, den der Stadtrat mir wegen meiner Rückenprobleme genehmigt hatte, war auch nicht übel. Dafür hatte es sich wirklich gelohnt, stundenlang Antragsformulare auszufüllen.

Mein Kontakt zum Stadtrat beschränkte sich auf ein Minimum. Solange ich an den jährlichen Haushaltssitzungen teilnahm und Howard Brentons Skandalstück *Die Römer in Britannien* nicht auf den Spielplan brachte, wurden wir in Ruhe gelassen. Das Willow Tree Theater war wie eine kleine Raumstation am anderen Ende der Galaxis – wie *Star Trek: Deep Space Nine,* aber mit kleinerem Budget für die Maske.

Während ich mein Laptop hochfahren ließ, schaute ich aus dem kleinen Fenster neben meinem Schreibtisch. Ted kam gerade in Cordhose und kariertem Jackett angeradelt, er sah aus wie ein Labour-Lokalpolitiker oder Unidozent. Er war seit drei Jahren in Rente. Davor hatte er fünfunddreißig Jahre lang als Buchhalter bei einem Kunststoffhersteller in Bristol gearbeitet. Eigentlich wollte er mit seiner Frau Angela eine Weltreise machen; sie träumten davon, einmal Polarlichter zu sehen. Doch dazu war es bislang nicht gekommen, weil Angelas Schwester an Demenz erkrankt war und sie in ihrer Nähe bleiben mussten, für alle Fälle. Statt mit einem Wohnmobil durch Finnland zu reisen, kümmerte er sich nun als Ehrenamtlicher um die Buchhaltung des Theaters. So käme er wenigstens aus dem Haus, sagte er immer. Als Henry David Thoreau den Satz »Die meisten Menschen führen ein Leben in stiller Verzweiflung« schrieb, hatte er bestimmt Ted mit seinen Hosenklammern vor Augen gehabt.

»Guten Tag«, sagte Ted, als er ins Büro latschte und ohne Umschweife ein Laptop aus der abgewetzten Aktentasche zog, die sein Vater ihm vor vierzig Jahren geschenkt hatte. Ted sammelte solche Artefakte, was für ein kleines Theater natürlich sehr praktisch war.

»Und? Was hat Shaun zu der Überschwemmung gesagt?« Ted kam gern sofort zur Sache.

Er erkundigte sich natürlich nicht aus Höflichkeit, sondern in seiner Rolle als Ted, der Finanzminister. Ich ahnte, dass meine Antwort ihm nicht gefallen würde.

»Tja«, sagte ich. »Shaun und sein Kumpel haben sich Samstag darum gekümmert, das Wasser abzupumpen und Luftentfeuchter aufzustellen, was schon mal gut ist. Aber der Heizkessel ist kaputt, und durch die Überschwemmung ist der Boden im Flur und auf der Bühne beschädigt worden.«

»Dann kümmere ich mich mal um die Schadensmeldung bei der Versicherung«, sagte Ted geschäftsmäßig. »Hat Shaun sich zu der Ursache geäußert?«

»Shauns Kumpel ist zwar Klempner, aber mit Heizkesseln aus den Siebzigern kennt er sich leider nicht aus. Tja, bei einer Quizshow sollte er das besser nicht als Wunschthema angeben, oder?«

Ted schwieg. Er stand nicht so auf Witzchen.

»Wie auch immer«, fuhr ich fort. »Er meinte, es könnte daran gelegen haben, dass zu viel Druck im Heizkessel war. Er wollte wissen, ob jemand am Ventil herumgefummelt hat, aber ich sagte nein, natürlich nicht – warum sollte jemand das getan haben? Spielt das überhaupt eine Rolle?«

»Die Versicherung wird das wissen wollen«, sagte Ted.

»Tatsächlich? Ich dachte, die zahlen einfach.«

Ted betrachtete mich mit einer Mischung aus Mitleid und Genervtheit.

»Nein, Tom. Versicherungen zahlen nie einfach so. Im Gegenteil, sie suchen nach Gründen, um *nicht* zu zahlen. Das ist ihr Geschäftsmodell.«

»Im Ernst? Das ist ja Betrug!«

»Tom …« Ted nahm die Brille ab und rieb sich die Augen, wie ein frustrierter Vater, der versucht, einem begriffsstutzigen Kind quadratische Gleichungen beizubringen. »Wir brauchen so viele Informationen wie möglich. Könnte es vielleicht doch sein, dass jemand versucht hat, den Heizkessel anders einzustellen? Immerhin war es ziemlich kalt hier. Während der Probe haben sich alle beschwert, vor allem Margaret.«

»Jetzt lass uns mal kein Verhör daraus machen, Ted. Eine Liste mit Verdächtigen ist wirklich das Letzte, was ich will. Herrgott noch mal.«

Plötzlich lag eine unangenehme Spannung in der Luft. Ich schaltete schnell Radio 4 ein. Ted griff nach seiner Aktentasche und zog eine Packung Schokoladenkekse heraus.

»Kekse zum Tee?«, fragte er.

Als er mir die Packung reichte, bemerkte ich eine kleine Post-it-Notiz darauf: »Ich liebe dich, Teddy. A x.« Ted errötete und entfernte sie verlegen.

»Die ist von Angela«, erklärte er unnötigerweise. »Es läuft gerade nicht so rund bei uns. Wir geben uns aber Mühe.«

Es war höchst ungewöhnlich, dass Ted Details über seine Ehe preisgab. Also stellte ich das Radio wieder leise. Schließlich wollte ich nicht, dass Melvyn Braggs Interview mit einem Historiker über das Fabrikgesetz von 1833 und dessen Folgen für die viktorianische Industrie Ted vom Reden abhielt.

»Eine Ehe ist doch im Grunde wie Buchhaltung, oder?«, sagte Ted. »Es gibt Gutes und Schlechtes, doch wenn das Konto ausgeglichen ist, funktioniert alles. Jedenfalls sind wir definitiv in den schwarzen Zahlen.«

»Das freut mich für euch. Und Kompliment für die Buchhaltungs-Metapher, wirklich beeindruckend.«

Wir wandten uns wieder unseren Laptops zu.

»Fehlt sie dir?«, fragte Ted. »Elizabeth, meine ich.«

Die Frage überrumpelte mich, gelinde gesagt. Ein solches Maß an Direktheit war selbst für Ted ungewöhnlich. Ich überlegte.

»Eigentlich fehlt sie mir nicht«, sagte ich. »Aber irgendetwas fehlt mir schon. Dass jemand da ist. Verstehst du?«

In diesem Moment kam Hannah hereingeplatzt, ihren gigantischen Kopfhörer um den Hals.

»Na, ihr Loser«, sagte sie. »Was geht ab? Oh, Schokokekse!«

Sie griff nach der Packung, doch Ted schnappte sie ihr weg.

»Hast du schon zu Mittag gegessen, junge Dame?«, fragte er.

»Jetzt gib schon die Packung her, Opa.«

»Ich geh mal raus und mach uns Tee.«

Ted verschwand Richtung Küche. Hannah nahm sich drei Kekse und ließ sich in den abgewetzten Sessel in der Ecke fallen. Ich rechnete damit, dass sie wie üblich anfing, Comics zu lesen oder mit ihren Freundinnen zu simsen, aber sie saß einfach nur dort und starrte mich an.

»Hey Dad, alles okay bei dir?«

»Ja, alles okay. Ich versuche nur, das Problem mit dem Wasserschaden zu lösen.«

»Nein, ich meine: Geht es dir gut?«

Ich drehte mich mit meinem ergonomischen Chefsessel zu ihr und musterte sie mit gefalteten Händen, wie der Bösewicht aus einem *James Bond*.

»Du hast gehört, worüber wir eben geredet haben, oder?«, fragte ich.

»Hä?«

»Bevor du hereingeplatzt bist. Du hast mitgekriegt, was Ted mich wegen Elizabeth gefragt hat.«

»Schon möglich«, sagte Hannah und nahm sich noch einen Keks.

»Es ist alles in Ordnung«, sagte ich. »Ich hab nur etwas rumgewitzelt, um den alten Korinthenkacker aufzumuntern.«

Hannah verzog ungläubig das Gesicht, doch bevor sie ihren bedröppelten Dad ins Kreuzverhör nehmen konnte, kam Ted auch schon mit drei Tassen Tee zurück. Kaum hatte er sie abgestellt, rief er die Versicherung an. Es folgte ein sehr langes und langweiliges Gespräch über menschliches Versagen, Haftung, die exakte Beschaffenheit und das präzise Ausmaß des Schadens. Aber immerhin erfüllte es den Zweck, Hannah von weiteren Fragen abzuhalten. Irgendwann zog sie beleidigt ab.

Den Rest des Tages verbrachte Ted damit, schweigend an den Online-Dokumenten für die Schadensmeldung herumzudoktern. Vor meinem geistigen Auge tauchte ein Bild auf: Wasser, das sich in Fontänen aus dem Bühneneingang ergießt, wie das Blut aus dem Fahrstuhl in der Szene von *Shining*.

Hannah

Später sitzen Dad und ich vor dem Fernseher und stochern in unserem chinesischen Fastfood. Er glaubt offenbar, er wäre wegen der Sache mit Elizabeth aus dem Schneider, aber da irrt er sich. Mir liegt etwas auf dem Herzen, und zwar schon seit längerer Zeit. Es dringt aus dem Unterbewusstsein und nagt an mir. Und nachdem mir das am Freitag passiert ist und ich Dads Unterhaltung mit Ted mitbekommen habe, brauche ich einfach Antworten.

Meine Erinnerungen an Elizabeth beschränken sich auf eine einzige Szene: einen tränenreichen Abschied. Dad hält mich an der Hand, wir stehen in der Eingangstür, und draußen wartet ein Taxi. Irgendjemand sagt andauernd: »Es tut mir leid.« Ich frage mich, an was Dad sich erinnert und ob er inzwischen darüber hinweggekommen ist.

»Wir sollten morgen was unternehmen«, sagt er plötzlich übertrieben laut und fröhlich. »Oder hast du schon etwas vor?«

»Na ja, ich wollte mich mit Jenna und Daisy treffen. Aber du hast mir meine Frage nicht beantwortet, Dad.«

»Ich habe eine Idee: Lass uns Klamotten-Mutprobe spielen.«

»O nein, muss das sein?«

»Ja! Komm schon, das macht doch Spaß!«

»Klamotten-Mutprobe« gehörte zu unseren Lieblingsspielen, als ich jünger war. Die Regeln sind einfach: Wir gehen in Secondhand-Wohltätigkeitsläden und suchen uns gegenseitig die lächerlichsten Outfits raus, ziehen sie an und besuchen ein Restaurant. Wegen dieses Spiels führte mich Dad eines Tages in giftgrünen Jogginghosen und einem hautengen rosa S-Club-7-T-Shirt in eines der feinsten französischen Restaurants von Bath. Ich trug einen dreiteiligen Hochzeitsanzug für Jungen und dazu eine Pokémon-Ballonmütze (aus Privatbesitz).

»Ach, nein, Dad, ich bin jetzt zu alt dafür.«

»Komm schon! Wir müssen irgendwie über die Enttäuschung mit der Überschwemmung hinwegkommen und den Anfang der Sommerferien feiern. Und wenn du nicht Klamotten-Mutprobe mit mir spielst, werde ich in den nächsten sechs Wochen jeden Morgen mit dir über die Auswahl deiner Oberstufenkurse diskutieren. Und zwar in allen Einzelheiten.«

Oh, Mist. Er hat den Brief von der Schule gefunden.

»Ich habe nämlich den Brief von der Schule gefunden.«

Der Brief stammte vom Jahrgangs-Tutor und erinnerte die Schülerinnen und Schüler daran, sich in den Ferien gründlich Gedanken über ihre Oberstufenfächer zu machen. Beigefügt war ein Fragebogen zu unseren möglichen Wahlfächern, auf dem wir außerdem beschreiben sollten, wo wir uns in fünf Jahren sähen. Kompletter Blödsinn. Ich hatte mir schon überlegt, ob ich »beim Radieschen-von-unten-Anschauen« schreiben sollte.

»Im Brief von Mr Devon steht, dass ihr vor einer der wichtigsten Entscheidungen eurer Schullaufbahn steht«, sagt Dad.

»Mich würde interessieren, was dieser Brief zusammengeknüllt in deinem Papierkorb zu suchen hatte?«

Ich sehe ihn böse an, so böse, als wollte ich Raketen auf ihn abfeuern.

»Okay, ich spiele dein doofes Spiel.«

Er lächelt triumphierend. Dabei habe ich sowieso keine andere Wahl, denn es gilt die Regel: Wenn einer die Klamotten-Mutprobe vorschlägt, muss der andere mitspielen, denn es geht darum, sich gegenseitig aufzumuntern.

Doch Dad freut sich zu früh. Ich werde meine Revanche für das abgesagte Stück und die Drohung mit der Kursplanung fordern. Er behandelt mich wie eine süße kleine Prinzessin, aber ich bin nicht mehr sein Schneewittchen. Ich bin die verdammte Schneekönigin!

Tom

Natürlich fand ich mich besonders clever, als ich das Gesprächsthema von Elizabeth weglenkte. Bis ich Hannahs Blick bemerkte. Sie sah mich nachdenklich und mit ruhiger Entschlossenheit an. Welche Ironie des Schicksals: Nie sah sie ihrer Mutter ähnlicher als in diesem Moment. Ein solcher Blick war mir schon zwanzig Jahre zuvor in der Unibibliothek von Manchester aufgefallen.

Hannah legte sich offenbar gerade eine Strategie zurecht, wie ein Schachprofi, der mehrere Züge im Voraus plante. Es blieb abzuwarten, ob ich ihr Gegner oder ein Bauernopfer sein würde.

Am folgenden Tag probierten wir Klamotten in einem Secondhandladen in der Einkaufsstraße an. Ich hatte ihr bereits eine Stonewashed-Latzhose und eine extravagant schimmernde lachsfarbene Bluse herausgesucht, die aussah, als hätte Joan Collins sie beim *Denver-Clan* nicht tragen wollen, weil sie für Alexis nicht glamourös genug war. Mein üblicher Eröffnungszug: grell und verrückt, aber relativ harmlos.

Doch Hannah wollte Krieg. Sie schaute sich um. Plötzlich leuchteten ihre Augen triumphierend auf. Sie zeigte auf eine silberfarbene Röhrenjeans, die an einem der Kleiderständer hing.

»Probier die mal«, verlangte sie.

Und als ich aus der Umkleide watschelte, setzte sie mich genüsslich Schachmatt. Sie hielt mir ein weißes Sweatshirt mit der Aufschrift BITCH, PLEASE in riesigen goldenen Glitzerbuchstaben entgegen. Ich wollte protestieren, aber sie fiel mir ins Wort.

»Hab's schon gekauft.«

Anschließend gingen wir in ein Café, weil Hannah die Füße wehtaten. Ich fragte sie mehrmals, wo sie zu Abend essen wollte, aber sie antwortete nicht. Während wir dort saßen, kamen zwei Mädels in Hannahs Alter an unseren Tisch. Beide trugen pastellfarbene Velours-Jogginganzüge.

»Hi, Hannah!«, kreischte eines der Mädels.

»Hi«, sagte Hannah wenig begeistert. »Dad, das sind Emilia und Georgia.«

»Hallo«, sagte ich und versuchte sofort, die Konstellation der drei abzuchecken. Waren es Freundinnen, flüchtige Bekannte oder Rivalinnen? In Momenten wie diesen sollten Väter von Teenage-Töchtern imstande sein, Subtext, Körpersprache, Tonfall und Stimmung richtig zu interpretieren. Das kann ihnen beim Schachspiel nämlich erhebliche Vorteile verschaffen. Nach meiner schmachvollen Sweatshirt-Niederlage war natürlich eine Revanche angesagt.

»Hi«, sagte Emilia nervös. Georgia war mit Simsen beschäftigt. »Gehst du heute Abend auch zu Naths Party? Wird bestimmt super.«

»Sieht eher nicht so aus.« Hannah seufzte.

»Aber *Callum* kommt doch«, sagte Emilia. Hannah warf ihr einen sehr kurzen Blick mit einer sehr deutlichen Botschaft zu:

Bist du bescheuert, oder was? Mein Dad sitzt hier! Halt sofort die Klappe, sonst erwürge ich dich!

»Na, egal«, ruderte Emilia zurück.

Ich spielte mit dem Gedanken, mich souverän einzumischen, indem ich Hannah anstieß, ihr lasziv zuzwinkerte und ebenso affektiert wie Emilia fragte: »Wer ist denn dieser Callum?« Aber ich verkniff es mir. Wenn ich mich großmütig zeigte, würde mir das vielleicht von Nutzen sein.

Ein langes peinliches Schweigen folgte.

»Dann bis bald«, sagte Georgia.

Die beiden Mädels schlurften wieder davon.

»Die kenne ich aus der Schule«, sagte Hannah. »Das sind aber keine richtigen Freundinnen.«

»Verstehe«, sagte ich. »Jetzt sag schon, wo gehen wir nachher essen?«

Sie hielt weiter dicht.

Erst kurz vorher verriet sie, wo sie mit mir hinwollte: ins Café Virago, eine feministische Kneipe, benannt nach dem berühmten feministischen Verlag. Ich schaute auf mein neues Sweatshirt. Wenn ich dort nicht von einem Krankenwagen abgeholt werden wollte, musste ich den ganzen Abend mit verschränkten Armen herumlaufen.

Das Virago war der angesagteste Ort in unserer kleinen Stadt, mit Schieferboden, Dachbalken und Bücherregalen an den Wänden (die natürlich mit Publikationen von Virago gefüllt waren). Es lag zwischen einem Blumenladen und einem Naturkosmetikladen in einer Kopfsteinpflastergasse, die von der Einkaufsstraße abging. Als wir hereinkamen, schlug uns schwüle Hitze entgegen. Die Kneipe war rappelvoll mit plaudernden Paaren und lärmenden Grüppchen, die sich über dampfende Pasta und riesige vegetarische Pizzen hermachten. An der Theke standen die Leute dichtgedrängt; wer Glück hatte, saß auf einem Barhocker. Überall wurde gelacht und getrunken. Die meisten Gäste waren alternativ angehauchte Besserverdiener Mitte dreißig bis Mitte vierzig; die Frauen in fließenden Bohème-Kleidern, die Männer in Vintage-Westen, spitzen Stiefeln und Schirmmützen. Sie sahen aus wie Komparsen aus einem Sonntagabend-Kostümschinken über einen abgetakelten Mafia-Clan. Manche kannte ich sogar vom Theater; sie kamen allerdings nur, wenn wir richtige Stücke oder Folkmusik-Konzerte im Programm hatten; Stand-up-Comedy und *Bananarama*-Tribute-Bands lagen ihnen nicht. Als Hannah und ich uns den Weg durch die Menge bahnten, erblickten wir Natasha mit ihrem Mann Seb, die gerade aufbrechen wollten. Als die beiden uns sahen, deuteten sie auf ihren kleinen Tisch.

»Du siehst aus, als hättest du Alufolie um deine Beine gewickelt«, sagte Natasha. »Und warum verschränkst du die Arme so? Was hast du zu verbergen?«

Ich ließ meine Arme ein Stückchen sinken.

»Ihr seid mir vielleicht zwei«, sagte Natasha kopfschüttelnd.

»Wollt ihr nicht noch bleiben?«, fragte ich. »Oder sind wir zu cool für euch?«

»Liebend gern, Darling«, sagte Natasha und wickelte sich einen teuer aussehenden Schal um die Schulter. »Aber Sebs Mutter hat gerade angerufen. Das Baby ist aufgewacht und Ashley auch. Totales Chaos. Mutter zu sein ist wie ein PR-Job: Du hast nie frei und musst zu allen nett sein.«

Als die beiden gegangen waren, quetschten wir uns an den Tisch wie Sardinen in die Büchse und schnappten nach Luft. Hannah reichte mir eine braune Speisekarte, auf der die Gerichte in Schreibmaschinenschrift aufgelistet waren; originelle vegetarische Variationen italienischer und amerikanischer Klassiker, zubereitet mit lokalen Produkten. Ich warf einen kurzen Blick darauf und presste sie dann gegen meinen Oberkörper, damit niemand lesen konnte, was auf dem Sweatshirt stand. Schließlich wollte ich nicht von wütenden Beatniks und Metrosexuellen gelyncht werden. Als ich den Laden nach angewiderten oder empörten Blicken abcheckte, fiel mein Blick auf eine Frau in einem *Iron Maiden*-T-Shirt, die hinten an der Wand stand. Sie sah gelangweilt aus und zugleich wunderschön. Sie schien mit einem älteren Typen und einer jüngeren Frau dort zu sein; die beiden hatten sie allerdings vergessen und flirteten heftig miteinander. Plötzlich sah sie zu mir herüber. Sie lächelte, deutete auf ihre Freunde und rollte mit den Augen. Ich schaute sofort wieder weg. Hoffentlich hatte Hannah unseren Blickkontakt nicht mitbekommen.

»Wer ist das denn?«, fragte meine Tochter. »Die ist hot.«

Ihr entging wirklich nichts.

»Keine Ahnung. Was willst du essen?«

»Netter Ablenkungsversuch. Da läuft was zwischen euch.«

»Was? Quatsch. Ich habe keine Ahnung, wer das ist, und ich will es auch gar nicht wissen. Ich will einfach nur was essen und vermeiden, dass mir jemand aufs Sweatshirt guckt.«

Ich tat so, als studierte ich konzentriert die Speisekarte, während Hannah zu der *Iron Maiden*-Schönheit hinüberschaute.

»Geh zu ihr und sprich sie an!«

»Vergiss es, Hannah.«

»Los! Sie ist die einzige Frau hier, die nicht wie ein *Jimi Hendrix*-Groupie aussieht.«

Ich beschloss, meine Tochter zu ignorieren. Mir war auf einmal sehr heiß; kein Wunder bei all den Kerzen im Laden, dachte ich mir. Ich starrte angestrengt auf die Speisekarte in der Hoffnung, dass Hannah mich in Ruhe ließ.

»Hmm … ich glaube, ich nehme Käsemakkaroni«, sagte ich schließlich. »Oder vielleicht den Nuss-Burger. Was ist eigentlich ein Nuss-Burger? Hast du …«

»Sorry, Dad, aber könntest du mir ganz schnell ein Glas Wasser besorgen?«, fragte Hannah.

Ich schaute auf. Sie fächelte sich mit der Speisekarte Luft zu, ihr Atem ging schnell; die andere Hand hatte sie auf die Brust gelegt.

»Bitte«, sagte sie.

»Ja, natürlich, sofort.« Ich sprang auf, um mich so rasch es ging nach vorn zur Bar zu schlängeln, zwängte mich an Stühlen und Taschen vorbei, bat die sich unterhaltenden Gäste um Entschuldigung und verfluchte meine Dummheit, Hannah das Virago überhaupt zugemutet zu haben. Es war ja absehbar gewesen, dass sie die Hitze und den Lärm nicht vertragen würde, insbesondere nach ihrem Schwächeanfall im Theater.

Endlich gelangte ich an die Theke, fast zeitgleich mit der Frau in einem *Iron Maiden*-T-Shirt. Das konnte kein Zufall sein. Hannah hatte mich drangekriegt. Ich drehte mich nach ihr um. Sie stand gerade auf und winkte einer Freundin zu, die auf dem Weg nach draußen zur Terrasse war. Als sie ihr folgte, schaute sie zu mir herüber, grinste und streckte beide Daumen hoch. Ich drehte mich wieder zur Theke, fest entschlossen, meine Bestellung aufzugeben und dann sofort wieder zu unserem Tisch zurückzugehen. Ich war ja nicht gezwungen, mich zu unterhalten …

»Krasses Sweatshirt«, sagte die *Iron Maiden*-Frau, die sich nun neben mich an die Theke gezwängt hatte. »Ganz schön mutig hier.«

»Ja«, sagte ich. »Ich habe leider eine Wette verloren.«

Sie lächelte und schaute zu ihren Freunden hinüber.

»Eigentlich sollte das eine After-Work-Party werden«, sagte sie. »Aber die Hälfte der Kollegen ist gar nicht erst gekommen, und die andere war schnell wieder weg. Nur Romeo und Julia da drüben sind noch da, und ich.«

»Verstehe …«

Ich versuchte, die Aufmerksamkeit der Bedienung zu erregen, aber sie war vollauf damit beschäftigt, eine durstige Horde am anderen Ende der Theke zu versorgen. Mein Mund wurde auf einmal ganz trocken. Mir brach der Schweiß aus. Die *Iron Maiden*-Frau schwankte und stieß leicht gegen mich.

»Huch«, sagte sie. »Sorry! Wir sind seit fünf Uhr hier und haben schon einiges intus. Wie spät ist es eigentlich?«

»Halb neun.«

»Oh, verdammt. Ich bin übrigens Kirsten, und wer bist du?«

»Tom.«

»Freut mich, Tom. Ich … wow, Sekunde. Ist das eine silberne Hose? Die Wette hast du aber haushoch verloren. Vielleicht solltest du in Zukunft aufs Wetten verzichten?«

»Der Gedanke kam mir auch schon.«

Ich versuchte, mit telepathischen Kräften eine Bedienung herbeizuzwingen, damit ich endlich meine Bestellung aufgeben und an unseren Tisch zurückkonnte. Da Hannah sich verdrückt hatte, musste ich auf gut Glück etwas für sie bestellen. Eine Pizza wäre bestimmt okay. Kirsten schien es weniger eilig zu haben. Sie band sich in aller Ruhe einen Pferdeschwanz. Sie hatte honigbraune Haut und duftete flüchtig nach White Musk. Ich spürte ihre Schulter an meiner.

»Und was machst du so, Tom?«, fragte sie.

»Ich … äh … ich leite ein Theater. Das Willow Tree, die Straße hoch.«

»Das kenne ich! Da war ich schon mal. Letztes Jahr habe ich dort einen Stand-up-Comedian gesehen, Kevin Sowieso?«

»War er gut?«

»Gott, nein, er war grottenschlecht. Sorry. Aber das Theater ist echt cool. Hat was von einem stalinistischen Knast. Muss echt interessant sein, dort zu arbeiten.«

»Ja, ist es auch. Ich …«

Endlich kam eine Bedienung, und ich feuerte sofort meine Bestellung auf sie ab. Nur noch ein paar Sekunden, dann konnte ich mich wieder davonschleichen.

Plötzlich tauchte Kirstens Kollegenpaar eng umschlungen neben uns auf.

»Wir haben einen Tisch da drüben gefunden«, rief der Typ. Er zeigte auf den Tisch, der direkt neben Hannahs und meinem stand. Natürlich. Kirsten wandte sich der Bedienung zu, um ebenfalls etwas zu bestellen. Ich wollte mich gerade verdünnisieren, als sie ohne sich von der Theke abzuwenden die Hand nach mir ausstreckte und mich sanft festhielt.

»Warte, ich komme mit.«

Also bahnten wir uns gemeinsam den Weg zu den Tischen. Kirsten schlängelte sich mühelos durchs Gewühl, während ich ständig mit irgendwem zusammenstieß. Mir war furchtbar heiß, und am liebsten hätte ich die Flucht ergriffen. Ich konnte meine Gefühle nicht sortieren. Kirsten war eine schöne, coole und selbstsichere Frau. Aber ich war total aus der Übung und fühlte mich bei dem, was da lief – vielleicht lief ja auch gar nichts , hoffnungslos überfordert. Als sei ich versehentlich in ein Vorsprechen für eine Rolle geraten, deren Text ich komplett vergessen hatte, ganz zu schweigen davon, dass ich nicht mehr wusste, wie Schauspielern ging. Als wir uns setzten, rückte sie näher und schaute mich erwartungsvoll an.

»Und, habt ihr demnächst was Gutes im Programm? Ich bin übrigens Grafikdesignerin, unser Büro ist in der ehemaligen Kapelle. Weißt du, welches Gebäude ich meine? Ich gestalte gerade Verpackungen für organische Früchtetees. Die Marke hat uns eine ganze Muster-Kiste geschickt. Schmeckt wie stark verdünnter Johannisbeersaft mit Kräutern. Das Zeug ist außerdem harntreibend. Ich habe nur eine halbe Tasse davon getrunken und bin den ganzen Nachmittag aufs Klo gerannt. Rede ich zu viel?«

Ich nickte und tat interessiert, aber als die Frage kam, schüttelte ich natürlich vehement den Kopf.

»Nein, nein, überhaupt nicht. Klingt super interessant …«

Glücklicherweise entdeckte ich in diesem Moment Hannah, die von draußen zu uns hereinspähte, um zu checken, ob ihr Kuppelversuch gelungen war. Ich signalisierte ihr, sofort herzukommen. Erst zögerte sie, aber ich sah wohl so verzweifelt aus, dass sie sich schließlich erbarmte.

»Da bist du ja, Hannah«, sagte ich. »Kirsten, das ist Hannah, meine *Tochter.*«

Ich hoffte natürlich, dass mein Vater-Outing Kirstens Interesse an mir abflauen ließ. Wenn ich Glück hatte, fand sie mich zu alt, oder sie nahm an, ich sei verheiratet. Dummerweise trug ich meinen Ehering nicht mehr. Kirsten schien jedoch hocherfreut, Hannahs Bekanntschaft zu machen.

»Hey!«, rief sie, als Hannah sich zu uns setzte. »Dein Dad ist Theaterdirektor!«

»Ja, ich weiß!«, entgegnete Hannah begeistert. Dann gaben die beiden sich High-Five. Ich hatte das Gefühl, im falschen Film zu sein.

Unser Essen kam. Während ich mich still über meine Käsemakkaroni hermachte, teilten Hannah und Kirsten sich die Pizza, plauderten angeregt, schauten gelegentlich zu mir herüber und kicherten. Ich schickte Stoßgebete zum Himmel, dass Sally auftauchen möge, um mich zu retten. Das einzig Gute daran war, Hannah so unbeschwert zu sehen. Sie hatte ihren Spaß, wenn auch auf meine Kosten.

Doch dann passierte Folgendes.

»Und was hast du vor, wenn du mit der Schule fertig bist?«, fragte Kirsten.

Da sie Hannah nicht kannte, fiel es ihr nicht auf, doch ich sah, wie sich das Lächeln meiner Tochter für einen Sekundenbruchteil verdüsterte.

»Darüber habe ich mir noch keine Gedanken gemacht«, sagte sie schließlich und zuckte mit den Schultern.

»Ach komm, du hast dir doch bestimmt schon was überlegt. Als ich so alt war wie du, wollte ich Madonna oder Pilotin werden. Willst du nicht zur Uni? Dad, sag ihr, dass sie studieren soll!«

Ich schwieg und warf Hannah einen Blick zu.

»Lass mich raten, welches Studienfach in Frage kommt. Kunst? Du siehst aus wie eine Künstlerin.«

»Keine Ahnung«, sagte Hannah so leise, dass es im Lärm fast unterging.

»Hm«, sagte Kirsten und nahm sich noch ein Stück Pizza. »Vielleicht lieber Design?«

»Nein, ich …«

»Wenn du Designerin wirst, musst du raus aus diesem Kaff. Geh nach London. Oder noch besser, nach New York! Wow, die ganze Welt liegt dir zu Füßen, ist das nicht aufregend?«

Das Gedränge um uns herum wurde immer enger, die Menschenmassen sogen den Sauerstoff auf. Es war heiß, stickig und höllisch laut.

»Weiß nicht«, sagte Hannah. »Ich finde es wirklich schwierig, über die Zukunft nachzudenken. Lass uns das Thema wechseln.«

Ich kannte den Ausdruck auf ihrem Gesicht; ich hatte ihn schon so oft gesehen. Entschlossenheit und Angst wirbelten in ihr auf, wie Strudel im Strom. Als sie mich ansah, wusste ich, dass sie genug hatte. Natürlich war ich überfürsorglich. Natürlich fand Hannah es manchmal nervig und frustrierend, dass ich versuchte, ihr Leben und die Menschen, die darin eine Rolle spielten, wie ein Bühnenmanager zu kontrollieren. Aber der Grund dafür lag genau hier: Leute, die keine

Ahnung hatten, platzten einfach in ihr Leben. Sie hatten keinen Schimmer von Hannahs Situation.

»Komm«, sagte ich. »Lass uns an die frische Luft gehen. Tut mir leid, Kirsten. Hat mich wirklich gefreut, dich kennenzulernen.«

Ich stand auf und reichte Hannah die Hand. Sie ergriff sie und zog sich hoch.

»Tut mir leid«, sagte sie, und ich war mir nicht sicher, zu wem.

»Habe ich was Falsches gesagt?«, fragte Kirsten.

»Nein, sie ist nur müde.«

»Sie sieht sehr blass aus. Hat mich auch gefreut. Soll ich dir meine Karte geben?«

Sie griff in ihre Tasche, aber ich wandte mich ab und legte Hannah den Arm um die Schulter, um sie wegzuführen. Meine Tochter zitterte. Wir schlängelten uns zum Ausgang; ich stupste Leute aus dem Weg, erst sanft, dann fester. Als wir endlich hinausgeschwemmt wurden, fühlten wir uns wie Tiefseetaucher, die nach Stunden wieder an dic Oberfläche kamen und gierig nach der frischen kühlen Luft schnappten.

Draußen lehnte Hannah sich gegen die Wand. Sie schaute in den Himmel und rieb sich mit den Ärmeln ihrer trashigen Bluse die Augen. Dann liefen wir schweigend heim. Es gab so viel zu sagen, so vieles, was jeden Tag mitschwang, aber wie üblich vermieden wir, es zur Sprache zu bringen. Die Klinik äußerte sich zwar stets zuversichtlich in Bezug auf Hannahs Prognose, riet uns jedoch gleichzeitig, nichts als selbstverständlich hinzunehmen. Jedes Mal wenn Hannah einen Rückschlag erlitt, tauchte die unausgesprochene Frage auf:

Wie lange noch? Wie viel Zeit bleibt ihr noch? In sechs Wochen sollte sie ihren sechzehnten Geburtstag feiern: einen Meilenstein, der die Schwelle zum Erwachsenwerden markierte. Doch er schien plötzlich in weite, grausame Ferne gerückt zu sein, vielleicht war er sogar unerreichbar geworden.

»Tut mir leid, dass ich dich verkuppeln wollte«, sagte Hannah bibbernd. »Das war gemein. Ich wusste, dass du mit diesem Sweatshirt garantiert auffällst. Das war ein fieses Experiment.«

»Zu welchem Zweck?«, fragte ich.

Wir erreichten das Theater. Im Scheinwerferlicht der vorbeifahrenden Autos ragte der Betonbau wie ein unheimliches expressionistisches Schloss auf.

»Ich wollte rausfinden, ob du Mum endlich hinter dir gelassen hast«, sagte Hannah. »Hast du?«

»Wow«, sagte ich. »Warum beschäftigt dich das so?«

»Ganz einfach«, sagte sie. »Weil du alleine nicht klarkommst. Irgendjemand muss ein Auge auf dich haben.«

Ich schälte mich aus dem Sweatshirt und legte es ihr um die Schultern, und zwar so, dass die Aufschrift BITCH, PLEASE gut sichtbar auf ihrem Rücken prangte.

»So«, sagte ich. »Das hast du dir verdient.«

Sie lachte und hakte sich bei mir ein. Und dann brachte ich meine Tochter nach Hause.

Hannah

Wir sitzen in meinem Zimmer – meine Freundinnen Jenna, Daisy und ich. Jenna hockt im Schneidersitz auf meinem Bürostuhl, Daisy hat sich auf das Fußende des Bettes geflätzt, in einem fließenden Sommerkleid, in dem sie so entrückt wirkt wie in einer Parfümreklame. Eigentlich sollten wir über *Jane Eyre* diskutieren, aber stattdessen habe ich den anderen gerade eine halbe Stunde lang erzählt, wie wir gestern Abend im Café Virago waren und ich versucht habe, meinen Vater mit einer betrunkenen Frau zu verkuppeln. Die Mädels haben sich kaputtgelacht und quetschen mich weiter aus.

»Woher wusstest du, dass sie sich für deinen Vater interessieren würde?«, ruft Jenna. »Sie hätte doch genauso gut mit ihrem Freund da sein können!«

»Hannah hat die Gabe, einsame Seelen zu erkennen«, erwidert Daisy. »Wie dieser Junge aus *The Sixth Sense.*«

»Ich kann Singles sehen«, unke ich, »die so tun, als wären sie ganz normale Leute.«

»Ist Callum Single?«, fragt Daisy. »Du hat ihn ja nicht aus den Augen gelassen, zumindest die letzten zwei Wochen in der Schule.«

»Stimmt gar nicht! Lass mal deine Augen untersuchen, du Freak!«

»Ach, und wenn das nicht stimmt, warum regst du dich dann so auf?«

Daisy kenne ich seit der siebten Klasse. Sie hat Asthma und muss genau wie ich Medikamente mit starken Nebenwirkungen nehmen. Das hat uns zusammengeschweißt. Sie ist hübsch, blond, groß und so weiter und so fort und außerdem auch noch freundlich und lustig, was absolut ungerecht ist. Sie wird geliebt und gehasst zugleich. Sie steht auf die Sugababes, amerikanische Teenagerdramen und ihr neues Smartphone mit Hochleistungskamera. Daisy hat im Moment keinen Freund, obwohl es natürlich jede Menge Bewerber gibt. Ab und zu reicht sie mir seufzend ihr Smartphone und bittet mich, auf die schleimigen Flirtversuche der Loser in unserer Klasse zu reagieren. Eine Zeit lang hat ihr sogar ein Englisch-Referendar geschrieben und sie zu einer Aufführung von *A Christmas Carol* eingeladen. Nach nur einer Unterrichtsstunde! Ich meine, er war erst fünfundzwanzig, aber trotzdem, was für ein Arschloch.

Jenna ist der totale Emo und ein absoluter Computernerd. Sie trägt nur schwarze Jeans, schwarze T-Shirts und ein riesiges schwarzes Hoodie, sogar wenn es draußen glühend heiß ist. Sie ist halb Inderin, halb Irin, was in ihren Augen ein kultureller Alptraum ist und eine Menge Schwierigkeiten mit ihren Eltern bedeutet. Sie geht in eine andere Klasse als Daisy und ich, deswegen haben wir sie erst kennengelernt, als letztes Jahr der Schauspielunterricht begann. Wir wurden in dieselbe Improvisationsgruppe eingeteilt, in der wir Zootiere darstellen mussten, und verstanden uns auf Anhieb.

Jenna ist bei weitem die beste Schauspielerin im Unterricht, aber ich glaube, das liegt daran, dass sie ihre Eltern so oft belügen muss. Sie wollten ihr erst verbieten, in die Theatergruppe zu gehen, obwohl sie es so sehr wollte, weil sie meinten, das würde sie vom Lernen abhalten. Irgendwie hat sie andauernd Hausarrest, sodass sie praktisch in Chatrooms und Foren lebt. Sie war die Erste in meinem Bekanntenkreis, die eine Flatrate hatte, weil sie ihre Eltern ein Vermögen an Verbindungsgebühren gekostet hat und die meinten, dass sie im Internet wenigstens nicht betrunken oder schwanger werden könne. Stattdessen hatte Jenna schon eine ganze Reihe von virtuellen Freunden, die sie über das Multiplayer-Videospiel Fantasy XI kennengelernt hat – Daisy und ich kapieren es nicht so richtig, aber wir versuchen trotzdem, sie zu trösten, wenn sie uns erzählt, dass Olaf, der Megalord, sie wegen einer Waldelfe oder sonst was verlassen hat. Aber wie sollte ich ihr einen Vorwurf machen? Ich bin zu lethargisch, um mich mit Jungs abzugeben.

Jedenfalls haben wir beschlossen, uns regelmäßig zu treffen, um über die Stücke für Englisch und Theater zu diskutieren, denn zu mehr Vorbercitung können wir uns in den Ferien einfach nicht aufraffen. Als wir endlich auf den Text zu sprechen kommen, ergreift Jenna das Wort.

»Eines verstehe ich nicht: Jane kämpft das ganze Buch über gegen das Patriarchat, und was macht sie dann? Sie heiratet es quasi.«

»Verkörpert Rochester das Patriarchat?«, fragt Daisy.

»Klar, überlegt mal: Er ist reich und mächtig, besitzt ein Herrenhaus und hat Bedienstete, vernachlässigt seine Tochter und hält seine Frau auf dem Speicher gefangen. Das beantwortet deine Frage, Jenna, oder?«

»Aber Jane liebt ihn erst so richtig, als er schwach ist, und sie muss eingreifen und ihn retten«, werfe ich ein. »Sie besiegt also das Patriarchat und beansprucht es dann für sich.«

»Gutes Argument«, gibt Jenna zu. »Ich mag Jane, aber sie grübelt die ganze Zeit. Wie anstrengend!«

»Und alle ihre Freundinnen und Schulkameradinnen sterben an Tuberkulose«, fügt Daisy hinzu. »Das muss doch deprimierend sein. Die Leute waren diesen Krankheiten früher so ausgeliefert.«

»Mit dem Teil kann ich mich identifizieren«, wende ich ein.

»Ach, Scheiße, tut mir echt leid.«

»Schon gut, alles in Ordnung.«

Wir lesen wieder ein Stück, bis Jenna plötzlich in ihr aufgeschlagenes Buch hineinlacht.

»Entschuldige, ich habe nur gerade daran gedacht, wie du auf der Bühne umgekippt bist.«

»Vielen Dank!«

»Nein, so meine ich das nicht. Es war natürlich schlimm, aber …«

»Oh, mein Gott, das ist mir so peinlich!«

»So ein Quatsch! Außerdem warst du einsame Spitze.«

»Wie geht's dir denn jetzt?«, fragt Daisy.

»Ich weiß nicht. Im Grunde gut. Ich meine, ich bin sehr müde, aber daran bin ich ja irgendwie gewöhnt.«

»Ich bin auch die ganze Zeit erschöpft«, sagt Jenna. »Keine Ahnung, woran das liegt.«

»Ich kann's dir sagen«, erwidert Daisy. »Du schaust dir jeden Abend acht Folgen von *Buffy* an, und zwar bis ungefähr drei Uhr morgens.«

»Ich liebe Spike. Warum können *meine* Freunde keine unmoralischen Vampir-Models sein?«

»Du meinst unsterbliche Vampir-Models?«

»Ach, egal.«

»Ist auch sinnlos, denn du triffst sowieso keine«, bemerkt Daisy und pult an ihrem Nagellack.

»Wir sollten uns eine Verfilmung von *Jane Eyre* ansehen«, werfe ich ein, um uns wieder auf das Thema zurückzubringen. »Dann müssen wir es nicht noch mal lesen. Gibt's das auf DVD?«

»Ich habe schon die Schwarz-Weiß-Verfilmung mit ... Wie hieß der gleich noch ... Orson Welles gesehen. Total bescheuert.«

»Das ist ein Klassiker, du Banausin.«

»Selber Banausin. Lasst uns die mit Kate Winslet ansehen.«

»Aber Jenna, die hat doch in *Jane Eyre* gar nicht mitgespielt, sondern in *Stolz und Vorurteil.*«

»Steht das auf unserer Leseliste?«

»Nein! O Mann, ich hab keinen Bock mehr auf Lesegruppe!«

»Wenn ich mit der Schule fertig bin, bin ich auch mit den Büchern fertig«, verkündet Jenna. »In zehn Jahren liest so was kein Mensch mehr. In zehn Jahren lebe ich in einer virtuellen Welt.«

»Erzähl uns mal was Neues«, erwidert Daisy. »Ich fahre in zehn Jahren mit Matthew McConaughey im Wohnmobil durch Süditalien. Und du, Hannah?« Beide sehen mich an. Ich lehne mich auf dem Bett zurück und pfeffere mein Buch quer durchs Zimmer. Es landet mit einem lauten Knall.

»Was hast du?«, fragt Daisy.

»Nichts!«, erwidere ich viel zu laut. »Dieser ganze Scheiß geht mir einfach nur auf den Geist. Was sollen wir schon von *Jane Eyre* lernen? Und warum hat mein Dad diesen blöden Fragebogen wieder an meine Pinnwand gehängt?«

Ich stehe auf, reiße das Schreiben runter und werfe es in den Papierkorb.

»Was machst du denn da?«, fragt Daisy. »Den musst du doch nächsten Monat ausgefüllt abgeben!«

»Hannah, warum flippst du gerade so aus?«, fragt Jenna.

»Tu ich gar nicht. Schon gut, vergesst es, alles okay.«

»Stimmt doch gar nicht. Wir sind deine Freundinnen, und wir wollen wissen, was mit dir los ist.«

»Ist es wegen Callum?«, kichert Daisy. »Soll ich ihn für dich fragen, ob er sich mal mit dir treffen will?«

»Vergesst es, ich spinne nur rum. Ich gehe uns was zu trinken holen. Was möchtet ihr?«

»Jedenfalls keinen von deinen ekligen Früchtetees«, antwortet Jenna. »Die schmecken wie verdünnter Johannisbeersaft mit Kieseln. Ich nehme Wasser. Ich möchte gesund leben, indem ich nur klare Flüssigkeiten trinke.«

»Hat dein Vater Wodka im Haus?«, fragt Daisy.

Als ich aus dem Zimmer gehe, bleibe ich auf dem Treppenabsatz stehen und höre sie leise reden. Jenna flüstert, aber so laut, dass ich es verstehen kann: »Sie sieht blass aus.« Ich gehe runter, weil ich nichts weiter wissen will. Es ist schon schlimm, wenn man mitkriegt, wie die eigenen Freundinnen hinter seinem Rücken über einen reden, aber richtig schrecklich ist es, wenn sie sich Sorgen machen.

Später, als sie weg sind, liege ich auf dem Bett und lausche den Sommergeräuschen draußen: Spatzen zwitschern in der Regenrinne über meinem offenen Fenster, der Hund von nebenan bellt, Kinder spielen irgendwo draußen im Garten und planschen in einem Schwimmbecken. Das Leben geht weiter wie immer, aber es ist so leise, so weit entfernt. Ich habe das Gefühl, als würde ich allmählich davon wegtreiben.

Ich weiß nicht, ob ich geschlafen oder nur gedöst habe, aber inzwischen ist es später Nachmittag, und der Himmel leuchtet nicht mehr blau, sondern ist von Wolken durchzogen. Ich stehe auf, und mir wird schwindelig. Alle Farben im Zimmer verblassen.

»Oh, nein!«, sage ich und suche nach meinem Handy, aber ich habe es unten liegen gelassen. Ich stolpere raus auf den Treppenabsatz und greife nach dem Geländer, aber daneben. Oh, wow, denke ich, ich fliege! Doch stattdessen falle ich. Die Stufen kommen so schnell auf mich zu, dass mir übel wird.

Bamm!

Ich bin weg. Ich bin nichts.

Eine Stimme sagt: »Daddy! Hilf mir!«

Tom

Ich verließ das Theater am frühen Abend und fuhr durch die Alleen, die das Sonnenlicht in ein sattes Goldorange getaucht hatte. Als ich mich unserem Haus näherte, sah ich Hannahs Freundinnen Jenna und Daisy weggehen; sie waren in ein angeregtes Gespräch vertieft. Ich hupte kurz. Beide zuckten zusammen, Jenna kreischte sogar auf, bevor sie mich erkannte und winkte. Ich hielt an und ließ das Beifahrerfenster runter.

»Tut mir leid!«, rief ich.

»Sie haben mir einen Riesenschreck eingejagt, Mr Rose!«, rief Jenna. »Ich dachte, Sie wollten mich überfahren!«

»Ist ja gut, Jenna. Ist Hannah zu Hause?«

»Ja«, sagte Daisy. »Wir haben *Jane Eyre* gelesen.«

»So seht ihr aus«, sagte ich. »Und, wie geht es Hannah?«

»Ganz gut, glaube ich«, sagte Daisy. »Aber sie war echt müde. Wir haben uns ein bisschen Sorgen um sie gemacht.«

Ich ließ den Wagen in der Einfahrt stehen und betrat die Veranda. Auf der Fußmatte lag Post; ein Kontoauszug von der Bank und ein langweilig aussehender brauner Umschlag vom Stadtrat. Ich sammelte die Post auf, öffnete die Haustür und wollte gerade Hallo rufen, als mir der Atem stockte.

Hannah lag zusammengerollt am Fuß der Treppe, als sei sie auf dem Weg nach unten eingeschlafen und zu Boden gesunken. Doch sie schlief nicht. Sie war kreidebleich im Gesicht, ihr Atem ging stoßweise und röchelnd, und sie blutete am Kopf.

»O Gott, Hannah!«, stieß ich hervor und kniete mich sofort neben sie, doch ich war mir unsicher, ob ich sie bewegen, geschweige denn anfassen sollte. An ihrer linken Kopfseite klaffte eine Wunde; ihr Haar war blutverklebt. Sie war bewusstlos. Ich rannte panisch ins Wohnzimmer und rief den Notarzt an.

Acht Minuten später stand der Rettungswagen vor der Tür. Ein Sanitäter, der mindestens genauso groß und stark wie Shaun war, rauschte an mir vorbei, beugte sich über Hannah, fühlte ihren Puls und legte die Finger an ihre Halsschlagader. Er fragte mich nach ihrem Namen. »Hannah!«, sagte er laut. »Hannah, kannst du mich hören?« Eine Sanitäterin kam mit einer Bahre herein. Ich wich in den Wohnzimmereingang zurück, fühlte mich nutzlos und verzweifelt. Der Sanitäter hielt Hannah eine Mullbinde an den Kopf, das Blut sickerte direkt durch.

»Bringen wir sie raus«, sagte er zu seiner Kollegin. Dann wandte er sich zu mir. »Kommen Sie mit?«

»Ja, natürlich. Sicher.« Ich schaute mich im Wohnzimmer um, wonach, weiß ich nicht. Dann folgte ich den Sanitätern apathisch, ohne die Haustür hinter mir zu schließen.

Später erfuhr ich, dass unser Nachbar so nett gewesen war, das für mich zu erledigen. Die Leute hatten scharenweise zugeschaut, als sich der Rettungswagen auf den Weg machte. Ich hatte sie gar nicht bemerkt.

Zu ihrem sechsten Geburtstag hatte Hannah sich eine kleine

Party im Theater gewünscht. Dort gab es viel Platz, und die Kids konnten so viel Krach machen, wie sie wollten. Das war natürlich praktisch. Und ich dachte mir: Wenn wir schon im Theater sind, sollten wir auch ein Stück auf die Beine stellen.

Im Laufe der Jahre hatte ich mehrere Stücke und Drehbücher verfasst. Als Teenager hatte ich sämtliche Autorenratgeber der Stadtbücherei verschlungen und später, während des Schauspielstudiums, bei jeder sich bietenden Möglichkeit Schreibseminare belegt. Die meisten meiner Kommilitonen waren Filmverrückte gewesen; jeder wollte der nächste Fellini, Paul Schrader oder William Goldman werden. Ich dagegen stand auf Harold Pinter, Jim Cartwright und Caryl Churchill; mir gefiel, wie sie die Intimität und den konfrontativen Aspekt des Theaters nutzten, um ihrem Zorn über gesellschaftspolitische Missstände Ausdruck zu verleihen. Als ich die Uni verließ, wurde ich Mitbegründer des wohl erfolglosesten Tournee-Ensembles der britischen Theatergeschichte. Mein Ziel bestand darin, eigene Stücke zu schreiben und aufzuführen. Damals, Mitte der Achtziger, war Theater noch von großer Relevanz. Aber mein Plan ging nicht auf. War vielleicht auch gut so.

Als Hannah zu ihrer allerersten jährlichen Kontrolluntersuchung musste, fuhren wir mit dem Bus zur Klinik. In den Monaten nach ihrer Diagnose hatten wir uns nach und nach an die neue Situation gewöhnt. Das Einnehmen der Tabletten war zur morgendlichen Routine geworden. Doch als nach knapp einem Jahr die erste Kontrolle anstand, wurde Hannah auf beklemmende Weise daran erinnert, dass etwas nicht stimmte. Sie verstand zwar immer noch nicht so ganz, worum es ging, aber sie wusste, dass es etwas Ernstes war. Sie war ganz still und ängstlich, als wir im Bus Platz nahmen, und als wir durch den dichten Verkehr Richtung Bath rumpelten, lehnte sie den Kopf gegen die schmutzige Fensterscheibe. Mein einziger Gedanke war: Was kann ich tun? Was kann ich tun, um das Ganze erträglicher zu machen?

»Wünschst du dir eine Aufführung zu deinem Geburtstag?«, fragte ich sie damals. »Wenn deine Party im Theater stattfindet, sollte es auch eine Aufführung geben, findest du nicht?«

»Au ja!«, rief sie. »Darf ich mir ein Märchen wünschen?«

»Klar«, sagte ich, ganz gerührt von ihrer Begeisterung. »Das ist eine tolle Idee!«

Die Ärztin sagte uns damals, Hannahs Werte seien stabil, und verordnete keine neuen Medikamente. Und als wir wieder zu Hause waren, bat ich sofort die Teilnehmer des Theaterkurses, mir bei der Geburtstagsaufführung für meine Tochter zu helfen. Die meisten willigten ein; sie waren gern bereit, ein paar Stunden ihrer kostbaren Zeit dafür zu opfern, ein zehnminütiges Stück auf die Beine zu stellen, das ich allerdings erst noch schreiben musste. So fing es damals an. So hofften wir, Hannah in die Welt zurückzuholen.

Liebste Willow,

ich wollte dir noch mehr von den Theaterstücken erzählen, die Dad früher zu meinem Geburtstag für mich inszeniert hat. Die kleine Meerjungfrau *war die erste Aufführung, die Dad und ich gemeinsam planten, zu meinem sechsten Geburtstag 1996. Ich hatte schon Disneys* Kleine Meerjungfrau *gesehen, aber ich weiß noch, wie blöd ich es fand, dass das Märchen von Hans Christian Andersen ins Harmlose und Kitschige verkehrt worden war, furchtbar wischiwaschi. Mir war die düstere, traurige Version in meinem alten Märchenbuch lieber. Eine junge Meerjungfrau schenkt ihre Stimme der Meerhexe, um ein Mensch zu werden und den hübschen Prinzen heiraten zu können – doch der Prinz verliebt sich in eine andere, und der Fluch der Meerhexe bewirkt, dass die Meerjungfrau am Morgen ihrer Hochzeit zu Schaum auf den Wellen werden muss. In letzter Minute handeln ihre Schwestern mit der Hexe eine Lösung aus: Wenn die kleine Meerjungfrau dem Prinzen noch vor der Hochzeit einen Dolch in die Brust stößt, verwandelt sie sich wieder zurück in eine Meerjungfrau und ist gerettet. Es gilt sein Leben gegen ihres.*

Schon mit sechs Jahren erschien mir diese grausame Tragödie wahrhaftiger als singende Hummer und ein Happy End. Deshalb hat Dad daraus ein Stück zusammengeschustert und es mit Sally und den anderen Schauspielern eingeprobt. Vieles haben sie improvisiert, das war Teil der Magie. An meinem Geburtstag brachte mich Dad zur Aufführung ins Theater. Ich hatte meine Freundinnen eingeladen und die Ensemblemitglieder ihre Verwandten. Ted und Angela hielten Tee und Kuchen für alle bereit – es war eine große gemeinschaftliche Feier. Das war sicher ungewöhnlich, für uns aber ganz normal. Nein, nicht normal, wunderbar!

Ich kann mich nur an wenige Elemente des Stücks erinnern. Ich weiß noch, dass im Hintergrund der Bühne blaue Tücher hingen und die Scheinwerfer mit blauen und grünen Filtern versehen waren, um eine traumhafte Unterwasseratmosphäre zu schaffen. Kamil hatte ein Holzschiff für den Prinzen gebaut, und zwei Schauspieler erzeugten vorn am Bühnenrand mithilfe einer langen Bahn aus blauem Organza Meereswellen. Damals habe ich Margaret ins Ensemble gebracht. Margaret kam jeden Tag ins Theater. Stets saß sie im Foyer-Café und trank ihren Tee, und eines Tages bat Dad sie, auf mich aufzupassen, weil er Lieferungen annehmen musste. Margaret stimmte zu und unterhielt sich mit mir wie mit einer Erwachsenen. So lernte ich sie kennen, und ich bettelte sie an, der Theatergruppe beizutreten, damit sie während der Proben bei mir sein konnte. Irgendwann gab sie nach, bestand aber darauf, nur im Saal zu sitzen und zuzusehen. Das störte niemanden, und ich krabbelte mit meinen Büchern neben sie auf den Sitz, in der Hoffnung, dass sie sie mit mir zusammen lesen würde – und das tat sie. Sie konnte wunderbar vorlesen, verlieh den Figuren eigene Stimmen und füllte die Seiten mit Leben und Humor. Mein Vater hörte sie und ermunterte sie, für eine Rolle vorzusprechen, aber sie wollte nicht. »Ich möchte nur zusehen«, sagte sie jedes Mal. »Ich möchte nur da sein.«

Doch als ich mit Dad zusammen Die kleine Meerjungfrau *plante, wollte ich unbedingt, dass er Margaret bat, die Meerhexe zu spielen. Nein, erwiderte er, er könne doch nicht eine ältere Dame bitten, eine Hexe zu spielen, das sei ja nun nicht besonders schmeichelhaft. Also fragte ich sie selbst. »Du wärst die Richtige, weil die Meerhexe lustig ist und frech«, sagte ich, als wir zusammen im Foyer-Café saßen. »Stimmt, das klingt ganz nach mir«, antwortete sie. Als Dad herausfand, was ich gemacht hatte, war er sauer auf mich, aber Margaret winkte ab.*

»So leicht kann man mich nicht beleidigen«, erwiderte sie. »Wenn mein Mädchen eine Hexe braucht, soll es eine bekommen.«

»Haben Sie Schauspielerfahrung?«, fragte Dad.

»Ein wenig«, sagte sie. »Aber es ist lange her. Ich bin mir nicht sicher, ob ich noch gut auswendig lernen kann. Mein Gedächtnis wird allmählich unzuverlässig.«

»Keine Sorge, es wird nur ein kleines Stück für Freunde und Verwandte. Wir beschränken die Dialoge auf ein Minimum. Vieles improvisieren wir. Und falls irgendetwas schiefgeht, springen wir alle ein. Das machen wir immer so.«

»Wenn Sie meinen. Wenn es Sie nicht stört, dass eine Zuschauerin mitmacht?«

»Ach, wissen Sie, das ist eben die Magie des Theaters: Alle Zuschauer sind potenzielle Schauspieler.«

»Das stimmt«, bestätigte Margaret. »Ich war 1968 bei der Londoner Premiere von Hair, *und am Schluss sind alle zu den Schauspielern auf die Bühne gegangen. Ich habe mit Zsa Zsa Gabor getanzt.«*

»Okay«, sagte Dad. »Wie auch immer. Dora hat ein tolles Meerhexenkostüm entworfen, das Ihnen sicher gut stehen wird.«

»Schön«, sagte Margaret. »Dann wage ich mal den Versuch.«

Sie war unglaublich.

Inspiriert von dem Disneyfilm hatte Dora eine Art monströses Ballkleid genäht. Es hatte einen voluminösen schwarzen Rock, der in acht lange Tentakel aus schaumstoffgefülltem Polyester mündete. Margaret stolzierte über die Bühne, krächzte ihren Text und erschreckte und begeisterte jeden, einschließlich des Ensembles, insbesondere Rachel als kleine Meerjungfrau. Hinterher bedankte sie sich bei meinem Vater. »Ich hätte nie gedacht, dass ich noch einmal auftreten würde«, sagte sie. »Das war eine ganz wunderbare Überraschung.«

Ihr überraschender Auftritt wäre der denkwürdigste Teil des Abends gewesen, wenn nicht später noch etwas anderes geschehen wäre, gerade als das Stück seinen Höhepunkt erreicht hatte. Ich hatte es verdrängt, bis ich die Skripte noch einmal las. Ich glaube, damit hatte keiner gerechnet.

Die kleine Meerjungfrau hat also die Wahl: entweder den Prinzen zu töten oder die Hochzeit zuzulassen und selbst zu sterben. Nun, wenn du das Märchen gelesen hast, weißt du, was passiert. Die Meerjungfrau kann sich nicht überwinden, ihren Geliebten zu verletzen; stattdessen springt sie mit gebrochenem Herzen ins Meer und wird zu Schaum.

So sollte auch unsere Produktion enden. Aber das tat sie nicht. Gefangen in den Gefühlen des Augenblicks, rief eine Stimme aus dem Publikum der kleinen Meerjungfrau zu: »Nein, du darfst nicht sterben!«

Es war meine Stimme. Und ehe ich mich versah, rannte ich auch schon auf die Bühne …

Vielleicht werde ich dir schon bald erzählen, was daraufhin geschah.

Hannah

Ich liege in Bath im Krankenhaus. Ich weiß nicht, wie ich hierhergekommen bin oder was genau passiert ist; ich weiß nur, dass ich die Treppe hinuntergefallen bin und mit sechs Stichen am Kopf genäht wurde. Dad hat mich im Flur gefunden, blutüberströmt wie das Opfer in einem Horrorfilm. Im Moment sehe ich wahrscheinlich aus wie Frankensteins Braut, ich habe noch nicht in den Spiegel gesehen.

Das war gestern. Heute Morgen, nach einer unruhigen Nacht, hat man mich hinauf in die Kardiologie geschoben, um mich dort verschiedenen Tests zu unterziehen, denn offenbar ist es »nicht gut«, innerhalb weniger Tage zwei Mal bewusstlos zu werden. Wenn man Herzprobleme hat, gibt es zwei Maschinen, die man mit der Zeit sehr gut kennenlernt: das Echokardiogrammgerät und den Elektrokardiografen. Das Erste ist ein Ultraschallgerät, ähnlich wie das, mit dem schwangere Frauen untersucht werden – nur dass nicht nach einem Baby, sondern nach löchrigen Herzklappen gesucht wird, was viel weniger niedlich und aufregend ist. Man bekommt auch kein Foto mit nach Hause. Beim EKG liegt man frierend in einem kahlen weißen Zimmer, während eine Krankenschwester einem kalte Elektrodenpflaster auf die Brust klebt, um den Herzrhythmus zu messen. Dazu muss man das Krankenhausnachthemd verkehrt herum anziehen, wodurch man sich entblößt vorkommt und verlegen wird. Aber man gewöhnt sich daran.

Jetzt liege ich in einem Bett in der Kardiologie, angeschlossen an einen Holter Monitor, der wie ein GameBoy aussieht. Man kann damit allerdings nicht Tetris spielen, sondern er zeichnet mein Langzeit-EKG auf. Da man dazu das verdammte Ding vierundzwanzig Stunden lang mit sich herumschleppen muss, wäre Tetris ein cooles Feature.

Ich fühle mich benommen. Vielleicht ist es die örtliche Betäubung vom Nähen der Wunde, aber ich glaube, da steckt mehr dahinter. Als Fünfzehnjährige sollte ich jetzt eigentlich mit meinen Freundinnen in der Stadt herumhängen, mich vor dem Fernseher lümmeln oder obsessiv meinen Profilnamen auf MSN ändern. Ich sollte nicht auf einer Krankenstation liegen, angeschlossen an einen Herzmonitor. Und doch bin ich hier und zähle die Minuten, bis mein Vater wiederkommt.

Ich habe eine Kardiomyopathie. Ich wusste nicht, wie man das schreibt, bis ich neun Jahre alt war. Genauer gesagt habe ich eine dilatative Kardiomyopathie, bei der die Herzkammern unnatürlich geweitet sind. Dadurch schlägt das Herz unregelmäßig und kann so nicht ausreichend Blut durch den Körper pumpen. Viele wissen gar nicht, dass sie so etwas haben; manchmal erfahren sie es nie. Andere sterben ganz plötzlich daran. Ich liege irgendwo zwischen diesen beiden Extremen – tendiere aber leider eher in die falsche Richtung. In Richtung Tod. Solange die Medikamente wirken und ich mich regelmäßig untersuchen lasse, sollte es mir theoretisch gut gehen. Trotzdem besteht immer das Risiko, dass sich plötzlich etwas verändert, und bämm! mein Herz stehen bleibt. In meinem Alter sollten die schlimmsten Dramen eigentlich darin bestehen, dass die coolen Mädchen nicht mit einem befreundet sein wollen oder man nicht zu diesem tollen Rockkonzert darf. Mein Worst-Case-Szenario dagegen sieht so aus, dass ich mitten im Sportunterricht umkippe und nie wieder aufwache.

Sorry. Das Krankenhaus zieht mich jedes Mal total runter.

Dad ist gestern Abend nach Hause gefahren, aber gleich zu Beginn der Besuchszeit steht er wieder auf der Matte. Punkt elf Uhr winkt er an der Glasscheibe. Er hat das übliche breite Grinsen im Gesicht, sieht aber zerknittert und müde aus, und sein Haar steht ab wie bei Nikki Sixx, der gerade aus der Drogenklinik kommt. Als sie ihn reinlassen, eilt er mit ausgestreckten Armen auf mich zu. Ich strecke mich ihm entgegen und kann die Tränen der Erleichterung bei seinem Anblick kaum verbergen. Dann stößt er aus Versehen gegen meinen Kopf, und ich zucke vor Schmerz zurück.

»Ups, Baby, entschuldige! Wie geht es dir?«

Ich beschließe, ihn nicht gleich mit der Wucht meiner tiefgreifenden Angst zu überfallen. Stattdessen reiße ich mich zusammen und spiele den blasierten Teenager.

»Mir geht's gut. Ich langweile mich zu Tode, sonst ist alles okay. Sie warten noch auf die Testergebnisse. Und, was hast du so gemacht?«

»Ich habe unten im Café gesessen. Ich war schon um sieben Uhr hier, aber da hast du noch geschlafen, und danach haben sie dich den Tests unterzogen. Ich habe den *Guardian* von vorne bis hinten durchgelesen. Ich fühle mich sehr gut informiert.«

»Du warst den ganzen Morgen unten?«

»Ja klar. Du bist hier. Wo sollte ich sonst sein?«

»Dad, du bist echt ein Loser.«

In dem Moment sehe ich Doktor Peter Vernon kommen. Er ist mein Kardiologe (das sage ich gern, denn es klingt so, als hätte ich ihn persönlich eingestellt). Er behandelt auch viele jüngere Kinder, die ihn Doktor Pete nennen dürfen. Ich mache das nicht, denn bei mir hört sich das gruselig an. Stattdessen nenne ich ihn Doktor Pete Venkman oder einfach nur Venkman, nach der Figur, die Bill Murray in *Ghostbusters* spielt, und er scheint das gut zu finden – ich nehme an, er spielt mit, weil er mir regelmäßig gemein starke Medikamente verschreiben oder mir erklären muss, wie kaputt mein Herz ist. Es wäre fies von ihm, sich unter diesen Umständen zu wehren. Er ist etwa Mitte dreißig und hat gebleichtes blondes Haar und toffeefarben gebräunte Haut. Er sieht aus wie ein Surfertyp, der geradewegs von einer perfekten Welle in die Arztkarriere gespült worden ist. Alle Patientinnen in der Kardiologie schmachten ihn an. Sie neigen ja auch alle wegen ihrer Herzrhythmusstörungen zum Fieberwahn, aber trotzdem.

Er zieht sich einen Stuhl heran, lässt sich weich darauf fallen und blickt mich mit seinen ausdrucksvollen Augen an.

»Hey, Leute«, sagt er.

»Hey, Venkman«, antworte ich. »Was gibt's?«

Er trommelt mit seinem Stift auf seinem Klemmbrett herum, blickt auf seine Notizen, dann zu mir, dann wieder auf seine Unterlagen. Er trommelt und trommelt. Ich spüre, wie ich unwillkürlich schlucken muss – richtig laut, wie im Comic, so nach dem Motto: »Ach du Scheiße, jetzt kommt's.«

»Also … Leute«, sagt er schließlich. »Ehrlich gesagt habe ich … nicht so gute Neuigkeiten.«

»Nicht so gute?«, erwidere ich und muss tatsächlich kichern. »Wie bei der *Titanic,* die eine ›nicht so gute‹ Jungfernfahrt hatte?«

Dad stupst gegen meine Hand, und ich spüre, wie er meinen kleinen Finger nimmt. Die Zeit kriecht voran und breitet sich aus wie dicke Farbe.

»Lassen Sie mich raten«, sprudelt es weiter aus mir hervor. »Ich bin durch das Medizin-Examen gerasselt?«

Venkman verzieht keine Miene.

»Ich habe mir die Ultraschall- und EKG-Ergebnisse angesehen«, fährt er fort. »Hannah, es ist eine fortgeschrittene Dilatation der Herzkammern und eine ziemlich ernste ventrikuläre Tachykardie zu erkennen.«

»Aha. Und was heißt das?«

»Dein Herzschlag ist schnell und unregelmäßig – daher die Ohnmachtsanfälle. Und …«

»Was hat das alles zu bedeuten?«, fragt Dad, bevor Venkman weitersprechen kann. »Was sollen wir denn jetzt machen?«

Venkman hält inne und sieht uns mit ernster Miene an. So wie der Typ in den Gangsterfilmen, der im nächsten Moment seinen alten Freund verrät und ihn noch einmal tiefbesorgt anschaut, bevor er ihm ins Gesicht schießt. Genau so guckt er jetzt.

»Also fürs Erste ändern wir die Medikation und schauen, ob das hilft, Hannahs Zustand zu stabilisieren. Um ehrlich zu sein ist er etwas beunruhigend, aber wir werden alles genau beobachten.«

Dad umklammert meine Hand. Im Geiste ziehen plötzlich all diese Momente wie eine Slideshow an mir vorüber: die kurzen, heiklen Unterhaltungen, in kleinen, muffigen Büros abseits vom Krankenhausbetrieb. Die Erinnerungen sind so lebendig, dass ich mich an alle Ärzte erinnern kann, die mich behandelt haben, an ihre Gesichtsausdrücke, die Poster an den Wänden, den abgenutzten Stoff auf den unbequemen Stühlen. Wenn man erfährt, dass man schwer krank ist, speichert das Gehirn alle Details in hochauflösender DVD-Qualität. Man erinnert sich daran, welche Kleidung man trug, man erinnert sich an die eiskalte Luft der Klimaanlage, man weiß noch, was man mit den Händen gemacht hat.

»Im Moment hat es keinen Sinn zu spekulieren«, fährt Venkman fort. »Wir müssen jetzt überlegen, welche Medikamente sinnvoll sind, weitere Tests durchführen und dann sehen, wie sich alles entwickelt.«

Mir schwirren eine Million Fragen durch den Kopf, aber ich kann sie einfach nicht in Gegenwart von Dad stellen. Er muss nicht alles über meinen Zustand wissen und wie ernst er ist. Venkman versteht das. Er wird später noch einmal reinschauen und mit mir allein sprechen. So machen wir das immer. Wenn man schwer krank ist, lernt man schnell, dass man seine Eltern schützen muss. Daher lasse ich Venkman jetzt erst einmal hinaus auf die Station und dann durch die Türen gehen. Das Klemmbrett mit den Grafiken, Notizen und finsteren Schlussfolgerungen hält er fest umklammert.

»Schöne Scheiße«, sage ich.

Ich sehe Dad an, und er schweigt eine Weile. Seine Augen huschen zwischen mir und den Maschinen rings um mein

Bett hin und her. Sein Gesicht ist ausdruckslos und seine Gedanken für einen Moment verborgen. Als ich ein Kind war, machte er mir bekloppte Vorschläge und überdrehte Versprechungen, wie wir mit der Sache fertigwerden und dass alles gut werden würde. Damals war es einfacher; ihm fielen eine Million brillanter Methoden ein, um mich aufzuheitern. Wir fuhren nach Hause und bauten uns ein Schloss aus Bettlaken, dann las er mir vor, und dabei knabberten wir Süßes, wir sahen uns eine Aufführung im Kindertheater von Bath an, wir spielten Klamotten-Mutprobe oder setzten uns ins Café und taten so, als wären wir Spione, Monarchen im Exil oder Superhelden. Doch jetzt fällt ihm nichts Beruhigendes ein, was er sagen oder tun könnte – und das ist das Traurigste, was in dieser ganzen Woche geschehen ist.

Stattdessen steht er vom Stuhl auf, setzt sich aufs Bett und nimmt mich wortlos in die Arme. Ich klammere mich an ihn, der graue Stoff seiner Jacke kratzt an meiner Nase. Da sind wir wieder, wir beide. Wieder ein Krankenhausbett, wieder ein kleines Drama. Als ich mein Gesicht an seiner Schulter vergrabe, höre ich mein Herz klopfen, und ich bin so stinksauer auf das verdammte Ding!

Ich löse mich von Dad.

»Dad, wärst du so lieb, nach Hause zu fahren und mir ein paar Sachen zu holen?«, frage ich. »Ein paar Comics zum Lesen? Viele Comics. Es ist so langweilig hier!«

»Ich weiß nicht. Ich möchte dich nicht allein lassen.«

»Falls es dir nicht aufgefallen ist, Dad, ich bin hier umgeben von Krankenschwestern und Ärzten.«

»Trotzdem halte ich es für besser, wenn ich hierbleibe.«

»Aber ich brauche etwas Unterhaltung, oder ich werde verrückt. Und du brauchst etwas zum Mittagessen.«

»Ich hab keinen Hunger.«

»Dad! Du fährst jetzt nach Hause, oder ich drücke den Alarmknopf und lasse dich rausschmeißen.«

Er regt sich nicht, deswegen setze ich mich auf und strecke den Zeigefinger in Richtung Alarmknopf an der Wand. »Ich warne dich«, sage ich. »Zwing mich nicht, da draufzudrücken. Die Krankenschwestern werden echt sauer, wenn man sie ruft und nicht gerade im Sterben liegt.«

»Du hast gewonnen, ich fahre. Aber ich glaube, dass die Theatergruppe dich nachher besuchen will. Wird dir das nicht zu viel?«

»Mir nicht, aber ich kann nicht für die anderen hier sprechen.«

»Ich sage ihnen, sie sollen sich ruhig verhalten.«

»Nein, bitte sag nichts.«

»Sie möchten gerne zu deinem Geburtstag ein Stück aufführen, so wie früher. Richard hat angeboten, die Beleuchtung zu übernehmen, Dora hält ihre Nähmaschine bereit. Wir müssen nur noch irgendetwas Gutes schreiben.«

»Uuhh«, sage ich. Aber ich höre gar nicht richtig zu. Ich denke nicht an meinen Geburtstag oder die Wiederbelebung unserer albernen Tradition. Im Moment kann ich mir nicht mal vorstellen, wo ich in einer Woche sein werde, geschweige denn in einem Monat.

Dad erhebt sich vom Bett und sieht mich wieder an.

»Bist du sicher, dass du zurechtkommst?«, fragt er. Meine Gleichgültigkeit scheint ihn ein wenig verletzt zu haben, oder vielleicht denkt er dasselbe wie ich: dass ich in einem löchrigen Kanu ohne Paddel sitze und auf einen Wasserfall zutreibe. Was ist eigentlich aus all den Bootsmetaphern geworden?

»Dad, fahr jetzt.«

»Ich brauche nicht lange. Hab dich lieb.«

»Ich hab dich auch lieb. Und jetzt hau ab.«

Er geht zur Tür, aber bevor er hinaustritt, blickt er noch einmal zurück zu mir und winkt. Seine Augen sind gerötet. Er wird nach Hause fahren und die Stelle sehen, an der ich gestürzt bin. Damit muss er ganz allein fertigwerden. Ich denke zurück an den Abend im Virago. Beinahe hätte ich ihn verkuppelt. Es war so knapp! Ich musste ihm versprechen, so etwas nicht noch einmal zu tun, aber das war vorher. Jetzt liege ich im Krankenhaus, und er fährt heim. Dort wird Stille herrschen, und diese Stille wird ihn verfolgen, bis er wieder zu mir zurückkommt. Ich kann den Gedanken daran nicht ertragen. Er ist nicht gut im Alleinsein.

Tom

Wenn man Kinder bekommt, fängt man automatisch an, sich ihre Zukunft auszumalen. Sobald man sie im Arm hält, stellt man sich DIE FRAGEN. Wie werden sie wohl aussehen, wenn sie älter sind? Ob meine Tochter die große Liebe findet? Wie mein Sohn wohl den Hamlet spielt? Und dann beginnt man, Pläne für sie zu schmieden: Man legt Geld beiseite für ihr erstes Auto, ihr erstes Haus und ihren ersten, natürlich unversicherten Skiunfall im Ausland. Doch irgendwann tritt das Leben abrupt auf die Bremse oder nimmt eine Abzweigung, mit der man nicht gerechnet hat, und schon fliegen alle Pläne aus dem Autofenster und landen im Straßengraben wie Müll.

Ich fuhr von der Klinik nach Hause. Die Worte des Kardiologen kreisten unablässig in meinem Kopf. Als wir zehn Jahre zuvor erstmals mit Hannahs Diagnose konfrontiert worden waren, hatten wir mit Trotz reagiert. Du kannst uns mal, Leben! Ist das etwa das Beste, was du uns zu bieten hast? Mal ernsthaft: Wer so oft in einem Ibsen-Drama auf der Bühne gestanden hat wie ich, weiß, dass das Schicksal uns alle an der Nase herumführt und dass uns gar nichts anderes übrigbleibt, als damit klarzukommen, so gut es eben geht. Hannahs Lebensskript las sich wie eine Tragödie, aber wir waren fest entschlossen, es als lebensbejahende, romantische Hollywood-Komödie zu inszenieren.

Ich achtete kaum auf den Weg, fuhr wie ferngesteuert durch die ruhigen mittäglichen Straßen. Als ich geparkt hatte, fiel mir erst einige Sekunden später auf, dass ich nicht vor unserem Haus, sondern vorm Theater stand. Ich beschloss, trotzdem auszusteigen und kurz reinzugehen, um die Post zu checken, einen Monolog zu halten oder Gott weiß was zu tun – irgendwas, das mich davon abhielt, nach Hause fahren zu müssen. Ich benutzte den Haupteingang, entriegelte die automatische Schiebetür und ließ sie vor mir aufgleiten. Sofort stieg mir der vertraute Geruch nach Reinigungsmittel und schalem Bier in die Nase, und vor meinem geistigen Auge tummelten sich erwartungsvolle Theaterbesucher im Foyer; sie hatten sich in Schale geworfen, standen in Grüppchen, bestellten Gin Tonics an der Theke und blätterten in ihren Programmheften. Ich wollte gerade nach oben gehen, als Sally mit zwei prall gefüllten Müllbeuteln aus dem Backstage-Bereich kam. Sie starrte mich verblüfft an.

»O Gott, ich dachte, du wärest Phil!«, rief sie und ließ die Müllbeutel fallen.

»Phil? Wieso sollte der denn hier auftauchen?«

»Er hat heute frei und repariert die Regenrinne. Beim Heimwerken kriegt er allerdings immer schlechte Laune, deshalb habe ich mich ins Theater verdrückt und räume ein bisschen auf. Wie geht es Hannah?«

»Ihre Kopfwunde musste mit sechs Stichen genäht werden, und heute Morgen wurde sie für weitere Untersuchungen auf die Kardiologie verlegt. Der Arzt meinte, ihr Zustand hätte sich verschlechtert.«

»O Tom.«

»Wir kennen das schon. Jeden Tag so nehmen, wir er ist, und so weiter.«

»Und wie hat sie es aufgenommen?«

»Na ja, mit zynischer Distanz. Typisch Teenager halt. Sie hat mich wegschickt, um Comics zu besorgen.«

»Verstehe.«

»Ich will nur dafür sorgen, dass alles so weitergeht wie gewohnt.«

»Das schaffst du. Wie immer.«

Als wir schweigend dastanden, kam ein Mann in grauem Anzug aus dem Backstage-Bereich. Ich sah ihn fragend an. Er hatte kalte Fischaugen und erwiderte meinen Blick mit ausdrucksloser Miene. Ich konnte mir schon denken, wer er war.

»Oh, das ist Mr Benton von der Versicherungsgesellschaft«, sagte Sally und rang sich ein Lächeln ab. »Er ist hier, um den Schaden zu untersuchen.«

»Hallo. Mr Rose, nehme ich an?« Sein Händedruck war schlaff und feucht.

»Richtig«, sagte ich. »Kann ich Ihnen irgendwie behilflich sein?«

»Nein danke. Ich werde meinen Bericht schreiben, und dann melden wir uns bei Ihnen.«

»Gibt es denn Probleme?«

»Wir melden uns.«

Er eilte davon und zog ein Handy aus seiner Sakkotasche. Wir schauten ihm nach, als er telefonierend zu seinem Ford Mondeo ging, einstieg und vom Parkplatz fuhr. Dann sah Sally mich an. Sie erwartete eine Reaktion von mir.

»Wir sollten langsam mal anfangen, Hannahs Geburtstagsaufführung zu planen«, sagte ich.

»Bist du denn sicher, dass sie Lust darauf hat?«, fragte Sally verblüfft.

»Natürlich!«

»Aber … ist sie dafür jetzt nicht etwas zu alt? Sie will ihren Geburtstag sicher nicht zusammen mit uns allen im Theater feiern, oder?«

»Doch, natürlich! Letzte Woche wollte sie unbedingt auf die Bühne. Das Theater liegt ihr im Blut! Außerdem wird uns das auf andere Gedanken bringen.«

Sallys Blick verriet Anspannung und Zweifel.

»Ich gehe jetzt besser«, sagte sie. »Wir fahren nachher alle ins Krankenhaus. Sehen wir uns dort?«

»Ja, natürlich. Danke, Sal.«

Als ich zu Hause war, holte ich den kleinen Koffer unter meinem Bett hervor und brachte ihn in Hannahs Zimmer. Ich ertappte mich dabei, dass ich automatisch anklopfte. Langsam schob ich die Tür auf. Ich zögerte jedes Mal, in Hannahs Privatsphäre einzudringen. Ihr Zimmer war aufgeräumt, abgesehen von ein paar Kleidungsstücken, die auf dem ungemachten Bett lagen; ansonsten herrschte Ordnung, wie üblich. Es war seit jeher ihr Zimmer gewesen; hier hatte sie schon als Baby geschlafen, hier war sie aufgewachsen. An den weißen Wänden waren Klebstreifenreste von alten Bildern, die sie längst abgenommen hatte. Inzwischen hingen dort Poster von Comicfiguren und Rockbands, und eine Pinnwand mit Stundenplänen und Fotos von uns und ihren Freundinnen. Ich strich vorsichtig über einen Schnappschuss von Hannah und mir, der vor einigen Jahren auf dem Edinburgh Festival entstanden war, als wir verfroren, aber glücklich vor einem Theater gestanden hatten. Wir hatten uns ein Dutzend Aufführungen angesehen, die meisten waren furchtbar gewesen. Hannah hatte Rezensionen für ihren Blog geschrieben. Ich erinnerte mich daran, wie ich zu ihr gesagt hatte: »Vielleicht wirst du ja Kritikerin, wenn du mal groß bist.« Sie hatte nichts erwidert. Schon damals wollte sie nicht über die Zukunft sprechen.

Ich ließ den Blick über ihr Bücherregal wandern. Die oberen Fächer waren mit Märchenbüchern vollgestopft, darunter Andrew Langs Sammlungen von Feengeschichten, moderne Übersetzungen der Märchen von Hans Christian Andersen und der Gebrüder Grimm sowie Märchen von Angela Carter. In den unteren Fächern bewahrte sie Comics und Graphic Novels auf. Als sie mit sieben in der Klinik gewesen war, hatte ich ihr einen Comic mit dem Titel *Die Gerechtigkeitsliga* besorgt. Ich hatte keine Ahnung gehabt, worum es darin ging, sondern nur gesehen, dass *Wonder Woman* darin vorkam, und mir gedacht, sie könnte eine gute Identifikationsfigur abgeben. Hannah hatte den Comic dann tatsächlich so oft gelesen, bis er auseinanderfiel. Damals war mir klar geworden, wie viele Parallelen es zwischen Märchen und Superhelden-Comics gibt: In beiden geht es um den Kampf zwischen Gut und Böse, um Mythen, furchterregende Monster und übernatürliche Kräfte. Es war nur logisch, dass Hannah auch an Comics Gefallen fand. Da ich keine Ahnung hatte, wonach ihr gerade der Sinn stand, nahm ich wahllos einige Bände heraus.

Als ich ein paar Kleidungsstücke zum Wechseln zusammensuchte, stieß ich auf das Foto. Es lag in einer Schublade, unter einem bunten Sockenhaufen: ein altes Foto von mir und Elizabeth, ausgedruckt auf einem DIN-A4-Blatt. Es war vor Hannahs Geburt aufgenommen worden. Wir hatten in einem Pub gesessen und unsere erhobenen Biergläser in die Kamera gehalten. Mir fiel nicht mehr ein, wo genau wir damals gewesen waren, aber da ich auf dem Foto Bühnenschminke trug, musste es wohl nach einer Aufführung entstanden sein. Wir sahen glücklich darauf aus. Allerdings war es mir ein Rätsel, wie Hannah überhaupt an das Foto gelangen konnte. Das Original hatte ich nicht mehr gesehen, seit Elizabeth mich verlassen hatte. Ich legte das Blatt mit dem Foto zurück in die Schublade. Bevor ich ging, warf ich noch einen Blick in Hannahs Papierkorb, fischte den Brief von der Schule heraus, strich ihn glatt und hängte ihn wieder an ihre Pinnwand. Dann lief ich zum Auto. Noch nie war mir das Haus so leer vorgekommen.

Auf dem Rückweg in die Klinik kam ich am Theater vorbei. Sofort hatte ich Mr Benton vor Augen, wie er am Heizkessel herumschnüffelte. Wonach genau hatte er eigentlich gesucht? Aber egal, es spielte bestimmt keine Rolle, und sein Besuch war reine Formalität gewesen; schließlich gab es ja auch nichts zu beanstanden. Die Versicherung würde zahlen, und alles käme wieder in Ordnung. Alles. Ganz sicher.

Hannah

Eine Stunde nachdem mein Vater losgefahren ist, um mir meine Sachen zu holen, gibt es Tumult draußen auf der Station, und ich weiß, dass ich Besuch bekomme. Margaret höre ich zuerst. Ihre Stimme explodiert regelrecht in diesem verhaltenen, antiseptischen Umfeld, als würde jemand mit einem Rolls-Royce an einem Trauerzug vorbeidonnern.

»Ich war seit 1984 in keinem Krankenhaus mehr«, tönt sie, während sie durch die Doppeltüren stürmt und mich entdeckt. Ein paar der anderen Patienten beäugen sie müde, als sie an ihren Betten vorbeirauscht, ohne sie eines Blickes zu würdigen. »Ich habe geschworen, nie wieder eines zu betreten, außer auf einer Bahre mit Zettel am großen Zeh. Da siehst du mal, wie lieb ich dich habe, mein Schatz.«

Sie drückt mir einen Lippenstiftkuss auf die Wange und setzt sich in den Armstuhl neben dem Bett. Sie trägt eine Art lachsrosa Velourshosenanzug und hat ihr wildes fliederfarben getöntes Haar verwegen unter einem roten Schlapphut drapiert – ein Look, der sich vielleicht am besten als »Zeugenschutzprogramm-Schick« beschreiben ließe. Dann schwärmen die übrigen Mitglieder des Ensembles rings um uns aus, umarmen mich und sehen sich nach Sitzgelegenheiten um. Ihre Herzlichkeit tut mir unendlich gut. Sally und Natasha setzen sich aufs Bett und leeren den Inhalt einer Plastiktüte voller Zeitschriften und Schokoladentafeln auf die gestärkte Bettwäsche. Ted setzt sich auf einen zweiten Stuhl, noch immer mit Fahrradhelm auf dem Kopf; Jay schlurft als Letzter herein, in einem karierten Hemd und Bootcut-Jeans, den Blick auf sein Handy geheftet. Er stolpert über seine Schnürsenkel und schlägt einer vorbeikommenden Krankenschwester beinahe die Nierenschale aus der Hand. Sally beugt sich vor und nimmt meinen Arm. Ihr ernster Gesichtsausdruck wirkt deplatziert inmitten dieser bizarren Szenerie.

»Wie geht es dir? Ist es in Ordnung für dich, dass wir hier sind?«

»Aber klar«, sage ich. »Ich habe mich zu Tode gelangweilt. Sorry, war nur so eine Floskel.«

»Ich habe dir eine Karte gezeichnet«, sagt Jay und wirft mir ein Stück Pappkarton in den Schoß. Darauf sieht man ein Strichmännchen in einem grob skizzierten Bett, und darüber steht in Kritzelschrift: »Steh auf, du faules Stück.«

»Danke, die werde ich für immer aufbewahren«, verspreche ich.

»Ah, da kommt Tom«, sagt Sally.

Alle drehen sich um, und Ted springt automatisch von seinem Stuhl auf und bietet ihn meinem Dad an, der mit einer Sporttasche bepackt hereinschlendert.

»Hey, wie geht's dir?«, fragt er. »Ich habe dir etwas zum Anziehen mitgebracht und neuen Lesestoff gekauft.«

»Schokolade und Comics, und das alles im Bett«, seufzt Natasha. »Ich glaube, ich gehe nach Hause und stürze mich von der Treppe.«

»Vielen Dank, dass ihr alle gekommen seid!«, sagt Dad.

»Quatsch«, erwidert Ted. »Nirgendwo sonst wären wir lieber.«

»Oh, mir fällt vieles ein, wo ich lieber wäre«, erwidert Margaret. »Unten im Café gibt's nicht mal Alkohol. Wie sollen die Leute hier denn überhaupt gesund werden?«

Mitten im allgemeinen Durcheinander von Zuneigungsbekundungen und Ermunterungen nimmt Dad meine Hand und drückt sie.

»War der Kardiologe noch mal da?«, fragt er. »Weißt du schon, wann du wieder rausdarfst?«

»Noch nicht«, antworte ich.

»Wir können jederzeit Margaret schicken, damit sie jeden einschüchtert, der so aussieht, als hätte er was zu sagen«, schlägt Sally vor.

Die Stationsschwester kommt zu uns herüber.

»Okay, liebe Leute«, sagt sie. »In ein paar Minuten gibt es Mittagessen, also müssen Sie sich allmählich verabschieden. Tut mir leid.«

»Aber wir sind doch gerade erst gekommen«, erwidert Margaret.

»Die Besuchszeiten hängen schwarz auf weiß an der Tür. Wir gestalten sie so flexibel wir können, aber Sie sind ziemlich viele.«

»Schlechtes Timing«, bemerkt Ted.

»Das zieht sich durch deine gesamte Schauspielkarriere«, gibt Margaret zurück. Es folgt ein kurzer, aber chaotischer Wirbel der Umarmungen und des Geplauders; Dad beugt sich zu mir herunter, küsst mich wie immer auf die Stirn und sagt mir, wie sehr er mich liebt. Und wie immer nicke ich. Unsere Hände verschränken und lösen sich wieder. Margaret fragt mich, ob ich ein paar von ihren Schlaftabletten möchte, aber ich lehne höflich ab. Dann streben alle gemeinsam hinaus, wie eine Art mittelalte, gutbürgerliche Straßengang. Bevor sie geht, beugt sich Sally zu mir und küsst mich auf die Wange.

»Bald kommst du raus«, verspricht sie mir. »Und wenn du so weit bist, lass uns mal zusammen einen Kaffee trinken gehen und ein bisschen plaudern.«

»Das wäre schön.«

»Wunderbar. Und jetzt laufe ich mal lieber schnell Jay hinterher. Ich möchte nicht, dass er von einem Krankenwagen überfahren wird.«

Ich räume alle Comics, Zeitschriften und Marsriegel vom Bett, womit ich eine Weile beschäftigt bin. Nachdem das Trüppchen verschwunden ist, herrscht wieder diese bedrückende Stille auf der Station, die mir jetzt irgendwie noch dunkler und enger vorkommt. Fast habe ich das Gefühl, als rückten die Wände näher, wie in der Müllpresseszene in *Star Wars,* nur dass ich keine Roboter habe, die mich retten kommen – ich habe nichts als einen nervigen, blinkenden Kasten neben dem Bett, der vierundzwanzig Stunden am Tag R2D2 spielt. Während der Herzmonitor seinen piependen Rhythmus beibehält, zeigt das Display eine Reihe fluktuierender Zahlen und zackiger Amplituden, wie in einem sehr schlechten Videospiel. Ein merkwürdiger Gedanke, dass diese Linien buchstäblich mein Leben abbilden. Die Existenz reduziert auf das absolut Wesentliche: die elektronischen Zuckungen eines faustgroßen Muskels. Nur dass meiner sich nicht etwa zur Faust, sondern höchstens zu einem schlaffen Händedruck ballt.

Auf der gegenüberliegenden Seite des Saals liegt ein kleiner Junge, schlafend oder bewusstlos. Seine Eltern sitzen bedrückt und schweigend neben ihm. Sie halten sich an den Händen, um einander zu trösten. Die Frau steht auf, sucht in ihrem Portemonnaie nach Kleingeld und geht zur Tür. Vielleicht holt sie Kaffee oder etwas zu essen für sie beide; der Mann blickt ihr nach. Er lächelt.

Sie sind ein Team, sie werden das gemeinsam durchstehen, was auch immer geschehen mag. Sie haben einander.

Ein paar Stunden später sitze ich in unserem Auto auf dem Weg nach Hause, in den Händen eine Knabbertüte voller Medikamente. Ich habe Betablocker bekommen, um meinen Herzrhythmus zu stabilisieren, eine kleine Prise Enalapril, ein Inhibitor des Angiotensin konvertierenden Enzyms (googelt es halt, in Gottes Namen) und dazu ein aufregendes neues Diuretikum, damit mein Körper nicht weiter Flüssigkeit speichert. Wie es sich für ein Abschiedsgeschenk gehört, ist es ziemlich enttäuschend. Zu den Nebenwirkungen gehören Müdigkeit, Schwindel, Nierenschäden und – mein persönlicher Favorit – total abgefahrene, wahnsinnige Albträume, gegen die japanische Alien-Horror-Movies die reinsten Pokémon-Cartoons sind.

Am nächsten Tag schleiche ich im Haus umher, fühle mich als Außenseiterin und infiziert – mit was, weiß ich nicht. Die Straße draußen vor meinem Zimmer wirkt fern und künstlich wie eine Filmkulisse. Ein Windstoß könnte alles umwerfen. Ich raffe mich dazu auf, mich mit Sally in einem Café zu treffen, einem abgedunkelten Laden in einem ehemaligen Tuchmacher-Cottage am Ende der Einkaufsstraße, mit schwarzen Schieferböden, einem brennenden Holzofen, langen Tischen und mit Kissen bedeckten Bänken. Ich bin gekommen, weil ich Sallys Hilfe brauche. Die Sache liegt mir schon seit Jahren auf dem Herzen, und die Ereignisse der letzten Tage haben sie wieder in den Vordergrund gerückt. Zuerst muss ich jedoch einer Reihe ernster Fragen über meinen Zustand und die neuesten Testergebnisse ausweichen.

»Wie geht es dir?«, seufzt Sally, die Hände um eine Riesentasse Milchkaffee gelegt.

Na ja, Sally, im Grunde wie immer: Entweder mein Herz schlägt weiter, oder es geht ihm schlechter, oder es bleibt ganz stehen. Wer mich fragt, möchte ja meist etwas Beruhigendes hören, aber es gibt nichts, und es ist schmerzlich, den Leuten ins Gesicht zu sehen, wenn ihnen das klar wird. Vielleicht sollte ich mir im Internet eine Liste häufig gestellter Fragen bei Herzkrankheiten und die passenden gesellschaftlich akzeptierten Antworten runterladen. Oder ich schreibe selbst eine.

»Och, mir geht's fantastisch«, bringe ich schließlich heraus. »Nein, natürlich nicht, aber was soll ich machen? Auf der einen Seite lerne ich für meine Mittelstufen-Abschlussprüfungen und mache mir Sorgen, ob ich mir alles über quadratische Gleichungen, tote Flussarme und Partizipien der Vergangenheit merken kann. Auf der anderen Seite denke ich: Wenn ich womöglich schon nächste Woche ins Gras beiße, dann ist doch sowieso alles egal, oder? O Gott, es ist so … öde. Im Grunde ist einfach nur die Maschine, die Blut durch meinen Körper pumpt, defekt und wird es bleiben – Ende der Geschichte. Eine Krankenschwester hat mal gesagt, wenn ich mein Herz anschauen könnte, würde ich so etwas wie eine ausgeleierte Handtasche sehen. Sie hat es mir sogar aufgezeichnet.«

»O Gott, und wie hast du reagiert?«

»Ich habe ihr den Stift aus der Hand genommen und ein *Louis Vuitton*-Logo draufgemalt.«

Einen Augenblick lang schweigen wir. Dann lacht Sally und legt ihre Hand auf meine. Sie ist noch warm von der Kaffeetasse. Wenigstens brauche ich Sally nicht in dem Maße zu schützen wie Dad, aber auch mit ihr kann ich nur bestimmte Dinge teilen. Wenn ich die wirklich schlimmen Sachen loswerden will, gibt es nur eine Person, an die ich mich wende.

»Jedenfalls muss ich mit dir über etwas reden«, sage ich nun fröhlicher, in der Hoffnung, die Stimmung aufzulockern.

»Schieß los.«

»Wie soll ich anfangen? Vielleicht ist dir etwas an Dad aufgefallen: Er ist total lebensunfähig. Er verlässt sich stark auf mich. Und, na ja, in Anbetracht der Lage ist das nicht besonders ratsam.«

»Oh, Hannah …«, protestiert Sally. Aber ich bringe sie mit einem eindringlichen Blick zum Schweigen.

»Also«, fahre ich fort. »Sally, er muss sein Leben besser auf die Reihe kriegen. Er muss sich jemanden suchen. Aber er ist einfach zu doof, um das zu erkennen oder etwas zu unternehmen.«

»Jemanden?«, fragt Sally und wirkt etwas schockiert. »Du meinst, eine Freundin oder so?«

»Äh, ja«, antworte ich. »Ist die Vorstellung so abwegig?«

Ich erinnere mich vage daran, dass Dad früher mal Dates hatte. Er ging hin und wieder für einen Abend aus – er schlich sich weg, wenn er glaubte, dass ich schon schlief; dazu engagierte er in aller Stille eine Riege diskreter Babysitter. Aber keine dieser heimlichen Beziehungen hat gehalten. Ich war damals noch zu klein, um mich darüber zu wundern, aber inzwischen weiß ich natürlich, warum das so war. Es lag ganz klar an *mir.* Und bis heute hat Dad meinetwegen keine Freundin. Das klingt jetzt sicher total egozentrisch, aber ganz offensichtlich bin ich die Sonne im Mittelpunkt seines Planetensystems – und was passiert, wenn dieser Sonne die atomare Energie ausgeht, sie sich zum roten Riesen aufbläht und explodiert? (Physik scheine ich wenigstens draufzuhaben.) Das erkläre ich Sally allerdings nicht, denn die Metapher mit der sterbenden Sonne ist schon ein bisschen finster, sogar für meine Verhältnisse.

Sally denkt ein paar Minuten nach.

»Du hast recht«, sagt sie schließlich. »Dein Vater ist in dieser Hinsicht ein bisschen doof.«

»Danke«, sage ich.

»Und er braucht definitiv jemanden. Wie wir alle.«

»Richtig. Und ich bin jetzt mal für einen Moment selbstsüchtig und gestehe, dass er manchmal ein bisschen zu sehr an mir klebt, weißt du? Ständig sagt er: ›Lass uns was Verrücktes tun‹, ›lass uns dies oder jenes witzige Spiel spielen‹, ›lass uns eine lustige experimentelle Theateraufführung in Stokes

Croft besuchen.‹ Aber manchmal möchte ich einfach nur mit meinen Freundinnen abhängen, nichts tun, mich langweilen und zynisch sein wie ein normaler Teenager. Es ist als ob … als ob es für ihn immer so bleiben soll wie früher. Als ich ein Kind war.«

»Und, was hast du vor? Du willst ihn doch nicht etwa zu einer dieser Dating-Shows im Fernsehen anmelden?«

»Nein, natürlich nicht! Jedenfalls nicht gleich. Nicht, solange die Lage nicht völlig hoffnungslos ist. Ich wollte erst mal damit anfangen, ihn mit Freundinnen von Freundinnen in Kontakt zu bringen, und rauszufinden, ob es in Somerset irgendeine Frau gibt, die noch ungebunden ist. Und dann müsste man eben ein Treffen arrangieren. Keine Ahnung. Jedenfalls wollte ich dich dabei um Hilfe bitten.«

»Mich? Was soll ich denn machen?«

»Du kennst doch Frauen in seinem Alter. Die einzigen älteren Leute, die ich kenne, sind die Eltern meiner Freundinnen und Amateurschauspielerinnen, und die sind alle tabu.«

»Ältere Leute?«, fragt Sally. »Ist dir klar, dass ich im selben Alter bin wie dein Dad?«

»Du weißt schon, was ich meine.«

Wieder sehe ich sie an, und nicht zum ersten Mal denke ich bei mir, wie schade es ist, dass sie schon einen Mann hat. Sally ist beinahe eine Schönheit. Sie hat ihr schulterlanges braunes Haar immer zum Pferdeschwanz gebunden, trägt coole Jeans und enge T-Shirts und hat wunderhübsche mandelförmige Augen. Sie könnte für dreißig durchgehen, vielleicht sogar noch jünger. Man würde nie vermuten, dass sie schon einen halbwüchsigen Sohn hat. Ihr Ehemann Phil ist ein echter Glückspilz.

»Ich mache mir mal Gedanken darüber«, verspricht sie. »Aber ich weiß nicht, ob dein Dad glücklich darüber sein wird.«

»Wird er nicht, das weiß ich wiederum«, entgegne ich. »Aber er hatte zehn Jahre Zeit, sich selber drum zu kümmern, und hat nichts auf die Reihe gekriegt, also planen wir jetzt eine feindliche Übernahme seines Liebeslebens.«

»Und wenn es niemand Passenden gibt? Ich meine, so unwahrscheinlich das auch klingt …«

»Plan B«, entgegne ich. »Internetdating. Das ist doch das Ding im Moment, nicht nur für einsame Perverse.«

»Du hast dir ja gründlich Gedanken gemacht.«

»Tja, ich hatte auch genügend Zeit.«

»Das stimmt.«

»Und das Problem ist, dass ich nicht weiß, wie viel Zeit mir noch bleibt.«

Wir denken kurz darüber nach. Ich beobachte die Baristas hinter der Theke dabei, wie sie an der großen, dampfenden, rhythmisch stampfenden Kaffeemaschine mit zielstrebigen Bewegungen Schalter drehen und Knöpfe drücken. In meinem Kopf entsteht das Bild eines Herzmonitors, der über einem Krankenbett aufragt. Die Linie ist flach, das Piepen hat aufgehört. Jemand zieht den Stecker. Die Maschine wird leise weggerollt.

»Hilfst du mir?«, frage ich Sally. »Ich will einfach nicht, dass mein Dad allein zurückbleibt, falls mir etwas passiert, denn er ist eine Gefahr für sich selbst und andere. So ist es nun mal. Tut mir leid. Tut mir leid, wenn das blöd klingt.«

»Unsinn, das klingt überhaupt nicht blöd. Und ich helfe dir selbstverständlich. Aber du wirst dich wieder erholen.«

»Kann sein«, seufze ich. »Aber das Wichtige ist, dass ich Dad irgendwie in die verdammte Dating-Szene kriegen muss, und ich kenn auch schon genau den richtigen Laden dafür.«

Tom

»Dad, hörst du mir zu? Dad?«

Wir saßen im Foyer des kleinen Arthouse-Kinos unserer Stadt. In den großen Lichtspielhäusern war ein neuer Disney-Film angelaufen, aber wir wollten uns lieber ein französisches Drama über einen katastrophalen Familienurlaub in der Dordogne anschauen. Meine Tochter hatte gerade zwei Tage in der Klinik hinter sich. Da bot ein französisches Drama natürlich die perfekte Gelegenheit, wieder in den Alltag zurückzufinden. Ich starrte gedankenverloren durch das Fenster auf den vorbeirauschenden Abendverkehr.

»Dad!«, rief Hannah.

»Sorry. Was hast du gesagt?«

Hannah rollte genervt mit den Augen.

»Ich sagte, ich denke über ein Date nach.«

Oh, oh, dachte ich. Jetzt ist Fingerspitzengefühl angesagt.

»Wirklich?«, erwiderte ich. »Mit wem willst du dich denn verabreden? Mit Jay?«

»Was? Nein! Spinnst du? Ich rede doch nicht von mir, sondern von dir!«

»Och nö, Hannah. Nicht schon wieder.«

»Doch, Dad.«

Ich rutschte nervös auf meinem Stuhl herum, wie ein feindlicher Spion, der ahnt, dass er gleich gefoltert wird.

»Ich bin gerne solo«, sagte ich. »Ich brauche kein Date.«

»Es geht aber nicht darum, was *du* brauchst.«

»Was soll das denn heißen?«

»Meine Güte, muss ich wirklich deutlich werden? In den letzten zehn Jahren hattest du höchstens fünf Dates. Warum wohl? Nicht, weil du so ätzend bist, auch wenn das natürlich eine Rolle spielt. Nein, wegen *mir*. Und wegen *dem* hier.« Sie deutete auf das Klinikarmband, das noch an ihrem Handgelenk hing. »Aber es ist einfach nicht fair, wenn du mich weiterhin als Entschuldigung vorschiebst.«

»Hannah, das mache ich doch gar nicht.«

»Du brauchst auch noch andere Lebensinhalte außer mir!«

»Die habe ich doch. Ich habe schließlich das …«

»Außer mir und deinem Theater!«

»Herrjeh … Ich weiß. Irgendwann werde ich bestimmt …«

»Such dir endlich eine Frau, Dad! Ich muss wissen, dass es dir gut geht, falls … falls irgendwas passiert.«

»Ich … Hannah, ich kann jetzt nicht darüber nachdenken. Tut mir leid.«

Eine Erinnerung tauchte auf. Uni. Drittes Semester. Ich war gerade mit vier anderen Schauspielstudenten in ein Haus gezogen, und schon bald erteilte das Leben mir eine wertvolle Lektion: Ziehe nie wieder mit vier Schauspielstudenten in eine WG. Oder überhaupt mit Schauspielstudenten. Nie wieder. In der ersten Woche verstanden wir uns prächtig, als wären wir eine wunderbare Hippiekommune, in der halt ordentlich geprahlt wurde. Doch schon nach einem Monat drohten wir in einem Strudel von Suff-Streitereien, wahllosem Sex und schlechten Drogen unterzugehen. Den Rest des Studienjahres verbrachte ich dort so wenig Zeit wie möglich.

Stattdessen hing ich in der Bibliothek herum, wo sich die richtigen Studenten aufhielten, und tat so, als würde ich lernen. Elizabeth war so eine richtige Studentin. Sie kam jeden Tag, setzte sich stets an denselben Platz, einen Riesenstapel Wirtschaftsliteratur vor sich, und kritzelte ihr DIN-A4-Notizbuch voll. Sie trug eine schwarze Hornbrille und war adrett gekleidet, aber sie sah damit weder dämlich noch niedlich aus, sondern einfach nur fabelhaft. Ich kam aus einem Kaff in Somerset, aus einer Familie von Hilfsarbeitern und Sprücheklopfern. Eine Frau wie sie hatte ich noch nie zuvor gesehen. Also trieb ich mich in ihrer Nähe herum und bemühte mich, möglichst unauffällig und zugleich charmant zu wirken. Eines Tages fragte ich sie, ob der Platz neben ihr noch frei wäre, es sei wahnsinnig voll in der Bibliothek. Das stimmte natürlich nicht. Doch sie sagte trotzdem ja, ziemlich brüsk allerdings, als sei ich ein Kellner, der um Erlaubnis gebeten hatte, ihren Tisch abzuräumen. Ich war sofort in sie verliebt. Drei Jahre später (um es kurz zu machen) sagte sie abermals ja – nachdem ich mit einem unechten Brillantring vor ihr niedergekniet war, vor den Augen ihrer fassungslosen Eltern.

So kam es also, dass der nichtsnutzige Schauspielstudent das Wirtschaftsgenie heiratete: ein Paradebeispiel à la »Gegensätze ziehen sich an«, der perfekte Stoff für eine romantische Komödie. Doch wie man weiß, kommt die Hochzeit ja meist zum Schluss und nicht am Anfang. Bei uns verkehrte sich die Anziehungskraft der Gegensätze leider ins Gegenteil, und plötzlich – Überraschung! – endete ich als alleinerziehender Vater. Aber glücklicherweise hatte ich Hannah; es war also alles wunderbar. Junge, war das ein Jahrzehnt …

Wie auch immer, jedenfalls fiel mir plötzlich wieder ein, wie ich meine Frau kennengelernt hatte – indem ich sie in der Unibibliothek anbaggerte. Für einen Theaterdirektor in den Vierzigern kam so etwas natürlich nicht mehr in Frage. Es wurde höchste Zeit, das Thema zu wechseln. Und bei einer Teenagertochter schafft man das am besten, indem man sie in Verlegenheit bringt – das ist sozusagen die Handgranate der Eltern-Kind-Kommunikation.

»Wer ist eigentlich dieser Callum?«, fragte ich.

»Was? Wer? Was soll das denn jetzt?«

Volltreffer.

»Als wir letztens im Café waren, hat deine Freundin doch diesen Callum erwähnt, weißt du noch?«

»Das war keine Freundin von mir.«

»Als sie seinen Namen erwähnte, hast du sie jedenfalls angeschaut, als hättest du sie am liebsten erwürgt.«

Hannah rührte hektisch in ihrer heißen Schokolade herum.

»Das ist bloß so ein dummer Typ aus meiner Englischklasse. Der sitzt nur rum, sagt keinen Ton und grinst überheblich. Als wir einen Aufsatz über *Jane Eyre* und romantische Sehnsucht schreiben mussten, wurde seiner laut vorgelesen, weil … keine Ahnung.«

Sie schleuderte den Löffel auf den Tisch. Ich hatte tatsächlich ins Schwarze getroffen.

»War der Aufsatz gut?«, fragte ich.

Sie sah mich an und schüttelte fassungslos den Kopf.

»Er war voll schön!«, sprudelte es aus ihr heraus. »Es ging darum, dass diese Liebesgeschichte im spießigen viktorianischen England sozusagen einer neu entstehenden Galaxie gleichkam. Anschließend hat Emilia allen erzählt, dass ich geheult hätte, was überhaupt nicht stimmt, aber dann hieß es natürlich nur noch: Hannah ist verknallt! Totaler Quatsch. Der Typ kann mir mal gestohlen bleiben, und alle anderen an dieser blöden Schule auch.«

»Sieh mal einer an. Und *du* willst mir was über Dating im einundzwanzigsten Jahrhundert beibringen?«

»Ich habe nicht gesagt, dass ich dir was beibringen will.«

»Du willst dich also nicht einmischen?«

»Wir werden sehen.«

»Hannah?«

»Ich bin mir nicht sicher, ob du das allein hinkriegst.«

»Mich zu verlieben?«

»Darum geht es nicht. Du brauchst Hilfe. Allein bist du aufgeschmissen. Ich muss noch jemand anderen für dich finden. Das ist purer Egoismus.«

»Du bist gemein. Ein richtiges Biest.«

»Denkst du mal drüber nach? Über ein Date, meine ich.«

»Nach der Sache im Virago? Wollen wir uns das wirklich noch mal antun?«

»Das im Virago war nur eine Übung. Aber sie lief doch ganz gut. Dad, denk einfach mal drüber nach, okay?«

Ich warf ihr einen Blick zu, seufzte und wechselte abermals das Thema. »Langsam wird es Zeit, die Aufführung zu deinem sechzehnten Geburtstag zu planen. Das soll doch etwas

Besonderes werden, oder? In ein paar Monaten ist es so weit! Ich denke an Schlittschuhe. Ich hab mal nachgeschaut, eine kleine Eisbahn auf der Bühne ist gar nicht so teuer und … Hannah?«

Sie schaute weg, zu der Theke mit den Popcorn-Maschinen und der kleinen Gruppe von Filmliebhabern, die vor Saal zwei auf den Einlass wartete.

»Ich weiß nicht, Dad.«

»Du hast recht. Schlittschuhlaufen ist vielleicht etwas zu viel des Guten, Margaret hat es ja an der Hüfte.«

»Ich meine nicht das Geburtstagsstück, Dad. Ich weiß doch noch nicht mal, was morgen ist, geschweige denn nächste Woche.«

»Hannah, wovon redest du?«

»Das weißt du ganz genau. Dr. Venkman hat gesagt … Hör mal, ich … Ich schaffe es einfach nicht, über die Zukunft nachzudenken. Ich kann mir ja noch nicht einmal vorstellen, eine zu haben. Und ich bin kein Kind mehr, Dad.«

Die Tür zum Saal öffnete sich, und die Wartenden wurden hineingelassen. Sie plauderten darüber, was sie als Nächstes vorhatten und wie ein Urlaub in der Dordogne wohl schiefgehen könnte.

»Ich weiß, Hannah«, sagte ich. »Die letzten Tage waren wirklich nicht einfach.«

»Die letzten zehn Jahre auch nicht«, erwiderte sie düster. Dann stand sie hastig auf, als wollte sie diese schreckliche Bemerkung und die finstere Stimmung verscheuchen.

»Was ist?«, fragte sie. »Schauen wir uns den Film jetzt an oder nicht?«

Wir schauten uns den Film an. Eine französische Familie fährt in die Dordogne. Die Tochter zieht bald weg, um zu studieren, der Sohn geht zur Armee. Ihr letzter gemeinsamer Urlaub gerät zum Fiasko: Es regnet Tag und Nacht, das Dach ihres Ferienhaues ist leck, und zu allem Überfluss fällt auch noch der Strom aus. Als sie zusammen im Dunkeln sitzen, fangen sie an, über ihre Träume und Hoffnungen zu reden, und dabei wird ihnen klar, wie wenig sie eigentlich voneinander wissen. Später kommt der Sohn bei einer Militärübung im Mittleren Osten ums Leben. Vielleicht hätten wir uns doch besser den Disneyfilm angeschaut.

Dienstagvormittag fuhr ich zum Theater. Ich hatte gerade auf meinem ergonomischen Chefsessel Platz genommen, als jemand am Hintereingang klingelte. Ich rechnete mit Ted, Janice oder der Putzfrau. Als ich hinunterging, sah ich durch die Glasscheibe jedoch einen fremden Mann vor der Tür. In seinem Anzug sah er aus wie ein Zeuge Jehovas. Er hatte ein Klemmbrett dabei und schaute suchend nach oben, als hätte er aus Versehen einen Fußball aufs Dach geschossen und überlegte nun, wie er ihn wieder herunterholen sollte. Was natürlich Unsinn war.

Ich öffnete die Tür mit einem kräftigen Schwung, da sie sich in der Kälte gern verzog und nur schwer aufging. Das Gebäude war wirklich nicht mehr besonders gut in Schuss.

»Hallo«, sagte ich, bemüht, möglichst normal und gelassen zu klingen.

»Mr Rose?«, fragte der Mann. Er war etwa Mitte fünfzig, hatte lichtes Haar, einen sorgfältig gestutzten Bart und trug ein Brillengestell aus Metall.

»Ja, ich bin Tom Rose, der Leiter des Theaters. Kann ich Ihnen behilflich sein?«

»Ich komme vom Sachverständigenbüro Chapels, um das Grundstück zu bewerten.«

Er schien davon auszugehen, dass ich wusste, wovon er sprach. Doch ich hatte nicht die geringste Ahnung. Ich stand da, starrte ihn an und fragte mich, wer von uns beiden im falschen Film war. Nach dem Drama um Hannah konnte ich kaum noch einen klaren Gedanken fassen.

»Sind Sie sicher, dass Sie hier richtig sind?«, fragte ich schließlich. »Ich habe nämlich keine Grundstücksbewertung veranlasst.«

»Oh«, sagte er, und einen Moment lang dachte ich, es handele sich tatsächlich um einen peinlichen Irrtum. Dann sagte er: »Der Stadtrat hat uns damit beauftragt.«

Plötzlich hatte ich das Gefühl, mitten in einer Episode von *EastEnders* gelandet zu sein, in einem bizarren, schreckenerregenden Paralleluniversum, das lauter böse Überraschungen bereithielt. Ich wollte etwas sagen, doch ich brachte nur ein unverständliches Stammeln zustande.

»Ich will Sie auch gar nicht lange stören«, sagte der Mann. »Ich müsste mich nur kurz umschauen.« Er sprach sanft, als machte er sich ernsthaft Sorgen um meine psychische Gesundheit. Welchen Eindruck musste ich auf ihn machen? Ich hatte weder geduscht noch mich rasiert, geschweige denn in den Spiegel geschaut.

»Aber wieso?«, stieß ich schließlich hervor und klang wie eine quiekende Laborratte, die gezwungen wird, Lippenstift zu fressen. Immerhin hörte ich mich harmloser an, als ich vermutlich aussah. »Warum will der Stadtrat das Grundstück bewerten lassen?«

Der Mann schwieg. Vielleicht wusste er es nicht. Wir waren in ein Pinter-Stück geraten.

»Mr Rose«, sagte der Mann schließlich. »Ich bin nur hierhergekommen, um das Grundstück zu bewerten. Wenn Sie Fragen dazu haben, wenden Sie sich bitte an den Stadtrat. Ich kann Ihnen gern die Kontaktdaten unseres Ansprechpartners geben.«

Er riss ein Stück Papier vom Klemmbrett, kritzelte einen Namen und eine Telefonnummer darauf und reichte es mir.

»Wenn Sie mich jetzt bitte durchlassen würden?«, sagte er dann.

Er versuchte, an mir vorbeizukommen, aber irgendetwas in mir brachte mich dazu, ihm den Weg zu versperren. Was tat ich da? Was war eigentlich los?

»Nein«, sagte ich. »Das geht leider nicht.«

»Ich bin vom Stadtrat dazu befugt worden.«

»Bedaure, aber das ist mir egal. Ich weiß nicht, was das Ganze soll, aber heute ist nicht der Tag, um es zu klären.«

»Ich bin ein vielbeschäftigter Mann, Mr Rose. Ich kann den Termin leider nicht verschieben.«

»Wie soll ich es Ihnen nur begreiflich machen?«, hörte ich mich sagen. »Sie können heute nicht herein. Würden Sie jetzt bitte gehen?«

»Mr Rose …«

»Ich muss leider darauf bestehen, dass Sie sofort gehen. Wären Sie so freundlich?« Ich spürte, wie mir das Adrenalin durch den Körper schoss, als hätte ich zweihundert Dosen Red Bull auf einmal heruntergekippt. Ich schaute hinunter auf meine Hände. Sie waren zu Fäusten geballt. O Gott, dachte ich. Werde ich gleich etwa einen vom Stadtrat beauftragten Sachverständigen angreifen? Und in die Schlagzeilen geraten?

Der Mann trat einen Schritt zurück und warf einen Blick auf sein Klemmbrett, als suchte er die Stelle in seinem Terminplan, wo es hieß: »12.05 Uhr: Bedrohung durch einen wütenden Theaterleiter«.

»Ich werde den Stadtrat darüber informieren«, sagte er schließlich. Dann drehte er sich um und marschierte davon.

Am Nachmittag kam das Leitungsgremium des Willow Tree Theater zu seiner regelmäßigen Besprechung zusammen. Wir hielten unsere Treffen stets auf der Bühne ab, um uns daran zu erinnern, aus welchem Grund wir hier waren und dass wir kein x-beliebiges Management-Meeting abhielten. Ich hatte schon einen Stuhlkreis und einen Klapptisch für die obligatorische Kuchen- und Keksauswahl aufgestellt, die Ted jedes Mal mitbrachte; seine Victoria-Biskuit-Torten waren erstaunlich gut. Er und die anderen hatten zwar vorgeschlagen, die Besprechung wegen Hannah zu verlegen, aber ich war dagegen gewesen. *The show must go on.*

Sally leitete die Besprechung. Es gab ein paar Probleme mit Rückerstattungen wegen der ausgefallenen Wochenend-Aufführungen. Außerdem hatte sich ein Teilnehmer des Breakdance-Kurses in der Vorwoche den Knöchel verstaucht, weshalb wir nun die notwendigen Formulare ausfüllen mussten, um sicherzustellen, dass er uns nicht auf mehrere Millionen Pfund Schadenersatz verklagen konnte.

»Gibt es sonst noch etwas zu besprechen?«, fragte Sally. »Tom, hat die Stadt sich schon wegen der Versicherung bei dir gemeldet?«

»Nein«, sagte ich mampfend und schob mir noch ein Stück Torte in den Mund. »Heute Mittag ist allerdings ein Sachverständiger aufgetaucht, wegen einer Grundstücksbewertung. Ich habe ihm gesagt, dass er sich verpissen soll. Sehr seltsam. Sind das Ingwer-Nuss-Kekse von Waitrose, Ted? Die sind wirklich gut.«

»*Wer* ist bitte heute Mittag hier aufgetaucht?«, fragte Ted. Sein Tonfall war ungewohnt scharf. Mir dämmerte sofort, dass ich vielleicht etwas verbockt hatte.

»Ein Sachverständiger. Er sagte, der Stadtrat hätte ihn mit einer Grundstücksbewertung beauftragt.«

Plötzlich lag Spannung in der Luft. Ich beschloss, einfach weiterzureden.

»Ich dachte, er hätte sich geirrt. Ich meine, das kann doch wohl kaum mit dem Heizkessel zu tun haben, oder? So schnell kommt der Stadtrat doch gar nicht in die Gänge. Oder doch? Oje. Meint ihr, ich sollte dort mal anrufen?«

»Ja, allerdings, und zwar sofort!«, rief Sally aufgeregt.

»Wenn der Stadtrat eine Grundstücksbewertung in Auftrag gibt, macht er das bestimmt nicht, weil er uns einen neuen Theatersaal finanzieren will«, fügte Ted hinzu.

Ich fischte mein Handy und den Papierfetzen hervor, den der Sachverständige mir gegeben hatte, gab die draufgekritzelte Nummer ein und stellte auf Lautsprecher, damit alle mithören konnten. Es dauerte eine halbe Ewigkeit, bis jemand das Gespräch entgegennahm.

»Büro des Stadtrats«, sagte eine Frauenstimme.

»Hallo, hier ist Tom Rose vom Willow Tree Theatre. Könnte ich bitte mit Stadtrat Jenkins sprechen?«

»Leider ist er gerade verhindert. Möchten Sie eine Nachricht hinterlassen?«

»Heute Mittag kam ein Sachverständiger hierher, wegen einer Grundstücksbewertung. Er sagte, er sei vom Stadtrat beauftragt worden.«

Wir hörten, wie jemand auf einer Tastatur tippte.

»Bitte bleiben Sie am Apparat«, sagte die Stimme.

Es folgte ein Knistern in der Leitung, dann ertönte Warteschleifenmusik, eine Version von Herp Alperts *Spanish Flea.* Sie klang, als wäre sie in einem Schiffscontainer voller Bienen von einem Jugendjazzorchester aufgenommen worden, das vorher kaum geprobt hatte. Nach einer Weile wurde die Musik abrupt von der Frauenstimme unterbrochen.

»Sie müssten eigentlich ein amtliches Schreiben erhalten haben«, sagte die Frau vorwurfsvoll. Scheinbar glaubte sie, ich wäre zu blöd, den Briefkasten zu leeren.

»Nein«, sagte ich. Doch dann fiel mir der braune Umschlag ein, der am Tag von Hannahs Treppensturz angekommen war. Ich beschloss, ihn nicht zu erwähnen. Ein Stoßseufzer erklang am anderen Ende der Leitung.

»Die Stadt erwägt, einige Grundstücke zu veräußern, um zusätzliche Mittel zur Erfüllung ihrer gesetzlichen Aufgaben zu beschaffen«, sagte die Frau mit monotoner Stimme, als läse sie aus dem Schreiben vor, das ich nicht erhalten beziehungsweise nicht geöffnet hatte. »Das Theater gehört auch zu diesen Grundstücken.«

»Die Stadt will das Theater verkaufen?«, fragte ich.

»Soweit ich weiß, ist die Entscheidung noch nicht gefallen, aber ich bin nicht Mitglied des Stadtrats. Am besten sprechen Sie mit …«

»Aber ich bin der Leiter des Theaters. Wann gedachte die Stadt denn, mir das mitzuteilen?«

»Wie ich schon sagte, müssten Sie eigentlich ein Schreiben mit detaillierten Informationen erhalten haben.«

»Habe ich aber nicht«, stieß ich hervor. Meine Kehle war wie zugeschnürt. Einen Moment lang sah ich Hannah vor mir, wie sie als kleines Mädchen über die Bühne tanzte.

»Ich lasse Ihnen eine Kopie schicken«, sagte die Frau. »Und ich werde Stadtrat Jenkins bitten, Sie zurückzurufen. Einen schönen Tag noch.«

Sie legte auf. Ich hielt das Handy ungläubig ans Ohr und schüttelte es, als könnte ich dadurch die Verbindung wiederherstellen.

»Die wollen das Theater verkaufen?« Sally schluckte.

Wir starrten uns an wie dilettantische Bankräuber, die versehentlich den Alarm ausgelöst haben.

»Aber das können die doch nicht einfach machen, oder?«, fragte Natasha.

Ted warf ihr einen Blick zu und zuckte mit den Schultern. Wir saßen eine Weile schweigend da. Sally vergrub ihr Gesicht in den Händen.

»Schon seltsam, dass der Sachverständige direkt nach dem Versicherungstypen aufgetaucht ist«, sagte sie schließlich. »Glaubt ihr, das ist Zufall?«

»Nein«, sagte Ted. »Bestimmt nicht. Wahrscheinlich haben

sie nach einer Rechtfertigung für den Verkauf gesucht, und jetzt sind sie fündig geworden.«

»Tja, Leute, diese Woche hatte es echt in sich.« Ich hatte das Gefühl, für Entspannung sorgen zu müssen. »Wie wär's, wenn wir die andere Packung Kekse auch noch öffnen?«

Ich schaute Ted an. Er erwiderte meinen Blick. In seinen Augen lag Angst. Richtige Angst. Dagegen halfen keine Kekse. So geschockt hatte ich ihn lange nicht gesehen.

Liebste Willow,

ich glaube, ich kann zu Recht behaupten, dass der Gerechtigkeitsliga-*Comic, den mir Dad gekauft hat, als ich sieben war, mein Leben verändert hat. Dazu muss ich ein bisschen weiter ausholen, hab also etwas Geduld. Damals wurde das Superheldenteam bei* DC *Comics wiederbelebt; der skurrile, brillante Autor Grant Morrison hauchte* Superman, Wonder Woman, Batman *(buuuuh!) und ihren Verbündeten neues Leben ein und stellte sie als Pantheon moderner griechischer Götter dar. Um das zu verstehen, war ich noch zu jung, aber die Farben, die Figuren, die schiere explosive Kraft der Geschichten haute mich als kleines Mädchen einfach um. Am meisten imponierte mir Wonder Woman.*

Mein achter Geburtstag, das Ende der Grundschule und der zweite Jahrestag meiner Diagnose standen kurz bevor. Ich sehnte mich danach, mutig und unbesiegbar zu sein wie Diana, Prinzessin von Themiscyra. Das dritte Stück, das wir für meinen Geburtstag vorbereiteten, musste also Die Schneekönigin *sein, Hans Christian Andersens seltsames, spannendes Märchen von der tapferen jungen Gerda, die auszog, um ihren Freund Kai aus dem tödlichen Eisschloss der Königin zu retten. Ich weiß noch, dass das unsere kühnste Produktion war. Dad mietete sogar eine Schneemaschine und einen riesigen Ventilator, so dass wir Gerdas Weg durch Finnland zum Polarkreis in echte eisige Atmosphäre hüllen konnten. Als Schloss der Schneekönigin, in dem Kai gefangen gehalten wurde, errichtete Kamil eine unglaubliche Konstruktion aus verspiegelten Brettern und kühlem weißen Plexiglas.*

»Diesmal will ich mitspielen«, verkündete ich Dad, als wir uns an den Küchentisch setzten, um alles zu planen.

»Ich weiß, wer du sein willst«, sagte er. »Das Räubermädchen.«

Er hatte recht. Auf ihrer Reise nach Norden wird Gerda im Wald von einer Banditenbande überfallen, zu der auch ein ungezähmtes, verwildertes Mädchen gehört, das Mitleid mit ihr hat und sie über Nacht im Räuberschloss wohnen lässt. Das Mädchen ist total verrückt; es hat ein Rentier namens Bay in ihrem Schlafzimmer angekettet und hält Hunderte von Vögeln in Käfigen. An einer Stelle greift sie sich eine ihrer Tauben, schüttelt sie, bis sie mit den Flügeln schlägt, schreit »Küss sie!« und wirft sie Gerda ins Gesicht. Sie schläft mit einem Dolch an die Brust gepresst und bedroht Gerda ständig damit. Ich fand sie umwerfend. Sie ist furchtlos und wild, und als sie Gerda ihr Rentier schenkt, weint Gerda vor Dankbarkeit, doch das Räubermädchen sagt: »Ich mag's nicht, wenn du so schniefst.« Ich weiß noch, dass ich die Zeile Dad gegenüber wiederholte und rief: »Das muss in unserem Stück vorkommen!«. Ich war eine sehr anspruchsvolle Ko-Autorin.

Ich verstand schon, dass das Märchen von Liebe und Freundschaft handelte und von dem Mut, der oft damit ein-

hergeht und nicht in Worte gefasst werden muss. Als ich die Textbücher wiederfand, stellte ich wiederum fest, dass ich mich nur noch bruchstückhaft an die Aufführung erinnerte. Rachel als Gerda, in einen Pelzmantel gewickelt, im frostig blauen Scheinwerferlicht, wie sie gegen den wirbelnden Schnee anstapft; Margaret als Schneekönigin, oben auf ihrer Kutsche, gekleidet in ein fließendes weißes Kleid, eine Pelzstola um den Hals und aus irgendeinem Grund mit Sonnenbrille. Sie sah aus wie Cruella de Ville im Snowboardurlaub.

Doch der Moment, an den ich mich am deutlichsten erinnerte, ergab sich nicht während der Produktion, sondern bei der Technikprobe. Ted und Dad waren auf der Bühne und halfen, die Scheinwerfer auszurichten. Richard hatte ein geniales Set von drehbaren, farbigen Gelscheiben entwickelt und montierte diese auf zwei Scheinwerfern, die auf die hintere Wand der Bühne gerichtet waren. Als er die Saalbeleuchtung aus- und die Scheinwerfer einschaltete, erzeugten sie wunderschöne wehende Farbwirbel – die Nordlichter.

Ted blickte auf, erst voller Staunen, doch dann veränderte sich seine Miene plötzlich dramatisch. Als hätte er etwas Schreckliches erblickt, einen Geist oder so.

»Nie werde ich sie in Wirklichkeit sehen«, murmelte er.

Dad ging hinüber zu seinem Freund.

»Das weißt du doch gar nicht«, erwiderte er. »Vielleicht erholt sich Angelas Schwester doch. Du hast noch Zeit genug.«

Ted schüttelte den Kopf.

»Manchmal muss man sich einfach mit der Situation abfinden, wie sie ist. Wenn man in mein Alter kommt, stellt man fest … Die Träume verblassen. Man merkt es erst gar nicht,

aber so ist es. Sie schlüpfen weg. Oje, es tut mir leid, Tom, ausgerechnet dir heule ich etwas vor.«

Dad klopfte ihm auf den Rücken.

»Du wirst noch hinkommen«, versprach er Ted. »Schau mich an, ich bin immer noch ein Träumer, ich habe tausend Träume. Gib nicht auf.«

Ted lächelte und blickte wieder hinauf zur Lichtshow. Dad wollte gerade seine To-do-Liste checken, als Ted sich ihm noch einmal zuwandte.

»Danke dir«, sagte er.

»Wofür?«

»Dafür, dass du einen langweiligen alten Sachbearbeiter aufgenommen hast, dafür, dass du mich zu einem Teil von all dem hier gemacht hast. Ich habe immer davon geträumt, in einem Theater zu arbeiten.«

»Da hast du's«, erwiderte Dad. »Dein Traum ist wahr geworden.« Dann ging er, sprang von der Bühne und lächelte mir im Vorbeischlendern zu.

Als Richard sah, dass Dad ging, rief er von hinten aus dem Publikumssaal: »Soll ich die Nordlichter jetzt abschalten?«

»Nein«, sagte Ted. »Lass sie an. Lass sie bitte noch ein bisschen an.«

Also lernte ich wirklich viel von der Schneekönigin. Ich lernte, dass der Eskapismus des Theaters für unterschiedliche Menschen Unterschiedliches bedeutet. Ich wünschte mir, Wonder Woman zu sein; Ted sehnte sich nach Freiheit.

Tom

Am nächsten Abend trafen wir uns wieder, diesmal im White Horse, einem winzigen Pub in der Einkaufsstraße, wo wir uns wie Verschwörer um einen alten Eichenholztisch versammelten. Die alte Garde war dabei – Ted, Sally und Margaret –, außerdem Natasha, Shaun und ein paar andere Mitglieder der Truppe. Hannah hatte zu Hause bleiben wollen, um sich auszuruhen. Ich war inzwischen endlich dazu gekommen, den braunen Umschlag zu öffnen. Er hatte tatsächlich ein Schreiben des Stadtrats enthalten, der mich über den Besuch des Sachverständigen informierte. Zugleich wurde mir versichert, dass noch keine Entscheidung getroffen worden sei und dass ich mich jederzeit telefonisch an Stadtrat Jenkins wenden könne, falls ich Fragen hatte – etwa die, warum das Theater, das ich seit nunmehr vierzehn Jahren leitete, der Abrissbirne zum Opfer fallen sollte. Wir waren die einzigen Gäste, aber der holzgetäfelte Pub war so klein, dass er trotzdem halbvoll wirkte. Früher hatten viktorianische Gemälde mit Fuchsjagdszenen an den Wänden gehangen, aber der aktuelle Besitzer, ein entschiedener Jagdgegner, hatte sie durch Aquarelle von Amateurmalern ersetzt, deren Anblick Margaret nur ertragen konnte, wenn sie tief Luft holte und wegschaute.

»Wir sind also am Ende, richtig?«, fragte Sally.

»*Am Ende* würde ich nicht sagen«, erwiderte ich. »Wir sind in einer kleinen Bredouille, die sich eventuell ein wenig auf die Zukunft des Theaters auswirkt.«

»Wir sind also wirklich am Ende«, sagte Sally.

»Momentan will die Stadt Gebäude und Grundstück nur bewerten«, sagte Ted. »Das macht sie wahrscheinlich ständig, um im Blick zu behalten, was ihre Immobilien wert sind und was sie notfalls veräußern könnte. Was mir am meisten Sorgen macht, ist die Überschwemmung. Wenn die Stadt nachweisen kann, dass die Instandhaltung des Theaters zu kostspielig wäre, haben wir tatsächlich ein Problem.«

Das war der Ted, den ich kannte: geschäftsmäßig, vernünftig, besonnen.

»Und ich wette, wenn die das Theater wirklich abreißen, stellt sich heraus, dass es auch noch asbestverseucht ist«, warf Shaun ein.

Wir schauten ihn entsetzt an.

»Das wird aber erst dann gefährlich, wenn sie das Gebäude abtragen«, fügte er hinzu.

»Danke für dein Input, Shaun«, sagte ich, um tunlichst von krebserregenden Substanzen und Abrissbirnen abzulenken.

»Die Stadt schließt ein Theater eigentlich nur, wenn ihr das Steuervorteile bringt, wenn überhaupt«, sagte Ted. »Das bringt nämlich keine gute Presse.«

»Anfang der Siebziger wollte die Stadt das Theater schließen, an dem ich damals engagiert war«, mischte Margaret sich ein. »Also haben wir eine Nackt-Demo veranstaltet.« Sie nahm einen großen Schluck von ihrem zweiten Dubonnet mit Zitrone. »Natürlich ist sofort die Polizei angerückt, aber mit dreißig nackten Schauspielern war sie komplett überfordert. Die wussten gar nicht, wie sie damit umgehen sollten. Überall nur Titten und Pimmel – als wären wir auf einer von Freddie Mercurys Geburtstagspartys! Wir waren sogar in den Londoner Abendnachrichten.«

Shaun zwinkerte Natasha zu, die ihm einen Schlag auf den Arm versetzte. Sally verdrehte die Augen.

»Danke, Margaret«, sagte ich. »Wir werden das im Hinterkopf behalten.«

»Tom, veranstalte bitte keine Nackt-Demo. Hannah hat es wirklich schon schwer genug«, sagte Natasha.

»Gibt es sonst noch was zu besprechen?«, fragte ich, weil ich das Thema nicht weiter vertiefen wollte.

»Das West Country Festival steht vor der Tür«, sagte Sally und blätterte in ihrem Notizbuch. »Sollen wir damit weitermachen?«

Ein ausgezeichneter Vorschlag; er lenkte unsere Aufmerksamkeit auf etwas Positives und Konstruktives. Das West Country Festival oder auch WestFest war ein Kunst- und Musikfestival, das jedes Jahr in der Nähe von Shepton Mallet stattfand. Auch Theatergruppen aus der Gegend wurden regelmäßig eingeladen, am Programm mitzuwirken. In diesem Jahr waren die Veranstalter auf die glorreiche Idee gekommen, die Gruppen zu bitten, drei Szenen aus verschiedenen Stücken vorzubereiten. Beim Festival sollten die Gruppen dann nach dem Zufallsprinzip auf die Bühne gerufen werden, um ihre erste Szene zu zeigen, gefolgt von der nächsten Gruppe mit einer Szene, und so weiter – Theater im Shuffle-Modus als Huldigung der iPod-Ära sozusagen. Die Organisatoren waren sicher: Dieser Ansatz würde »bei den Jugendlichen Anklang finden«. Aber die Jugendlichen würden natürlich im Cider-Zelt abhängen, sich die Musikbands auf der anderen Bühne anschauen, oder aber – was am wahrscheinlichsten war – mürrisch über das Festivalgelände latschen, auf der Suche nach einem Mobilfunksignal.

»Also dann«, sagte Sally. »Hat jemand einen Vorschlag, welche Szenen wir zeigen könnten?«

»Ich hol uns schnell noch was zu trinken«, sagte Ted. »Ich muss spätestens um zehn zu Hause sein, sonst macht Angela sich Sorgen. Für alle wieder das Gleiche?«

»Angela macht sich doch ständig Sorgen«, sagte Margaret.

Die WestFest-Planung sorgte dafür, dass das Thema Theaterschließung für den Rest des Abends in den Hintergrund rückte. Aber es war da, lauerte hinter den Kulissen wie ein Horrorclown. Als Ted sich erhob, um zu gehen, fiel mir der eigentliche Grund ein, weshalb ich alle zusammengetrommelt hatte.

»Bevor ich es vergesse, Leute: Unser Revival von Hannahs Geburtstagsshow steht natürlich auch an! Ich habe schon ein paar Ideen, und sogar schon Requisiten bestellt. Es wird ein tolles Bühnenbild geben, Kamil und ich arbeiten schon daran.«

Es war eine dieser typischen Kneipen-Situationen, in denen es plötzlich totenstill wird – wie in *American Werewolf*, als die beiden Studenten fragen, was es mit dem Stern an der Wand des Dorfpubs auf sich hat.

»Natürlich«, sagte Ted schließlich sanft. »Aber wir sollten erst einmal abwarten, was mit dem Theater passiert, bevor wir große Pläne machen.«

»Mit dem Theater wird schon nichts passieren«, sagte ich etwas lauter als beabsichtigt. »Du hast doch selbst gesagt, dass die Stadt bloß ihre Immobilien im Blick behalten will. Du hast es gesagt, Ted.«

»Ja, ich weiß, aber …«

Vielleicht lag es an der Hitze des Kaminfeuers oder an dem Telefonat. Vielleicht war ich auch einfach nur genervt, weil ich das Schreiben übersehen hatte. Jedenfalls war ich plötzlich auf hundertachtzig.

»Aber was, Ted? Uns läuft die Zeit davon, siehst du das nicht? Das Stück muss super werden! Unser Meisterwerk!«

Die anderen schauten sich erschrocken an. Ted wurde rot. Shauns Blick huschte zwischen uns hin und her, wie bei einem Tennismatch. Ich wollte gerade weiterreden, da platzte Seb, Natashas Ehemann, mit dem gemeinsamen Sohn herein, der heulend im Kinderwagen lag. »Kleiner Einschlafspaziergang«, erklärte er. »Kamen zufällig hier vorbei. Dachte, ich sage mal kurz hallo und verderbe euch den Abend.«

»Das ist nett, Schatz, aber wo ist das andere Kind?«

»Das andere Kind?«

»Ashley? Unsere Tochter?«

Seb starrte seine Frau entsetzt an.

»Ashley ist bei einer Freundin«, sagte er schließlich. »Sie übernachtet dort. Meine Güte, hast du mich erschreckt.«

»Wir sind die schlimmsten Eltern der Welt, oder?«

Natasha umarmte ihren Mann. Dann nahm sie ihren Sohn und setzte ihn sich auf den Schoß. Und plötzlich löste sich die ganze Anspannung in Luft auf, und alle plauderten angeregt miteinander. Ich schaute Seb und Natasha zu, wie sie ihren Kleinen wiegten und zusammen lachten. An diesen Moment würden sie bestimmt noch lange zurückdenken. Meine eigenen Paar-Momente kamen mir allmählich abhanden. Ich konnte mich kaum noch daran erinnern, wie es war, mit jemandem zusammen zu sein. O Gott, dachte ich. Wenn ich nicht aufpasse, werde ich noch wie Scrooge.

Als sich draußen vor dem Pub alle voneinander verabschiedeten, hielt mich Sally im Schein der viktorianischen Straßenlaterne zuruck.

»Ganz schön viel los gerade, was?«, sagte sie.

»Der Stadtrat schließt das Theater nicht. Da bin ich mir sicher.«

»Das meinte ich nicht. Ich meinte Hannah.«

»Wir sind total durch den Wind. Ich kann nur raten, wie ihr zumute ist. Früher wusste ich es immer.«

»So ist das Elterndasein«, seufzte Sally. »Wenn sie noch klein sind, sind wir ihre besten Freunde. Sie klammern sich an uns und gehorchen uns aufs Wort. Und dann sind sie auf einmal Fremde in teuren Klamotten, die unseren Kühlschrank leerfuttern und uns sagen, dass wir uns verpissen sollen. Sie entgleiten uns, und wir können nichts dagegen tun. Hannah ist kein Kind mehr, Tom.«

»Ich weiß.«

»Sie wird bald keine Lust mehr haben, mit peinlichen Laiendarstellern wie uns abzuhängen.«

»Genau deshalb will ich unsere alte Geburtstagstradition ein letztes Mal wiederbeleben. Danach wird Hannah nämlich nur noch Jungs, Partys und Teenagerkram im Kopf haben. Mir ist das jedenfalls wichtig. Und Hannah bestimmt auch.«

»Und wenn Hannah nicht will? Du solltest sie vielleicht mal fragen.«

»Ich weiß, was sie will.«

»Tom. Frag sie.«

Auf dem Heimweg kam ich am Theater vorbei. Still und düster ragte es vor mir auf, wie irgendeine furchteinflößende Regierungsbehörde oder eine gigantische Grabstätte. Die Vorstellung, dass dieser hässliche Betonklotz endlich von einer Abrissbirne demoliert wurde, hatte durchaus etwas für sich. Trotzdem erschütterte mich dieser Gedanke bis ins Mark. Wenn das Theater geschlossen würde, wäre alles vorbei. Und wie sollten wir dann noch eine Aufführung zu Hannahs sechzehntem Geburtstag auf die Beine stellen? In diesem Gebäude steckten so viele Erinnerungen. Unser Leben, unsere Träume. Wie sollten wir all das lebendig halten? Und wo sollten wir dann hin?

Schaudernd wandte ich mich ab. Seltsam, wie kalt es plötzlich geworden war.

Hannah

Ich lümmle mich in der Mitte der Sperrsitze herum und sehe der Theatergruppe dabei zu, wie sie mit den Proben für das WestFest beginnt. Ich nehme an diesem Projekt nicht teil, denn, ihr wisst schon, anstrengende Proben, Lernen für die Schule, lebensbedrohliche Herzerkrankung … Also lungere ich hier im kühlen Halbdunkel des Zuschauerraums herum und versuche, mit einer Taschenlampe die englischen Prüfungstexte zu lesen und gleichzeitig SMS von Jenna und Daisy abzublocken, die blöde Fragen über Callum stellen, obwohl Callum *überhaupt* kein Thema ist.

Was er wohl macht? Ich wüsste gerne, wo er wohnt und ob er jetzt auch irgendwo sitzt und die Prüfungstexte liest. Zugleich frage ich mich, warum ich über einen Jungen nachdenke, den ich gar nicht kenne und der mir egal ist.

Währenddessen sitzt Dad mit Sally in der ersten Reihe. Sie haben beide Stapel von Textbüchern auf dem Schoß, schauen aber gleichzeitig auf Dads Laptop und plaudern und kichern miteinander wie Teenager. Die Szenen sollen aus der gesamten Theatergeschichte stammen, deshalb hat Sally Passagen aus »Die Unschuld vom Lande« (klassisch und pikant, perfekt für ein Festival), »Die Möwe« (guter alter Tschechow) und »Der nackte Wahnsinn« ausgewählt (weil es auf jeden

Fall funktionieren wird, denn es handelt von einer desaströsen Aufführung, da fällt es nicht auf, wenn es tatsächlich eine Katastrophe wird). Shaun und Rachel beginnen gerade mit der Verführungsszene aus »Die Unschuld vom Lande«, als die Eingangstür zum Saal auffliegt. Sie knallt so heftig gegen die Wand, dass alle auf der Bühne innehalten und sich zur Tür wenden, ebenso Sally und Dad. Sallys Ehemann Philip steht in schlecht sitzenden Cargo-Shorts und einem pinkfarbenen Polohemd oben im Saal. Sein Gesicht ist knallrot; sicherlich schämt er sich für seinen lärmenden Auftritt. Er grinst breit, winkt in Richtung Bühne, entdeckt dann Sally und bedeutet ihr wild gestikulierend, zu ihm zu kommen.

»Könnte ich mal kurz meine Frau entführen?«, fragt er munter.

Sally lädt ihre Textbücher auf Dad ab, eilt die Treppe hinauf und folgt Phil hinaus ins Foyer. Ich bemerke, dass Dad sie beobachtet.

Ein paar Minuten später öffnet sich die Tür wieder, und diesmal ist es James, der atheistische Pfarrer aus unserem Stück. Er trägt ein weißes Leinenhemd und Chinos, und man sieht deutlich, wie durchtrainiert er ist. Er entdeckt mich, arbeitet sich durch die Sitzreihen und lässt sich auf den Stuhl neben mich fallen. O mein Gott! Ich weiß nicht, was für ein Aftershave er benutzt, aber es ist das herrlichste, das ich je gerochen habe. Wie soll ich mich da noch auf *Jane Eyre* konzentrieren?

»Was machen die gerade?«, flüstert er mir zu.

»Shaun und Rachel proben die Verführungsszene aus ›Die Unschuld vom Lande‹.«

»Oh, heiß.«

»Wenn du es sagst.«

»Solltest du nicht mit deinen Freunden auf irgendeinem Parkplatz abhängen und billigen Cider aus der Plastikflasche kippen?«

Ich lache, obwohl es mich ärgert, dass er mich als blöden Teenager betrachtet. Dabei ist er nur knapp zehn Jahre älter als ich, verdammt noch mal. Ob er eine Freundin hat? Er redet nie über sein Privatleben. Er ist so mysteriös. Ich weiß, dass er mal Software-Programmierer war und schon mit achtzehn seine eigene Firma gründete und haufenweise Geld verdiente. Er zog nach London und kaufte sich eine tolle Wohnung, aber dann platzte die IT-Blase und er zog wieder zu seinen Eltern. Er hat mir erzählt, dass seine Kunden in London ihn früher mit ins National, Donmar und Royal Court genommen haben und dass er Shakespeare im Globe Theater gesehen hat. Nach seiner Rückkehr ist er dann zu uns gestoßen. Was für ein Abstieg! Er und Natasha unterhalten sich oft über die Zeit, in der sie London unsicher gemacht haben – jede Nacht in einer anderen Bar oder in einem schicken Hotel, kokaingeschwängerte Partys auf Themsedampfern. Jetzt wirkt er ein wenig verloren.

Irgendwann kommt Sally wieder rein und schließt leise die Tür hinter sich. Als sie sich Dad nähert, zuckt sie ausdruckslos mit den Schultern, stopft ihre Textseiten in ihre Handtasche und marschiert den Mittelgang runter zur Bühne.

»Alle mal herhören!«, ruft sie. »Ich muss leider gehen, deswegen machen wir an dieser Stelle Schluss. Tut mir leid, James, wir müssen das nächste Mal an deiner Szene arbeiten. Versucht schon mal, den Text für nächste Woche zu lernen!«

Und damit dreht sie sich um und rennt fast aus dem Saal. Shaun, Natasha und Margaret blicken ihr nach, die Münder halbgeöffnet, ihre Texte in den Händen. Sie wenden sich zu Dad um. Er zuckt mit den Schultern und beginnt ebenfalls, seine Papiere zusammenzuraffen. Während die anderen auf der Bühne stehen bleiben und plaudern, steht er auf und kommt zu mir.

»Hey«, sagt er, setzt sich und blickt auf die Tür hinter uns.

»Hey.«

Wir schweigen einen Moment, und ich warte darauf, dass er noch etwas sagt, aber er sitzt einfach nur mit einem düsteren Gesichtsausdruck neben mir. Ich seufze und widme mich wieder meinem Buch. Was würde Jane Eyre in dieser Situation tun?

»Na gut, ich mach mich dann mal wieder auf den Weg«, sagt James. Er wirft einen Blick zur Bühne, und ich frage mich, ob er Rachel sucht und vielleicht überlegt, sie zum Kaffee einzuladen. Bitch! Doch klettert er über die Sitzreihen zum Ausgang. Ich wäre mit dir Kaffee trinken gegangen, James.

»Also«, sagt Dad schließlich. »Noch mal zu dieser Dating-Geschichte. Wäre es … Wäre es komisch für dich, wenn ich das machen würde?«

Ich klappe mein Buch zu und klatsche es mir mit gespielter Entrüstung auf den Schoß.

»Dad, das war *meine* Idee!«

Er ignoriert mich.

»Es ist schon so lange her, dass deine Mutter gegangen ist, und na ja, vielleicht sollte ich mich wirklich mal wieder rauswagen.«

»Dad, das ist wortwörtlich das, was ich dir gesagt habe.«

»Mir ist klar geworden, dass es echt nicht fair von mir ist, dich derart in Beschlag zu nehmen.«

O mein Gott, das ist so typisch Mann.

»Sag mal«, frage ich, »wie kommst du denn eigentlich gerade jetzt auf diese Idee?«

»Keine Ahnung. Man wird halt nicht jünger.«

Stille. Plötzlich bemerke ich, dass Margaret im Mittelgang steht und uns beobachtet. Dad dreht sich um und sieht sie ebenfalls.

»Auf Wiedersehen, Margaret«, sagt er.

Sie sieht uns mit zusammengekniffenen Augen an.

»Wir hätten ›Der Sturm‹ aufführen sollen«, sagt sie ohne Überleitung. »Tschechow ist ein so grässlicher Langweiler. Ich bin mal mit einem Russen ausgegangen. Hübsches Gesicht, erstklassige Manieren, aber er hat gesoffen wie ein Pferd und auch so gerochen. Der Schein kann so sehr täuschen, nicht wahr? Besonders bei Männern.« Und damit stolziert sie davon.

Dad und ich sehen uns ein wenig verblüfft an.

»Und was ist der nächste Schritt?«, frage ich.

»Ich weiß nicht, vielleicht sollten wir sie zwangseinweisen lassen?«

»Ich meine nicht Margaret, sondern deine Dating-Pläne!«

»Keine Ahnung. Wie machen das die Leute denn heutzutage? Soll ich in eine Hotelbar gehen und jemanden anquatschen?«

»Igitt, nein! Dad, du bist Theaterleiter, nicht James Bond. Und auch kein Fiesling.«

»Ja, aber wie denn sonst? Wo lernen sich Erwachsene in einer Kleinstadt kennen?«

»Ich weiß es ehrlich gesagt auch nicht, aber wir finden es raus. Außerdem muss ich gestehen, dass ich Sally eingeweiht habe.«

»Hannah!«

»Sie kennt viele Frauen!«

»Und die anderen kennen wohl keine, oder? O mein Gott, du hast doch nicht etwa Margaret etwas gesagt?«

»Nein! Dad! Ich bin doch nicht geisteskrank!«

»Alles klar, hatte ich auch schon vermutet, aber ich bin froh, dass du es mir bestätigst.«

Ich stehe von dem knarrenden Theaterstuhl auf und lege Dad die Hand auf die Schulter.

»Wir schaffen das«, verspreche ich.

Dann verlasse ich den Saal, zielstrebig und entschlossen wie Jane Austens *Emma,* oder, besser noch, Alicia Silverstone in *Was sonst!*. Irgendwas wird schon gut gehen, denke ich bei mir. Irgendwas muss gut gehen.

Tom

Einen Monat nach dem schicksalhaften Besuch bei unserem misanthropischen Hausarzt, der Hannahs Herzgeräusche als Erster entdeckt hatte, fanden wir uns in der Klinik wieder. Ich saß in einem kleinen Behandlungszimmer, wo mir ein alter Kardiologe mit ernster Miene und leiser Stimme erklärte, dass Hannah an einer Kardiomyopathie litt und dass die Verdickung der Herzwand es dem Organ erschwerte, Blut durch Hannahs Körper zu pumpen. Ich nickte gehorsam, während mein Blick immer wieder zur Tür wanderte. Durch die Glasscheibe konnte ich Hannah sehen, die mit einer Krankenschwester spielte. Der Kardiologe erzählte, dass Menschen mit dieser Erkrankung oft keine Symptome hätten und in seliger Unwissenheit lebten. Hannahs Erkrankung sei jedoch etwas ernster. Ich verstand nicht, was er mir mitteilen wollte; ich verstand überhaupt nichts, bis er etwas von »potenziell lebensverkürzend« sagte. Er redete jedoch so sanft und wählte seine Worte so vorsichtig, dass ich die Bedeutung nicht auf Anhieb erfasste. Ich nickte abermals.

Ich frage nicht: Wie lange noch? Diese drei Worte, auf denen jedes Hollywood-Krankenhausdrama fußt, kamen mir damals nicht in den Sinn; erst viel später. Ich hatte wohl einen Textaussetzer.

Als der Kardiologe fertig war, stolperte ich in die stille Betriebsamkeit der Station hinaus. Zum Abschied hatte er mir ein Betablocker-Rezept und eine Broschüre mit einem Herzsymbol in die Hand gedrückt. Dieses Symbol hat mal Liebe bedeutet, dachte ich. Als Hannah mich sah, rannte sie auf mich zu, und ich hob sie hoch und drückte sie an mich.

»Können wir jetzt gehen?«, fragte sie. »Gehen wir Eis essen?«

»Ja, was immer du willst«, sagte ich.

»Lass mich runter, du tust mir weh.«

»Entschuldige, Hannah.« Ich ließ sie wieder herunter. »Das wollte ich nicht.«

»Du dicker Köttel. Lass uns gehen.« Sie lief zur Doppeltür.

»Warte, du kleiner Fiesling!«, rief ich und lief ihr mit ausgestreckten Armen hinterher.

Sie lachte, und ich lachte mit. Und schon spielte ich ihr etwas vor.

Das Knallen der Haustür ließ mich vor Schreck hochfahren. Ich lag auf dem Wohnzimmersofa, umgeben von vergilbten Papierstapeln. Auf dem Boden standen zwei große Kisten mit Dokumenten und Aktenordnern aus dem Theater. Ted hatte mir geraten, nach offiziellen Dokumenten der Stadt zu suchen, aus denen hervorging, wem das Theater gehörte und wie der Betrieb geregelt war. Ich hatte den ganzen Tag damit verbracht, die Akten zu durchforsten in der Hoffnung, irgendeinen alten Vertrag zu entdecken, der den Theaterbetrieb bis in alle Ewigkeit sicherstellte und eine Schließung untersagte, selbst wenn sich Chancen auf lukrative Immobiliengeschäften boten. Doch alles, was ich hatte finden können, waren Stromrechnungen, alte Programmhefte, ein Zehnjahresvertrag mit einem Schädlingsbekämpfungsunternehmen, die gesamte Korrespondenz eines erbitterten Rechtsstreits mit einem satirischen Tournee-Puppentheater im Jahre 1986, ein Schreiben von der Kindersendung *Blue Peter,* in welchem meinem Vorgänger zu einer erfolgreichen Charity-Veranstaltung gratuliert wurde, sowie Hunderte alter Kontoauszüge, die längst unleserlich und voller Stockflecken waren. Die spärliche Korrespondenz des Stadtrats betraf lediglich Jahresabschlüsse und Renovierungsaufträge. Doch nirgendwo stand: Hiermit versprechen wir hoch und heilig, das Theater niemals zu schließen.

Hannah und Sally stürmten mit einer riesigen Pizzaschachtel und zwei Flaschen Rotwein ins Wohnzimmer. Mir schwante, dass mein Abend völlig anders verlaufen würde als geplant.

»Hier.« Sally deponierte die Pizzaschachtel auf dem Wohnzimmertisch. »Wo ist dein Laptop?«

»Warum? Was ist los?«

»Wir haben ein wenig recherchiert.« Hannah schaute sich nach meinem Laptop um. »Und jetzt helfen wir dir, auf der besten Dating-Seite ein Profil anzulegen.«

»Das klingt wie eine Drohung.«

Sally öffnete eine Weinflasche, füllte rasch drei Gläser und reichte Hannah das kleinste davon.

»Keine Sorge«, sagte sie. »Wir sind Profis.«

Hannah entdeckte den Laptop auf der Kommode, stellte ihn neben die Pizza auf den Tisch, zog einen Stuhl für mich heran und zwei weitere dazu. Alles geschah in großer Eile, als würde die Welt untergehen, wenn das Dating-Profil nicht innerhalb von fünf Minuten fertig wäre.

»Sagt mal, was ist denn in euch gefahren?«, fragte ich.

»Wir waren im Café und haben einen Plan geschmiedet«, sagte Hannah. »Wir haben tolle Ideen und sind voll motiviert. Also lass uns loslegen! Setz dich. Es dauert nicht lange.«

»O Gott«, sagte ich. »Muss das ausgerechnet jetzt sein? Ich bin gerade mit wichtigem Theaterkram beschäftigt.«

»Das kann warten«, meinte Hannah und zog mich vom Sofa.

Ich dachte an unsere Gespräche der vergangenen Tage. Welche Mühe kostete es mich schon mitzuspielen? Das Ganze würde ja eh zu nichts führen. Und bei dieser konzertierten Kuppelattacke war Widerstand ohnehin zwecklos. Also setzte ich mich brav an den Tisch und schaute zu, wie Hannah etwas in Google eingab. Eine Dating-Webseite erschien auf dem Bildschirm, mit dem Foto eines Pärchens, das händchenhaltend durch einen Wald spazierte – wirklich sehr originell.

»Perfect Match Punkt com?« Ich stöhnte auf. »Geht's da um Dating oder Tennis?«

»Siehst du«, sagte Hannah. »Genau deshalb müssen wir dir helfen. Ohne uns bist du aufgeschmissen.«

»Wir wollten ihn doch nicht quälen«, sagte Sally.

»Außer, wenn es nicht anders geht«, sagte Hannah.

Die beiden highfivten sich über meinen Kopf hinweg. Schlimmer kann es kaum werden, dachte ich – bis Sally zum CD-Player schlenderte und den *Dirty Dancing*-Soundtrack einlegte.

Zuerst mussten wir ein paar grundlegende Angaben über

mich machen und ein paar Fotos hochladen, um möglichst viele »Facetten« von mir zu präsentieren. Leider war Hannah dagegen, das Foto von unserer Aladdin-Aufführung vor drei Jahren zu nehmen, auf dem ich als Witwe Twankey zu sehen bin. Und den Schnappschuss, auf dem ich mit einem drei Meter langen Python posiere (Star der »Unglaublich furchterregenden Wildtier-Show«, die wir im Frühjahr gezeigt hatten und bei der uns beinahe eine Tarantel entwischt war), durfte ich auch nicht verwenden. Stattdessen suchten Hannah und Sally ein paar vergleichsweise harmlose Fotos aus, darunter eines, das Hannah heimlich aufgenommen hatte, als ich im Café der Bristol Library in *Die Enden der Parabel* vertieft gewesen war. Darauf sah ich zwar aus wie eine Kreuzung aus affigem Intellektuellem und prätentiösem Wichser, aber Hannah bestand darauf, es hochzuladen.

Als Nächstes folgten persönliche Fragen. Was macht dir Spaß? Welche Orte der Welt würdest du gern bereisen? Wie sähe dein perfektes Date aus? Lauter Sachen, über die ich mir seit einer Ewigkeit keine Gedanken mehr gemacht hatte. Was machte mir Spaß? Tja – mit einer Laienspieltruppe rumblödeln und Klamotten-Mutprobe mit meiner Tochter spielen. Ob das meine Chancen als potenzieller Partner erhöhte?

»Schreib doch, dass du dich für Theater, Theatermuseen und Häuser berühmter Dramatiker interessierst«, schlug Hannah vor.

»Das klingt ja, als wäre ich ein unerträglicher Fatzke«, sagte ich.

»Bist du doch auch, oder?«, sagte Sally.

Ich tippte »Mag Theater, Galerien und Museen. Und Livemusik«, fügte ich hinzu, um klarzustellen, dass ich kein Greis war.

»Wann hast du denn das letzte Mal eine Liveband gesehen, Dad?«

»Äh … wie hieß noch mal der Blues-Tribute-Act, der letztens bei uns aufgetreten ist?«

»Faux Diddley?«

»Genau.«

Hannah ließ es durchgehen.

»Okay, nächste Frage«, sagte Sally. »Wie sähe dein perfektes Date aus? Hmm … lass mich raten …«

Sie drehte sich zu mir, spitzte die Lippen und betrachtete mich nachdenklich. Ihre dunkelbraunen Augen bohrten sich geradezu in meine. Eine Haarsträhne hatte sich aus ihrem Pferdeschwanz gelöst und fiel ihr ins Gesicht. Aus irgendeinem Grund wollte ich, dass sie den Nagel auf den Kopf traf.

»Nimm die Finger von der Tastatur«, sagte sie. »Lass mich das machen.«

»Wehe, du tippst was Gemeines«, sagte ich.

»Nein! Vertrau mir.«

Sally beugte sich vor und kam mir dabei so nah, dass ich den Duft ihrer Seife riechen konnte. Sie tippte rasch etwas und drückte die Eingabetaste. Als die nächste Seite geladen wurde, schaute sie lächelnd zu Hannah herüber, dann blickte sie wieder auf den Bildschirm.

»Weiter geht's«, sagte sie.

Wir starrten auf eine schier endlose Liste mit persönlichen Angaben. Figur (»hinüber«, sagte Hannah), Beziehungsstatus (»hinüber«, sagte Sally), beste Eigenschaft (»ich«, sagte

Hannah). Sie amüsierten sich auf meine Kosten, aber ich spielte mit. Die nächste Frage lautete: »Hast du Kinder?«

»Schreib: eine Tochter, in Klammern: noch«, sagte Hannah.

»Hannah«, sagte ich.

»Was denn? Ich darf ja wohl Witze darüber machen.«

Das Unvorstellbare war ausgesprochen worden; es hallte wie ein ohrenbetäubendes Echo im Raum und verschlug uns für einen Moment die Sprache. Hannah trank ihren Wein aus und starrte uns finster an.

Sally legte mir die Hand auf die Schulter. »Komm, lass uns weitermachen«, sagte sie. »Wir sind fast fertig.«

Nach gefühlt tausend Seiten mit weiteren Fragen kam schließlich die Aufforderung, eine kurze prägnante Beschreibung zu meiner Person zu verfassen, die oben in meinem Profil erscheinen und meine Vorzüge als potenzieller Partner herausstellen sollte. Hannahs und Sallys Vorschläge lauteten folgendermaßen:

»Besser als gar nichts.«

»David Tennant für Arme.«

»David Tennant für Blinde.«

»Der schrullige Englischlehrer, in den du als Schülerin verknallt warst.«

Wir beschlossen, diesen Schritt zu überspringen und später nachzuholen. Sally schaute auf ihre Uhr und seufzte.

»Phil kommt gleich nach Hause. Ich mache mich besser auf den Weg.«

Sie stand auf, nahm ihr Weinglas und ging in die Küche. Hannah folgte ihr. Ich hörte, wie die beiden miteinander flüsterten. Anscheinend gab es etwas, das ich nicht mitbekommen sollte.

Dann kam Sally aus der Küche und streckte die Arme aus, um mich zum Abschied zu umarmen.

»Jetzt heißt es abwarten«, sagte sie.

»Morgen früh quillt bestimmt mein Postfach über. Ich werde eine persönliche Sekretärin brauchen. Oder ich frage Ted, ob er mir eine Tabelle macht.«

»Mach das, Romeo.«

Als sie weg war und Hannah in der Küche herumwerkelte, schaute ich mir das Profil noch einmal an und scrollte an die Stelle, wo Sally mein perfektes Date beschrieben hatte. Ich zögerte kurz, als hätte ich kein Recht, ihre Worte zu lesen. Aber das war natürlich Quatsch, schließlich ging es ja um mich.

Sally hatte Folgendes geschrieben: »Wir verbringen einen gemütlichen Nachmittag in einem alten Country-Pub, schmökern in Zeitungen, tauschen die bunten Beilagen aus und lesen uns gegenseitig die besten Storys vor. Danach gehen wir ins Theater, und anschließend plaudern wir noch ein wenig bei einer Tasse Kaffee. Wir reden, lachen und lassen uns inspirieren.«

Verdammt, dachte ich. Sie hatte den Nagel wirklich auf den Kopf getroffen.

Hannah

Ist das peinlich!

Ich hänge im Comic-Laden ab, der zugleich gebrauchte Schallplatten verkauft und der loserfreundlichste Ort der ganzen Stadt ist. Mit »abhängen« meine ich, dass ich in einem abgewetzten Ohrensessel in einer Ecke des kleinen chaotischen Verkaufsraums sitze und Comics lese, die ich mir nicht leisten kann. Den Besitzern, Ricky und Dav, scheint das nichts auszumachen. Als der Laden vor drei Jahren aufgemacht hat, wusste ich so gut wie nichts über Comics, aber es war die aufregendste Neueröffnung seit Superdrug, und ich war neugierig. Ich hatte mir vorgestellt, dass so ein fieser Typ wie bei den Simpsons hinter der Theke stehen würde, der über alle herzog. Aber Ricky und Dav sind ganz anders. Sie begrüßen ihre Kunden freundlich, beraten sie gern und machen sich nichts draus, wenn jemand einfach nur den neuesten *Superman* verlangt. Sie haben sich in einem der Comic-Megaläden in London kennengelernt, in dem sie arbeiteten, und irgendwann beschlossen, abzuhauen und ihren eigenen Laden aufzuziehen. Ricky ist ein alter Rocker mit Faible für abstruse Independent Comics; Dav bezeichnet sich selbst als »Grufti-Prinzessin« – sie trägt reich verzierte schwarze Spitzentops, grellbunte Tutus und kniehohe Doc Martens. Sie hat ein Faible für Shojo Mangas, und während ihr Mann versuchte, mich mit Art Spiegelman und Daniel Clowes zu indoktrinieren, brachte sie mich dazu, *Cardcaptor Sakura, Sailor Moon* und *Fruits Basket* zu lesen – Geschichten von niedlichen, wunderhübschen magischen Mädchen, die süß und unschuldig aussehen, obwohl ihr Leben voller Drama, Power und Gefühl steckt. Wow, warum mich das wohl angesprochen hat? Man könnte also sagen, dass Ricky und Dav sich bei meiner Comic-Ausbildung gegenseitig zu übertrumpfen versuchten, als wäre ich ihr ganz eigener Padawan oder so. Keine Ahnung, warum. Vielleicht deswegen, weil nicht viele Mädchen herkommen – obwohl ich es immerhin inzwischen geschafft habe, Jenna zu begeistern. Ricky und Dav sagen nichts, wenn wir uns irgendwo hinsetzen und die ganze Ausgabe *V For Vendetta* zum siebzehnten Mal lesen, bevor wir fünf Stunden später jeden Band sorgfältig wieder ins Regal zurückstellen.

Heute ist Ricky allein im Laden. Er trägt ein *Halo Jones*-T-Shirt und eine abgerockte Bikerjacke. Ein paar Minuten nachdem ich gekommen bin, schlendert er mit einer Hand voll Graphic Novels vorbei und begrüßt mich mit einer High Five.

»Hey, Hannah. Was hast du dir heute aus unserer Bibliothek geliehen?«

Ich halte den Comic hoch. Ich lese alte Ausgaben von *Black Hole,* der seltsamen *Charles Burns*-Serie über eine Geschlechtskrankheit, die alle geilen Teenager in einer kleinen amerikanischen Stadt zu Mutanten werden lässt. Ich glaube, das ist metaphorisch gemeint.

»Hach, gute Wahl«, sagt er.

»Vielleicht kaufe ich es sogar.«

»Oh, mein Gott, bloß nicht! Der Schock würde mich umbringen!«

Er umklammert seine Brust und tut so, als würde er umkippen. Ich könnte jetzt ganz grausam sein und ihm erzählen, dass ich – haha – eine potenziell tödliche Herzkrankheit habe. Aber ich denke, das hebe ich mir lieber für später auf und runzele stattdessen nur die Stirn. Er schlendert weiter, um seine neuen Hefte auszustellen, und macht es sich dann wieder hinter der Theke bequem. Im hinteren Teil des Ladens durchsuchen ein paar ältere Typen die Regale mit den neuen Comics und fügen den Packen, die bereits unter ihren Armen klemmen, schweigend immer mehr Hefte hinzu. Ricky legt *Scary Monsters* von David Bowie in das Sound System ein, und die beiden nicken zustimmend. Ricky weiß, wie man exzentrische Männer im Laden festhält und dazu bringt, Geld auszugeben.

Ich höre, wie die Tür geöffnet und wieder geschlossen wird, und sehe eine dünne Gestalt hereinschlurfen. Ricky ruft »Hey« über das laut aufgedrehte *Ashes to Ashes* hinweg, aber der neue Kunde antwortet nicht, sondern winkt ihm nur zu. Ich finde das ziemlich unhöflich und blicke auf. Ach du Scheiße, es ist Callum! *Callum!* Er trägt einen langen grauen Regenmantel über einem weißen T-Shirt und klobigen Militärstiefeln – er sieht aus, als wäre er einem Cyberpunk Anime oder einem Achtzigerfilm über rebellische Teenager entsprungen. Aus unerfindlichen Gründen fängt mein Gesicht an zu kribbeln, und mein Magen schlägt plötzlich einen Purzelbaum. Beinahe rutscht mir der Comic aus den Händen, die sich auf einmal taub und klamm anfühlen.

Nein!

Lass das, Körper.

Ich stehe nicht auf Callum. Er ist nur so ein blöder Typ aus meinem Englischkurs. Also lass das!

Trotzdem kleben meine ungehorsamen Augen an ihm, als er durch den Laden in Richtung der neuen Comics schlendert. Ich will den Blick abwenden, kann es aber nicht. Denn natürlich muss ich jetzt unbedingt wissen, worin er blättern wird. Wenn er nach *Spiderman* greift, ist er praktisch noch ein Kind, wenn er *Daredevil* aussucht, ein Masochist. Ich erwische mich bei dem Gedanken: Los, nimm *Batman,* dann kann ich dich sofort als Wichser abhaken. Aber das tut er nicht. Er greift nach *Young Avengers.* Mistkerl! Diese Serie gibt es erst seit ein paar Monaten und ist schon ein Riesenerfolg. Desinteressiert blättert er den Comic durch. Ich versuche, mich auf *Black Hole* zu konzentrieren … Aber plötzlich fällt mir ein, dass auf dem Cover ein halbnacktes Mädchen abgebildet ist, das von einer riesigen Schlange bedroht wird. Ich sitze nur drei Meter entfernt von diesem Jungen und halte ein freudianisches Sexbild auf dem Schoß. Als ich wieder aufblicke, steht Callum an der Theke und reicht *Young Avengers* hinüber. Und schaut zu mir.

Er schaut mich an!

Er lächelt – ein verlegenes, halbes Lächeln, eine Art Grinsen, aber nicht gemein. Seine langen Stirnfransen fallen ihm über die Augen, als würde ein Rollo heruntergelassen – zu schnell, als dass er erkennen könnte, dass ich sein Lächeln erwidere.

»Gute Wahl«, sagt Ricky. »Ist ein Riesenerfolg. Allan Heinberg ist ein brillanter Autor.«

»Danke«, sagt Callum und wendet sich von der Theke ab. Ich sehe nicht zu ihm hinüber, ich lese mein Heft. Dann höre ich, dass er stehen bleibt. Ich schaue nicht hin. Seine Schritte kommen auf mich zu. Ich schaue nicht hin. Ich lese.

»Hey«, sagt er schüchtern. »Du bist doch Hannah, oder?«

Ich sehe ihn an. Seine Augen sind grau, und er hat unglaublich lange Wimpern. Sein Gesicht ist kantig und irgendwie ernst, aber auch süß. Sein Haar ist so dunkel, dass ich mich frage, ob er es färbt.

»Ja, das bin ich. Und du bist Callum.« Letzteres sage ich, als wolle ich ihm erklären, wer er ist. Keine Ahnung, wie das passieren konnte. Ich weiß wohl nicht mehr, was ich tue. »Kommst du oft her?«, frage ich. Blöde Frage! Er lächelt.

»Nein, eher selten«, erwidert er. »Man kann hier ja auch bestellen, deswegen schaue ich nur vorbei, wenn ich etwas Neues suche. Das hier soll gut sein.«

Er hält *Young Avengers* hoch. Ich nicke und versuche, mir nicht anmerken zu lassen, dass ich beeindruckt bin.

»Ja, ist ganz okay.«

»Ist *das da* gut?«, fragt er und deutet auf meinen Schoß.

O Gott! Ich blicke hinunter. Yep, da ist sie – Mädchen im BH mit Schlange.

»Ja, es ist irgendwie abgefahren. Ich lese im Moment gerne Independent Comics – du weißt schon, *Ghost World. Love and Rockets, Hicksvillea.* Ich kenne noch nicht viele, aber ich lese mich ein. Ich mag auch Mangas. Manche jedenfalls.«

Warum erzähle ich ihm das? Er schaut seinen Comic an und zuckt mit den Schultern.

»Ich bin wohl ein bisschen mainstream«, sagt er. »Bestehen

Mangas nicht nur aus Kindern mit Riesenaugen, die Karate machen?«

Ich lächle ihn an. »Bestehen Marvel Comics nicht nur aus Männern mit dicken Muskeln, die sich prügeln?«, frage ich.

»Touché«, grinst er. »Du magst also keine Superhelden?«

»Doch, total! Der erste Comic, den ich je gelesen habe, war *Gerechtigkeitsliga*. Die *X-Men* habe ich geliebt! *Sensational She-Hulk* war lustig, diese ganze Geschichte mit dem Durchbrechen der vierten Wand. Ich mag auch, was Greg Rucka jetzt mit *Wonder Woman* macht. Aber ich mag eben nicht diese riesigen muskelbepackten Faschisten. Und was magst du sonst noch, außer den *Young Avengers?*«

»*Iron Man* zum Beispiel.«

Ich versuche, meine Enttäuschung zu verbergen.

»War nur ein Witz«, sagt Callum. »Der ist so was von bescheuert. Ein echter Riesenfaschist.«

»Tony Stark ist echt ein Arsch.«

Wir schweigen.

»Willst du die hier mal anschauen?«, frage ich

Ich will ihm eins von den *Black Hole*-Heften geben, und dabei klappt es auf einer Seite auf, auf der ein Junge Sex mit einem Mädchen mit Schwanz hat. Callum errötet und weicht zurück, als hätte ich ihm eine Mülltüte voller gebrauchter Windeln gereicht.

»Ich … Vielleicht ein andermal. Ich muss jetzt los.«

Er ist sichtlich erschüttert. Ich habe ihn mit meinem Sex-Comic verschreckt.

»Klar«, sage ich und ziehe das Heft zurück. »Bis bald.«

»Hoffentlich«, sagt er.

»Hoffentlich«, wiederhole ich tonlos wie ein Roboter-Papagei. »Ich meine, ich hoffe auch. Das habe ich gemeint. Ein andermal. Ich bleibe noch ein bisschen hier und lese.«

Warum kann ich jetzt nicht einfach in Ohnmacht fallen? Ernsthaft. Warum kann ich nicht einfach in der Notaufnahme erwachen und keinerlei Erinnerung mehr an die letzte Stunde haben? Das wäre gnädig.

Er geht ein paar Schritte rückwärts und nickt mir zu, bevor er sich umdreht und zur Tür schlendert. Im Rausgehen macht er etwas Cooles: Er rollt die *Young Avengers* zusammen und steckt das Heft in die hintere Hosentasche. Das ist ein gutes Zeichen, denke ich durch meinen Schleier aus Scham und Verlegenheit hindurch – es bedeutet, dass er kein spießiger Sammler ist, der anfängt zu heulen, wenn in seinem kostbaren Heftchen eine Seite umknickt. Er will es einfach nur lesen. Dann ist er zur Tür raus und spaziert die Straße runter. Ich glotze ihm ein paar Sekunden lang nach, und als ich endlich wieder zu mir komme, stelle ich fest, dass ich mir mit einem Comic Luft zufächle.

Ihr wisst, was ich meine. PEINLICH! Diese ganze Unterhaltung war eine absolute Katastrophe. Aber was mich *wirklich* beschäftigt, ist die Frage, warum mir das überhaupt was ausmacht? Ich hab weiß Gott anderes zu tun.

Ich schaue hinüber zu Ricky, der mich mit einem breiten Grinsen beobachtet. Er sagt nichts, sondern formt mit Daumen und Zeigefinger das O.K.-Zeichen und nickt dabei übertrieben anerkennend. Ich ziele mit dem Comic auf ihn, als würde ich ihn gleich damit bewerfen, und er duckt sich theatralisch hinter der Theke.

Ich will gerade wieder anfangen zu lesen – oder wenigstens so tun, als ob –, als sich mein Handy meldet. Eine SMS von Sally.

»Ich glaube, ich habe ein Date für deinen Dad gefunden x«

Ich springe sofort auf, wähle ihre Nummer und gehe rasch zur Tür, damit ich nicht im Laden darüber reden muss. Sally meldet sich, als ich hinaustrete.

»Kein Witz?«, frage ich.

»Nein, das ist mein voller Ernst.«

»In echt jetzt? Hast du eine gefunden? Was stimmt nicht mit ihr?«

»Sie ist völlig normal! Ich kenne sie aus meinem Buchclub. Sie heißt Karen und hat sich letztes Jahr von ihrem Mann getrennt – eine sehr traurige Geschichte. Aber jetzt ist sie wieder bereit, jemanden kennenzulernen. Ich habe sie ein bisschen abgefüllt und ihr deinen Dad schmackhaft gemacht.«

»Wie ist sie so?«

»Perfekt. Sehr hübsch, lustig und superschlau. Sie wird ihm gefallen.«

»Ach du Scheiße, und was machen wir jetzt?«

»Ich würde sagen, ich rede erst mal mit ihm. Horche ihn aus. Wir müssen es langsam angehen lassen. Sie sind beide sehr sensibel. Wir müssen behutsam vorgehen.«

»Es ist also so ähnlich, als wollte man Pandas dazu bringen, sich zu paaren.«

»Stimmt, Hannah. Genauso ist es.«

»Wow, ist das ein komischer Tag.«

»Warum, was ist denn sonst noch passiert?«

Ich reiße mich zusammen: Ich rede hier mit Jays Mutter. Ich

möchte nicht, dass er irgendetwas über Callum erfährt. Nicht dass es irgendwas zu erfahren gäbe. Aber trotzdem.

»Ach, nichts«, erwidere ich. »Verschiedenes halt. Mit meinen Freundinnen.«

»Ach so. Sag aber bitte noch nichts. Ich erkundige mich auch erst noch mal bei Karen. Verhalte dich ganz normal. So normal du kannst.«

»Danke, sehr lieb.«

Sie legt auf, und ich stecke mein Handy in die Gesäßtasche meiner Jeans. Ich könnte wieder zurück in den Laden gehen und weiterlesen, aber ich fühle mich auf einmal seltsam motiviert und energiegeladen – was in letzter Zeit nicht gerade häufig vorkommt. Ich habe ein Bild im Kopf, eine Momentaufnahme. Ein Junge in einem langen Mantel, ruhig, cool und aufrecht. Sein dunkles Haar fällt ihm über die Augen. Und diese Wimpern. Diese Wimpern! Ich merke, dass ich lächle. Ich lächle so breit, dass mir die Wangen wehtun.

Ach, Quatsch. Da ist nichts mit Callum – ich kann so ein Durcheinander nicht gebrauchen. Vielleicht sollte ich Jenna oder Daisy anrufen und irgendwo hingehen, irgendwas machen. Vielleicht sollte ich meinen Vater anrufen. Ich muss Callum aus dem Kopf kriegen. Im Ernst. Da ist nichts mit Callum.

Tom

Und so fand ich mich an einem Dienstagabend beim Italiener unseres Viertels wieder. Das Restaurant verbreitete einen leichten Flair gehobener Gastronomie. Ich saß allein an der kleinen Bar, trank einen Gin Tonic und wartete. Ich hatte mir das selbst eingebrockt, und nun musste ich eben die Zähne zusammenbeißen und durch. Es war mir sogar als gute Idee erschienen – bis ich im Restaurant ankam. Wie damals, als ich mir eine fünfstündige Inszenierung von *König Lear* anschauen wollte, die in einem Waschsalon aus den sechziger Jahren stattfand.

Im Casa di Buon Appetito war nicht viel los. In der Mitte saß eine Herrenrunde an einem großen Tisch. Die Männer um die fünfzig lachten ausgelassen, die pausbäckigen Gesichter so rot wie der Wein, den sie hinunterkippten. In der Ecke saß ein sehr altes, zittriges Paar, das still vor sich hin aß. Der Tisch neben den Toiletten war von einem italienisch aussehenden Typen in einem Vintage-Anzug in Beschlag genommen worden; er las Zeitung und vertilgte dabei eine Pizza. Er sah aus wie ein Mafiakiller, der nur darauf wartete, seinem Opfer unauffällig auf die Herrentoilette zu folgen, um es dort neben dem Händetrockner zu erdrosseln. Meine Fantasie ging mit mir durch. Ich schaute auf meinem Handy nach, ob Karen vielleicht eine Nachricht hinterlassen hatte, dass sie leider nicht kommen konnte. Nein. Dafür hatte Hannah mir eine SMS geschickt: »Blamier mich nicht. Hab dich lieb, H.«

Gerade als ich in Erwägung zog, auf meinem Handy *Snake* zu spielen, um nicht mehr so verzweifelt auszusehen, ging die Tür auf, und eine Frau kam herein. Sie war allein. Groß, dunkelblondes Haar, knallroter Lippenstift, das weiße Kleid mit roten Blümchen übersät. O Gott. Ich war auf Jeans und Karohemd gefasst gewesen, aber nicht auf einschüchternden Glamour-Chic. Ich fühlte mich ohnehin schon hoffnungslos überfordert, aber das gab mir den Rest. Die Frau schaute sich um, dann fiel ihr Blick auf mich. Sie schaute mich fragend an. Ich war der einzige Mann im Raum, der ihr Blind Date sein konnte, abgesehen von dem Mafiakiller, der sie verstohlen beäugte. Ich beschloss, zu lächeln und ihr fröhlich zuzuwinken.

»Bist du Tom?«, fragte sie mit lauter, sicherer Stimme, als sie an der Herrenrunde vorbeiging. Die Männer schauten ihr nach.

»Ja! Ich bin Tom. Du musst Karen sein, Sallys Freundin.«

»Ja! Puh. Ich bin im richtigen Restaurant gelandet und habe den richtigen Mann gefunden. Das hat schon mal geklappt.«

Ich dachte fieberhaft nach. Sie war attraktiv, intelligent und selbstbewusst, vermutlich Anfang vierzig, schwer zu sagen. Ihre Augen funkelten im matten Lichtschein der Billig-Kronleuchter. Sie hatte mich »den richtigen Mann« genannt, aber damit meinte sie bestimmt »den richtigen Mann in einem Raum voller Fremder«, nicht »den Mann, mit dem ich den Rest meines Lebens verbringen will.« Am besten fragte ich sie, was sie trinken wollte. Doch wie aus dem Nichts tauchte ein Kellner auf und kam mir zuvor.

»Sind der Signore und die Signora bereit, sich an ihren Tisch zu setzen?«, fragte er mit einem anzüglichen Grinsen. War es so offensichtlich, dass wir ein Blind Date hatten? Er führte uns an einen Tisch am Fenster und legte uns zwei Speisekarten hin. Sein Grinsen schien immer breiter zu werden.

»Ein Aperitif für die Signora?«, fragte er mit rollendem R. Er sah nicht nur so aus wie Graf Zahl aus der Sesamstraße, er hörte sich auch so an. Meine Fantasie ging schon wieder mit mir durch. Was war nur los mit mir? Ich beschloss, mir eine Bemerkung über Graf Zahl lieber zu verkneifen.

»Wollen wir Wein nehmen?«, fragte Karen.

Oha, die Weinfrage. Was sah die Etikette vor? Dass Karen auswählte? Oder musste ich den Kellner jetzt auffordern, uns einen Wein zu empfehlen, der zu unserem Essen passte? Aber wir wussten ja noch gar nicht, was wir essen wollten. Welchen Wein trank man heutzutage überhaupt? Waren Weine aus Südafrika noch en vogue?

Während ich mir den Kopf zerbrach, studierte sie weiter die Getränkekarte.

»Ja, warum nicht«, antwortete ich schließlich heiter. »Ich bin für alles zu haben.« Verdammt. Kaum hatten wir uns kennengelernt, brachte ich einen peinlichen Spruch.

»Lass uns eine Flasche von dem italienischen Weißwein nehmen«, sagte sie und gab dem Kellner die Getränkekarte zurück. »Für Rotwein ist es zu warm, findest du nicht?«

»Ja, absolut«. Ich nickte eifrig.

Schweigen. Ich nahm einen kleinen Schluck von meinem

Gin Tonic. Dann noch einen. Und noch einen. Verdammt. Ich benahm mich wie ein alkoholsüchtiger Wellensittich.

»Du leitest also das Theater?«, fragte sie schließlich.

»Ja«, sagte ich übertrieben erleichtert. »Seit fast fünfzehn Jahren. Warst du schon mal bei einer Aufführung?«

»Bei einigen sogar. Meistens sind wir allerdings übers Wochenende nach London gefahren. Mein Mann war so eine Art Theater-Snob. Tut mir leid, das sollte nicht heißen, dass Aufführungen in der Provinz nicht gut sind, es ist nur … o Gott, tut mir leid.«

»Ach, kein Problem. Ich kann das verstehen. Das Royal Court Theatre würde natürlich niemals eine *Perry Como*-Hommage bringen.« (Wir schon. Sie hieß *Perry Como – Seitenscheitel für immer.*)

»Nein. Leider nicht.«

»Und was machst du so? Sally hat es mir gar nicht erzählt.«

Der Kellner tauchte wieder auf und zückte bereits seinen Notizblock. Der zügige Service würde immerhin garantieren, dass ich das Ganze bald hinter mir hätte.

»Möchten Sie schon bestellen?«, fragte der Kellner und blickte auf die Speisekarten, die vor uns lagen. Wir hatten sie noch gar nicht angerührt.

»Wir brauchen noch einen Moment«, sagte Karen und lächelte mich verschwörerisch an.

Wir widmeten uns den laminierten Karten. Ich darf jetzt auf keinen Fall Pizza bestellen, dachte ich. Ich muss beweisen, dass ich Klasse habe und mich mit italienischer Küche auskenne.

»Ich bestelle mir immer Pizza«, sagte Karen. »Ich kann einfach nicht anders.«

Plötzlich entspannte ich mich. Ich lächelte Karen an. Vielleicht würde der Abend sich ja doch nicht als alptraumhaftes soziales Experiment herausstellen, sondern ganz erträglich werden. Wir bestellten beide Pizza Napoletana. Wir waren praktisch Seelenverwandte. Der Kellner nickte zufrieden und verschwand wieder.

»Also, du wolltest wissen, was ich mache. Ich leite ein Fotostudio. Wir machen Familienfotos, Hochzeitfotos und so weiter. Die Sorte Bilder, die die Leute sich auf den Kaminsims stellen, du weißt schon: Niedlich herausgeputzte Kinder, die auf ihren Eltern herumklettern, und alle lächeln verkrampft in die Kamera.«

»Aha. Macht das Spaß?«

»Eher weniger. Als ich damals auf die Kunsthochschule ging, um Fotografie zu studieren, hatte ich natürlich ganz andere Pläne. Aber so spielt das Leben, stimmt's?«

»Schätze schon. Mein Plan bestand darin, der nächste Kenneth Branagh zu werden.«

Besser nicht über Misserfolge reden.

»Äh … welches Buch liest du eigentlich gerade? Du bist doch in einem Literaturkreis, richtig?«

»Oh. Ja, das stimmt. Aktuell lesen wir *Ehepaare* von John Updike. Keine Ahnung wieso. Ich find's grässlich.«

»Ich hab's noch nicht gelesen.«

»Dann lass es besser. Im Ernst. Eine nihilistische Studie über reiche Babyboomer, die einen auf Partnertausch machen und sich hemmungslos danebenbenehmen. Ich hätte lieber *Der Report der Magd* gelesen, aber natürlich wurde wie üblich das gemacht, was Sophie wollte.«

»*Der Report der Magd* ist toll! Hast du den Film gesehen? Der war nicht so gut, aber das Buch ist richtig klasse.«

»Wie gesagt, ich *hätte* es gern gelesen.«

»Ich kann es dir leihen, wenn du magst.«

War das zu voreilig gewesen? Es klang, als drängte ich auf ein Wiedersehen. Das ging ihr sicher zu schnell. Wir hatten ja noch nicht einmal gegessen. Aber eigentlich konnte es mir egal sein, weil ich das Ganze ohnehin nicht wollte, oder nicht?

»Jedenfalls habe ich jetzt wieder mehr Zeit zum Lesen«, sagte sie und schaute geistesabwesend auf ihr Handydisplay. »Entschuldige, ich wollte nur sichergehen, dass keine SMS von der Babysitterin gekommen ist.«

»Ach, wie alt sind deine Kinder denn?«

»Ich habe eine Tochter, Betty. Sie ist sechs.«

»Schöner Name.«

»Mein Mann hat ihn ausgesucht. Wegen *Betty Blue.* Da hätten bei mir schon die Alarmglocken schrillen müssen. Der Mistkerl war geradezu besessen von Beatrice Dalle. Entschuldige.«

»Nein, schon okay, das ist doch …«

Ich wurde vom Kellner unterbrochen, der uns die Pizzen servierte. Sie waren so riesig, dass sie weit über den Tellerrand ragten und geschmolzener Käse auf das Tischtuch tropfte. Fasziniert starrten wir auf unsere Teller.

»Buon appetito!«, trällerte der Kellner und verschwand Richtung Herrenrunde.

Zögernd griffen wir nach dem Besteck, unsicher, wie wir unsere Monsterpizzen in Angriff nehmen sollten. Karen schaute abermals auf ihr Handy, doch dann schien sie sich darüber zu ärgern, und stopfte es in ihre Tasche, die sie neben sich auf den Boden gestellt hatte. Das greisenhafte Paar schlurfte milde lächelnd an uns vorbei Richtung Ausgang und ließ sich vom Kellner die Tür aufhalten. Der Mafiakiller war spurlos verschwunden. Wir waren nun die einzigen Gäste, abgesehen von der weinseligen Herrenrunde.

Wir begannen zu essen, beide peinlich darauf bedacht, dass uns keine fettigen Mozzarellafäden am Mund hingen wie Sabber in einem Cartoon. Ich überlegte, welche Fragen ich Karen noch stellen konnte, die nicht allzu persönlich waren, sie aber auch nicht langweilten. Die salonfähigen Themen, die mir zuvor von Sally und Hannah eingetrichtert worden waren, hatte ich leider alle vergessen. Ich war auf mich selbst gestellt; ein Gladiator, der in der Dating-Arena um sein Leben kämpfte. Zu allem Überfluss landete auch noch ein Käseklumpen auf meinem Hemd. Ich wischte ihn mit der Serviette weg, zuckte mit den Achseln und schaute Karen an, die hochkonzentriert an ihrer Pizza herumsäbelte.

»Ähm … Schön, dass wir uns kennenlernen«, sagte ich, um die Situation zu retten. »Ist schon lange her, dass ich es getan habe. Mit einer Frau auszugehen, meine ich. Aber ›es‹ ist auch schon ewig her. O Gott.«

Ich hatte ein Date, das keins war, und das Thema Sex ins Spiel gebracht. In einen größeren Fettnapf hätte ich kaum treten können. Ich nahm einen großen Schluck Wein und versuchte, mir eine Bemerkung auszudenken, die nicht komplett hirnrissig klang. Leider fiel mir keine ein, also kippte ich den Rest auch noch hinunter. Schlimmer konnte es nicht werden, oder? Doch. Als Karen endlich aufsah, hatte sie Tränen in den Augen.

»Tut mir leid«, sagte sie. »Bitte entschuldige. Es liegt nicht an dir, sondern an mir.«

»Soll ich dir ein Wasser bestellen?«, fragte ich.

»Nein danke, es geht schon. Es ist nur ... O Gott. Mein Mann und ich haben hier letztes Jahr unseren zehnten Hochzeitstag gefeiert. Und ... ich dachte, ich hätte das hinter mir gelassen, aber ...«

Sie legte das Besteck nieder, und ich sah ihr hilflos dabei zu, wie sie sich die Augen mit der Serviette abtupfte.

»Vor sechs Monaten hat er mich verlassen, ganz plötzlich. Natürlich, weil er eine Affäre hat, mit irgendeiner Schlampe auf der Arbeit. Entschuldige. Du willst das alles gar nicht hören ...«

»Das ist schon okay«, sagte ich. »Ich weiß, wie das ist.«

In gewisser Weise stimmte das sogar.

»Zehn Jahre. Und dann verlässt er mich einfach. Er hat mich angeschrien. Kannst du dir das vorstellen? Als er es mir sagte, war er außer sich; als wäre ich daran schuld gewesen. Meine Mutter kam schließlich vorbei. Und dann musste ich die Nacht mit meiner Mutter und meiner Tochter in dem Ehebett verbringen, das meine Eltern diesem Mistkerl und mir zur Hochzeit geschenkt hatten.«

Sie stockte. Ich begann, an meiner Pizza herumzuschneiden, aber dann brach Karen plötzlich in herzzerreißendes Schluchzen aus, sie zitterte am ganzen Körper. Der Kellner, der gerade auf dem Weg zu uns gewesen war, legte eine solch abrupte Kehrtwende ein, dass seine Absätze das Parkett versengten.

Die Herrenrunde schaute flüsternd zu uns herüber. Ich starrte Karen an und war wie vor den Kopf gestoßen; ich hatte keine Ahnung, wie ich mich nun verhalten sollte. Ich wusste nicht, ob ich aufspringen und sie in den Arm nehmen oder einfach aufstehen und sie dort sitzen lassen sollte.

Doch das Problem löste sich von selbst. Karen stand auf und schnappte sich ihre Tasche. Sie zögerte einen Moment.

»Es tut mir leid«, sagt sie dann. »Ich muss jetzt gehen. Es hat nichts mit dir … Es ist einfach zu früh.«

»Ist schon okay, ehrlich, kein Problem.« Ich stand ebenfalls auf. Dummerweise vergaß ich dabei, die Gabel loszulassen. Da ich die Pizza nicht ordentlich durchgeschnitten hatte, blieb sie an der Gabel hängen, und als die Schwerkraft sie wieder nach unten zog, fing ich sie instinktiv auf. Karen entschuldigte sich nochmals, dann wandte sie sich hastig um und ging. Dabei stieß sie mit der Tasche ihr volles Weinglas um, das klirrend zu Boden fiel. Ich schaute Karen nach, die in die Nacht hinauseilte, während ich dastand wie ein begossener Pudel, die Pizza wie ein Handtuch über dem Arm. Totenstille herrschte um mich herum; die launige Männerrunde saß gespannt da und feixte, voller Vorfreude auf das, was es am nächsten Tag im Büro zu erzählen gab. Der Kellner kam augenblicklich mit einem Putzlappen angerannt und knetete ihn in das polierte Eichenparkett.

»Tut mir wahnsinnig leid«, sagte ich. »Natürlich bezahle ich das alles …«

»No no, Signore«, sagte er und schaute mitfühlend zu mir auf. »Ist okay. Kein Problem.«

Als ich mich vorbeugte, um ihm zu helfen, rutschte der Belag von der Pizza herunter, direkt auf seinen Kopf.

Es hätte noch schlimmer kommen können, dachte ich, als ich einige Minuten später aus dem Restaurant schlich und vorsichtig die Tür hinter mir schloss. Es hätte auch passieren können, dass Karen mich und den Kellner ersticht oder dass ein LKW durch die Wand fährt und uns alle plattwalzt.

Auf dem Heimweg vibrierte mein Handy. Zuerst dachte ich, es wäre Karen mit einer letzten Tut-mir-leid-SMS, doch stattdessen hatte Hannah mir eine Nachricht geschickt. »Wie läuft's? Muss ich dich retten? Denk dran: keine Theater-Anekdoten.« Wenigstens Letzteres hatte geklappt.

Natürlich tat Karen mir leid. Sie hatte es noch nicht verwunden, von ihrem Mann verlassen worden zu sein. Doch vor allem war ich erleichtert. Jetzt konnte ich Hannah nämlich sagen, dass diese ganze Dating-Idee ein Fehler war.

Und schon war ich dabei, eine Geschichte über diesen katastrophalen Abend zu stricken, natürlich ohne Karen lächerlich zu machen. Aber das ganz schrie förmlich nach einer Inszenierung. Ich sah mich schon Regie führen.

Hannah

»Die Frau ist wohl heulend aus dem Restaurant geflüchtet – und das ungefähr zehn Minuten, nachdem der Abend begonnen hatte. Toll, es läuft also alles genau nach Plan.«

Ich sitze mit Margaret in einem kleinen Café namens Crumpets und erzähle ihr von Dads spektakulärem romantischem Erfolg. In dieses Café kann ich nur mit ihr gehen, weil es total altmodisch ist: Porzellantassen mit Untertassen, dreistöckige Torten-Etageren, Spitzendeckchen, jugendliche Kellnerinnen, gekleidet wie französische Zofen usw. Wir treffen uns hier jede zweite Woche – ich weiß gar nicht mehr, wie oder warum es angefangen hat. Ich schätze, es kam daher, dass sie mich von Anfang an wie eine Erwachsene behandelt hat und ich nie müde wurde, ihre Theateranekdoten aus den sechziger und siebziger Jahren zu hören und mich zu fragen, welche davon wirklich passiert waren. Leider redet sie aber nur ungern über ihre Vergangenheit, abgesehen von diesem Repertoire erstaunlicher Geschichten, so dass wir uns letztendlich meistens über die Theatergruppe, unsere Stadt, die Schule, die Nachrichten und Jungs unterhalten. Ich glaube, sie mag mich, weil ich dieselbe fatalistische Einstellung gegenüber dem Leben habe wie sie, genauer gesagt seinem unvermeidlichen Ende. Es ist merkwürdig, aber wenn wir über den Tod reden, tun wir es von gleich zu gleich – wir brauchen nichts zu beschönigen. Niemand sonst in meinem Umfeld tut das – immer glauben alle, sie müssten mich vor diesem Thema beschützen. Oder mehr noch sich selbst.

»Ich kann mir nicht vorstellen, was dein armer Vater angestellt hat«, sagt Margaret und löffelt einen großen Klecks Marmelade auf ihren Scone (wir bestellen immer Cream Tea – das ganze Gedeck mit allem Drum und Dran). »Er ist doch so charmant!«

»O Gott, ich hoffe, er hat keine Selbstgespräche geführt oder so. Zuzutrauen wär's ihm.«

»Was hat er denn über den Abend erzählt?«

»Nicht viel. Er hat mir eine komplizierte Geschichte darüber aufgetischt, wie ihm eine Pizza runtergefallen ist, und dann darauf bestanden, das Thema zu wechseln.«

»Und, willst du das Experiment jetzt abbrechen?«

»Machst du Witze? So schnell gebe ich nicht auf.«

Wir futtern erst mal schweigend unsere Crumpets.

»Ich habe meinen Ehemann beim Tanztee in einem Gemeindesaal kennengelernt. Ich war einfach allein hingegangen, weil mich niemand eingeladen hatte. Eigentlich wollte ich mich betrinken – bis er mir über den Weg lief. Wobei ich die Initiative ergreifen musste. Männer sind wie Esel – im Grunde blöd, aber nützlich, und sie haben schöne Augen.«

»Warum erzählst du nie von ihm?«

»Ach, da gibt es nicht viel zu erzählen, Schätzchen. Es war nur eine ganz normale lange Ehe mit Höhen und Tiefen. Nicht sehr spannend. Er war ein einfacher Mann, der sich gern im Hintergrund hielt. Es war ihm egal, wenn ich wochenlang auf Tournee ging. Er hielt das Haus und den Garten in Ordnung und kochte für mich. Er roch nach Zigarrenrauch und Bay Rum Eau de Cologne. Die übrigen Details verblassen allmählich, Liebes. Alles verblasst.«

Sie blickte hinunter auf ihren Teller und dann zum Fenster hinaus. Ihre Augen glänzten merkwürdig. Obwohl sie in ihre runzligen Höhlen versunken waren, funkelten sie wie Juwelen.

»Ich bin einfach extrem alt, das ist es. Wie lange ich mich wohl noch im Theater nützlich machen kann? Ich befürchte, mir unterlaufen allmählich immer mehr Fehler.«

Ehrlich gesagt besetzt Sally sie in letzter Zeit tatsächlich für kleinere Rollen mit weniger Text. Das Ensemble kümmert sich rührend um sie. Letzten Sommer war sie bei einer Probe zu *Ernst sein ist alles* böse gefallen und hatte einigen aus der Truppe einen Riesenschreck eingejagt. Ich sah sie in ihren Augen – diese Angst vor einer tödlichen Schwäche; ich erkannte sie, weil auch ich oft so angesehen wurde.

»Dann setzen wir dich einfach auf einen Toilettenstuhl und fahren dich auf der Bühne rum«, erwidere ich.

Sie gackert.

»Ich könnte perfekt einen sterbenden Patriarchen spielen. Ich habe das richtige Auftreten dafür. So würde ich gerne abtreten: Ich halte Prosperos' wunderbaren Monolog auf der Bühne und stehle mich dann einfach davon.«

»Ich werde sehen, was ich tun kann. Mein Vater leitet ein Theater, weißt du.«

»Ich erinnere mich.« Sie hält einen Moment inne. »Aber möglicherweise darf ich gar nicht mehr mitspielen.«

»Was willst du damit sagen?«

»Ich muss dir etwas gestehen. An dem Nachmittag, als wir das Stück geprobt haben, war es doch so kalt im Theater, weißt du noch? Also, da bin ich in den Heizungsraum gegangen und habe gesehen, dass der Kessel nicht funktionierte. Daraufhin habe ich einfach alle möglichen Knöpfe gedrückt. Damit habe ich meinen Fernseher immer wieder zum Laufen gebracht. Später, als ich an der Tür zum Heizungsraum vorbeiging, hörte ich ein schreckliches Geräusch aus dem Inneren, aber ich war zu ängstlich, um nachzusehen. Ich befürchtete, der Kessel könne explodieren. Ach Schatz, ich hätte es deinem Vater sagen sollen!«

»Margaret, du hast keine Überschwemmung verursacht, indem du ein paar Knöpfe gedrückt hast.«

O mein Gott, denke ich bei mir, Margaret hat die Überschwemmung verursacht, indem sie ein paar Knöpfe gedrückt hat.

»Wie dem auch sei«, fährt sie fort. »Das Merkwürdige war, dass ich im Weggehen gehört habe, wie die Tür zum Heizungsraum hinter mir geöffnet und geschlossen wurde. Ich dachte, es wäre vielleicht jemand anderer drinnen gewesen, und …«

Mein Handy auf dem Tisch erwacht summend zum Leben. Die Unterbrechung scheint Margaret aus ihrem Gedankengang zu reißen.

»Ach, ich rede nur dummes Zeug. Schau ruhig nach, wer geschrieben hat, ich weiß, wie wichtig es für euch jungen Leute ist, in Verbindung zu bleiben.«

»Aber Margaret …«

»Es ist nichts, ehrlich. Ich habe es mir wahrscheinlich nur eingebildet.«

Sie hievt sich aus ihrem Stuhl. Ich will ihr aufhelfen, aber sie wehrt mich ab.

»Ich schaff das schon«, sagt sie. »Ich muss nur mal zur Toilette.«

Sie tappt davon, und ich sehe ihr verwirrt nach und frage mich, was in aller Welt sie mir sagen wollte. Vielleicht bedauert sie ihr Geständnis schon und denkt sich als Nächstes irgendein bizarres Alibi aus, in dem möglicherweise ein Fernsehstar aus den Sechzigern vorkommt. Oder sie wird tatsächlich dement. Das Handy vibriert wieder. Ich habe zwei Nachrichten von Daisy:

Wo bist du?

Freitag Indie-Night im Duke's. Müssen hin. Wird super x

Das Duke's ist unser einziger Club. Er liegt im ersten Stock eines Tudor-Pubs an der Einkaufsstraße. Eigentlich ein Alptraum, ein No-Go, in dem man zu Pop-Charts tanzt und Cocktails namens *Sex on the beach* bestellt, zwei zum Preis von einem, aber gelegentlich gibt es ein Special Event. Ich gehe nie hin, aber Daisy fragt mich trotzdem jedes Mal, ob ich nicht mitkommen möchte. Sie will nicht, dass ich mich ausgeschlossen fühle. Ich tippe gerade meine Standardantwort, *Danke, lieber nicht,* als Margaret zurückkehrt.

»Ist es ein Junge?«, fragt sie und lässt sich schwer wieder auf ihren Stuhl sinken.

»Äh, nein. Es war Daisy. Sie will mich überreden, mit ihr in eine Disco zu gehen.«

»Und?«

»Ich gehe nie mit. Es ist zu heiß und laut, und ich trinke keinen Alkohol, und …«

»Hast du Angst, du könntest ohnmächtig werden?«

»Ja, das vielleicht auch. Ich weiß nicht. Aber … die anderen amüsieren sich eben alle und lassen sich gehen … Und ich habe dann nie das Gefühl, richtig dazuzugehören.«

»Wenigstens brauchst du keine Angst zu haben, dass dein künstliches Hüftgelenk auf der Tanzfläche rausspringt. Sei froh.«

»Ein Punkt für dich.«

Ihr Gesichtsausdruck verändert sich. Mir scheint, sie würde für einen Moment aus dem Café schweben – vielleicht sogar aus der Zeit selbst.

»Ich habe die alten Tanzschritte vergessen«, sagt sie eher zu sich selbst. »Früher kannte ich sie alle. Es fühlt sich an, als wäre ein Stöpsel gezogen worden. Alles verschwindet in einem Strudel.«

»Margaret …«

»Schon in Ordnung. Mir geht's gut. Wir sind eben nicht von dieser Welt, stimmt's, ich und du? Wir können auf Distanz gehen und sie als das ansehen, was sie ist.«

»Wie die Superhelden.« Ich kichere, aber sie sieht mich ernst an.

»Hannah, dein Vater kann auf sich selbst aufpassen. Du weißt das, oder?«

»Ich hoffe es.«

Sie legt ihre Hand auf meine.

»Kind, du weißt so viel, aber du glaubst nichts. Das Leben ist wunderbar. Es geht weiter.«

»Margaret …«

»Ja, Schätzchen?«

»Isst du den Rest von deinem Scone noch auf? Ich hab so einen wahnsinnigen Hunger.«

»Du bist unverbesserlich!«

»Heißt das, du isst es noch?«

»Nein, nimm es dir«, erwidert sie. »Ich muss jetzt sowieso gehen. Arzttermin. Ich verbringe inzwischen mehr Zeit in Arztpraxen als zu Hause. Stinklangweilig. Dabei habe ich mich früher auf die attraktiven jungen Männer gefreut, die mich baten, mich hinzulegen und es mir bequem zu machen.«

»Margaret!«

Sie steht wieder auf, geschickter diesmal, und lächelt jetzt. Die Kellnerinnen schlängeln sich an ihr vorbei, als hätten sie die Gabe, einfach mitten durch sie hindurchzugehen. Sie presst ihre Handtasche fest an die Brust. Ihre Finger sind dünn wie Knochen. Ihr großer Saphir-Verlobungsring reflektiert die Sonnenstrahlen und lässt sie an den Wänden tanzen. Aus irgendeinem Grund denke ich an Callum und an das, was im Comic-Laden zwischen uns passiert ist. Vielleicht hat es ja gefunkt. Für einen Moment habe ich Schmetterlinge im Bauch. Auf ein solches Gefühl bin ich nicht vorbereitet.

»Geh tanzen, Kind«, sagt Margaret, als könne sie meine Gedanken lesen. »Das Glück ist mit den Mutigen.«

Draußen brennt die Sonne vom Himmel herab. Die Bürgersteige sind heiß und rissig, auf den Straßen drängen sich die Passanten beim Schaufensterbummel. Ich versuche mir vorzustellen, was Dad zu dieser armen Frau gesagt hat. Er hat sie bestimmt nicht absichtlich brüskiert; er ist kein Valmont und viel zu naiv, um grausam zu sein.

Wie soll er bloß ohne mich zurechtkommen?

Hannah

Dad packt hektisch für das WestFest. Der Minibus, den er gemietet hat, um das Ensemble zum Festivalgelände zu befördern, steht vor unserem Haus. Dad ist mitten im Organisationsmodus und vollkommen aufgelöst. Ich bin in meinem Zimmer, lese und versuche, das ganze Durcheinander zu ignorieren, doch irgendwann steckt er den Kopf zur Tür herein.

»Weißt du, wo meine karierte Hose ist? Sie ist spurlos verschwunden.«

»Sie hängt im Oxfam-Laden.«

»Was?!«

»Dad, also ehrlich, karierte Hosen? Du hast damit ausgesehen wie ein schlechter *Rod Stewart*-Tribute-Act.«

»Komisch – ich hab sie mal von einem schlechten *Rod Stewart*-Tribute-Act geschenkt bekommen.«

»Egal, sie war peinlich. Hätte nur noch das T-Shirt mit der Aufschrift *Achtet nicht auf mich, ich hab eine Midlife-Crisis* gefehlt.«

»Das hättest du auch zu Oxfam gebracht.«

Er umarmt mich und eilt dann mit einer zerknitterten To-do-Liste in der Hand davon. Ich folge ihm in der Hoffnung, ihm noch ein paar Details über sein missglücktes Date entlocken zu können, während er abgelenkt ist.

»Also«, beginne ich. »Kannst du mir jetzt mal erzählen, was gestern Abend passiert ist?«

»Nein, Hannah, ich hab jetzt wirklich zu viel am Hals«, erwidert er und steckt den Kopf in den Schrank. Er wirft Kleidung in eine abgewetzte Reisetasche – sieht aus, als würde er vor der Mafia flüchten. »Wir haben einfach nicht zueinandergepasst. Ich glaube, die Match-Funktion der Website ist kaputt.«

»Könnte es vielleicht sein, dass du – tja, wie soll ich sagen – die Sache absichtlich boykottierst?«

»Wie kannst du so etwas sagen, du böses Mädchen?«, fragt er zurück. »Bist du sicher, dass du zwei Tage ohne mich zurechtkommst? Wir kommen am Sonntag gegen Mittag zurück. Ich lasse mein Handy an. Wenn du mich brauchst, fahre ich sofort nach Hause.«

»Alles gut, Dad, das klappt schon.«

»Bist du ganz sicher? Du siehst müde aus.«

Ehrlich gesagt bin ich immer noch ein bisschen mitgenommen nach der Geschichte mit der Treppe des Todes. Aber ich will nicht, dass er sich Sorgen macht und das Festival absagt. Mit einem überbehütenden Elternteil zu leben bedeutet, ständig versichern zu müssen, dass es einem gut geht, ohne dass es gleich wieder Stress gibt, weil man es seiner Meinung nach zu sehr auf die leichte Schulter nimmt. Es ist ein konstanter emotionaler Eiertanz.

»Raus mit dir, Dad.«

»Jeff und Brenda wissen Bescheid, dass du allein zu Hause bist. Sie kommen morgen mal vorbei und sehen nach dir.«

»Oh, Mist! Morgen wollte ich eine wilde Kokain-Sex-Party feiern!«

»Ach, damit kommen Jeff und Brenda schon klar. Solange sie um Mitternacht vorbei ist und der Garten anschließend aufgeräumt wird.«

Er geht ins Badezimmer und packt für zwei Nächte mit Laienschauspielern auf einem Festivalgelände viel zu viele Hygieneartikel in seinen Kulturbeutel.

»Willst du wirklich nicht mitkommen? Das wird bestimmt lustig. Ted nimmt seine Ukulele mit.«

»Dad, du würdest einen miesen Verkäufer abgeben.«

»Möchtest du, dass ich noch mehr Knabbereien und DVDs besorge? Deine Freundinnen könnten doch bei dir übernachten. Wir könnten das Wohnzimmer mit Sitzsäcken, Decken und Lichterketten ausstaffieren.«

»Ich bin doch keine neun mehr, Dad!«, schreie ich. »Ich will einfach nur rumliegen und Comics lesen!«

Er umarmt mich lange.

»Sehr vernünftig«, sagt er. »Braves Mädchen.«

Braves Mädchen? Kaum ist er mit dem Bus losgefahren, schreibe ich Daisy. Verbissen hämmere ich auf das Handy ein: *Ich komme heute Abend mit!* Ich gehe mit meinen Freundinnen aus. Ich muss das einfach mal machen.

Als ich wieder reingehe, fühlt sich das Haus schon ganz anders an.

Tom

An dem Morgen, als wir zum WestFest aufbrachen, machte ich mir ein wenig Sorgen. Natürlich nicht wegen dem Festival. Das war ja bloß eine kleine, harmlose Ausgabe von Glastonbury: ohne gute Bands, Drogen und gestylte junge Leute, dafür mit spießigen Mittelschichtsfamilien in Hunter-Gummistiefeln, die Buggys durch den Schlamm schoben. Kein Grund, nervös zu sein.

Ich machte mir Sorgen, weil ich Hannah allein ließ.

Natürlich hatte meine Tochter im Laufe ihres Lebens schon mal bei einer Freundin übernachtet. Doch nun ließ *ich sie* zum ersten Mal allein und übernachtete nicht bloß ein paar Häuser weiter, sondern eine gute Autostunde entfernt. Vielleicht hatte ich überkompensiert, indem ich eine fünfseitige Liste mit über dreißig Notfallnummern vorbereitete, sämtliche Nachbarn in Alarmbereitschaft versetzte (nicht nur Jeff und Brenda von nebenan) und mich bei den WestFest-Organisatoren nach der Stärke des Mobilfunksignals erkundigte. Trotzdem hatte ich die ganze Nacht kein Auge zugetan, weil mir ein Katastrophenszenario nach dem anderen durch den Kopf ging. Um sieben Uhr morgens hatte ich sogar versucht, Dr. Venkman anzurufen und ihn um Rat zu fragen. Denn natürlich bereute ich längst, dass ich überhaupt eingewilligt hatte, die Theatergruppe zu diesem dämlichen Festival zu chauffieren.

Zwei Stunden nachdem ich Hannah zum Abschied umarmt hatte, krochen wir mit unserem fröhlichen Minibus in einer langen Autoschlange über die schmale Landstraße Richtung Künstlerzufahrt. Ich saß am Steuer, Sally auf dem Beifahrersitz, den Geländeplan und die Teilnehmerunterlagen auf dem Schoß. Hinter uns saßen Jay und acht Mitglieder der Theatergruppe zwischen einem Dutzend Reisetaschen, die mit Kleidung und Kostümen vollgestopft waren. James hatte zweiundzwanzig Dosen Billig-Cider gegen den Durst mitgebracht, und schon bald waren alle angeheitert, insbesondere James und Shaun, die die ganze Fahrt hindurch über die besten Livebands der Musikgeschichte diskutierten. Zwischendurch holte Ted seine Ukulele heraus, und alle sangen mit.

Es war ein perfekter Sommertag: strahlender Sonnenschein, kein Wölkchen am azurblauen Himmel. Als wir auf das Festivalgelände fuhren, knirschte getrockneter Schlamm unter den Reifen, und die Luft war geschwängert von Dunggeruch und Grillfleischduft. Gut gelaunte Leute in Warnwesten wiesen uns den Weg zu einem Parkplatz, der sich mitten in einem Meer von Campingwagen befand. Wir stiegen aus, schnappten unsere Taschen und trotteten auf einen nahegelegenen Acker, wo bereits Dutzende von Zelten für die Schauspieler und Musiker aufgestellt worden waren. Wir hatten zwei Zelte für zehn Leute; das versprach lustig zu werden. Direkt neben uns waren eine *Wurzels*-Tribute-Band und eine Truppe namens *Die magisch-akrobatische Insekten-Show* untergebracht. Als wir uns näherten, saßen vor dem Zelt zwei Typen in roten

Ameisenkostümen, die Burger vertilgten und dabei eine Zigarette rauchten.

»Am besten teilen wir es so auf: ein Zelt für die Männer und eins für die Frauen«, sagte Ted.

»Spaßverderber«, sagte Rachel.

Es wurde dennoch beschlossen. Jay, Ted, Shaun, James und ich nahmen das erste Zelt in Beschlag, während Sally und Rachel sich das andere mit den neuesten Mitgliedern der Theatergruppe teilten: Bella, Sam und Janey, drei quirlige junge Mütter, die unumwunden zugaben, nur deshalb mitzumachen, damit sie ihren kreischenden Hosenscheißern wenigstens einmal pro Woche entkommen konnten, dafür aber jede Menge Schwung und gute Laune mitbrachten. Nachdem die Zeltaufteilung geklärt war, gingen wir gemeinsam vom Campingbereich zum Festivalplatz hinüber, einer riesigen Weidefläche mit diversen Festzelten, Imbissständen, Bierbuden, Kirmesattraktionen und Merchandise-Ständen. Wer Lust hatte, sich in Somerset eine Narrenkappe und ein überteuertes Schweinefleischbaguette zu kaufen und dann einer abgehalfterten Popgruppe aus den Achtzigern dabei zuzuschauen, wie sie ihre »Greatest Hits« jaulte, war hier richtig. Es war ein Festival von Leuten für Leute, die nur eine vage Vorstellung davon hatten, was ein Festival eigentlich war, und das auch nur, weil sie zufällig auf einen Artikel im Guardian gestoßen waren.

Das »Shuffle-Theatre« befand sich in einem großen schmuddelweißen Zelt ganz hinten auf dem Gelände, neben dem Tee-Zelt und einem Cider-Stand namens *Zum beschwipsten Schwein*. Das Briefing sollte um zehn Uhr stattfinden. Wir waren zwanzig Minuten zu früh dran, doch als wir die Plane zum Eingang beiseiteschoben und das Zelt betraten, hatte sich bereits eine ansehnliche Anzahl von Laiendarstellern versammelt. Ungefähr zwanzig Theatergruppen aus der Gegend nahmen teil, und die meisten hatten ihr jährliches Kostümbudget offenbar für dieses Event verbraten. Das Ganze erinnerte an eine schrille Version von Chalmuns Cantina aus Star Wars; die Leute trugen bunte elisabethanische Kleider, viktorianische Uniformen, Togen, sogar Wikinger-Outfits. Als zwei Männer in schwarzen Anzügen und weißen Hemden an uns vorbeigingen, raunte Shaun: »Pinter«. James nickte konspirativ.

Eine Frau in einem Festival-T-Shirt sprang auf die Bühne. Als sie »Hallo!« ins Mikrofon bellte, drang ein ohrenbetäubendes Pfeifen durch die Lautsprecher. Wer dadurch nicht taub wurde, drehte sich zu ihr um.

»Willkommen im Shuffle-Theater!«, schrie sie, trotz Mikro. Ein bebrillter Typ gesellte sich unbeholfen zu ihr. »Vielen Dank, dass ihr an diesem lustigen, innovativen Event teilnehmt! Mein Name ist Ann, ich bin die Programmkoordinatorin, und das ist Derek, unser Techniker.«

Zaghafter Applaus ertönte. Derek nickte. Er hatte ein riesiges Walkie-Talkie dabei, das in einer Art Holster an seinem Gürtel steckte.

»Wie ihr wisst«, fuhr Ann fort, »soll jede Gruppe insgesamt drei Szenen präsentieren, doch Reihenfolge und Uhrzeit werden nach dem Zufallsprinzip bestimmt. Wir haben jeder Szene eine eigene Nummer zugeordnet, und sobald diese Nummer auf der Leinwand da drüben erscheint, habt ihr fünf Minuten Zeit, euch umzuziehen und auf die Bühne zu kommen. Alles klar?«

»Ja!«, riefen alle.

»Derek hat eigens dafür einen Zufallszahlengenerator programmiert. Richtig, Derek?«

»Nun, Ann, wie schon erwähnt: Genau genommen habe ich einen *Pseudo*zufallszahlengenerator programmiert, aber für diesen Zweck wird das genügen.«

»Ja, äh … toll, vielen Dank, Derek.«

Sie applaudierte, woraufhin das ganze Zelt höflich Beifall klatschte. Dass ein *Pseudo*zufallszahlengenerator derart bejubelt wurde, war sicher eine Weltpremiere. Ich nutzte die Gelegenheit, rasch mein Handy zu checken. Ein Signalbalken. Keine Nachricht.

»Es geht ihr gut«, flüsterte Sally.

»Die Show beginnt um elf und endet heute Abend um neun«, rief Ann. »Nebenan im Tee-Zelt gibt es kostenlos Tee und Kaffee für alle Teilnehmer. Rechts neben der Bühne sind die Männer- und Frauenumkleiden. Wir haben Laken aufgehängt, um beide zu trennen, also versucht, diskret zu sein. Ich wünsche euch viel Spaß!«

Abermals ertönte höflicher Applaus.

»Ach, fast hätte ich es vergessen: Am Cider-Stand nebenan, *Zum beschwipsten Schwein,* gibt es das Pint zum Sonderpreis von einem Pfund für alle Darsteller. Ihr braucht nur euren Künstlerpass vorzuzeigen.«

Jubel brach aus, und alle stürzten nach draußen.

»Ob das eine gute Idee ist?«, sagte Ted zu Shaun und Rachel. »Alkohol zum Spottpreis für Schauspieler, die auf die Bühne müssen, und dann auch noch bei dieser Hitze? Ich finde …« Aber Shaun und Rachel folgten bereits James und den jungen Müttern zum *beschwipsten Schwein.* »Was soll's«, seufzte Ted.

Eine halbe Stunde später fing die Show an. Es hatten sich tatsächlich ein paar Festivalbesucher ins Theaterzelt verirrt – immerhin war es schattig, und man konnte auf riesigen Beanbags abhängen, und vielleicht gab es ja sogar was Lustiges zu sehen. Größtenteils bestand das Publikum aus Cider schlürfenden, angeregt plaudernden Laiendarstellern. Die erste Szene stammte aus William Congreves Lustspiel *Der Lauf der Welt* und wurde von einer Theatergruppe aus Cornwall präsentiert, die offenbar mit ihrer imposanten Sammlung historischer Kostüme angeben wollte, denn auf der Bühne tummelten sich weitaus mehr Akteure als im Stück vorgesehen. Dem Publikum gefiel es trotzdem, es belohnte das frivole Treiben mit tosendem Applaus. Danach folgte ein Ausschnitt aus Ibsens *Gespenster* – ausgerechnet die Szene, in der Osvald seiner Mutter gesteht, dass er an Syphilis leidet und allmählich den Verstand verliert. Warum die *Küstenspieler* aus Weston-Super-Mare auf die Idee gekommen waren, diese Szene auf einem Sommerfestival zu zeigen und dabei auch noch schwarze Rollkragenpullis zu tragen, blieb ihr Geheimnis; jedenfalls zogen sie ihr Ding mit eiserner Entschlossenheit durch.

Als eine Szene aus Alan Bennetts *Die History Boys* von der Theatergruppe einer Mädchenschule zum Besten gegeben wurde, schlich ich mich aus dem Zelt, um Hannah anzurufen. Es dauerte eine Ewigkeit, bis die Verbindung aufgebaut war, und als Hannah sich meldete, konnte ich sie nur mit Mühe verstehen.

»HALLO? HANNAH?«

»Ha … Dad! Wie … [lautes Knistern] … die Truppe?«

»WAS?«

»… [seltsames Rauschen] … im Fernsehen. Aber … Hab's gelassen, schon okay.«

Schon okay? Was meinte sie damit? War etwas passiert?

»HANNAH, ICH KANN DICH KAUM VERSTEHEN! IST ALLES IN ORDNUNG?«

»… gefallen … Nichts …«

»WAS? DU BIST GEFALLEN?«

»NEIN! ES IST ALLES IN ORDNUNG! GEH ZURÜCK ZU DEN […] FESTIVAL, DU VOLL… [wütendes, wespenartiges Rauschen].«

Dann brach die Verbindung ab. Ich starrte auf das Display und überlegte, Hannah ein weiteres Mal anzurufen, begnügte mich dann aber mit einer SMS. Aus dem Zelt drangen Gelächter und Applaus, und zwischen dem Zelt und dem Cider-Stand strömten kostümierte Darsteller stetig hin und her, wie angeschickerte Ameisen. Das Mütter-Trio unserer Truppe lachte aus voller Kehle, als es mit sechs Pints an mir vorbeistapfte. Die Hitze brachte alles zum Glänzen. Ich spürte, wie mir der Schweiß über den Rücken lief, und fragte mich, was ich eigentlich auf diesem Acker am Arsch der Welt zu suchen hatte.

Nach knapp zwei Stunden kamen wir das erste Mal dran. Der Pseudozufallszahlengenerator wählte die Szene aus *Der nackte Wahnsinn*, die Sally ausgesucht hatte, um die Drittklassigkeit unserer Truppe elegant zu überspielen. Doch so schlecht war unsere Truppe gar nicht, im Gegenteil: James als verzweifelter Regisseur war großartig, Sally brillierte als alternde Diva Dotty Otley, und Bella vom Mütter-Trio gab eine herrlich verpeilte Brooke Ashton, vermutlich auch deshalb, weil sie die ganze Zeit schwankte. Der Text ging zwar größtenteils im zunehmenden Lärm unter, der im Zelt herrschte, doch es gab trotzdem Beifall und sogar ein paar Bravo-Rufe.

Hey, das fängt ja ziemlich gut an, dachte ich.

Und genau in diesem Moment begann alles aus dem Ruder zu laufen.

Die nächste Darbietung, die Verführungsszene aus Richard III., musste abgebrochen werden, weil ein Zuschauer ständig dazwischenrief, woraufhin Richard III. schließlich von der Bühne kletterte und auf den Störenfried einschlug, bis er von zwei Mitgliedern des *Totness Theaterkollektivs* am falschen Buckel gepackt und weggezerrt wurde. Etwa zur selben Zeit stolperte jemand im Umkleidebereich, riss dabei die Laken von der Leine und gab den Blick auf drei halbnackte Chormitglieder aus *König Ödipus* frei. Zu allem Überfluss gerieten sich auch noch zwei Theatergruppen aus Bristol in die Haare; scheinbar hatte es wegen einer Abwerbungsgeschichte schon seit Wochen zwischen ihnen gebrodelt.

Sally drängte sich an den Streithähnen in zunehmend derangierten Kostümen vorbei und setzte sich zu mir auf den Bean Bag. Immer mehr Zuschauer verließen genervt das Theaterzelt.

»Die drehen völlig durch«, sagte sie. »Ich rufe besser Jay an, damit er nicht zurückkommt; er wollte sich eine Band anschauen. Das ist bestimmt besser, als erwachsenen Männern in Toga-Kostümen bei einer Schlägerei zuzusehen.«

James und Shaun tauchten auf und ließen sich mit geröteten Gesichtern neben uns auf die Säcke fallen; ihrer Cider-Fahne nach zu urteilen waren sie hackedicht. Ein paar Security-Leute bemühten sich derweil, für Ruhe zu sorgen. Eine ältere Dame in einem viktorianischen Kleid rauschte an uns vorbei und murmelte empört etwas von Schande.

»Der Cider hat neun Prozent«, lallte James. »Kein Wunder, dass alle besoffen sind.«

»Schaut mal auf die Leinwand!«, rief Shaun.

Wir drehten uns um. Statt einer Nummer leuchtete eine Buchstabenfolge auf: »STOPPT DEN KRIEG«. Ann stand mit einem Megafon auf der Bühne, konnte sich jedoch kein Gehör verschaffen. Derek riss ihr das Megafon schließlich aus der Hand.

»Wer hat meinen Zufallszahlengenerator gehackt?«, schrie er.

»Das ist doch bloß ein *Pseudo*zufallszahlengenerator!«, rief jemand im Publikum.

Ann holte sich das Megafon zurück.

»Wir machen eine kurze Pause!«, schrie sie.

Eine Rokokoperücke segelte durch die Luft und traf sie an der Schulter.

»Kann es sein, dass hier diverse Leute einen Hitzschlag haben?«, sagte ich.

»Gut möglich«, sagte Ted. »Hoffen wir, dass die Gemüter bald wieder abkühlen.«

Er stand auf, und die anderen taten es ihm nach. Ich rappelte mich ebenfalls auf. Anfangs hatte ich mich über die Schlägerei geärgert, aber das Ganze wirkte so absurd, dass es fast schon wieder lustig war. Hannah hätte sich bestimmt kaputtgelacht. Das Beste, was ich tun konnte, war, das Chaos stellvertretend für sie zu genießen, ja regelrecht darin zu schwelgen, um ihr später davon erzählen zu können. Plötzlich überkam mich eine geradezu kindliche Freude, als ich mich im Zelt umschaute. Zwei Männer in zerrissenen Shakespeare-Kostümen küssten sich auf der Bühne, während die Pinter-Anzugtypen mit einem Security-Mann herumdiskutierten und dabei mit Spielzeugpistolen herumfuchtelten. Die ältere viktorianische Lady kehrte mit einem Wikingerhelm auf dem Kopf und einem Pint in der Hand zurück, flankiert von zwei Jünglingen in zerrupften Uniformen, wie in einer Szene aus einem *Derek Jarman*-Film. Hinter der Bühne bemerkten wir zwei Zeltmasten, die sich gefährlich zur Seite neigten und das Dach mit nach unten zogen. »Wenn wir auftreten, wackeln die Wände!«, rief jemand, und schallendes Gelächter brach aus. Die Techniker fanden das allerdings weniger lustig und montierten hastig die Scheinwerfer ab. Ann eilte zurück auf die Bühne; bleich vor Schreck.

»Bitte verlasst das Zelt!«, rief sie. »Leider müssen wir das Shuffle-Theatre schließen!«

Als wir dem Pulk nach draußen folgten, gab Ted mir einen Klaps auf die Schulter.

»Das war's dann wohl«, sagte ich.

»Sieht ganz so aus«, sagte er.

»Eine Gage ist vermutlich nicht vorgesehen, oder?«

»O Gott, nein.«

»Dabei könnten wir das Geld gut gebrauchen.«

»Stimmt.«

»Sollen wir mal schauen, was hier sonst noch los ist?«

»Gute Idee.«

Wir stapften schnell davon, nur für den Fall, dass das Zelt hinter uns zusammenstürzte. Das Mütter-Trio steuerte mit Rachel zum Cider-Stand. Shaun und James wollten lieber zum Käsezelt. Ted, Sally, Jay und ich hatten Hunger auf etwas Richtiges und entdeckten einen Fastfood-Stand, direkt neben der *magisch-akrobatischen Insekten-Show.* Wir kauften uns Riesen-Cheeseburger und setzten uns zu der überschaubaren Zuschauergruppe, hauptsächlich Familien mit Kindern. Die zwei roten Ameisenmänner von vorhin standen links und rechts neben einem Hochseilgerüst, während eine Frau in einem Gottesanbeterin-Kostüm anmutig auf dem Seil balancierte. Auf der Wiese davor vollführten diverse als Käfer verkleidete Leute Purzelbäume, Saltos und Radschläge, untermalt von dem Disney-Song *Ugly Bug Ball,* der krächzend aus einem Lautsprecher dröhnte. Das Ganze war höchst bizarr und zugleich absolut faszinierend.

»Na, das war ja was mit dem Shuffle-Theater«, sagte Sally.

»Schade, dass ich die Schlägerei verpasst habe«, sagte Jay. »Die *Nirvana*-Cover-Band war voll ätzend. Warum ist Hannah eigentlich nicht mitgekommen?«

»Sie ist noch nicht ganz auf dem Damm«, sagte ich. »Sie braucht noch etwas Ruhe.«

Jay nickte stumm. Ted verschwand und kehrte kurz darauf mit vier eiskalten Bierflaschen zurück.

»Es gibt nichts anderes.«

Und so saßen wir in der Sonne, schlürften Bier und schauten uns die *magisch-akrobatische Insekten-Show* an, umgeben von Dads in Cargo-Shorts und Rugbyshirts, Mums in Blumenkleidern und Schlapphüten und Kleinkindern mit zerzaustem Haar. Die Anspannung ließ nach, und der Mix aus Alkohol und gutem Wetter entfaltete seinen ganz eigenen Zauber. Ich schaute zu Sally und grinste.

»Was ist?«, fragte sie lächelnd.

»Nichts«, sagte ich. »Ich dachte nur gerade, dass wir echt ziemlich verrückte Sachen erleben.«

»Stimmt.«

»Das Shuffle-Theater ist bestimmt in Flammen aufgegangen.«

»Und gleich kommt ein Helikopter angeflogen, von dem sich ein SWAT-Team abseilt.«

»Der arme Derek mit seinem Pseudozufallszahlengenerator.«

»Ihn hat's am schlimmsten erwischt.«

Jay drehte sich zu uns und wischte sich den Mund mit dem Handrücken ab.

»Wusstet ihr eigentlich, dass Computer gar keine echten Zufallszahlen erzeugen können?«, sagte er.

Dann biss er herzhaft in seinen Burger. Sally und ich schauten uns belustigt an.

Als die Vorführung zu Ende war, gab es höflichen Applaus. Ich war inzwischen beschwipst genug, einen anerkennenden Pfiff loszulassen. Die Gottesanbeterin schaute zu uns herüber, lächelte und verbeugte sich so tief, dass die Spitze ihres Pappmaché-Kopfs das Gras berührte.

Sally, Jay und ich spazierten zum Rummelplatz hinüber. Auf der Walzerbahn wurde uns speiübel. Später schickte ich

Hannah ein Foto von Jay und mir mit zwei Riesenportionen Zuckerwatte. Hannah antwortete mit einer SMS: »Ihr Spinner. Viel Spaß xx.« Und ich hatte tatsächlich Spaß.

Gegen elf gingen wir rüber zum Campingplatz. Der Nachthimmel war sternenklar, es wurde allmählich kühler. Jemand hatte ein Lagerfeuer gemacht. Wir setzten uns schweigend dazu. Die Gesichter der anderen waren im Dunkeln kaum zu erkennen; immer wieder schlich sich jemand davon, um in einem Zelt zu verschwinden oder sich noch etwas zu trinken zu besorgen. Mein Handy vibrierte in der Tasche. Als ich es hervorholte, sah ich Hannahs Nummer auf dem Display. Ich bekam sofort einen Schreck.

»Hallo?«, sagte ich. »Hannah? Hannah, bist du dran?«

Doch niemand antwortete. Ich hörte Stimmen, aber sie klangen dumpf und weit weg. »Hallo?!«, rief ich.

Panisch schickte ich ihr eine SMS und betete, dass sie sofort antwortete. Nichts.

Ich wollte gerade die Nachbarn anrufen, als eine Nachricht durchkam: *Sorry, Dad, hab mich beim Fernsehen aufs Handy gesetzt. Hannah x.*

Ich stieß einen Seufzer der Erleichterung aus. Wahrscheinlich schaute sie sich gerade zusammen mit Jenna einen grottenschlechten Teenie-Film an. Ich schrieb zurück: *Geht ins Bett, ihr beiden!* Dann entspannte ich mich und genoss die Wärme des Lagerfeuers.

Als ich gerade vorhatte, in mein Zelt zu gehen, setzte sich jemand neben mich und reichte mir ein Bier. Ich nahm es entgegen, ohne aufzublicken; ich dachte, es sei Ted.

»Hier ist doch noch frei, oder?«, fragte eine unbekannte

Stimme. »Die Riesenameisen nerven gerade etwas, sie haben wohl zu viel Cider getrunken.«

Erschrocken schaute ich hoch. Die Stimme gehörte einer Frau Anfang dreißig mit schulterlangen roten Locken. Sie trug einen grauen Schlabberpulli und Jeans und war barfuß.

»Ich bin Grace«, sagte sie. »Die Gottesanbeterin. Du hast dir doch vorhin die Show angeschaut, oder?«

»Ja, stimmt. Danke für das Bier!«

Ohne das furchterregende Kostüm sah sie ganz nett aus.

»Entschuldige, ich wollte dich nicht erschrecken.«

»Schon in Ordnung. Ich dachte, du wärst Ted.«

»Ted?«

»Mein Buchhalter. Oder besser gesagt, der Buchhalter unseres Theaters. Ich leite das Theater. Können wir noch mal zurückspulen? Hi, ich bin Tom.«

»Hi Tom, ich bin Grace. Wie in *Will & Grace.* Kennst du die Serie?«

»Ja! Die ist klasse. Und du hast …«

»… die gleichen Haare wie Grace. Ja.«

»Was dir natürlich noch nie jemand gesagt hat, richtig?«

»Nein, noch nie.«

Wir starrten eine Weile ins Feuer. Funken stoben aus den Flammen und wirbelten wie Glühwürmchen durch die Luft.

»Ihr seid also eine von den Theatergruppen?«, fragte sie schließlich.

»Ja, wir haben beim Shuffle-Theatre mitgemacht, bis es zum Cider-Super-GAU kam. Da war vielleicht was los.«

»Sie mussten sogar die Polizei rufen, stimmt's?«, lachte sie. »Leider haben wir die ganze Aufregung verpasst, wir waren ja auf der Familienbühne. Wie gemein. Aber Greg und Andy geben sich alle Mühe, den bösen Jungs nachzueifern.«

Sie schaute zu ihrem Zelt hinüber, wo die zwei Riesenameisen wie zwei hippiemäßige *Gregor Samsa*-Klone auf dem Rücken lagen und sich einen Joint teilten.

»Und wie war euer Tag so?«, fragte ich.

»Ganz lustig, aber die Kostüme sind echt schwer, und unter der Maske wird es tierisch heiß. Und obendrein kommen die ganze Zeit Kinder, stupsen dich an und wollen wissen, ob du ein echtes Rieseninsekt bist. Manchmal frage ich mich, was ich mir da eingehandelt habe.«

»Und was?«

»Na ja, das Übliche halt: Tanzstudentin jobbt als Kellnerin, geht zu zig Millionen Castings und schließt sich zehn Jahre später aus purer Verzweiflung einer Insektenakrobatentruppe an.«

»Wie das Leben so spielt.«

»In den Sommermonaten touren wir von Engagement zu Engagement. Festivals, Geburtstagsfeste, Firmenfeiern. Ein Leben im Kleinbus.«

»Du bist echt gut auf dem Hochseil.«

»Ich war mal drei Monate auf einer Zirkusschule, da habe ich das gelernt. Mein Vater hat vielleicht ein Gesicht gemacht, als ich ihn fragte, ob er mir das bezahlt.«

»Nach dem Studium war ich auch eine Weile auf Tour, mit einer Theatergruppe. Wir haben moderne Klassiker zum Besten gegeben. Ziemlich prätentiös, das Ganze. Wir waren zu acht. Und einen Kleinbus hatten wir natürlich auch.«

»Natürlich.«

»Es hat echt Spaß gemacht. Text an der Tankstelle lernen, sich zu viert ein billiges Hotelzimmer teilen ... Ab und zu haben wir es sogar geschafft, den einen oder anderen Jugendlichen für ein Stück von Terrence Rattigan zu begeistern. Ein sorgenfreies Leben, ohne Verantwortung, ohne Plan.«

»Und dann?«

»Tja. Und dann habe ich geheiratet und eine wunderbare Tochter bekommen.«

»Der Klassiker.«

»Genau. Und dann ... tja. Dann ist meine Frau auf und davon. Meine Tochter wurde ... ziemlich krank. Das Leben auf Tour war vorbei. Und jetzt leite ich ein kleines Theater, eine gute Autostunde von hier entfernt. Und die Leute, mit denen ich hier bin, gehören zur Theatergruppe.«

Da ich ein wenig betrunken war, holte ich ziemlich weit mit dem Arm aus und deutete in die Richtung unserer beiden Zelte. Dabei landete mein Arm irgendwie hinter Grace. O Gott, dachte ich. Jetzt habe ich aus Versehen die »Gähn-streck-Arm-um-sie-legen«-Nummer abgezogen, wie ein Teenager im Kino. Zu meinem Erstaunen rückte Grace näher an mich heran.

»Und wo kommt ihr her?«

»Aus Stockport, bei Manchester«, sagte sie. »Morgen früh fahren wir in den kalten Norden zurück. Deshalb genieße ich die Wärme hier, solange es geht.«

Abseits des Feuerscheins bewegten sich Schatten im Dunkeln; andere Camper, die nach dem Toilettengebäude suchten oder vom *All Night*-Tanzzelt zurückkamen, das um ein Uhr zumachte.

»Eigentlich bräuchten wir jetzt eine Gitarre«, sagte Grace. »Dann könnten wir *Bob Dylan*-Songs singen.«

»Ted hat eine Ukulele dabei.«

»Andererseits ist der Abend ja auch so schön genug«, sagte sie.

Über uns schwebte die Sichel des Mondes wie ein leuchtender Apostroph am Himmel. Die Luft war schwül. Grace rückte noch ein Stückchen näher.

»Die Frau, die auf und davon ist«, sagte sie. »Gibt es sie noch?«

»Nein. Also, natürlich lebt sie noch. Aber wir haben keinen Kontakt mehr zu ihr.«

»Und deine Tochter?«

»Schwieriges Thema. Sie ist herzkrank. Wir wissen nicht, wie ernst es ist. Natürlich ist es ernst, aber wir …«

»Ich weiß«, sagte sie leise. »Ich weiß, wie das ist.«

Mehr gab sie nicht preis, aber sie schaute mich vielsagend an. Leider stand ich auf dem Schlauch.

»The show must go on«, lachte sie und versetzte mir einen Klaps aufs Bein. Ihre Hand blieb dort liegen. »Die Show muss *auf jeden Fall* weitergehen.«

»Hey«, sagte ich. »Wir sind nicht auf der Bühne. Das ist keine Show.«

Plötzlich fühlte ich mich volltrunken, obwohl ich nur zwei oder drei Bier intus hatte. Ich war *berauscht.* Da lag so ein Gefühl in der Luft, das Knistern einer Möglichkeit, unsichtbar, aber dennoch spürbar. Geschah da etwas zwischen uns? Meine Intuition war ein wenig eingerostet. Grace nahm einen großen Schluck Bier und leerte ihre Flasche schließlich. Das flackernde Feuer warf huschende Schatten auf unsere Gesichter. Graces Haar reflektierte das Orangerot der Flammen, nahm deren Wärme auf. Sie lächelte.

»Lagerfeuer sind schon besonders, oder?«, sagte sie verträumt.

Ich war aus der Übung, konnte mich jedoch des Eindrucks nicht erwehren, dass sie eine bestimmte Reaktion erwartete. Langsam beugte ich mich in ihre Richtung, bis unsere Gesichter dicht aneinander waren. Und dann schloss ich die Augen und beugte mich noch mehr in ihre Richtung.

»Ähm, ich sollte jetzt besser gehen«, sagte sie, und bevor ich etwas erwidern konnte, hatte sie sich auch schon geschmeidig erhoben. O Gott, dachte ich. Ich habe das Ganze total missverstanden. Ich habe einen Riesenfehler begangen. Mein Entsetzen muss mir wohl im Gesicht gestanden haben.

»Es ist nur, weil wir morgen sehr früh losmüssen«, sagte sie beschwichtigend. »Wir haben einen Auftritt in Shropshire.«

»Bitte entschuldige. Ich habe das Ganze völlig falsch …«

»Nein, schon gut. Ich habe einfach nur … ich war nicht … Viel Glück mit deinem Theater.«

»Es tut mir furchtbar leid, wirklich.«

»Kein Problem, wirklich nicht.«

Ich wusste nicht, was ich noch sagen sollte, um würdevoll aus dieser Nummer herauszukommen. Einen Moment lang erwog ich, mich ins Feuer zu werfen und den Liebesgöttern zu opfern, die ganz offensichtlich nicht gut auf mich zu sprechen waren. Doch dann entschied ich mich dagegen. Am besten blieb ich einfach freundlich und machte mich dann vom Acker.

»Hat mich wirklich sehr gefreut, dich kennenzulernen, Grace«, sagte ich.

»Hat mich ebenfalls gefreut, Toby.«

In diesem grauenhaften Moment erinnerte ich mich an eine wertvolle Lektion des Lebens, die ich eigentlich längst gelernt hatte. Jeder Augenblick kann beliebig interpretiert werden, eine objektive Wirklichkeit existiert nicht. *Ich* hatte angenommen, die magische Begegnung zweier Fremder zu erleben, die sich am Lagerfeuer näherkommen, während *sie* einfach nur mit dem Typ aus dem Zelt nebenan ein Bier getrunken und geplaudert hatte. Als Schauspieler hätte ich das eigentlich sofort erkennen müssen. Ich wandte mich ab und kramte mein Handy hervor. Hannah hatte mir eine SMS geschickt: *Ich vermisse dich, Dad.* Ach, Hannah, dachte ich, dein Dad ist wirklich ein hoffnungsloser Fall, was Dates angeht.

Ich schlich zu unserem Zelt, kroch umständlich zwischen Shaun und James in meinen Schlafsack und ließ mich mit einem Stoßseufzer auf den harten Boden sinken.

»Alles okay?«, flüsterte Shaun.

»Ich hatte gerade eine peinliche Begegnung«, flüsterte ich. »Anscheinend kann ich Signale nicht richtig deuten.«

»Das Gefühl kenne ich«, flüsterte Shaun.

Aber wir waren zu betrunken und zu müde, um unsere Erfahrungen auszutauschen.

Hannah

Jennas Eltern glauben, dass sie bei mir übernachtet. Das ist nicht gelogen. Sie ist tatsächlich bei mir und schläft auch hier. Allerdings bleiben wir nicht zu Hause und schauen Buffy, sondern gehen aus. Wir gehen zu einer Indie-Night in unsere Vorstadt-Disco, die wahrscheinlich voller alter Gruftis, Punks und zu junger Teenager sein wird, die eigentlich gar nicht reindürften. Es ist das gesellschaftliche Ereignis des Jahrzehnts.

Im Moment sind wir jedoch noch in meinem Zimmer und bringen uns in Grunge-Stimmung, indem wir knallhart *Elastica* auf meinem CD-Spieler hören. Dad hat sich die letzten zehn Jahre bemüht, mich mit seiner Neunziger-Musiksammlung zu indoktrinieren – jetzt zahlt sich das endlich aus. Jenna sitzt auf dem Bett, benutzt meinen ganzen Mascara und trinkt billigen Wodkamix mit Multifruchtsaft aus dem Supermarkt. Ich habe ein paarmal daran genippt, aber es ist eklig. Wir sind ganz in Schwarz gekleidet, sie in Jeans und einem klassischen Nirvana-Smiley-T-Shirt, ich in Tanktop, engem Rock, zerrissenen Strumpfhosen und Militärstiefeln. Sie hat ihre Nägel noch einmal mit dem grässlichen schwarzen Lack vom Markt überlackiert und sich dann meine Nägel vorgeknöpft. Die Vorfreude auf den Abend, die hämmernde Musik und der Alkoholdunst hat uns aufgekratzt. Für ein paar Augenblicke denke ich nicht daran, wie krank ich bin, wie sehr sich mein Zustand verschlimmern könnte oder sonst irgendetwas in der Richtung.

»Hast du deinen Oberstufen-Fragebogen schon ausgefüllt?«, fragt Jenna.

»O nein, verdirb doch nicht die ganze Stimmung! Müssen wir ausgerechnet jetzt darüber reden?«

Erbarmungslos fährt sie fort: »Mein Vater macht totalen Stress deswegen. Er will, dass ich eine Tabelle mit meinen Optionen aufstelle, damit ich sie später mit meinen besten Resultaten abgleichen kann. Dabei haben wir noch nicht mal die Probeklausuren geschrieben! Was hat *dein* Vater gesagt? Weiß er, dass du den Fragebogen weggeschmissen hast?«

»Ja, er hat ihn aus dem Papierkorb geholt und aufgehängt.«

»Wirklich? Haha, erwischt.«

»Egal. Ich habe ihn wieder weggeworfen.«

»Was? Warum?«

Ich drehe die Musik ganz laut auf, und der Sound von »Stutter« hämmert auf unsere Trommelfelle ein.

»Weil ich auf die Zukunft scheiße!«, rufe ich.

Und dann springen wir im Zimmer herum und schubsen uns dabei gegenseitig. Jenna legt *My Chemical Romance* auf und singt laut mit: »I'm not okay!« Ich sehe auf dem Handy nach, ob Dad geschrieben hat. Er hat vorhin versucht, mich zu erreichen, aber ich saß im Park und konnte ihn kaum verstehen. Dann hat mich eine aggressive Wespe angegriffen, und ich habe im Reflex mein Handy nach ihr geworfen. Seitdem hat er ein paarmal geschrieben – irgendetwas über eine Alkoholorgie im Theaterzelt. Klingt, als hätten sie eine Menge Spaß. Er hat es verdient.

Eine Stunde später treffen wir uns vor dem Pub mit Daisy. Alte Männer am Tresen klammern sich an ihr Bier, doch wir hören schon das Stampfen der Musik aus dem Club im Stockwerk darüber. Daisy trägt ein kurzes Blumenkleid, dazu passende himmelblaue Strumpfhosen und grünen Nagellack.

»Hast du dich als meine betrunkene Tante verkleidet?«, fragt Jenna, als wir uns nähern.

»Mädels, das ist Dave«, sagt Daisy, ohne auf Jenna zu achten, und deutet mit einer vagen Geste auf den Türsteher. Er hat einen kurzen Militärschnitt und ist ungefähr einen Meter achtzig breit. »Er lässt uns rein.«

»Besauft euch nicht, Mädels«, mahnt Dave. »Sonst bin ich meinen Job los.«

»Machen wir nicht«, antwortet Daisy, geht rein und winkt uns, ihr zu folgen. Dave hält uns die Tür auf, und ich spüre seine Blicke auf uns, als wir an ihm vorbeigehen. Er nickt grinsend; wir werden abgecheckt. Ob Männer wissen, dass wir das spüren? Je weiter wir die Treppe hochsteigen, desto lauter wird die Musik, und die Bässe vibrieren bereits in meinem Bauch. Ein paar ältere Jugendliche stehen im Flur, den Blick auf ihre Handys geheftet. Ein Pärchen, das ich nicht kenne, sitzt knutschend auf der obersten Stufe und versperrt allen den Weg. Daisy gibt einem Typen in einem *Green Day*-T-Shirt High Five. Sie scheint jeden zu kennen – sie ist definitiv die Coole, Erfahrene in unserem Trio. Als sie die Tür aufstößt, dröhnt der Lärm aus der Dunkelheit heraus, begleitet von einem Spektrum flackernder Discolichter. Ein paar Leute sind schon auf der winzigen Tanzfläche und schubsen sich gegenseitig zu irgendeinem Speedpunk-Track, den ich nicht kenne. Grüppchen von Zwanzig- und Dreißigjährigen sitzen rings um die wenigen Tische, die nicht weggeräumt worden sind, trinken Bier aus Plastikbechern und schreien sich gegenseitig ins Ohr. Fast alle tragen Jeans und karierte Hemden. Ein paar Frauen an einem Tisch scheinen sich an alte Tage zu erinnern, denn sie singen laut mit und lachen. Die weiß getünchten Wände, das uralte Eichenparkett und die geschwärzten Deckenbalken bilden eine seltsame Kulisse für diesen Grunge-Marathon.

Daisy strebt sofort zur Bar am anderen Ende und grüßt unterwegs jemanden. Jenna und ich bleiben erst einmal zurück, gewöhnen uns an die Lautstärke und suchen nach bekannten Gesichtern. Und im Hintergrund spüre ich mein Herz schlagen. Poch, poch … Poch.

»Sollen wir uns was zu trinken holen?«, schreie ich Jenna zu.

»Meinst du, die schenken uns Alkohol aus?«, ruft sie zurück.

»Probieren wir's!«

Als ich zwei Heineken bestelle – das Erste, was mir in den Sinn kommt –, mustert mich der Typ hinter der Theke skeptisch und gibt mir das Bier. Jenna blickt erstaunt den Becher in ihrer Hand an, als hätte man ihr gerade das Blut Christi in einem Pintglas serviert.

»Wenn mein Vater mich jetzt sehen könnte, würde er ausflippen«, ruft sie mir direkt ins Ohr.

Ich drehe mich um, trinke einen Schluck, verziehe das Gesicht und sehe mich um.

Ich entdecke ihn praktisch sofort.

Er sitzt an einem Tisch ungefähr in der Mitte, zusammen mit zwei älteren Typen und einer extrem hübschen Frau. Callum. Er trägt eine marineblaue Strickjacke über einem engen, gestreiften T-Shirt und dazu braune Cordhosen und Chucks. Er hat keine Grunge-Klamotten angezogen, und sofort fühle ich mich unsicher, weil ich genauso aussehe wie alle anderen hier, abgesehen von ihm. Der DJ legt »Jesus Christ Pose« von *Soundgarden* auf. Callum greift nach einer Flasche Bier, lehnt sich in seinem Stuhl zurück und trinkt einen tiefen Zug. Ich habe das Gefühl, als würde ich gleich durch die Dielenbretter schmelzen.

»Wen starrst du denn so an?«, ruft Jenna. »Hast du jemanden gefunden, den wir … Ah, ich sehe schon.«

Sie stupst mich mit dem Ellbogen in die Seite.

»Was?!«, rufe ich.

Jenna schüttelt lächelnd den Kopf. Bevor ich irgendetwas sagen kann, setzt die unverkennbare Basslinie von *Nirvanas* »Lithium« ein, und Daisy kommt auf uns zu geschossen und zerrt uns auf die Tanzfläche. Das kleine Rund wimmelt plötzlich vor Leuten in Band-T-Shirts und Jeans, die hüpfen und einander anstoßen und den Refrain laut mitgrölen. Wir tanzen noch zu ein paar weiteren Stücken: »Song 2« von *Blur*, »American Idiot« von *Green Day* und »Battery« von *Metallica.* Jetzt tanzen auch ein paar von den älteren Leuten, stehen am Rand, schütteln ihr dünnes Haar und vergessen alles und jeden, während sie in die Zeit zurückversetzt werden, als sie noch Haare hatten. Wir sind mitten auf der Tanzfläche, werden gegen die anderen gedrückt und geschubst, dampfen vor Hitze, völlig verschwitzt, eingehüllt in eine Wolke aus Schweiß und Deo. Anfangs ist es eine unglaubliche Befreiung, eine Welle der Euphorie, ausgelöst durch das Bier und die Musik. Doch als *Green Day* einsetzt, geben meine Beine nach, und inmitten der Masse von Körpern spüre ich, wie meine Brust brennt und mein Herz stottert. Ich versuche, Jenna ein Zeichen zu geben, aber sie ist in voller Tanzekstase, Augen geschlossen, Kopf gesenkt. Also kämpfe ich mir allein einen Weg durch die stampfende Menge und versuche, nicht das Gleichgewicht zu verlieren, wobei die Anstrengung noch größere Schmerzen auslöst. Ich spüre Panik aufkommen.

Ein paar Takte lang befürchte ich, auf der Tanzfläche umzukippen. Doch dann bin ich plötzlich raus aus dem Pulk, an der Theke, hole tief Luft, versuche, ruhig zu bleiben und mich zusammenzureißen. In einem ersten Impuls will ich meinen Vater anrufen, aber was könnte er tun? Er ist irgendwo in Somerset auf einem Feld, eine Autostunde entfernt. Wenn ich ihn anrufen und dann umkippen würde, würde ihn das völlig aus der Bahn werfen. Ich muss mich einfach nur entspannen. Ich sollte etwas frische Luft schnappen, ja, genau. Der DJ legt »In the End« von *Linkin Park* auf, und der Laden kocht. Ich versuche, ein paar Schritte zu gehen, aber meine Beine fühlen sich an, als wären sie meilenweit unter mir und überhaupt nicht mit mir verbunden. Ein vertrauter wirbelnder Druck baut sich an den Rändern meines Blickfelds auf. Ich will gerade zur Theke zurückkehren und um Wasser bitten, als ich eine Hand vor mir sehe, die mir ein Glas hinhält. Es ist Callum. Ich nehme das Glas an, danke ihm und versuche, cool zu bleiben, während ich fast die Besinnung verliere.

»Geht's dir nicht gut? Wie kann ich dir helfen?«, fragt er, ohne zu schreien, aber laut und deutlich.

»Ich muss hier raus!«, rufe ich.

Er nimmt mich an der Hand und versucht, mich zur Tür zu

ziehen, die hinaus in den Flur führt, aber ich weiß, dass es auch dort überfüllt sein wird. Ich bringe noch die Kraft auf, stehen zu bleiben und auf den Notausgang auf der anderen Seite des Raums zu zeigen. Bevor er etwas sagen kann, zerre ich ihn mit hinüber. Wir schlängelten uns durch eine Gruppe sehr alter Gruftis, einer davon mit Zylinder und Beerdigungsanzug, ein anderer mit merkwürdigen schwarzen Kontaktlinsen und einer Art Sexsklaven-Lederoutfit. Habe ich schon Halluzinationen? Als wir die Tür erreichen, drückt Callum die Querstange und dreht sich dann zu mir um.

»Sie lässt sich nicht runterdrücken, es ist abgeschlossen!«, ruft er. »Gehen wir lieber auf der anderen Seite raus.«

Ich schüttle den Kopf. Der Verzweiflung nahe, ziehe ich ihn weg, vertraue auf mein letztes Quäntchen Zielstrebigkeit und Stärke, nehme etwas Anlauf und trete gegen die Stange. Ich rechne damit, dass die Tür nur ein wenig in den Angeln erzittert, doch zu meiner Überraschung und Erleichterung fliegt sie auf, und ich presche hinaus auf das Metallgitter des Treppenabsatzes. Ohne nachzudenken, renne ich die schmalen Stufen hinunter, und die kühle Nachtluft flutet meine Sinne. Unten angekommen wirble ich herum und lehne mich heftig keuchend gegen einen Van. Ich stütze die Hände auf die Knie und lasse den Kopf hängen. Sofort ist Callum bei mir und legt mir die Hand auf den Rücken. Meine Wirbelsäule kribbelt.

Ich atme einfach nur tief ein.

»Geht's dir jetzt besser?«, fragt er schließlich. Diesmal kann ich ihn klar und deutlich verstehen. Er ist besorgt, aber ruhig. Ich kämpfe immer noch gegen den Schwindel an.

»Ja«, bringe ich heraus. »Mein Herz … ist total im Arsch, ehrlich gesagt.«

»Ich weiß. Ich meine, ich hab's in der Schule gehört. Soll ich einen Krankenwagen rufen?«

»Nein. Ich brauche nur einen Moment.«

Ich habe die Augen geschlossen. Ich kann Callum riechen. Er riecht nach einem Gemisch aus Bier und Weingummi. Gott sei Dank nicht nach Lynx-Deo. Ich höre Autos auf der nahegelegenen Straße vorbeisausen, und irgendwo auf dem Parkplatz streitet sich ein Pärchen, ohne dass ich genau verstehen kann, was sie sagen.

Als ich schließlich die Augen wieder öffne, ist die wirbelnde Schwärze am Rande meines Blickfelds verschwunden. Ich komme wieder zu mir.

Langsam richte ich mich auf. Callum nimmt den Arm weg und tritt ein Stück beiseite. So bleiben wir einen Augenblick stehen. Nebeneinander, schweigend.

»Schon besser«, schnaufe ich. »Puh. So ein Scheiß. Aber jetzt geht's mir besser.«

»Soll ich deine Freundinnen holen?«

»Nein! Ich meine, noch nicht. Alles in Ordnung. Gleich geht's mir wieder gut. Könntest du einfach noch einen Moment hierbleiben?«

»Ja, natürlich«, sagt er.

Das streitende Paar schwankt an uns vorbei, jetzt Arm in Arm – genau auf die Straße. Ein Auto bremst in letzter Sekunde und hupt sie an. Callum und ich beobachten, wie sie den Fahrer anschnauzen, und dann ist alles still. O Gott, worüber sollen wir reden?

»Der Tür hast du's aber gezeigt«, bemerkt Callum. »Das nächste Mal, wenn ich mich zu Hause aussperre, rufe ich dich an.«

Er lächelt, und dann lächle ich auch.

»Ich hab's einfach plötzlich mit der Angst zu tun bekommen«, erkläre ich. »Du kannst jetzt wieder reingehen, wenn du möchtest.«

»Nein, lieber nicht. Ich kann Neunzigerjahre-Musik nicht leiden.«

»Warum bist du dann hier?«

»Ich bin mit meiner älteren Schwester und ihrem Freund da. Sie mögen das Zeug. Mich hat sie reingeschmuggelt, weil sie den DJ kennt. Wie seid ihr reingekommen?«

»Ich bin mit Daisy da, und die kommt überall rein.«

»Alles klar. Ich mag sie, sie ist lustig.«

»Klar, *jeder* mag Daisy.«

»So war das nicht gemeint.«

»Schon gut. Ich weiß, wie du es gemeint hast. Jeder kennt doch so jemanden, der überall im Mittelpunkt steht, oder?«

»Ich nicht.«

Ich spiele an den silbernen Armreifen herum, zu denen Jenna mir geraten hat, und sie klimpern laut. Er schaut kurz zum Notausgang hinauf. Ob er überlegt, wie er der Situation entkommen kann?

»Kann ich dir eine sehr ernste Frage stellen?«, fragt er und sieht mich besorgt und mit gerunzelter Stirn an. Mein Magen krampft sich zusammen, und ich kann nur denken: Ich weiß, was jetzt kommt. Was genau stimmt nicht mit deinem Herzen? Seit wann weißt du das? Musst du sterben? Hast du

Angst vor dem Sterben? Als ich damals auf die Schule kam, musste ich der ganzen Klasse einen Vortrag über Kardiomyopathie halten. Ein paar der Jungs hatten beschlossen, dass es ihr Job wäre, mich zu beschützen, was eine Weile lang Spaß gemacht hat, bis eine Gruppe von Mädchen eifersüchtig wurde – so albern das auch klingt: eifersüchtig auf jemanden mit einer lebensgefährlichen Herzerkrankung. Sie haben mich ein bisschen gemobbt, und dann hat eine von ihnen die SIM-Karte meines Handys die Toilette runtergespült. Danach habe ich nie wieder über meine Krankheit geredet.

»Also«, sagt er. »Du musst mir auch nicht antworten, wenn du nicht willst.«

Ich wappne mich innerlich.

»Okay …« Er räuspert sich. »Welches ist dein absoluter Lieblingscomic aller Zeiten?«

Ich muss so laut lachen, dass er zusammenzuckt.

»Oh, mein Gott!«, japse ich.

»Ich weiß, ich weiß, das ist zu persönlich. Schließlich kennen wir uns kaum.«

»Du bist ein Idiot.«

»Jetzt sag schon!«

»Oh, Mann, ist das schräg! Also, die *Fables*-Serie steht ganz oben auf meiner Liste, weil ich Märchen mag. Ich will das jetzt nicht näher erklären. Aber ich würde sagen, *Ghost World*, das ist definitiv mein absoluter Liebling. Ich liebe die Figuren, die Zeichnungen und das Lustige und zugleich Traurige daran. Wie Enid und Rebecca sich einfach treiben lassen, gelangweilt, einsam und zickig, weil sie in ihrer beschissenen kleinen Stadt nirgendwo hingehören. Keine Ahnung, woher

Daniel Clowes weiß, wie es ist, ein Teenage-Mädchen zu sein, aber irgendwie hat er es kapiert. Und was ist mit dir?«

»Na ja, ich hab keinen Schimmer, wie es ist, ein Teenage-Mädchen zu sein.«

»Quatsch, ich meine, welches ist dein Lieblingscomic?«

Erst holt er tief und dramatisch Luft und sagt dann in einem Atemzug: »Im Moment mag ich *Daredevil* am liebsten, besonders die Brian-Bendis-Sachen, *Preacher, Swamp Thing, The Ultimates* …«

»Alles klar«, nicke ich verständnisvoll. »Du stehst auf gequälte Typen. Ich weiß Bescheid.«

Sofort bedaure ich, so abwertend geklungen zu haben, aber er lacht. Er hat die Angewohnheit, beim Lachen wegzuschauen. Das ist mir inzwischen aufgefallen.

»Ich habe angefangen, meine eigenen Comics zu zeichnen, aber sie sind nicht sehr gut.«

»Wow, kann ich sie mal sehen?«

Er schüttelt den Kopf, und plötzlich hat sich die Stimmung irgendwie gedreht.

»Lieber nicht. Ich hätte es dir gar nicht sagen sollen. Außerdem muss ich jetzt wieder rein. Meine Schwester hat bestimmt schon Angst, ich wäre wieder weggelaufen.«

»Wieder?«

»Das ist eine lange Geschichte.«

»Bedeutest du Ärger, Callum Spencer?«

»Ich bin nicht interessant genug, um Ärger zu bedeuten.«

»Das kann ich wohl noch selbst beurteilen.«

Ich stoße mich von dem Van ab, während ich das sage, um zu betonen, wie cool und abgeklärt ich bin, aber als ich wieder aufrecht stehe, geben meine Beine ein wenig nach. Callum springt sofort zu mir, legt den Arm um mich und hält mich an der Taille fest.

»Geh ruhig wieder rein«, sage ich. »Ich geh jetzt lieber nach Hause. Ich glaube, ich hatte genug Indie-Sound für den Abend. Könntest du bitte Jenna oder Daisy Bescheid sagen, dass ich gegangen bin?«

»Klar. Kein Ding.«

Er hat immer noch den Arm um mich gelegt, sein Gesicht dicht an meinem, und er bewegt sich nicht, und ich dränge ihn nicht dazu. Die Luft zwischen uns fühlt sich heiß und schwer an, als könne man sie greifen. Wir sehen uns an. In dem Moment höre ich die Stimme meines Vaters.

»Hannah? Hannah? Bist du da?«

Erst halte ich es für eine Art schuldbedingter Halluzination. Dann dämmert es mir.

»Oh, Mist, mein Handy!«

Ich ziehe es aus der Tasche. »O nein, mein Hintern hat meinen Vater angerufen!« Ich drücke sofort auf den roten Hörer. »O Gott, hoffentlich hat er nichts mitgekriegt. Der wird stinksauer sein!«

»Wegen deinem Comicgeschmack?«

»Das ist nicht lustig! Ich hätte nicht ausgehen dürfen. Er glaubt, dass ich zu Hause bin und Jenna bei mir übernachtet.«

»Sag ihm einfach, dass du dich auf dein Telefon gesetzt hast und der Fernseher laut aufgedreht war.«

»Du hast recht. Mein Vater ist so dämlich und glaubt das.«

»Entschuldige.«

»Nein, ich hab's ernst gemeint.«

Ich schreibe genau das, was Callum gesagt hat, und starre nervös mein Handy an, in der Erwartung, dass es klingelt. Was soll ich sagen? Doch es kommt nur eine SMS. Erleichtert zeige ich sie Callum: *Geht ins Bett, ihr beiden!*

Vielsagend grinst er mich an.

»Er meint mich und Jenna«, sage ich.

Das Grinsen wird zu einem Feixen.

»Ach, verdammt! So, ich geh jetzt nach Hause. Danke noch mal.«

»Ich hab ja nicht viel gemacht, trotzdem gern geschehen.«

Wir nicken uns zu, verabschieden uns aber nicht.

Callum geht wieder rein und sieht cool dabei aus. Ich mache mich auf den Weg die Straße hinunter und stolpere fast über einen lockeren Pflasterstein. Ich zittere und bin nervös, und mein Magen hat sich verknotet – klar, ich meine, mein Vater hätte mich beinahe erwischt, aber normalerweise macht mir der Gedanke, ihn irgendwie hintergangen zu haben, nicht so viel aus.

»Hannah!«, ruft mir Callum hinterher, und ich drehe mich zu ihm um. »Möchtest du, ich weiß nicht, dich mal mit mir treffen? Demnächst? Oder so?«

»Klar, gerne«, sage ich.

»Gut. Super. Ich schreibe dir!«

»Alles klar! Bring deine Zeichnungen mit!«

Ich bin schon fünf Minuten unterwegs, bis es mir gelingt, wieder einen klaren Gedanken zu fassen. Nach zehn Minuten wird mir klar, dass er meine Nummer nicht hat.

Tom

Ted und ich saßen im Büro, tunkten missmutig Kekse in unseren lauwarmen Tee und betrachteten die Briefe, die auf meinem Schreibtisch lagen. Das Alptraum-Festival und mein fatales Tête-à-Tête mit der Gottesanbeterin waren schon eine Woche her. Ich hatte niemandem davon erzählt, weil keiner wissen sollte, dass mein bedeutendstes romantisches Erlebnis des letzten Jahrzehnts sich darauf beschränkte, von einer Gottesanbeterin verschmäht worden zu sein. Es war ruhig im Theater; es gab nicht viel zu tun, außer sich über die zwei neuesten Hiobsbotschaften den Kopf zu zerbrechen. Zuerst hatte uns die Versicherung darüber informiert, dass sie bei diesem Ereignis leider nicht zahlen konnte. Ted hatte daraufhin den hinterhältigen Versicherungstypen angerufen, der in der Woche zuvor um den Heizkessel herumgeschlichen war, und dieser hatte behauptet, dass die Überschwemmung nicht auf einen technischen Defekt, sondern auf einen Zufallsschaden oder menschliches Versagen zurückzuführen sei, was von der Versicherung dummerweise nicht abgedeckt werde. Das war natürlich vollkommen lächerlich. Sally hatte zwar schon mehrmals an dem archaischen Monster herumgeschraubt, aber nicht an jenem Abend. Und wenn doch, hätte sie etwas gesagt.

Jedenfalls kam nun eine saftige Reparaturrechnung auf uns

zu, die wir voraussichtlich nicht begleichen konnten, egal wie viele *Culture Club*-Tribute-Shows und Hollywood-Musical-Nights wir veranstalten würden.

Die zweite Hiobsbotschaft war von der Planungsabteilung des Stadtrats gekommen, die mich zu einem »Sondierungstreffen« über die Zukunft des Theaters eingeladen hatte. Der Bau- und Planungsausschuss wollte sich meine Vorschläge anhören und dem Stadtrat dann Empfehlungen aussprechen. Im Anschluss sollte es eine weitere große Besprechung und eine Abstimmung geben. Wir fühlten uns, als wären wir unfreiwillig in eine Horrorversion von *Pop Idol* hineinkatapultiert worden, bei der die Verlierer am Ende mit der Abrissbirne zermalmt würden.

»Das ist gar nicht gut, oder?«, fragte ich Ted, als mein Keks auseinanderbrach und in die Tasse platschte. »Das Schicksal hat sich gegen uns verschworen.«

»Fisch ihn doch mit einem Teelöffel heraus«, sagte Ted.

»Ich meinte nicht den Keks, Ted, sondern die Briefe von der Versicherung und vom Stadtrat.«

Mein Versuch, das Keksstück mit dem Löffel zu retten, scheiterte; es war schon durchgeweicht und ging unter. Ein schlechtes Omen, zweifellos. Die Schicksalsgötter sprachen anscheinend sogar durch Kekse.

Ich seufzte. »Wenn wir in einem *Gene Kelly*-Musical wären, würde ich jetzt aufspringen und schreien: ›Lasst uns eine Show auf die Beine stellen und das Theater retten!‹«

»Ich fürchte, meine Tage als Stepptänzer sind vorbei«, erwiderte Ted resigniert. »Außerdem haben wir kein Geld. Und, wie's aussieht, auch kein Theater mehr.«

Wir verfielen in Schweigen, was mir sehr recht war, denn ich hatte keine Lust, weiter über die Folgen der Überschwemmung zu sprechen. Abgesehen davon hatte ich ein weiteres Date vor mir. Nach meiner Rückkehr vom Festival hatte ich auf meinem Dating-Profil eine Nachricht von einer Frau namens Vanessa gefunden, die mir ein »zwangloses Treffen« vorschlug. Ihr Foto schien mitten im hektischen Treiben einer indischen Großstadt aufgenommen worden zu sein. Sie trug darauf ein khakifarbenes Top und eine Sonnenbrille und blickte kühn und entschlossen in die Kamera, wie eine Abenteurerin aus den Dreißigern, die Berge bezwang und Flugzeuge flog. Amelia Earhart wollte ein Date mit mir, aber nur unter der Voraussetzung, dass wir uns nicht über die Arbeit und über Politik unterhielten. Sie war wohl doch eher Mata Hari. Jedenfalls gelang es ihr, meine Neugier zu wecken, und ich schickte ihr sogar aus eigenem Antrieb eine Antwort, ohne dass Hannah mich dazu nötigen musste. Ich rechnete allerdings nicht ernsthaft mit einer Reaktion; so wie Vanessa aussah, war sie bestimmt längst vergeben. Doch es dauerte nur eine knappe Stunde, bis sie sich wieder meldete, und schon hatte ich mein nächstes Date. Entweder gab es im Südosten von Somerset einen eklatanten Männermangel, oder ich war attraktiver, als ich dachte.

»O Gott, sie will ins Kino, in *Mr. & Mrs. Smith*«, sagte ich zu Hannah.

»Der Film soll ganz gut sein«, erwiderte Hannah. »Und du musst nicht viel reden, was das Risiko verringert, dass du etwas Blödes sagst. Eine Win-win-Situation.«

»Aber findest du nicht, dass eine Liebeskomödie mit den heißesten Hollywoodstars die Latte für unser Date ein wenig zu hoch legt? Gegen Brad Pitt kann ich nicht anstinken. Ich bin eher William Pitt.«

»Wer?«

»Meine Güte, was lernt ihr eigentlich heutzutage im Geschichtsunterricht?«

Nachdem ich Ted gebeten hatte, Reparaturangebote einzuholen, machte ich mich auf den Weg in die Stadt, um mir ein ordentliches Hemd zu kaufen. Dabei sah ich zufällig James, der allein am Tisch eines Straßencafés saß, inmitten von Einkaufsbummlern, die gut gelaunt einen auf Französisch machten und Milchkaffee im Freien schlürften. James tippte lustlos auf seinem Handy herum. Ich schlängelte mich an den Tischen vorbei zu ihm durch.

»Hallo, James«, sagte ich. Er zuckte zusammen und legte hastig sein Handy weg.

»Oh, hi«, sagte er. »Ich habe gerade versucht, eine SMS zu schreiben. Die automatische Texterkennung macht mich wahnsinnig.«

Peinliches Schweigen.

»Ich habe mir gerade ein Hemd gekauft«, sagte ich. »Stell dir vor, ich habe ein Date.«

»Gratuliere!«, sagte er. Er schien sich tatsächlich für mich zu freuen.

»Wartest du auf jemanden?«, erkundige ich mich augenzwinkernd in der Annahme, dass er ebenfalls ein Date hatte, aber vermutlich war meine Frage einfach nur peinlich.

»Nein, nein, gar nicht. Ich sitze einfach nur so rum und vertreibe mir die Zeit.«

»Verstehe«, sagte ich und verspürte einen Stich angesichts seiner Sorglosigkeit.

»Na ja, es gibt da eine Person, die ich sehr mag«, schob er nach. »Schon lange sogar, aber … das Ganze ist aussichtslos. Da sitzen wir wohl im selben Boot.«

»Verstehe. Der gute alte Liebeskummer. Aber du weißt ja, James: Für Schauspieler ist der Liebe süßes Elend eine tolle Inspiration. Denk dran bei deiner nächsten Rolle.«

»Danke, Tom. Das hat mir jetzt sehr geholfen.«

Ein Hauch von Sarkasmus schwang darin mit. James schien sich eine andere Aufmunterung erhofft zu haben. Was Männergespräche anging, war ich wohl auch ein wenig aus der Übung geraten.

*

Ich fuhr zeitig los, nur für den Fall, dass ich den Wagen nicht vorm Kino abstellen konnte und auf das grässliche Parkhaus nebenan ausweichen musste. Genauso kam es natürlich auch. Das aus den Siebzigern stammende Parkhaus sah aus, als sei es von einem frustrierten Videospielentwickler entworfen worden. Die Durchfahrten waren unfassbar schmal und durch serpentinenartige Auffahrtrampen miteinander verbunden; unzählige Autos hatten ihre Lackspuren bereits an den Betonpfeilern hinterlassen. Vorsichtig manövrierte ich den Wagen in eine Parklücke zwischen zwei riesigen Pfeilern. Leider war ich gezwungen, auf den Rücksitz zu klettern, um durch eine der hinteren Türen auszusteigen. Dabei trat ich mit voller Wucht in eine ölige Pfütze und verdreckte mir die ganze Hose.

Nachdem ich auf der Kinotoilette minutenlang vergeblich versucht hatte, die Flecken auszuwaschen, begab ich mich ins Foyer. Ich tat so, als wären die verdächtigen feuchten Stellen auf meiner Hose gar nicht da, kaufte mir einen fünf Pfund teuren Latte macchiato, setzte mich und wartete.

Das Foyer war riesig und stank nach Popcorn, wie es sich für ein typisches Multiplexkino gehörte. Überall wuselten aufgeregte Teenies herum und kauften sich eimerweise überteuerte Süßigkeiten. Fünf Minuten früher als verabredet schwebte Vanessa wie ein Wesen von einem anderen Stern herein. Sie trug ein teuer aussehendes hellblaues Wollkleid mit schwarzen Riesenknöpfen und den absolut perfekten schwarzen *Audrey Hepburn*-Kurzhaarschnitt. Sie schien einem der Hollywood-Plakate an den Wänden entsprungen zu sein. Ihr Anblick verschlug mir den Atem.

»Tom?«, sagte sie, als sie auf meinen winzigen Tisch zukam. Sie klang ein kleines bisschen enttäuscht.

»Vanessa?«, sagte ich nervös. »Ich habe drüben im Parkhaus geparkt und bin beim Aussteigen in eine Pfütze getreten.«

Vanessa schaute sich seelenruhig im Foyer um. Ihr Blick blieb an der langen Warteschlange vor der Kasse hängen.

»Hast du uns Karten vorbestellt?«, fragte sie kühl.

Verdammt. Natürlich nicht. Ich hatte es schon verbockt.

»Äh, nein. Ich hole sie sofort.«

»Dann beeil dich besser. Die Schlange ist schon recht lang.«

Sie klang wie eine Grundschullehrerin, die geduldig ein Kind auffordert, keinen Handstand auf dem Tisch zu machen.

Wir schlängelten uns an den popcornbepackten Teenies vorbei zur Kasse. Dort informierte uns der Ticketverkäufer, der selbst noch in der Pubertät war, mit gleichgültiger Miene, dass *Mr. & Mrs. Smith* ausverkauft sei. Ich wandte mich zu Vanessa, fest entschlossen, nicht wie ein totaler Loser zu wirken.

»Wie wäre es mit dem Gerichtsdrama, das im Guardian besprochen wurde?«

»Das ist auch ausverkauft«, sagte der Ticketverkäufer gelangweilt und schaute zu den Mädels in der Schlange nebenan.

»Hören Sie, was ist denn noch *nicht* ausverkauft?«, mischte Vanessa sich ein.

Der Ticketverkäufer seufzte und checkte seinen Computer.

»Für *Wir leben hier nicht mehr* gibt's noch Karten. Das ist ein Drama über zwei Ehen, die scheitern.«

Vanessa sah den Ticketverkäufer ausdruckslos an.

»Das klingt nach dem perfekten Film für ein Date.«

Die Leute hinter uns wurden ungeduldig. Ich schaute Vanessa fragend an, doch ihr nun ungläubiger Blick blieb auf den Kartenverkäufer geheftet.

»Dann nehmen wir zwei Karten«, sagte ich.

Auf dem Weg zu unserem Kinosaal schauten wir schweigend zu den glücklichen Paaren hinüber, die so clever gewesen waren, Karten für den Blockbuster mit Brad Pitt und Angelina Jolie vorzubestellen.

»Welche Art von Filmen magst du denn am meisten?«, fragte Vanessa.

Ich wusste nicht, was ich erwidern sollte. Dass ich eher auf Theater stand, konnte ich ja nicht sagen, weil sie nicht wollte, dass wir über die Arbeit sprachen. Mein letzter Kinofilm war *Madagascar* gewesen; ich hatte ihn mir zusammen mit Hannah und Daisy angeschaut und dabei so viel Zuckerwatte gegessen, dass ich regelrecht high davon wurde.

»Ach, weißt du … Komödien, Thriller, Liebesfilme, Abenteuerfilme …«

»Du meinst, alle Filmgenres, die es gibt?«

»Äh, na ja, irgendwie schon. Und du?«

»Ich bin auch ein großer Fan von Komödien, Liebesfilmen, Abenteuerfilmen und Thrillern«, sagte sie. »Da haben wir ja schon viel gemeinsam!«

Sie strahlte mich an. Sofort schöpfte ich wieder Hoffnung. Doch als der Film begann, war es mit meinem Optimismus wieder vorbei.

Wir leben hier nicht mehr entpuppte sich als furchtbar deprimierendes Beziehungsdrama über zwei Paare, die sich gegenseitig betrügen. Während der neunzigminütigen Foltersitzung schaute ich mehrmals zu Vanessa herüber. Sie war mit ihrem Handy beschäftigt; wahrscheinlich verschickte sie Helft-mir-SMS an all ihre Freunde. »Willst du lieber gehen?«, fragte ich zwischendurch.

»Eigentlich schon«, flüsterte sie. »Aber ich habe Angst, dass jemand mich kennt und dann denkt, dass ich mir den Film ausgesucht habe.«

Also blieben wir bis zum Schluss. Als endlich der Abspann lief, wünschte ich mir nur noch, dass Scotty mich zurück nach draußen beamte.

»Na, das war ja ein Film«, sagte ich.

»Hat mich an meine eigene Ehe erinnert«, erwiderte sie. »Nur noch unterdrückter Groll, und das alles viel zu lange.«

»Dann nichts wie raus hier, oder?«

»Unbedingt.«

Als wir in den lauen Sommerabend hinaustraten, war es zu unserer Überraschung noch hell.

»Wollen wir irgendwo etwas essen?«, sagte Vanessa.

Ihr Vorschlag verblüffte mich. Ich hatte mich schon darauf gefasst gemacht, dass sie wie Road Runner davonschoss, sobald wir wieder draußen waren.

»Vielleicht hier irgendwo?«

Das Multiplexkino lag etwas außerhalb der Stadt, doch es war von einem marktschreierischen Erlebnisgastronomie-Angebot umgeben; es gab chinesische, thailändische und italienische Restaurants, sogar einen Laden namens Mucho Mexicano, wo jeder Gast am Eingang einen Plastiksombrero bekam. Ich war dafür, Vanessa leider nicht.

Wir einigten uns schließlich auf Sal's New York Steak House, das einem typischen alten Backsteingebäude in Manhattan nachempfunden war, inklusive Feuerleiter-Attrappe. Drinnen gab es Holzsitzbänke mit knallrotem Kunstlederbezug, und an den Wänden hing New-York-Deko: Taxischilder, Theaterposter, Feuerlöscher und riesige Drucke des Empire State Buildings. Kellner in weißen Hemden und roten Krawatten eilten mit großen Tabletts umher, um lärmenden Familien Teller mit schlappen Fritten und angekokelten Burgern zu bringen. Aus der Jukebox ertönte Frank Sinatra. Die Szene hatte etwas Surreales.

»Wow«, sagte Vanessa. »Ich dachte, das wäre ein Restaurant, aber anscheinend sind wir in *Hell's Kitchen* gelandet.«

»Hm … die Burger sehen tatsächlich so aus, als wären sie im Fegefeuer gebraten worden.«

»Glaubst du, die sind echt?«

»Na, hör mal«, sagte ich. »Da drüben ragt ein echter Cadillac-Kühlergrill aus der Wand. Was glaubst du wohl?«

Als wir gerade überlegten, wieder zu gehen, schoss eine Kellnerin auf uns zu, die wie Marilyn Monroe in *Das verflixte 7. Jahr* aussah, und zog uns zu einer leeren Sitzbank. Wir nahmen gehorsam Platz und schlugen die Speisekarten mit der Vorfreude auf, die ansonsten nachweihnachtlichen Kontoauszügen vorbehalten ist. Ich beobachtete Vanessa, als sie mit kühler Miene die laminierten Seiten studierte. Sie war höchstens Mitte dreißig, aber in ihrem eleganten Kleid wirkte sie irgendwie älter oder reifer; ernst, doch mit einem ironischen Unterton. Sie sah aus, als wäre sie den Umgang mit unvorhersehbaren Situationen gewohnt. Sie sah kompetent aus. Selbstsicher. Sie blickte auf und ertappte mich. Verdammt.

»Also«, sagte sie. Ich war mir nicht sicher, ob sie das Eis brechen oder mich vom Glotzen abbringen wollte. »Du hast eine Tochter?«

»Ja. Hannah ist fünfzehn. Und sehr clever. Auf jeden Fall cleverer als ich. Sie ist klasse. Und du?«

»Ich habe einen elfjährigen Sohn, der ausschließlich über Computerspiele redet. Und eine dreizehnjährige Tochter, die das Sprechen verlernt zu haben scheint.«

Sie tat so, als sei sie in ein imaginäres Smartphone vertieft.

Da erschien Marilyn Monroe mit gezücktem Notizblock und Stift an unserem Tisch.

»Ich nehme das New York Strip Steak, medium rare«, sagte Vanessa, ohne aufzuschauen.

»Mit normalen Pommes oder superscharfen Chili-Käse-Pommes?«

»Wer um Gottes willen will denn superscharfe Chili-Käse-Pommes?«

»Manche mögen's heiß«, sagte ich und zwinkerte Marilyn zu.

Marilyn starrte mich ausdruckslos an und wartete auf meine Bestellung.

»Ich nehme Momma's Käsemakkaroni«, sagte ich.

Marilyn lächelte gequält und verschwand wieder.

»Was glaubst du: Ist das Essen besser oder schlechter als der Film?«, fragte ich.

»Wenn unser Essen nicht gerade von einem Ehepaar zubereitet wird, das mitten im Scheidungskrieg steckt, kann es eigentlich nur besser sein, oder?«

»Tut mir leid. Ich hätte die Kinokarten vorher reservieren sollen.«

»Schon okay. Jetzt habe ich wenigstens etwas, worüber ich mit meiner Mutter reden kann; sie hat den Film letzte Woche gesehen. Sie *wollte* ihn sogar sehen. Wir haben nicht viel gemeinsam. Insofern ist das wirklich ein Geschenk des Himmels.«

»Na, dann bin ich ja erleichtert, dass der Abend kein totaler Reinfall für dich war.«

Wir lächelten uns an, dann schauten wir uns um, als könnten wir es noch immer nicht fassen, in diesem bizarren Steakhaus zu sitzen. Eigentlich war alles schiefgelaufen. Trotzdem fühlte ich mich seltsam entspannt.

»Früher habe ich in einem ganz ähnlichen Restaurant gejobbt«, sagte ich. »Direkt nach der Uni. In meiner ›Was soll ich aus meinem Leben machen‹-Phase. Hattest du auch so eine Phase?«

»Natürlich«, sagte sie. »Ich bin drei Jahre durch die Welt gereist. Australien, Thailand, Vietnam, China. Und dann durch Südamerika. Wenn ich nicht alle paar Monate verreise, werde ich verrückt. Ich liebe es, Neues zu erforschen. Als Kind war ich ganz wild auf *Jäger des verlorenen Schatzes*. Ich wollte wohl Indiana Jones nacheifern. Aber wollten wir das nicht alle?«

»Ich wollte Derek Jacobi nacheifern«, sagte ich.

»Aha. Jedenfalls bin ich mit meinen Kindern über Ostern nach Mumbai geflogen. Meine Tochter hat für zweihundertfünfzig Pfund Textnachrichten verschickt, und mein Sohn ist vom Elefanten gefallen, hat sich den Fuß verstaucht und die letzten drei Tage im Hotelzimmer auf seinem Laptop herumgespielt. Die beiden konnten es kaum erwarten, wieder heimzufliegen. Wie Kinder eben so sind. Wie kam es eigentlich dazu, dass du Hannah allein großziehst? Falls die Frage okay ist?«

»Tja, meine Frau und ich waren einfach sehr verschieden. Kaum waren wir zusammen, wurden wir auch schon Eltern. Wir waren noch sehr jung. Es war schwierig. Wir wollten in entgegengesetzte Richtungen. Ich bin eher jemand, der sich treiben lässt. Sie dagegen ist sehr ehrgeizig und voller Pläne. Und wie war es bei dir?«

»Daniel, mein Partner – also, mein Expartner –, ist einer von diesen Serienunternehmern. Sehr ehrgeizig und voller Pläne. Er lebt jetzt in San Francisco, wo er eine Technologie entwickelt, die angeblich das Leben der gesamten Menschheit verändern wird. Keine Ahnung. Vielleicht sollten wir Daniel und deine Frau miteinander bekannt machen – klingt, als würden sie das perfekte Powerpaar abgeben.«

»Aber du bist doch auch eine Powerfrau. Oder kommt mir das nur so vor?«

»Du kennst doch die verrückten Professoren in Kinofilmen. Sie sehen chaotisch und inkompetent aus, aber in Wahrheit sind sie sehr zielstrebig und ziehen knallhart ihr Ding durch. Ich bin das genaue Gegenteil: Ich sehe zwar wie eine Powerfrau aus, aber eigentlich will ich einfach nur mit einem Wanderführer und einer Thermoskanne Kaffee durch die Mendip Hills wandern. Man sagt ja immer, der schönste Tag im Leben einer Frau sollte ihre Hochzeit sein, aber mein schönster Tag war, als ich am Great Barrier Reef schnorchelte, inmitten von wunderschönen kleinen Fischen, die um mich herumwuselten wie in einem Disneyfilm. Ich habe zwei Stunden lang geweint vor Glück. Ich liebe es, in neue Welten einzutauchen. Zumindest was das angeht, bin ich sehr ehrgeizig. Und was Restaurants angeht, bin ich auch sehr tough. Wenn mir schlechtes Essen serviert wird, verstehe ich keinen Spaß.«

»Oha«, sagte ich und schielte auf die Teller der anderen Gäste. »Und zusammen mit deinem Mann nach San Francisco zu ziehen war keine Option?«

Sie schüttelte den Kopf.

»Als sich die Gelegenheit auftat, wollte Daniel uns natürlich mitnehmen; für ihn war es überhaupt keine Frage, dass wir alle mitkommen wollten.«

»Aber so war es nicht?«

»Nein. Die Kinder sind hier verwurzelt. Für mich stehen

sie an erster Stelle. Und ich wusste, dass er dauernd unterwegs sein würde. Wir mussten ohne ihn klarkommen, so oder so. Also sind wir hiergeblieben. Aber ich tue, was ich kann, um meine Kids für die große weite Welt zu begeistern. In unserer Küche habe ich eine riesige Landkarte aufgehängt, auf der wir Orte, zu denen wir gern reisen würden, mit Stecknadeln markieren können. Die Kinder haben sich sogar schon ein paar Orte ausgesucht. Aber gegen meine zweiundachtzig Nadeln kommen sie natürlich nicht an. Eines Tages werde ich all diese Orte kennenlernen, aber bis dahin … Tja, das Leben besteht aus Kompromissen, nicht wahr? Wir machen Zugeständnisse, aus Liebe. Das hat Daniel leider nie begriffen.«

»Ich glaube, manche Menschen funktionieren einfach nicht als Teil eines Teams – egal, ob es um die Familie geht oder um die Kollegen. Sie verstehen andere Menschen nicht. Sie können sich nicht in sie hineinversetzen. Sie meinen es nicht böse, es ist nur … sie sehen die Welt eben anders.«

»Na, bei Daniel bin ich mir da nicht so sicher. Wenn er da ist, muss ich mich wirklich zusammenreißen. Den Kindern zuliebe. Wir tun so, als seien wir erwachsen, dabei würde ich ihm am liebsten in die Eier treten.«

»Ich hasse es, so zu tun, als ob ich erwachsen wäre.«

»Auf mich wirkst du jedenfalls ziemlich erwachsen. Du kommst mit dir selbst klar, und du kümmerst dich um deine Tochter.«

»Ich weiß nicht. Ich brauche ständig Leute um mich herum. Ich brauche ein großes Hilfsnetzwerk.«

Sie lächelte mich an.

»So ist das eben, wenn man erwachsen ist.«

Marilyn brachte unser Essen. Meine Käsemakkaroni sahen wie Kotze aus der Mikrowelle aus und rochen auch so. Vanessas Steak sah aus, als wäre es beim Grillen in einen Atompilz gehalten worden.

»Was ist das?«, fragte sie kühl.

Sie klang geschäftsmäßig, als träte sie gerade in Verhandlungen ein, bei denen sie zweifellos als Siegerin hervorgehen würde.

Marilyn blätterte in ihrem Notizblock. »Das ist ein New York Strip Steak, medium rare«, sagte sie.

»Nein«, sagte Vanessa. »Zufälligerweise kenne ich mich in New York ein wenig aus und weiß daher, dass es dort nicht *New York* Strip Steak genannt wird, sondern einfach nur Strip Steak. Das ist das falsche Fleischstück, und obendrein ist es nicht medium rare, sondern so durch, wie es nur sein kann.«

Marilyn wirkte nicht gerade überrascht.

»Tut mir leid«, sagte sie. »Ich weiß auch nicht, was heute mit dem Koch los ist. Er hält sich für den Größten, aber das Essen ist unterste Schublade, ehrlich. Tut mir wirklich leid.«

Vanessa warf ihr einen kurzen Blick zu.

»Sie können ja nichts dafür«, sagte sie. »Sie machen Ihre Arbeit großartig. Aber würden Sie mir einen Gefallen tun? Könnten Sie das zurückbringen und dem Koch sagen, dass sein Strip Steak wie ein Meteor aussieht, der gerade durch die Decke direkt auf meinen Teller gekracht ist?«

»Natürlich, Ma'am«, sagte Marilyn. Sie lächelte boshaft und verschwand mit dem Teller in der Küche.

Ich schaute Vanessa an. Sie lehnte sich zurück und nahm einen Schluck Wein. Ich wollte gerade eine schlaue Bemerkung machen, als jemand brüllte: »Wer hat das gesagt?« Wir drehten uns erschrocken um. Ein rotgesichtiger Hüne mit fleckiger weißer Schürze stürmte aus der Küche, offenbar der Koch. Er hielt Vanessas Teller in der Pranke und schaute sich wutentbrannt um. In seinen Augen blitzte pure Mordlust auf.

»O Gott«, sagte Vanessa. »Gordon Ramsey auf Anabolika.«

»Ich kann gar nicht hinsehen. Hat er ein Fleischerbeil in der Hand?«

»Noch schlimmer: mein Steak.«

Der Koch ging auf einen der Tische zu; er hatte offenbar die Absicht, die Gäste nacheinander ins Kreuzverhör nehmen. Dutzende von Familien starrten ihn erschrocken an. Ich dachte schon, das könnte uns die nötige Deckung verschaffen, als er plötzlich zu uns herüberschaute.

»Die da drüben war das, oder?«, schrie er.

»Oh, oh!«, sagte Vanessa.

Er stürmte auf uns zu, wurde jedoch von Marilyn, zwei Küchenhilfen und einer Frau im Kostüm zurückgehalten, anscheinend die Geschäftsführerin.

»Wir sollten besser gehen«, sagte ich.

Wortlos standen wir auf, warfen ein paar Geldscheine auf den Tisch und eilten zum Ausgang.

»Ja, so ist es recht!«, schrie der Koch und versuchte sich loszureißen. »Verpisst euch!«

Ich war als Erster an der Tür und hielt sie für Vanessa auf.

»Nach dir«, sagte ich mit einer schwungvollen Armbewegung Richtung Freiheit.

»Moment«, sagte Vanessa, drehte sich zu dem Koch um und zeigte ihm den Stinkefinger.

Dann hakte sie sich bei mir unter, und wir rannten kichernd hinaus. Die Sonne war inzwischen untergegangen. Wir hielten kurz inne, als versuchten wir zu begreifen, was gerade passiert war. Vielleicht fragten wir uns insgeheim auch, was als Nächstes schiefgehen konnte.

»Wir sollten besser von hier verschwinden«, sagte ich. »Bevor er uns hinterläuft und uns abschlachtet.«

»Und was machen wir jetzt?«, fragte Vanessa. »Ich könnte dich mit zu mir nehmen und dir meine Indien-Fotos zeigen.«

Im grellbunten Neonlicht der Restaurantreklamen hatte ihre Coolness fast schon etwas Überirdisches. Sie lächelte und sah mir tief in die Augen. Doch als ich ihren Blick erwiderte, musste ich plötzlich an das Lagerfeuer denken.

»Du wirst sicher zustimmen, dass dieser Abend perfekt gelaufen ist«, sagte ich schließlich.

»Absolut«, sagte sie.

»Der Abend war so perfekt, dass es vielleicht am besten wäre, wenn wir nun getrennte Wege gehen und ihn sofort vergessen, damit wir uns nicht für den Rest unseres Lebens fragen müssen, ob wir das überhaupt noch toppen können.«

Sie ließ mich los und trat einen Schritt zurück.

»Oh«, sagte sie. »Da hast du wahrscheinlich recht.«

Puh, dachte ich. Gerade noch rechtzeitig die Kurve gekriegt. Wer weiß, was sonst noch schiefgelaufen wäre. Wir verzichteten auf ein Bussi zum Abschied und tauschten auch keine Telefonnummern aus. Wir gingen einfach auseinander. Ich schlenderte zurück zu meinem Auto und stieg durch den Kofferraum ein. Dabei riss ich mir ein Riesenloch in die Hose.

Als ich nach Hause fuhr, hatte ich die ganze Zeit ein Bild

vor Augen. Vanessa, wie sie in der lauen Sommernacht vor dem Restaurant steht; ich nehme ihre Hand, und dann gehen wir lächelnd davon, wie ein verliebtes Pärchen. So etwas hatte ich nicht mehr erlebt seit … Elizabeth. Du meine Güte.

Wie seltsam. Kaum dachte ich an sie, bekam ich ein schlechtes Gewissen. Unsere Ehe war schon vor langer Zeit gescheitert, Elizabeth lebte Tausende von Meilen entfernt – aber sie war noch immer in meinem Kopf.

Doch obwohl mich die Vergangenheit einholte und in ein Gefühlschaos stürzte, musste ich immer wieder daran denken, was bei meinem Date mit Vanessa alles schiefgelaufen war. Und ich konnte gar nicht mehr aufhören zu grinsen.

Hannah

Am Tag nach dem Vorfall im Club sitze ich am Laptop und erhalte eine Kontaktanfrage von Callum auf MSN; er muss jemandem in der Schule meine E-Mail-Adresse abgeluchst haben. Schlaumeier. Ich nehme sie an, und sofort öffnet sich mein Nachrichtenfenster mit einem Ping.

»Wie geht's dir?«, schreibt er.

»Viel besser! Tut mir leid, dass ich beinahe umgekippt bin und so.«

»Schon okay. Ich bin nur froh, dass es dir gut geht. Willst du dich immer noch mit mir treffen?«

Ich denke ein paar Sekunden darüber nach. Ich meine, will ich das wirklich? Soll ich mir das echt antun?

Ich sehe, dass Jenna auch online ist, und beginne einen weiteren Chat mit ihr.

»Was ist letzte Nacht mit dir passiert?«, tippt sie. »Callum hat gesagt, du wärst nach Hause gegangen. Ich habe dir gesimst. Alles klar mit dir?«

»Ich wär beinahe umgekippt, Callum hat mir geholfen.«

»Ooh, Prince Charming!«

»Lass den Quatsch. Wir chatten gerade, er will sich mit mir treffen. Soll ich?«

»Willst du?«

»Weiß nicht!«

Jenna schickt mir das Herz-Emoji.

Wütend hämmere ich auf die Tastatur: »ICH BIN NICHT IN IHN VERKNALLT!«

Jenna schickt das Smiley, gefolgt von: »Triff dich einfach mit ihm. Was hast du zu verlieren?«

»Okay, ich mach's. Aber egal, was passiert, du bist schuld.«

Ich chatte wieder mit Callum.

»Okay, treffen wir uns.«

Er schreibt, dass er am nächsten Morgen in die Stadt fährt und auf der Bank am Ende des Parkplatzes auf mich warten wird; der Bank am Fluss, wo alle immer rumhängen. Wie romantisch.

Am nächsten Tag muss ich mich mit einer Flut ungewohnter Fragen auseinandersetzen. Was soll ich anziehen? Gehe ich super lässig und tue so, als wäre mir das alles egal, oder gebe ich mir richtig Mühe? Wow, damit beschäftigen sich normale Leute also die ganze Zeit. Als ich mich vorsichtig dem Spiegel auf der Rückseite meiner Schlafzimmertür nähere, fällt mir sofort auf, dass ich sehr blass bin. Ich habe dunkle Ringe um die Augen und mein Haar sieht aus, als hätte ich versehentlich auf einem *Van de Graaff*-Generator geschlafen.

»Guten Morgen«, sage ich. »Freut mich, Sie kennenzulernen, ich bin die Braut von Frankenstein. Ja, meinem Mann geht es gut, danke. Ich werde ihn von Ihnen grüßen.«

Ich bin aufgeregt und nicht aufgeregt. Ich freue mich darauf und fürchte mich. Ich habe vergessen, wie Callum aussieht und wie seine Stimme klingt, und zugleich kann ich an nichts anderes denken als an ihn. Als ich den Briefkasten klappern höre und etwas auf den Teppich fällt, stelle ich mir für einen Moment vor, es sei eine formelle Einladung. Mr Callum Roberts bittet Miss Hannah Rose, ihm auf dem Parkplatz hinter der Einkaufspassage ihre Aufwartung zu machen. Aber natürlich ist es nichts dergleichen. Ich laufe die Treppe runter und sehe, dass es ein schlichter brauner Umschlag mit einem kleinen Adressfenster ist. Mein Name steht darin. Ich atme tief ein und reiße ihn auf.

Der Brief ist vom Krankenhaus – der Termin für meine nächsten Untersuchungen.

Tolles Timing. Mein Handtaschenherz wird schwer wie Stein. Plötzlich habe ich keine rechte Lust mehr, mit diesem Jungen auszugehen, den ich kaum kenne. Lieber würde ich mich wieder ins Bett legen oder ins Theater laufen und meinen Vater suchen oder Daisy anrufen und sie dazu bringen, sich mit Popcorn und mir vor den Fernseher zu setzen. Es fühlt sich an wie eine grausame kleine Lektion fürs Leben: Mach bloß keine Pläne, freu dich auf nichts. Man sollte meinen, ich hätte das inzwischen gelernt.

Aber irgendwie schaffe ich es, mich selbst davon zu überzeugen, dass ich, wenn ich schon Trübsal blasen will, es auch irgendwo tun kann, wo es schön ist. Auf einem Parkplatz zum Beispiel. Das Ganze wird in einer Katastrophe enden, und dann kann ich es einfach abhaken und zu meiner vertrauten Routine aus Furcht und Elend zurückkehren.

Als ich ankomme, sitzt Callum mit einer Gruppe anderer Leute aus unserer Schule zusammen. Ein paar hocken auf den Bänken, andere auf dem Holzzaun, der entlang des steilen Ufers zum Fluss hinunterführt, wieder andere auf dem

Grasstreifen; alle tragen T-Shirts und Shorts oder kurze Röcke. Die Sonne brennt so heiß, dass der Asphalt schmilzt und einen schwefeligen Geruch abgibt, der sich mit den Abgasen der vorbeifahrenden Autos mischt. Die Jungs sind laut, hängen quer auf den Bänken, stoßen sich gegenseitig an und lachen. Ich sehe Emilia und Georgia nebeneinander auf dem Rasen liegen; sie teilen sich Kopfhörer und hören Musik aus demselben iPod. Callum sitzt am Ende einer Bank. Er wird ständig von dem Jungen neben ihm angerempelt, konzentriert sich aber auf sein Handydisplay. Er trägt ein rosa Lacoste-Poloshirt, hellblaue Skinny-Jeans und weiße Converse-Hightops. Im Ausschnitt seines Shirts hängt eine Sonnenbrille im Ray-Ban-Stil. Mein Kopf dröhnt irgendwie. Ich überlege, mich umzudrehen und wegzugehen. Los, tu es!, rede ich mir zu.

»Hey, Hannah!,« ruft ein Mädchen. Keine Ahnung, wer. Callum schaut auf und lächelt. Er legt sein Handy weg, stemmt sich hoch und kommt auf mich zu.

»Hey«, sagt er.

»Hey.«

»Ich habe dir gerade geschrieben. Ein paar von uns holen ein paar Drinks und fahren rauf nach Westway Field.«

»Aha.«

»Da wollen wir erst ein bisschen rumhängen. Dann findet bei Bens Familie ein großes Grillfest statt und … Hörst du mir zu?«

»Ja.«

»Echt?«

»Ja.«

Das war nicht der Plan, das habe ich nicht gewollt. Schon bereue ich meine Entscheidung. Mein Herz pocht laut.

»Also, Ben wohnt in einem riesigen Haus etwas außerhalb, ein paar von uns übernachten bei ihm, und ich dachte, es wäre cool, wenn … wenn …«

Ba-bump, ba-bump, ba-bump, ba-bump. Tief durchatmen.

»Geh ruhig«, sage ich entschieden. »Das ist okay. Aber ich habe eher keine Lust dazu.«

»Hannah?«

»Alles gut, echt. Mach dir keine Sorgen.«

Hinter uns herrscht Aufbruchstimmung. Die Jungs jagen sich gegenseitig über den Parkplatz und schlängeln sich zwischen den Fahrzeugen hindurch.

»Und, kommt ihr?«, ruft uns jemand zu.

Ein Wirbel von Gefühlen steigt in mir auf. Callum starrt mich an, und ich will das nicht. Irgendwas passiert gleich.

Einer seiner Freunde taucht neben uns auf. Er ist atemlos vom Rumlaufen und riecht nach Deo und Kaugummi.

»Kommst du, Alter?«, fragt er.

»Geh schon«, sage ich zu Callum.

Ich will raus aus dieser Situation. Es war ein Fehler. Meine Augen brennen. Ich muss zur Seite gehen, weil ein Auto einparken will – ich sehe den Fahrer durch die Windschutzscheibe, stirnrunzelnd und gestikulierend, nichtsahnend, welches Psychodrama sich hier gerade abspielt – hauptsächlich in meinem Kopf. Ich weiß, dass Callum gehen wird. Es ist ein schöner Tag, und er und seine Freunde werden den ganzen Abend trinken, lachen und Musik über eine Boom-Box hören, während die Sonne hinter den Baumwipfeln versinkt.

Dann werden sich Pärchen bilden und verziehen. Callum wird gehen, und damit ist die Sache beendet.

»Nein«, sagt Callum zu dem anderen. »Ich komm nicht mit. Wir haben schon was anderes vor.«

»Was?«, fragt sein Freund.

»Hannah und ich haben schon was vor, sorry. Wir schreiben.«

Sein Freund zieht sich zurück, sieht uns lächelnd an und schüttelt den Kopf. »Typisch Callum«, sagt er. »Gräbt sich mal wieder ein.« Dann ist er weg, rennt über den Beton, zerrt an den Shorts eines anderen Typen. Callum schaut ihm nach.

»Wir haben etwas vor?«, frage ich.

»Ja. Na ja. Ich habe etwas vor.«

»Was denn?«

»Das, was du willst. Was auch immer das ist. Das habe ich vor.«

»Das ist ein guter Plan, du hast ihn offensichtlich durchdacht.«

»Ich habe den ganzen Morgen daran gefeilt.«

»Tut mir leid wegen … Westway Field und so.«

»Ach, Quatsch. Ich kann da jederzeit hin. Es stinkt sowieso nach heißer Kuhscheiße.«

»Was hat dein Freund eben gemeint? Von wegen eingraben und so?«

»Ach, nichts. Er ist ein Idiot. Wie geht's dir?«

»Nicht so toll. Aber ich will nicht darüber reden, wenn das in Ordnung ist?«

»Klar. Ich verstehe das. Aber ich hab dir ja jetzt gesagt, was ich vorhabe. Jetzt bist du dran. Was willst du machen?«

»Mein Plan für heute Nachmittag?«

»Ja, was sonst?«

Er ist lieber bei mir geblieben, als mit seinen Jungs zu gehen.

Die Sonne brennt uns heiß ins Gesicht. In der Ferne, am Rand des Parkplatzes, schimmert das Licht. Alles ist wie in Gold getaucht. Wahrscheinlich wäre es schöner, wenn wir an einem Strand wären oder auf einem Hügel, der über Täler ragt, als inmitten einer Fläche voller Volvos vor einem Argos-Supermarkt. Aber es ist trotzdem schön.

»Ich habe eine Idee«, sage ich.

Dann nehme ich seine Sonnenbrille und setze sie auf.

Er hat sich für mich entschieden – aber wer würde das nicht tun?

Etwa fünfundzwanzig Minuten später sind wir im Comic-Laden. Callum durchsucht die Regale; ich setze mich hin und komme wieder zu Atem. Der kleine Couchtisch vor mir ist übersät mit neuen Heften, die wir noch nicht gelesen haben, und mit alten, die wir lieben. Dav steht hinter der Theke; sie trägt ein violettes Samtkleid und turmhohe Plateaustiefel, die bis zu den Knien geschnürt sind. Ihre klauenartigen Nägel sind glänzend violett lackiert. Ich mag Dav, weil sie ist, wer sie sein will, und aussieht, wie sie aussehen will. Ich bewundere sie dafür. Als Callum außer Hörweite ist, huscht sie rüber und stupst mich an.

»Hey, seid ihr …?« Ihr Blick wandert schnell zwischen mir und Callum hin und her.

»Sind wir was?«

»Du weißt schon!«

»Nö, keine Ahnung.«

»*Zusammen?*«

Ich sehe sie nur an.

»Er ist echt klasse«, flüstert sie.

Ich sage erst mal nichts, nicke aber. Ich habe mich verraten.

Callum kommt zu mir, setzt sich mir gegenüber, und so hängen wir gemeinsam rum, lesen und teilen unsere abseitige Leidenschaft. Er erzählt, dass er schon als Kind *2000 AD* gelesen hat und seine männliche Sozialisation von *Judge Dredd, Rogue Trooper* und *Strontium Dog* beeinflusst wurde, was irgendwie suboptimal klingt. Ich erzähle ihm, dass meine Vorstellungen von Weiblichkeit von *Diana Prince,* den weiblichen *Avengers* und *Storm* von *Uncanny X-Men* stammen (»von ihnen habe ich gelernt, dass es wichtig ist, stark und unabhängig zu sein und eine Big-Hair-Mähne zu haben«). Ich erzähle ihm von meiner Kindheit im Theater, dass ich die meiste Zeit mit Theaterproben verbracht habe und Oscar Wilde anstelle von Justin Timberlake vergötterte – ich erzähle ihm sogar von den Geburtstagsstücken.

»Moment mal, habe ich das richtig verstanden?«, fragt er. »Jedes Jahr spielt die ganze Theatergruppe nur für dich und deine Freunde?«

»Genau.«

»Stücke, die du geschrieben hast?«

»Irgendwie schon. Sie haben alle auf Märchen basiert – die ich übrigens auch geliebt habe. Und wir haben keine richtigen Textbücher geschrieben. Dad und ich haben die Stücke geplant, und die Schauspieler haben sie improvisiert.«

»Wow, also hattest du so etwas wie dein eigenes echtes Spielzeugtheater? Das hätte ich gerne mal gesehen.«

»Ich nehme an, es gibt irgendwo Fotos. Es ist schade, dass wir die Stücke nie aufgeschrieben haben, aber Dad und ich sind etwas chaotisch. Das muss dir alles ziemlich seltsam vorkommen.«

»Nein! Vielleicht ein bisschen. Aber ich mag es, dass dir Comics und Theater so wichtig sind«, erwidert er. »Das ist eine ziemlich schräge Kombination.«

»Hast du zufällig *Sequential Art* von Will Eisner gelesen?«

Ich bin mir bewusst, dass ich mich gerade in eine nerdige Dozentin verwandelt habe, aber jetzt bin ich in Fahrt und kann mich nicht mehr bremsen.

»Er schreibt, dass Comics und Theater die Handlung in gleicher Weise gestalten. Beide reduzieren jede Szene auf die wichtigsten Elemente, und man muss die Lücken mit seiner Fantasie füllen. Sie benutzen viele identische Techniken, wie sie Raum und Licht erschaffen, und … entschuldige, ich habe mich echt viel damit beschäftigt.«

»Du brauchst dich nicht zu entschuldigen«, entgegnet er. »Nicht dafür, dass du klug bist.«

»Ich bin nicht klug. Dein Aufsatz über *Jane Eyre,* der war klug.«

Er zuckt mit den Achseln und schaut weg von mir.

»Hannah – wo wir schon mal dabei sind, muss ich dir auch etwas beichten.«

Jetzt ist es so weit, denke ich. Er hat eine Freundin. Oder einen Freund. Oder er zieht nach Schottland. Oder alles auf einmal.

»Ich habe eine Art Problem. Ein medizinisches Problem. So in der Richtung. Ich meine, es ist nicht so schlimm wie deins, aber … ich habe Depressionen. Ich nehme Medikamente dagegen und gehe alle zwei Wochen zur Therapie. Nun ja, so ist es im Moment.«

»Scheiße«, sage ich. »Das tut mir leid.«

»Ich kann eben … manchmal wird es schlimmer. Manchmal geht es mir ganz gut, aber oft auch nicht. Manchmal muss ich … na ja, da muss ich einfach allein sein. Ich möchte gern, dass du das weißt. Ist ja auch egal. Ein paar von meinen Freunden wissen Bescheid, aber bitte erzähl es nicht in der Schule rum.«

»Das würde ich nie tun. Hat dein Freund eben darauf angespielt, als er gesagt hat, du würdest dich eingraben?«

Callum nickt. »Ich könnte also verstehen, wenn …«

»Was?«

»Wenn du nicht mit mir abhängen willst.«

»Warum sollte ich das nicht wollen?«

»Es ist schon ein bisschen viel.«

»Das sind Herzprobleme auch.«

»Stimmt. Was für ein Pärchen. Möchtest du darüber reden?«

»Worüber? Über meine Herzerkrankung?«

»Ja, erzähl mir ein bisschen davon. Was Konkretes.«

»Äh … Ich nehme zweimal täglich zehn Tabletten, und eine davon ist ein Diuretikum, deswegen muss ich oft pinkeln. Meintest du das mit konkret?«

»Ja, genau das wollte ich wissen, danke.«

Und das war's dann. Unser tiefsinniges Gespräch für heute. Wir lesen weiter, aber insgeheim frage ich mich, wie es ist, Depressionen zu haben. Ist er dann sehr traurig? Ist er selbstmordgefährdet? Und ein kleiner schrecklicher egoistischer Teil von mir denkt: Brauche ich das? Was mache ich hier mit diesem Typen? Ich bin rein zufällig in diese Sache reingerutscht, und jetzt stellt sich raus, dass es kompliziert werden wird. Aber dann legt Dav Nick Cave auf, und ich denke, ich sitze hier und lese Comics, und er ist nett, und eigentlich ist das alles ganz erträglich. Die Ladentür öffnet sich, Ricky kommt rein, und ich schätze, Dav muss ihm eine SMS geschickt haben, weil er mit zwei Dosen Cola und einer Tüte Donuts zu mir rüberschlendert.

»Für unsere Gäste«, sagt er. Und legt alles vor uns auf den Tisch.

Das ist so süß, dass mir fast die Tränen kommen.

Als der Laden um sechs Uhr schließt, fällt es uns schwer zu gehen. Die anderen Geeks tragen ihre Plastiktüten voller Geschichten raus, und Callum und ich stellen alle Hefte, die wir uns nicht leisten können, wieder in die Regale. Dav umarmt mich, Ricky spreizt die Finger zum vulkanischen *Mister-Spock*-Gruß.

Dann stehen wir draußen, blicken uns um, fühlen uns unsicher.

»Danke«, sage ich zu Callum.

»Wofür?«

»Für deinen tollen Nachmittagsplan.«

»Das war doch hauptsächlich deine Idee.«

»Danke, dass du mich nicht gedrängt hast, mit deinen Freunden mitzufahren. Danke, dass du mich gefragt hast, was ich wollte.«

»Gern geschehen – Hannah?«

»Ja?«

»Denkst du jemals so was wie: Was auch immer geschieht, diesen Tag kann mir keiner nehmen? Der ganze Mist, der mir passieren könnte, wird heute nicht passieren. Heute ist mein Tag, und ich kann ihn einfach genießen, und die Erinnerungen daran bleiben. Ergibt das irgendeinen Sinn?«

»Ja, das tut es. Das tut es total.«

»Also, das war einer dieser Tage. Für mich, meine ich.«

»Für mich auch.«

»Wirklich?«

»Wirklich.«

»Hannah, kann ich dir das geben? Es ist wirklich nicht gut, aber … ich würde mich freuen, wenn du es dir ansehen würdest.«

Er nimmt etwas aus seinem Rucksack – ein großes Schulheft. Ich will es durchblättern, aber er hält mich zurück.

»Nein, noch nicht, warte, bis ich weg bin. Ich bin … Es ist mir peinlich.«

»Was? Warum? Du hast mir doch kein Sonett geschrieben, oder?«

»Nein.«

»Hast du mich wie eines dieser sexy Mädchen gezeichnet?«

»Nein. Nimm es einfach mit nach Hause und schau es dir später an. Und sag mir ganz ehrlich, was du davon hältst.«

»Mach ich. Versprochen.«

»In ein paar Wochen findet in Bristol eine Comic-Convention statt. Man kann unter anderem Sachen von sich mitbringen und von Verlegern und Redakteuren bewerten lassen.«

»Oh, cool. Fährst du hin?«

»Ich weiß es nicht. Ich bin unsicher. Scheiße. Nein, ich glaube nicht.«

»Warum nicht?«

»Wegen der Sache, von der ich dir erzählt habe.«

Ich schaue ihn an, aber er will mir nicht in die Augen sehen, und ich will ihm nicht den ganzen Nachmittag verderben.

»Ich gehe jetzt lieber«, sage ich. »Mein Vater wartet bestimmt schon auf mich.«

»Auf Wiedersehen, Hannah Rose.«

Er kommt mir sehr nahe, und es ist ein vertrautes Gefühl. Es ist wie in dem Moment heute Nachmittag, die Hitze flimmert in der Ferne, das Licht wird golden. Er küsst mich auf die Wange, dann noch einmal ganz nah an meinem Mund. Als wir kurz innehalten, streichle ich über seinen Arm. Er hat Gänsehaut.

Jedes Jahr hat mein Vater zu meinem Geburtstag ein Theaterstück aufgeführt. Er hat das gemacht, um mir zu helfen, meine jährliche Herzuntersuchung zu bewältigen, und auch die Angst und Unsicherheit zu lindern, die ich so ziemlich jeden Tag verspürte. Er nannte es die magischen Tage, da, wie er sagte, Magie größer sei als alles andere. Er machte diese Tage märchenhaft und wundervoll. Er engagierte Musiker, die vor dem Theater spielten, wenn meine Freunde und ich ankamen. Im Foyer gab es Kuchen, Süßigkeiten und Limonade, serviert von kostümierten Schauspielern. Es war ein Gefühl, als ginge alles Gute der Welt von diesem Theater aus, wie der Cosmic Cube in den *Captain America*-Comics. Die ultimative Quelle für Licht und Kraft.

Aber heute, oh, mein Gott, heute war auch so ein Tag, ganz

ohne Vorstellung, Bühne oder Theatermagie. Es waren nur ich, dieser Junge und die Gefühle, die wir bei dem anderen auslösten. Bestimmt klingt das blöd, aber als ich seinen Arm berührte, spürte ich auch so etwas wie … ein Wunder.

Also, was auch immer kommen mag, wird mich nicht heute treffen. Nicht heute.

Heute.

Gehört.

Mir.

Tom

Im August beschloss der Sommer, noch in paar Tage länger zu bleiben. Das freute die Briten natürlich sehr; die Strände waren rappelvoll, die Kinder plantschten in den Springbrunnen der Parks herum, überall wurde gegrillt. Dann brach eine Norovirus-Epidemie aus, legte den Zugverkehr lahm und sorgte für totales Chaos. Ich trug nur noch Cargo-Shorts, Leinenhemd und Panamahut. Ich ließ mir einen Bart wachsen. Hannah fand, ich sähe wie ein weinliebender Serienkiller aus, der durch die Provence trampt.

Ab und zu schaute ich auf meinem Dating-Profil nach, ob vielleicht wie durch ein Wunder eine Nachricht von Vanessa in meinem Postfach gelandet war. War aber nicht. Einmal erwischte Hannah mich beim Einloggen. Natürlich nötigte sie mich sofort, mir neue Matches anzeigen zu lassen. Und so kam es schließlich dazu, dass ich gleich an drei Abenden hintereinander Verabredungen über mich ergehen lassen musste – Komadating statt Komasaufen. Am ersten Abend machte ich die Bekanntschaft von Jocasta, einer Umweltaktivistin, die sich unbedingt in einem teuren veganen Bistro mit mir treffen wollte. Wie sich herausstellte, lag es mitten in der Pampa, und außer uns waren nur seltsame Leute mit Zottelbärten und handgewebter Kleidung dort. Ich hatte die ganze Zeit

Angst, als Fleischfresser enttarnt, auf den Hof gezerrt und mit einem gigantischen Gemüsemesser geköpft zu werden. Am zweiten Abend traf ich Oregon, die früher als Katalog-Model gearbeitet hatte und inzwischen eine Babysitter-Agentur für die oberen Zehntausend von Somerset betrieb. Sie verriet mir die neuesten Klatschgeschichten über ihre Promi-Kunden, darunter die Hauptdarstellerin einer Krankenhausserie, die eine Affäre mit einem richtigen Arzt hatte und ihre Tête-à-Tête-Hotelrechnungen als Spesen absetzte, »für Recherchezwecke«. Am dritten Abend lernte ich Eva kennen, die mir geschrieben hatte, total auf experimentelle Musik zu stehen. Das hörte sich interessant an, doch unser Date fand auf einem Konzert in Bristol statt, bei dem ein Typ nervtötende zwei Stunden lang im Schneckentempo einen Konzertflügel auseinandernahm. Eva wollte anschließend noch bei einem Drink darüber reden, aber ich sagte ihr, dass ich Zeit für mich bräuchte, um das Ganze zu verarbeiten. Und dann bretterte ich mit meinem Wagen davon und hörte Oasis, bei voller Lautstärke.

Als ich heimkam, war Hannah noch mit Daisy unterwegs. Ich holte mir eine Portweinflasche aus dem Schrank unter der Treppe. Dann goss ich mir ein Glas ein, nahm das Foto von Elizabeth und mir vom Kaminsims und setzte mich damit aufs Sofa. Lizzie und ich hatten das Sofa gemeinsam gekauft und es dann von einer schäbigen Mietwohnung zur nächsten geschleppt, bis es schließlich hier, in unserem ersten Haus, gelandet war. Auf einem der Kissen war noch der Rotweinfleck von dem Abend, als wir uns beim Eurovision Song Contest die Kante gegeben hatten. Bei jedem Lied hatten wir lauthals mitgesungen. Jetzt herrschte Stille. Ich betrachtete das Foto und zeichnete Lizzies Lächeln mit dem Finger nach. Plötzlich musste ich wieder an den demütigenden Lagerfeuer-Nicht-Kuss denken; die Erinnerung daran verfolgte mich wie Banquos Geist. Der Portwein stieg mir allmählich zu Kopf.

Hannah schlich jeden Morgen davon, um sich mit Callum auf dem Parkplatz zu treffen. Der Zauber der ersten Liebe … Ich hatte mich oft gefragt, wie mir wohl zumute sein würde, wenn es so weit war. Ich wollte keiner von diesen überfürsorglichen Vätern sein, die so weit gehen, dass sie dem Freund ihrer Tochter mit Prügel drohen. Diese Rolle passte auch gar nicht zu mir; ich bin ungefähr so furchterregend wie das Krümelmonster. Ich wollte lieber ein cooler Dad sein.

Aber es brach mir schon irgendwie das Herz, dass künftig Callum der Co-Star in Hannahs Leben sein würde. Nachmittags traf Hannah sich zwar nach wie vor mit Jenna und Daisy zum Lernen, aber Jay schaute neuerdings in die Röhre; ihre einstmals enge Freundschaft hing nun am seidenen Faden. Jay hatte im Theater schon mehrmals vergeblich Ausschau nach ihr gehalten und sich dann enttäuscht wieder verzogen. Als ich ihn fragte, wie es ihm ginge, murmelte er, dass es zu Hause »Stress« gebe. Doch das konnte bloß ein Vorwand sein, denn Sally war die coolste Frau der Welt. Bei ihr gab es nie Stress.

Wie auch immer, Hannah schien es ganz gut zu gehen. Jedenfalls dachte ich das – bis ich in ihr Zimmer ging, um den Oberstufen-Fragebogen wieder zurück an ihre Pinnwand zu heften und die Einladung zu ihrem nächsten Untersuchungstermin entdeckte. Sie hatte einen traurigen Smiley darauf gemalt. Sie hatte mir gar nichts von dem Termin erzählt. Das war neu. Vielleicht fühlte sie sich vernachlässigt, weil ich neuerdings nur noch mit Dates beschäftigt war.

Ich musste unbedingt mehr Zeit mit Hannah verbringen. Vielleicht konnten wir ja das neue Restaurant in der Stadt ausprobieren. Das wäre zugleich die perfekte Gelegenheit für eine neue Klamotten-Mutprobe. Ich simste Hannah, dass sie mich mittags im Theater abholen sollte. Dann durchwühlte ich eine Stunde lang unseren Kostümfundus, stellte eine Auswahl mit drei albernen Outfits zusammen, von denen sie sich eins aussuchen konnte, und hing sie an einen Kleiderständer, den ich hinter dem Bühnenvorhang versteckte. Ich freute mich schon auf Hannahs Reaktion, wenn ich ihr die Sachen zeigte.

Als sie um Viertel nach zwölf hereinkam, sah sie verschwitzt und gestresst aus. Ich hatte extra einen Tisch und zwei Stühle auf die Bühne gestellt; eine kleine Anspielung auf die sozialrealistischen Dramen der Sechziger.

»Hallo, Casanova«, sagte sie, als sie die Bühnentreppe hochstieg und ins Scheinwerferlicht trat. »Wie war dein Date gestern Abend?«

»Auf einer Katastrophenskala von eins bis zehn?«

»Natürlich. Eine andere Messlatte gibt es nicht.«

»Drei, würde ich sagen.«

»Nicht schlecht. Wie war das Konzert?«

»Hammermäßig.«

Sie nahm mir gegenüber Platz und schaute mich an.

»Es funktioniert nicht, oder?«, sagte sie.

»Redest du von den Dates? Ich habe noch nie so viel Spaß gehabt, Schatz!«

»Dad. Sei ehrlich.«

»Darf ich dir auch eine Frage stellen?«

»Klar.«

»Warum hast du mir nichts von deinem nächsten Untersuchungstermin erzählt?«

Sie senkte den Kopf. Wilde Locken verdeckten ihr Gesicht.

»Ich bin noch nicht dazu gekommen. Es war so viel los.«

»Soll ich mit dem Dating-Quatsch aufhören?«, fragte ich.

»Nein!« Sie schaute wieder auf und sah mir direkt in die Augen. »Auf gar keinen Fall!«

»Aber es funktioniert nicht. Sie sind einfach nicht wie …«

»Ja?«

»Nichts.«

»Sie sind einfach nicht wie Elizabeth. Das wolltest du doch sagen, oder? Dad, sie ist seit zehn Jahren weg!«

»Ich weiß.«

»Du musst endlich nach vorn schauen!«

Sie schlug mit den Händen auf den Tisch, dass es im Saal hallte. Sie versuchte natürlich, vom eigentlichen Thema abzulenken, ihrem Untersuchungstermin.

»Hannah, so einfach ist das nicht. Ich … Deine Mutter ist ein Teil von mir, ein Teil meines Lebens. Das, was wir zusammen erlebt haben, kann ich nicht einfach abhaken, und meine Gefühle für sie auch nicht. Jedes Mal wenn ich ein Date habe, überlege ich verzweifelt, was ich sagen soll, und würde am liebsten im Boden versinken. Und dann denke ich an Lizzie. Mit ihr war alles so einfach. Ich vermisse sie. Sehr sogar.«

Das lief überhaupt nicht nach Plan. Ich hatte meinen eigentlichen Text vergessen und musste improvisieren.

»Versuch es weiter«, sagt Hannah. Sie nahm meine Hand.

»Du brauchst jemanden. Irgendwann kommt ein Date, das gut läuft, bei dem du Spaß hast und dich wohl fühlst.«

Ich schüttelte den Kopf.

»Das glaube ich nicht.«

»Dad, jetzt mach bitte kein Theater, okay? Du hast doch gerade erst angefangen! Fünf Dates – das ist gar nichts! Komm schon. Ich verspreche dir, irgendwann klappt es. Irgendwann begegnet dir eine, und du weißt sofort: Ja! Das ist sie! Sie ist die Richtige.«

Vanessa.

»Vergiss es.«

Vor dem Restaurant, im Neonlicht, unter den Sternen.

»Sei nicht so pessimistisch! Dir wird schon noch die Richtige begegnen! Das klappt!«

»Nein, Hannah. Es wird nicht klappen. Ich bin ihr nämlich schon begegnet und hab's total verbockt.«

Hand in Hand davonspazieren, wie ein verliebtes Pärchen.

»Was? Wovon redest du, Dad?«

»Von Vanessa. Wir waren zum Kino verabredet.«

Und dann erzählte ich Hannah die ganze Geschichte. Von dem grässlichen Film, dem furchtbaren Restaurant, von Marilyn Monroe und dem Steak. Und als ich ihr schilderte, wie wir vor dem Koch davonliefen, musste sie lachen.

»Im Ernst? Ihr musstet die Flucht ergreifen? Bei eurem eigenen Date?«

»Ja. Und dann standen wir draußen. Es war der perfekte Moment, aber … ich weiß auch nicht … unsere Wege haben sich wieder getrennt. Ende der Geschichte.«

Hannah runzelte die Stirn.

»Das klingt eher wie der Anfang der Geschichte, nicht wie das Ende«, sagte sie.

»Hannah. Lass gut sein. Ist doch nicht so wichtig. Wir haben auch so genug um die Ohren. Am besten vergessen wir das Ganze einfach und stürzen uns in neue Abenteuer. Und ich habe schon eine super Idee!«

»Dad, ich …«

»Heute Abend eröffnet doch dieses neue Restaurant.«

»Es ist nur so, dass …«

»Und ich habe einen Tisch für Mr und Mrs Klamotten-Mutprobe reserviert!«

So lief es jedes Mal. Erst tat sie so, als hätte sie keine Lust, doch dann stimmte sie missmutig zu, denn so lief unser Spiel ab. Und dann machten wir uns zusammen auf die Socken, hatten Spaß und vergaßen alles andere. So waren die Regeln. Ich sprang auf und eilte zum Bühnenvorhang, um Hannah ihre Outfit-Auswahl für die Klamotten-Mutprobe zu präsentieren.

»Tut mir leid, Dad, aber heute kann ich nicht«, sagte sie leise. »Ich schaue mir Batman an. Mit Callum.«

»Aber … du kannst Batman nicht ausstehen!«

»Stimmt, aber … wir wollen einfach nur drüber lachen und Popcorn gegen die Leinwand werfen.«

»Du nennst ihn Fledermausfresse!«

»Ich weiß.«

»Den dunklen Wichser!«

»Ich weiß! Aber Callum will ihn sich ansehen. Ist das okay? Macht es dir was aus?«

Ich setzte mich wieder.

»Nein. Natürlich nicht.«

»Bist du sicher?«

»Ja.«

»Kann ich dich allein lassen?«

»Sei nicht albern. Geh ruhig und amüsier dich.«

Ihr Handy klingelte. Sie zog es aus ihrer Tasche.

»Das ist Callum«, sagte sie und sah mich zerknirscht an. »Tut mir echt leid, Dad. Ich hab versprochen, mich mit ihm zu treffen.«

»Schon okay«, sagte ich.

»Kann ich wirklich gehen?«

»Ja, sicher. Geh ruhig.«

Ich wollte ein cooler Dad sein. Also ließ ich sie gehen.

Hannah

Ich muss gestehen, dass ich etwas gemacht habe, das ich wahrscheinlich besser nicht getan hätte. Wenn Dad es herausfindet, bringt er mich um. Oder er stirbt vor Scham. Oder er bringt erst mich um und stirbt dann vor Scham. Ich habe Vanessa kontaktiert. Ich bin in Dads Dating-Profil gegangen und habe ihr eine E-Mail geschrieben: dass ich seine Tochter bin und mich gern mit ihr treffen würde, und dann habe ich gleich noch meine E-Mail-Adresse und Telefonnummer hinzugefügt. Ehrlich gesagt habe ich nur herumgealbert und wollte die Nachricht gar nicht abschicken. Aber dann bin ich einfach so auf »Senden« gegangen und hab wohl ein bisschen zu fest gedrückt …

Als wäre das nicht schlimm genug, hat sie mir dreiundvierzig Minuten später eine SMS geschrieben: *Würde mich freuen, dich kennenzulernen. Wo würde es dir passen?*

»Ach du Scheiße!«, wiederhole ich unablässig wie ein Mantra. »Scheiße, Scheiße, Scheiße!« Zugleich zerbreche ich mir den Kopf darüber, wo ich sie unauffällig treffen könnte – irgendwo, wo Dad nie hingehen würde. Ich schreibe ihr eine SMS und schlage mein drittes Zuhause und damit einen etwas peinlichen Treffpunkt for: den Comic-Laden. Sie antwortet: *Okay, morgen 13 Uhr?*

»Ach du scheiße!«

Ist das das Schrägste und Blödeste, was ich je getan habe? Es steht jedenfalls ganz oben auf der Liste. Wobei ich mich nie mit Smirnoff Ice besoffen und dann in die Haare meines Freundes gekotzt habe und auch nie versehentlich mit meinem Cousin ausgegangen bin (beides ist Daisy passiert). Ich neige dazu, ziemlich vorsichtig zu sein. Ich durchdenke alles. Grüble darüber nach. Ich bin gar nicht der Typ, um heimlich Kontakt mit potenziellen Freundinnen meines Vaters herzustellen. Um ehrlich zu sein, hatte ich aber auch noch nie die Gelegenheit dazu. Mein Gott, wer weiß, wozu ich fähig bin?

Am nächsten Tag entscheide ich mich für einen längeren Weg in die Stadt, damit ich nicht am Theater vorbeikomme und versehentlich auf Dad treffe. Das bedeutet, dass ich an Callums Haus vorbeigehe. Er hat mich noch nicht offiziell eingeladen oder so, aber ich denke, dass ich in so einer prekären Phase meines Lebens eigentlich vor seiner Tür aufkreuzen und kurz hallo sagen könnte. Ich habe sogar einen Vorwand, weil ich sein Skizzenheft zurückgeben muss. Gestern Abend habe ich endlich den Mut aufgebracht, es mir anzusehen. Es ist immer ein bisschen nervenaufreibend, wenn eine Freundin oder ein Freund dir etwas Kreatives anvertraut – so wie damals, als mir Jenna ihre *Lost*-Fanfiction zu lesen gab. Aber Callums Zeichnungen sind toll. Zentrales Motiv ist ein kämpferisch aussehendes junges Mädchen mit wilden schwarzen Haaren und geballten Fäusten, das von einem riesigen schwarzen Wolf begleitet wird. Auf einem Bild steht sie über einer Leiche in einer Gasse voller Rauchschwaden, auf einem anderen ist sie in einer Bibliothek, in der die Bücher aus den Regalen und um sie herum fliegen.

Düstere Schatten, Wut und Gewalt prägen die Bildsprache, wie in *Sin City* oder *Walking Dead.* Ich bin wirklich beeindruckt.

Callum wohnt in einem ziemlich runtergekommenen Haus neben einer großen Lebensmittelfabrik. Die Häuser in der Siedlung sehen aus wie Lego-Gebäude mit ihren leuchtend roten Ziegeln und dunklen, leeren Fenstern. Die meisten Gärten sind überwuchert und voller Unkraut. Überall liegen kaputte Fahrräder und Spielzeug rum. In Callums Einfahrt muss ich mich an einem Jeep vorbeiquetschen, der auf Ziegelsteinen aufgebockt ist. Ich will an der Tür klingeln, aber statt einem Klingelknopf gibt es nur raushängende Drähte, also klopfe ich stattdessen. Meine gute Laune verflüchtigt sich ein wenig. Ich klopfe noch einmal, und diesmal fängt ein Hund wütend an zu bellen. Ich trete ein paar Schritte zurück.

Sekunden später kommt eine Frau mittleren Alters an die Tür und sieht mich genervt an. Ihr Gesicht ist vorzeitig gealtert, aber nicht hässlich. Ihr langes krauses Haar hat sie zu einem straffen Pferdeschwanz gebunden, und sie trägt Jeans und ein hellrosa *Juicy Couture*-Hoodie. Oh, mein Gott, ich lerne gerade seine Mutter kennen!

»Ja?«, sagt sie.

»Ist Callum zu Hause?«, frage ich und versuche, höflich zu klingen und nicht wie eine BBC-Radio-Moderatorin, wozu ich sonst neige.

»Er liegt im Bett, Schätzchen.«

»Oh«, sage ich und schaue, ohne nachzudenken, auf meinem Handy nach, wie spät es ist.

»Steht er … demnächst irgendwann auf?«

»Glaube ich nicht. Er hat ein paar schlechte Tage.«

»Ich wollte nur mal kurz hallo sagen. Wir sind Freunde. Sozusagen. Doch, wir sind Freunde.«

Sie wirft mir einen beinahe mitleidigen Blick zu.

»Wenn es ihm so schlecht geht, ist es egal, wer du bist, Schätzchen, er wird dich nicht sehen wollen. Wie heißt du? Ich sage ihm, dass du hier warst.«

»Ich bin Hannah.«

Ihr Gesicht hellt sich plötzlich auf.

»Ach, du bist Hannah? Du meine Güte, von dir habe ich schon viel gehört«, sagt sie.

»Wirklich?«

»Ja, Callum erzählt andauernd von dir. Er wird mich umbringen, wenn er erfährt, dass ich dir gesagt habe, dass er im Bett liegt.«

Ich spüre, dass ich knallrot anlaufe wie eine vollreife Tomate.

»Ich bin froh, dass Sie es mir gesagt haben«, stottere ich.

Der Hund kommt hinter ihr angerannt, bellt mich zwischen ihren Beinen hindurch an und reißt mich aus meiner peinlichen Erstarrung.

»HALT DIE KLAPPE, SWAMP THING!«, schreit Callums Mutter.

Fiepend rennt der Hund zurück ins Haus.

»Hat Callum den Hund so genannt?«, rate ich

»Ja, er war schon immer ein bisschen daneben. Ich würde dich ja zu einer Tasse Tee einladen, aber es ist nicht aufgeräumt, und ich glaube auch nicht, dass wir Callum heute noch zu Gesicht bekommen. Er ist manchmal sehr niedergeschlagen.«

»Ich weiß, er hat es mir erzählt.«

Sie wirkt überrascht, aber dann lächelt sie.

»Er spricht nicht mit vielen Leuten darüber. Ist sehr verschlossen. Typisch Mann.«

Ein Typ kommt hinter Callums Mutter hervor; ich nehme an ihr Freund. Er hat einen schwarzen Militärschnitt und wirkt auf den ersten Blick schroff und aggressiv. Doch dann küsst er sie wortlos und liebevoll auf die Wange und lächelt mich an. »Alles klar?«, sagt er und schlendert an uns vorbei zum Auto. Callums Mum sieht zu, wie er einen Werkzeugkasten aufklappt und unter der Motorhaube verschwindet. Dann blickt sie mich an, offenbar in der Erwartung, dass ich jetzt gehe.

»Könnten Sie Callum ausrichten, dass ich da war?«, bitte ich. »Und sagen Sie ihm, dass ich seine Zeichnungen sehr gut finde.«

»Mach ich, Schätzchen.«

»Ich hoffe, es geht ihm bald besser.«

Sie schüttelt den Kopf.

»Der Junge macht mir wirklich Sorgen.«

»Auf Wiedersehen«, sage ich. Aber die Tür schließt sich schon.

Auf dem Weg durch den Vorgarten blicke ich mich noch einmal zum Haus um. Im kleineren der beiden oberen Fenster sind die Vorhänge zugezogen, aber ich bin mir sicher, dass sie sich ein wenig bewegen.

Im Comic-Laden bestückt Ricky seine Auslagen und baut anlässlich des neuen *Batman Begins*-Films ein *Batman*-Display auf. Ich bleibe in der Tür stehen und schaue ihm zu.

»Du Verräter«, sage ich.

Er wirft mir einen schuldbewussten Blick zu. »Vor diesem Moment habe ich mich gefürchtet.«

»Also, welche faschistischen Bat-Machwerke verhökerst du?«

»Ach, weißt du, das Übliche.«

»*Dark Knight Returns, Killing Joke, The Long Halloween* … haben deine Geek-Kunden die nicht schon alle gekauft?«

»Hannah, ich …«

Ich will weiter über den Umhang-Psycho herziehen, als ich höre, wie die Tür hinter mir geöffnet wird. Als ich mich umdrehe, erblicke ich eine Frau Mitte dreißig mit faszinierenden Wangenknochen in einem wunderschönen Hobbes-Kleid und dazu passender hübscher Frisur und Make-up. Ich sehe ihr an, dass sie keine Stammkundin ist.

»Vanessa?«, frage ich.

»Hannah?«

»Ja.«

Wir stehen da und sehen uns verlegen an. Ricky erkennt seine Chance und entwischt zum Tresen.

»Entschuldige, das ist schon ein bisschen komisch, oder?«, beginne ich.

»Irgendwie schon«, antwortet sie. »Aber ehrlich gesagt, Hannah, bin ich in meinem Leben an einem Punkt angelangt, wo es Sinn macht, seltsame Dinge zu tun. Montag hatte ich Pilates, gestern bin ich einem Chor beigetreten, und heute treffe ich eine Jugendliche in einem Comic-Laden wegen eines Dates mit ihrem Vater. Also, lassen wir uns einfach darauf ein.«

Ich deute auf die beiden verschlissenen Sessel in der Ecke, als würde ich sie in mein Büro führen. Wortlos gehen wir hinüber, und sie setzt sich auf den Platz, auf dem Callum bei unserem ersten »Date« gesessen hat. Es ist eine seltsame Wiederholung, nur dass ich jetzt mit Dads Date hier bin, was mir das Gefühl gibt, in einer Seifenoper oder einer griechischen Tragödie mitzuspielen. Erst als wir beide sitzen und uns wieder anschauen, wird mir klar, dass ich keine Ahnung habe, was ich eigentlich will und was ich jetzt tun soll. Plötzlich fühle ich mich zutiefst erschöpft.

»Das ist ein richtig schöner Laden«, bemerkt Vanessa. »Warum war ich noch nie drin? Als ich klein war, habe ich Comics verschlungen. Ich habe jedes einzelne *Tim und Struppi*-Heft gelesen und auf einer großen Weltkarte an meiner Schlafzimmerwand alle Orte markiert, an denen er war. Ich war in Captain Haddock verknallt, bis ich ungefähr fünfzehn war. Ich war ein seltsames Kind. Was kann ich für dich tun?«

Ich mag sie auf Anhieb. Sie ist wunderhübsch, sie ist gebildet, und sie scheint vollkommen mit sich im Reinen zu sein. Ob sie sich überhaupt ernsthaft für Dad interessiert? Ich beschließe, das Thema so subtil wie möglich anzusprechen.

»Ich glaube, Dad war ... Ich meine, nach dem Date ... Ach, was soll's, magst du ihn?«

Sie lacht, so laut und unbefangen, dass ich einstimme. Ein Typ, der die Manga-Abteilung durchforstet, wirft uns misstrauische Blicke zu.

»Du redest nicht lange um den heißen Brei herum«, bemerkt sie.

»Das Leben ist zu kurz«, antworte ich. Und ich frage mich, ob Dad etwas über mich erzählt hat, weil sie sofort ernst wird. Es dauert eine Weile, bis sie antwortet.

»Ja«, sagt sie. »Er hat mir gefallen. Ich meine, das Date war praktisch ein Supergau, aber von der Sorte lustiger Supergau.«

»Es gibt eine Sorte lustiger Supergau?«

»Vor ein paar Monaten hätte ich es noch nicht für möglich gehalten, aber das ist jetzt mein neues Leben, ein Leben, in dem ich mit Männern ausgehe und Pilates mache.«

»Er hat mir ein bisschen davon erzählt.«

»Hat er dir von dem Koch mit dem Fleischerbeil erzählt?«

»Ich dachte, das hätte er erfunden.«

Entschieden schüttelt sie den Kopf.

»Nein, es ist alles wahr. Beinahe wären wir auf der Speisekarte gelandet.«

»Er mag dich«, sage ich.

»Der Koch?«

»Nein, mein Vater!«

»Wirklich? Er hat weder nach meiner Nummer gefragt noch mir gemailt.«

»Ich glaube, es war ihm peinlich, dass alles schiefgelaufen ist. Und außerdem hat er zurzeit einen Haufen Probleme. Die Arbeit, ich …«

»Du?«, fragt sie.

Also erkläre ich ihr alles, so gut es geht, weil Dad es möglicherweise nicht getan hat. Ich erzähle ihr, dass Mum uns verlassen hat und dass ich herzkrank bin und welche Schwierigkeiten das in letzter Zeit bedeutet hat. Ich sage ganz deutlich, dass ich sie nicht emotional erpressen will, damit sie sich noch einmal mit ihm trifft, aber irgendwie tue ich es natürlich doch. Ich erzähle nichts über das Theater, weil Dad nicht möchte, dass ich mit anderen über seine Arbeit spreche. Ich glaube, er will den Leuten lieber persönlich klarmachen, dass er seine Zeit damit verbringt, Blaskapellen, derbe Comedians und didaktische Puppenspieler zu engagieren. Kann ich verstehen. Dafür erzählt mir Vanessa ein wenig über sich selbst, ihre Scheidung und ihren anstrengenden, langweiligen Bürojob, und dass das ganze Leben so ernst ist, dass sie am liebsten nach Afrika, Ecuador oder Japan fliehen würde. Es ist seltsam, ich fühle mich wie eine Erwachsene bei einer Erwachsenenunterhaltung in einem Café oder so. Vanessa ist lustig, sehr klug, frustriert und leidenschaftlich.

»Weißt du, was ich vermisse?«, fragt sie. »Einfach an Orten wie diesem herumzuhängen. Wenn man erwachsen wird, muss man so viele Verpflichtungen eingehen – Familie, Arbeit, Beruf –, und man denkt, das alles würde das Leben bereichern, und das tut es ja irgendwie auch, aber es schränkt einen andererseits ein. Nur allzu leicht verliert man sich inmitten des Chaos und der Verantwortung. Man verliert das Gefühl dafür, wer man ist und was man mag. Ich meine, warum gehe ich nach der Arbeit nach Hause und lese jeden Abend Berichte? Warum lese ich nicht …« Sie sucht im Laden nach Inspiration. »Warum lese ich nicht *Batman?*«

»O nein, ausgerechnet!«, stöhne ich.

»Keine gute Idee?«

»Halt sie auf, bevor sie loslegt!«, ruft Ricky von der Theke her.

»Kannst du mir vielleicht etwas empfehlen?«, erwidert sie.

»Persepolis«, antworte ich wie aus der Pistole geschossen. *»Persepolis* ist perfekt für dich, ich wette, du wirst ein Fan. Es geht um ein junges Mädchen, das in den Siebzigern im Iran aufwächst und gegen die Erwartungen der Gesellschaft rebelliert.«

»Hat sie Superkräfte?«

»Nein, es nicht einer von diesen Comics.«

Sie nickt, schaut schnell auf ihr Handy und dann wieder zu mir.

»Also, und wie geht es jetzt weiter?«, fragt sie.

»Keine Ahnung. Willst du ihn wiedersehen?«

»Ja. Aber … vielleicht lieber ganz ungezwungen. Ohne Druck. Irgendwo, wo wir nicht von einem wahnsinnigen Koch aus dem Restaurant gejagt werden.«

»Hmmm, das ist knifflig. Und er darf nicht wissen, dass wir miteinander geredet haben. Das käme ihm komisch vor.«

»Ehrlich gesagt ist es das ja auch. Moment, da fällt mir etwas ein … Nein, das ist zu albern.«

»Glaub mir, nichts ist zu albern für meinen Vater.«

»Also, der Musiklehrer unserer Schule organisiert jeden Donnerstagabend im Gemeindehaus ein Treffen – so etwas wie Musikunterricht für Erwachsene. Man geht einfach hin, trinkt ein Glas Wein, wählt ein Instrument und macht einen Kurs. Meine Nachbarin hat mich überredet, sie zu begleiten. Meinst du, ich sollte ihn einladen? Er könnte auch noch jemanden mitbringen. So wäre es nicht gleich wieder ein Date.«

»Oh, mein Gott, das ist genau das Richtige für ihn! Und er kennt definitiv Leute, die mitkommen würden.«

»Das klingt doch nach einem Plan. Nicht gerade ein genialer Plan, aber mehr fällt mir im Moment nicht ein.«

Sie steht auf, ich ebenfalls. Dann streckt sie mir ihre Hand entgegen, und ich schüttle sie. Als hätten wir gerade ein Geschäft gemacht. Sie wendet sich zur Tür, hält dann aber noch einmal inne.

»Haben Sie *Persepolis* da?«, fragt sie quer durch den Laden.

»Klar!«, ruft Ricky.

»Na also, dann nehme ich es gleich mit.«

Wow, ich sollte mir hier einen Job suchen, Dads zukünftige Dates reinbringen und ihnen gegen Provision Comics verkaufen. Als Vanessa gegangen ist, beschließe ich, einen kurzen Blick auf die *Just in*-Auslage zu werfen und nachzusehen, ob sie die erste Ausgabe der neuen *Daredevil*-Serie auf Lager haben. Ich finde eine, nehme sie mit zum Tresen und krame in meiner Tasche nach Kleingeld.

»Wie bitte? Du kaufst jetzt auch noch was?«, fragt Ricky. »Ich würde dich ja einladen, öfter herzukommen, aber ich glaube nicht, dass das überhaupt möglich wäre.«

»Verkauf mir einfach den verdammten Comic«, erwidere ich. »Ach, und kannst du mir vielleicht einen Stift leihen?«

Auf dem Rückweg gehe ich wieder durch Callums Straße. Als ich zu seinem Haus komme, sind die Vorhänge im oberen Schlafzimmer immer noch zugezogen. Ich nehme den Comic heraus und schaue ihn mir kurz an. In eine Ecke des Covers habe ich gekritzelt: »Steh auf, wenn du dich traust! Hannah xxxxx.« Ich werfe das Heft durch den Briefschlitz.

Etwa fünfzig Meter von seinem Haus entfernt packen mich Gewissensbisse. Er hat eine echte Depression – was ist, wenn er denkt, dass ich die Krankheit verharmlose, indem ich ihm sage, er soll aufstehen? Und warum musste ich fünf Küsse hinzufügen?

Und dann denke ich zum soundsovielten Mal: Wieso mache ich das überhaupt?

Tom

Vanessas Nachricht verblüffte mich aus zweierlei Gründen. Erstens, weil sie sich so unverhofft wieder meldete, und zweitens, weil sie mir vorschlug, zu einer Musikstunde für Erwachsene mitzukommen. Das reizte mich natürlich. Außerdem kam noch eine Freundin von ihr mit. Es war also gar kein richtiges Date, außer, ich verstand das Ganze vollkommen falsch. Ich brauchte nur noch eine Begleitung; aber dieses Problem war schnell gelöst. James sagte, er sei verzweifelt genug, um es auszuprobieren (ich behauptete, es sei eine getarnte Single-Party), und Natasha meinte, ihr sei jede Möglichkeit recht, um ihren Kids zu entkommen, selbst wenn sie dafür im Gemeindezentrum auf Bongos herumtrommeln müsste. Ich schrieb Vanessa, dass ich auch zwei Leute mitbrächte und sie dann dort sähe. Ein zweites Date. Ein Sequel. *Date II – Die zweite Chance.* Meistens waren Sequels ja schlechter, aber dieses konnte nur besser werden.

James, Natasha und ich trafen uns vorm Theater, um zusammen zum Gemeindezentrum zu gehen. Natasha verspätete sich, weil sie sich vorher noch Milch abpumpen musste. »Fertigmilch ist dem kleinen Scheißer nicht gut genug«, erklärte sie keuchend. »Was für ein Glück, dass ich so köstliche Milch produziere. Letztens habe ich Seb dabei erwischt, wie er sie in seinen Kaffee geschüttet hat. Ist das zu fassen? Danke, dass ihr mich aus diesem Alptraum entführt!«

Das Gemeindezentrum befand sich in einem umfunktionierten viktorianischen Kirchengebäude, das der Marine-Jugendorganisation nebenher als Übungshalle diente (nur der Himmel wusste warum, das Meer war rund vierzig Meilen entfernt). Wir mischten uns unters Volk. Viele Künstlertypen und Althippies tummelten sich in dem kleinen Saal, der mit seinem Schachbrettparkett und grässlichen orangegelb gemusterten Gardinen den muffigen Charme eines Allzweckraums aus den Siebzigern verströmte. Auf einem altmodischen Tisch in der Ecke stand ein riesiger Edelstahl-Heißwasserspender, daneben stand ein weiterer Tisch mit billigen Weißweinflaschen und Plastikbechern.

Wir schlenderten zu den Tischen hinüber, schenkten uns Becher mit Wein ein (»nur einen«, sagte Natasha, »sonst wird meine Milch sauer«) und schauten zu den übrigen Teilnehmern hinüber, die gleichfalls verlegen an ihrem Supermarktwein nippten. Die meisten trugen Schlabberpullis, Latzhosen, Dreadlocks und Schiebermützen. Aber es gab auch eine kleine Gruppe mit seriös gekleideten Damen und Herren, die aussahen, als wären sie auf einer Betriebsfeier. Das Wunderbare am Kleinstadtleben in Somerset war, dass nicht viel passierte. Deshalb wurde jedes Event dankbar angenommen, egal ob es sich um eine Tanzveranstaltung für ADHS-Kids oder einen Strickkurs für Gangsta-Rapper handelte. Auch unser Theater profitierte davon: Nicht alle Aufführungen waren ausverkauft, aber wir hatten immer Publikum.

Die Musiklehrerin war eine rotgesichtige Mittfünfzigerin

mit verrückter schwarz-blonder Frisur, wie die Sängerin von *Berlin.* Gerade als sie anfing, Musikinstrumente aus einer großen Kiste zu holen und auf einen Tisch zu legen, den sie in der Saalmitte aufgestellt hatte, kam Vanessa hereinspaziert. Ihr Outfit war etwas legerer als bei unserer ersten Begegnung: Diesmal trug sie einen kurzen Jeansrock, ein mit goldenen Glitzerblumen besticktes Trägertop und dunkelrote Stiefel. Ihr gegeltes kurzes schwarzes Haar schimmerte. Sie sah fünf Jahre jünger und atemberaubend schön aus. Ihre Freundin trug ein Blumenkleid und Turnschuhe; sie war ungefähr so alt wie James und wirkte auf Anhieb sympathisch. Die Matchmaking-Götter schienen uns zur Abwechslung wohlgesonnen zu sein.

»Vanessa!«, rief ich.

Sie schaute zu mir herüber und lächelte. Mir wurden die Knie weich, aber das lag sicher am Wein. Sie kam mit ihrer Freundin zu uns, und wir stellten einander vor. Ihre Freundin hieß March; ihre schrulligen Eltern hatten sie unbedingt so nennen wollen, weil sie im März zur Welt gekommen war. March war Silberschmiedin und verkaufte ihren Schmuck über einen Online-Shop. Sie war extrovertierter als Vanessa und offenbar die Dominantere.

»Ich kann gar nicht glauben, dass ihr noch nie hier wart!«, erhob sie ihre Stimme über den anschwellenden Lärm. »Die Musikstunde ist wirklich lustig!«

Sie wollte uns gerade alles erklären, als die Lehrerin laut in die Hände klatschte.

»So, meine Lieben!«, rief sie. »Einige von euch kennen mich wahrscheinlich als Miss Baker, aber nennt mich ruhig Gwen. Willkommen in der Musikstunde! Ich hoffe, ihr habt euch alle schon bedient.« (Ich schaute mich um. Alle nickten.) »Wunderbar! Also, wir machen es so wie gehabt: Ihr bildet kleine Gruppen von vier bis fünf Leuten, und dann holt sich jeder von euch ein Instrument vom Tisch. Anschließend erarbeitet ihr mit eurer Gruppe ein kleines Stück, das auf einem bestimmten Thema basiert. Alles klar soweit?«

Ich fühlte mich plötzlich wieder wie zwölf und nickte gehorsam wie alle anderen.

»Gleich müssen wir schnell sein«, flüsterte March. »Die besten Instrumente sind zuerst weg, also nur keine falsche Bescheidenheit. Die Bongos sind am begehrtesten; wenn ihr die haben wollt, dürft ihr kein Pardon kennen. Das Glockenspiel wird auch immer gern genommen.«

Gwen klatschte abermals in die Hände, woraufhin sich alle gierig auf den Instrumententisch stürzten. Natasha drängte sich mit wilder Entschlossenheit an uns vorbei und schnappte sich die Bongos. James versuchte, an die Rumba-Rasseln zu gelangen, musste sich jedoch mit dem Schellenstab zufriedengeben. March schaffte es, ein Tambourin zu erobern. Ich schlängelte mich an einer dicken Frau in Lederjacke vorbei und nahm das Erstbeste, was mir in die Finger kam: ein seltsames geriffeltes Ding mit einem Holzstab. Ich starrte es ratlos an. »Das ist eine Sambagurke!«, rief Gwen, die meine Verwirrung bemerkte. »Du streichst mit dem Stab über die Querrillen. Hattest du denn keinen Musikunterricht an der Schule?«

Ich kam mir vor wie auf einem Kindergeburtstag für Quartalssäufer. Als ich zu Vanessa hinüberschaute, hielt sie freudig triumphierend eine Triangel hoch. Wir bahnten uns den Weg aus dem Getümmel zurück in unsere Ecke, setzten uns leicht lädiert im Kreis auf den Boden und verglichen unsere Beutestücke. Um uns herum herrschte Lärm und Gelächter; weiter hinten trötete eine Fahrradhupe, in einer anderen Ecke wurde eine Trommel ausprobiert.

»Okay! Hat jeder ein Instrument?«, rief Gwen.

»Ja!«, riefen alle.

»Sehr gut! Das Thema für eure Komposition lautet: Stadtgeräusche! Und denkt dran: Es geht nicht darum, einen Song zu schreiben, sondern darum, die Atmosphäre einer Großstadt wiederzugeben. Ihr habt zwanzig Minuten. Viel Spaß!«

Die Kleingruppen machten sich sofort an die Arbeit. Ich nutzte die Gelegenheit, ein Stückchen näher an Vanessa heranzurücken.

»Danke, dass du mich zu dieser … äh … Veranstaltung eingeladen hast«, sagte ich.

»Gern! Aber ehrlich gesagt steckt March dahinter, sie hat mich mehr oder weniger hierhergeschleppt. Sie meinte, ich müsste mal raus. Die Alternative wäre Kino gewesen, genauer gesagt die Karaoke-Vorstellung von *Arielle, die Meerjungfrau.*«

»Und wie geht's dir so?«

»Mein Job geht mir total auf die Nerven. Und das Single-Dasein erst recht – ich habe eine richtig fette Midlife-Crisis! Bin ich zu direkt? O Gott, warum habe ich mir ausgerechnet die Triangel ausgesucht?«

»Manchmal frage ich mich: Wie viel Kontrolle haben wir eigentlich wirklich über unser Leben? Und was ist einfach nur Zufall? »

Vanessa nickte nachdenklich.

»Ich hätte mir das Glockenspiel schnappen sollen«, sagte sie.

»Ich versuche gerade, eine ernsthafte Diskussion über die Illusion der Selbstbestimmung zu beginnen.«

»Entschuldige. Und was unternimmst du, wenn du diese existentialistischen Anwandlungen hast? »

»Ich mache mir eine heiße Schokolade und höre Radio.«

»Du gehst also nicht in die Offensive und packst den Stier bei den Hörnern?«

»Gott bewahre, nein. Hat das schon mal irgendwem etwas gebracht?«

Sie lachte. Die anderen unterbrachen uns; sie wollten unbedingt wissen, was wir von ihrem Plan hielten.

»Wir sind ein Bus, okay?«, sagte March. »Natasha, James und ich machen den Motor. Tom, du übernimmst die Türen. Und du, Vanessa, machst das Türsignal. Klingt doch super, oder?«

»Klingt total Banane, wenn du mich fragst«, sagte Vanessa.

James schenkte uns allen noch etwas Wein nach. Natasha trommelte derweil immer schneller auf den Bongos.

»Das tut echt gut«, sagte sie. »Ich glaube, ich kaufe mir welche.«

Die nächsten zehn Minuten verbrachten wir damit, unsere Bus-Komposition zu proben. March, James und Natasha fingen langsam mit ihren Instrumenten an, erhöhten allmählich das Tempo, spielten dann wieder langsamer und hörten auf. Dann ratschte ich zwei Mal mit dem Stock über die Sambagurke, um das Öffnen und Schließen der Türen zu signalisieren, und anschließend ließ Vanessa die Triangel zwei Mal erklingen, und der Bus fuhr weiter.

»Das wird ein Meisterwerk der experimentellen Musik!«, jubelte Natasha.

»Brian Eno würde vor Neid erblassen«, sagte ich, und als Vanessa meine geistreiche Bemerkung mit einem Lächeln quittierte, machte mein Herz einen kleinen Freudensprung.

Nach zwanzig Minuten klatschte Gwen, und alle Gruppen mussten ihre Kompositionen vorführen. Es gab eine Straßenverkehrs-Symphonie mit Fahrradhupen und Kastagnetten und eine Kaufhaus-Vertonung (Supereinsatz des Glockenspiels als Fahrstuhlmusik). Das Ganze war höchst unterhaltsam, und alle strahlten glücklich und stolz. Erwachsene gestatten es sich ja nur selten, kreativ zu sein, aber wenn sie es tun, entdecken sie ihren kindlichen Spieltrieb wieder. Es hatte etwas Magisches.

Vanessa musste danach gleich los, um den Babysitter auszulösen, und ich begleitete sie, während die anderen auf einen Drink in eine Bar gingen. Wir schlenderten zusammen durch die Kopfsteinpflastergassen der Altstadt, vorbei an ehemaligen viktorianischen Geschäftshäusern, die in Wohnhäuser umgewandelt worden waren. Wir redeten über Musik, Kinder und Kleinstadtleben, sprachen über unsere Ehen und versuchten, uns dem anderen (und uns selbst) zu erklären, was schiefgelaufen war.

»Wenn ich jetzt zurückblicke, weiß ich nicht einmal mehr, was real war und was nicht«, sagte ich. »Waren wir damals auch mal glücklich? Oder war sie die ganze Zeit unzufrieden? Ich frage mich, welche Erinnerungen überhaupt wahr sind und eine Bedeutung haben.«

»Weißt du, was ich glaube?«, sagte Vanessa. »Wenn man in einer Beziehung steckt, schwelgt man so lange in den schönen

Momenten, bis sie nichts mehr mit der Wirklichkeit zu tun haben. Man fängt an, Geschichten zu fabrizieren. Eine Beziehung ist im Grunde eine Fabrik der Erinnerungen – und wenn einer der Partner die Beziehung beendet, geht die Maschine kaputt, und die Wahrheit tropft heraus wie Öl. Wir sind übrigens gleich da.«

Sie zeigte auf ein großes Haus mit riesigen Fenstern und perfekt verputzter Fassade, die in einem geschmackvollen *Farrow & Ball*-Grün angestrichen war.

»Du bist ja richtig weise.«

»O ja. Das ergibt sich so, wenn man viel durch die Welt reist und mit einem Vollidioten verheiratet war.«

Sie strahlte mich an. Noch nie hatte ich so ausdrucksvolle Augen gesehen. Wissenschaftler hätten sicher Jahre gebraucht, um die komplexe und wunderschöne Sprache von Vanessas Blicken zu entschlüsseln.

»Das war wirklich ein netter Abend«, sagte ich. »Ich hatte gar nicht damit gerechnet, dass du dich noch einmal melden würdest.«

»Ich auch nicht, ehrlich gesagt. Aber jemand hat mir gesagt, dass du eine zweite Chance verdienst.«

»Dann richte diesem Jemand bitte meinen Dank aus«, sagte ich verlegen und war schon drauf und dran zu gehen.

»Tom«, sagte sie. »Wir hätten uns küssen sollen. Als wir dem mordlüsternen Koch entkommen waren und zusammen vor dem Restaurant standen und der Himmel voller Sterne war. In einem *Indiana Jones*-Film hätten wir uns in diesem Moment geküsst.«

»Sollen wir es vielleicht noch mal versuchen?«, fragte ich.

»Hmm …«, sagte sie nachdenklich. »Nicht hier und jetzt. Aber irgendwann kommt bestimmt wieder so ein perfekter Moment. Und dann musst du die Chance ergreifen.«

Sie drehte sich um und ging zu ihrem Haus. Ich sehnte mich schon danach, sie wiederzusehen. Ich freute mich auf unsere eigene Fabrik der Erinnerungen.

Hannah

Plötzlich nehmen die Ereignisse eine unerwartete Wendung. Ich bin eigentlich mit Margaret zum Tee verabredet, doch sie ruft mich an und erklärt, es gehe ihr nicht so gut, ob ich zu ihr kommen könne, anstatt ins Café. Ich war noch nie bei ihr zu Hause, deswegen stimme ich zu, auch in der Hoffnung, spannende Indizien ihrer wahren Lebensgeschichte zu entdecken. Kurz bevor ich losgehe, erhalte ich eine SMS von Callum.

Es geht mir besser, schreibt er. *Können wir uns treffen?*

Ich denke zwei Millisekunden darüber nach.

Klar, schreibe ich zurück. *Bin unterwegs zu einer Freundin. Lust, mitzukommen?*

Klar.

Sie ist aber schon 81.

Kurze Pause

ROFL, antwortet er. *War wohl ein Tippfehler, 81??*

Kein Tippfehler.

Etwas längere Pause.

Egal.

Ich hol dich unterwegs ab.

Als ich zu seinem Haus komme, sehe ich, dass die Schlafzimmervorhänge immer noch zugezogen sind. Ich klopfe an – keine Reaktion. Ich klopfe noch mal. Nichts.

Nicht mal der verrückte Hund bellt. Wahrscheinlich hat Callum es sich anders überlegt; in seiner Verfassung ist ihm die Vorstellung von Tee und Kuchen mit einer alten Schachtel sicher zu viel. Ich kann's ihm nicht mal verübeln.

Ich drehe mich um, gehe den Plattenweg durch den Vorgarten zurück. Dabei versuche ich, meine Enttäuschung zu unterdrücken, und frage mich gleichzeitig, warum ich eigentlich so enttäuscht bin. Als ich wieder auf die Straße trete, höre ich hinter mir eine Tür auffliegen, und als ich mich umdrehe, sehe ich Callum raussprinten und sich im Laufen ein Sweatshirt überziehen. Ich erhasche einen kurzen Blick auf seinen schlanken, braun gebrannten Oberkörper.

»Warte!«, ruft er und rennt den Gartenweg entlang auf mich zu. Dann ist er bei mir, keuchend, vornübergebeugt, die Hände auf den Knien, nach Junge riechend.

»Oh, Shit!«, schnauft er. »Entschuldige, ich hab jetzt drei Tage lang nur im Bett gelegen. Depressionen können einen echt schaffen.«

»Kann ich absolut verstehen. Ich bin immer müde.«

»Danke für den Comic, den du vorbeigebracht hast.«

»Gern geschehen.«

»Mum findet dich übrigens hübsch.«

»Die tickt wohl nicht richtig. Entschuldige, ich wollte nicht …«

»Schon in Ordnung. Du hast auch ihren Freund Joe kennengelernt, richtig?«

»Ja, flüchtig. Schien ganz nett zu sein.«

»Hat er sich mit Bauarbeiter-Dekolleté am Auto zu schaffen gemacht?«

»Nein.«

»Wow, da hast du was verpasst. Er hat eine Werkstatt und frisiert Ford Escorts, bis sie wie Raumschiffe aussehen. Er ist total besessen. Er versucht andauernd, mir beizubringen, wie man Motoren repariert und breite Schürzen anbaut, was immer das ist.«

»Klingt so, als würde er versuchen, dir zu helfen.«

»Ach, der soll mich lieber in Ruhe lassen. Ich brauche nicht noch einen Loser, der sich bei uns reinschleicht und alles versaut.«

»Was soll das heißen?«

»Nichts, schon okay. Erzählst du mir ein bisschen von deiner Freundin?«

Während wir also in der Nachmittagssonne nebeneinanderher schlendern, erzähle ich ihm von Margaret und den ganzen wilden Geschichten, die sie uns auftischt, und versuche ihm zu erklären, wie unsere seltsame Freundschaft zustande gekommen ist.

»Kennt sie diese ganzen Filmstars wirklich?«, fragt er.

»Das wissen wir nicht! Deswegen finde ich es ja auch so spannend, sie zu Hause zu besuchen. Vielleicht gibt es da Hinweise!«

Es ist ein langer Weg, und ich gerate ein bisschen außer Atem, deswegen machen wir einen Umweg durch den Park und setzen uns für eine Weile auf die Schaukeln.

»Mum hat gesagt, dir haben meine Zeichnungen gefallen«, beginnt er. »Stimmt das?«

»Ja. Ich mag das viele Schwarz, das ist ganz wie Charles Burns. Es ist so … düster. Worum geht's?«

»Versprichst du, nicht zu lachen?«

»Das kann ich dir nicht versprechen, Callum. Ich hatte immer schon einen grausamen Humor.«

»Versprichst du mir, nicht länger als fünf Minuten zu lachen?«

»Ich geb mir Mühe.«

»Okay. Ich habe so eine Idee für einen Superhelden-Comic, obwohl die Hauptfigur nicht wirklich ein Superheld ist. Es geht um ein Mädchen, das irgendwie in diese schreckliche Depression verfällt, die alles verschlingt. Sie ist wie eine dicke Decke von absoluter, ultimativer Finsternis. Aber dann stellt sie fest, dass sie die Fähigkeit besitzt, ihre Gefühle zum Leben zu erwecken, zu einer Art Superpower, die die Gestalt eines riesigen Wolfshundmonsters hat. Und das hetzt sie auf die Bösen. Der Comic heißt *A Darkness.* Du weißt schon, nach diesem *Bonnie Prince Billy*-Song. Der handelt auch von Depressionen. So ungefähr eben. Mist, oder?«

»Du machst einen Superhelden-Comic über Depressionen?«

Ich muss echt abfällig geklungen haben, denn er schaut mich an wie ein verwundeter Welpe. Ich würde ihn am liebsten auf den Arm nehmen und knuddeln, aber ich würde unter ihm zusammenbrechen.

»Ich glaub schon«, antwortet er achselzuckend.

»Das ist echt cool!«, sage ich. Sein Gesicht leuchtet auf, und er grinst von einem Ohr zum anderen. Ein gutes Gefühl, jemandem eine Freude zu machen.

»Hat er dir wirklich gefallen?«

»Ja, er gefällt mir echt. Du musst das machen!«

»Hilfst du mir dabei?«

»Was? Wie denn?!«

»Ich brauche jemanden, der für mich die Texte schreibt. Jemanden, der das besser kann als ich. Ich schaff das nicht … sobald ich versuche aufzuschreiben, wie ich mich fühle, löst sich alles auf.«

»O Gott, ich weiß nicht. Das ist eine große Verantwortung. Ich bin mir nicht sicher, ob ich das kann.«

»Aber du liebst Comics, du liebst das Theater, du musst doch schon mal überlegt haben, später Schriftstellerin zu werden?«

Das Quietschen der rostigen Ketten an den Schaukeln klingt wie der Sound einer Herzmaschine. Ich antworte nicht.

»Wie fühlt es sich denn an?«, frage ich. »Wenn man Depressionen hat, meine ich.«

Er springt von der Schaukel und wandert einen Moment um das Gestell herum.

»Es ist, als wäre alles auf der Welt grau. Es gibt keine Höhen und Tiefen oder leuchtenden Farben. Nichts hat einen Sinn, es gibt nichts Gutes, Lustiges oder Interessantes. Die meisten Leute glauben, man wäre dann unheimlich traurig, aber so ist es nicht. Ich fühle mich einfach nur leer und leblos. Manchmal ist es, als würde ich ausradiert.«

»Scheiße. Das tut mir echt leid.«

»Das hat mich auch zum Zeichnen gebracht – darin habe ich wieder einen Sinn gefunden. Meine Therapeutin meinte, es wäre eine gute Idee. Aber wenn ich versuche, eine Geschichte daraus zu machen, ist es … echt schwer. Ich glaube, ich brauche jemanden, der das alles entwickelt. Also, würdest du mir helfen?«

Ich weiß nicht, was ich sagen soll. Ich steige von der Schaukel ab und nehme seinen Arm.

»Du bist nicht der Einzige, der sich so fühlt, als würde er ausradiert«, sage ich.

Er dreht sich zu mir um.

»Hast du Angst?«, fragt er.

Seine Augen sind groß wie Untertassen. Der Wind spielt mit den Schaukeln hinter uns.

»Ach Quatsch«, lache ich. »Es ist doch nur das Leben. Scheiß drauf.«

Dann ziehe ich ihn hinter mir her.

Es überrascht mich nicht, dass Margarets Haus eine heruntergekommene alte Bruchbude ist, versteckt hinter mehreren knorrigen Apfelbäumen, einer hochgeschossenen Hecke und mit einem Schild am Tor, auf dem »Vorsicht vor dem Hunde« steht. Die Scheiben der großen Erkerfenster sind gesprungen und schmutzig, und Efeu kriecht wie außerirdische Tentakel über das bröckelige Mauerwerk. Wir starren auf das marode Dach und bemerken die beiden seltsamen Türme. Es sieht aus wie aus einem Horrorfilm.

Für ein paar Sekunden bleiben wir auf dem Weg stehen und gewöhnen uns an den Anblick.

»Hier wohnt also deine Freundin?«, fragt Callum.

»Ja.«

»Hannah, sie ist doch hoffentlich kein Skelett, das in einem Schaukelstuhl sitzt und ein Hochzeitskleid trägt, oder?«

»Nicht, als ich sie zuletzt gesehen habe. Los, komm schon.«

Ich kämpfe mich durch die Brennnesseln, die sich über den

Weg neigen, auf die wuchtige Holztür zu. Da es keine Klingel gibt, hebe ich den Eisenklopfer an und lasse ihn mehrmals gegen die verdächtig weiche Holzoberfläche fallen.

Nichts. Ich klopfe noch einmal an.

»Geht denn heute gar niemand an die Tür?«, frage ich.

»Sie scheint nicht da zu sein«, meint Callum. »Komm, lass uns irgendwo hingehen, wo es nicht so gruselig ist. Vielleicht auf einen indianischen Friedhof.«

Ich schlage vor, später wiederzukommen, als wir einen Riegel auf der anderen Seite der Tür schaben hören und sich die Tür – langsam und widerwillig – knarrend öffnet. Dort im Halbdunkel, beleuchtet von einer alten Lampe auf einem Holzschrank im Hintergrund, steht Margaret. Sie sieht schwächer aus, als ich sie je zuvor gesehen habe, ihre Haare, Augen und Wangen sind eingefallen, als würden sie in ihren Schädel gesogen. Sie trägt einen langen geblümten Hausmantel und raucht eine braune Zigarette.

»Ah, kommt rein«, sagt sie. »Ich bin leider noch nicht angezogen.«

Callum schaut mich an, ich starre zurück, dann schlurft Margaret in das dunkle Haus hinein und erwartet scheinbar, dass wir mitkommen. Ich gehe vor, und Callum zockelt schüchtern hinter mir her – und zum ersten Mal habe ich Angst, dass er mich in Verlegenheit bringt. Wir folgen Margaret durch den Flur, über den rissigen Fliesenboden und ins Wohnzimmer. Ich weiß nicht, was ich erwartet habe – eine verrückte Sammlung von Theaterkram? Eine Wand mit Fotos von Margaret, die mit berühmten Leuten posiert? Den *Tony Award* vielleicht? Aber stattdessen gelangen wir in ein ödes

Alte-Leute-Zimmer mit einem abgenutzten alten Sofa, einem Sessel mit verschlissenem Blumenmusterbezug und einem alten holzverkleideten Fernseher. Ein paar gerahmte Fotos von Margaret und ihrem Mann stehen auf dem Kaminsims neben einer total kitschigen Uhr, aber ansonsten ist nichts Seltsames oder Mondänes zu sehen. Ich kann nicht anders und schäme mich dafür, aber ich bin enttäuscht.

»Kommt rein«, sagt sie. »Setzt euch, ich mache euch gleich einen Tee.«

Sie lässt sich vorsichtig auf dem Sessel nieder. Ich eile zu ihr, um ihr zu helfen, aber sie winkt ab und wirbelt dabei Zigarettenasche durch die Luft.

»Danke, Schätzchen«, sagt sie und deutet auf das Sofa.

Callum und ich setzen uns beide ungeschickt hin, als wären wir zur Schulleiterin beordert worden, weil wir im Unterricht rumgefummelt haben. Er starrt auf seine Füße – ich habe ihn noch nie so verlegen gesehen, wie einen Durchschnittsteenager, der auf einem beschissenen Familientreffen verzweifelt nach dem Notausgang sucht. Das einzige Geräusch ist das Ticken der Uhr. Ich stoße Callum in die Rippen, damit er endlich etwas sagt.

»Du bist also Callum?«, fragt Margaret und mustert ihn von Kopf bis Fuß.

»Ja«, antwortet er und schaut dann unsicher weg.

»Du wolltest wohl ›Ja, Ma'am‹ sagen«, schimpft Margaret, und ihre Stimme klingt ganz schrill und streng. Callum macht ein entsetztes Gesicht, aber Margaret wirft mir ein verstohlenes kleines Lächeln zu. So ein Miststück! Ich liebe sie.

»Tut mir leid, Ma'am«, stößt Callum hervor.

Margaret und ich platzen los.

»Was denn?«

»Ma'am!«, wiederhole ich und schubse ihn. »Sie macht doch nur Witze, du Idiot.«

»Wir sollten nicht grausam sein, Hannah«, sagt Margaret und schnippt ihre Zigarette in Richtung eines klobigen Glasaschenbechers auf ihrer Sessellehne. Sie zwinkert Callum zu, und er errötet prompt bis an die Haarwurzeln. Plötzlich fühle ich mich richtig wohl, und als das Eis gebrochen ist, fangen wir an zu reden. Margaret fragt nach der Schule, klagt über ihre Gesundheit und ihre Medikamente, die sie schläfrig machen; Callum und ich bemitleiden sie. Wir plaudern wie alte Freunde.

»Also, wie machen junge Leute sich heute den Hof?«, fragt Margaret.

»O Gott, schau nicht mich an, ich bin total ahnungslos«, erwidere ich, und sofort wird mir klar, dass Callum jetzt weiß, dass ich noch nie einen richtigen Freund hatte.

»Wir stehen beide auf Comics«, sagt er. »So haben wir uns kennengelernt.«

Margaret schüttelt den Kopf.

»Immer wenn mein Vater mich mit einem Comic erwischt hat, rollte er ihn auf und versohlte mir damit den Hintern«, sagt sie.

»Das kenne ich«, antworte ich.

Margaret lacht, Callum tut so, als wäre er schockiert.

»Meiner Mum hat es nichts ausgemacht«, erzählt er. »Sie hat sich wohl gefreut, dass ich überhaupt lese. Sie liest leidenschaftlich gern; sie sagt, das Lesen hat ihr dabei geholfen, nicht verrückt zu werden, als … na ja, ihr Leben lang. Viele halten sie für dumm, weil sie die Schule mit fünfzehn Jahren ohne Abschluss verlassen hat, aber das ist sie nicht. Sie ist jetzt Lehrassistentin.«

»Hast du Geschwister?«, fragt Margaret.

»Zwei Schwestern«, antworte ich an seiner Stelle. »Der Vater hat die Familie verlassen, als Callum noch klein war. Er ist in einem Matriarchat aufgewachsen!«

»Ah«, sagt Margaret mit dem Tonfall einer Fernsehdetektivin, die gerade herausgefunden hat, wer der Mörder ist. »Deshalb ist er so höflich.«

»Jedenfalls«, fährt Callum fort, erneut puterrot, »hat sie mir jedes Jahr zu Weihnachten eine *Penguin Classic*-Ausgabe geschenkt – meistens Dickens oder Austen oder so. Ich stand auf Mountainbikes und habe mich mit den Jungs herumgetrieben. Also habe ich die Bücher nie angefasst und einfach in mein Regal gestellt. Aber Mum hat mir immer wieder neue gekauft. Erst als wir englische Literatur in der Schule hatten, habe ich die Bücher aufgeschlagen, natürlich nur um herauszufinden, was für ein langweiliger Schwachsinn das war. Da habe ich es erst gesehen. Jede einzelne Ausgabe war … wie heißt das? Kommentiert. Sie hat überall Randbemerkungen gemacht und die für mich wichtigen Stellen in verschiedenen Farben unterstrichen. Sie muss Stunden damit verbracht haben – und ich hatte die Bücher einfach ins Regal geschoben. Ich habe inzwischen angefangen, sie zu lesen, und Mums Notizen sind dabei verdammt hilfreich.«

»Also, dieser *Jane Eyre*-Aufsatz, den du geschrieben hast?«, frage ich.

»Ja, ohne meine Mutter hätte ich nicht mal die Hälfte davon zustande gebracht.«

Wir schweigen einen Moment.

»Möchte irgendjemand Tee?«, fragt Margaret. Sie deutet auf Callum mit der Bitte, ihr zu helfen, und hakt sich bei ihm ein, während sie in die Küche gehen.

»Margaret, darf ich mich mal umsehen? Ich bin so gespannt auf dein Haus!«, frage ich.

»Tu dir keinen Zwang an«, antwortet sie. »Obwohl es nicht viel Interessantes zu sehen gibt. Ich mag es nicht, wenn die Vergangenheit hier rumhängt und mich hämisch anglotzt. So, Callum, und jetzt erzähl mir mal ein bisschen mehr über dich …«

Ich lasse sie plaudern, weil ich es kaum erwarten kann, mehr über Margaret herauszufinden. Auf der anderen Seite der Diele befindet sich ein Esszimmer, leer und kalt, abgesehen von einem glänzenden Holztisch und zwei Stühlen, einem auf jeder Seite. Die kahlen Wände sind rissig und vergilbt. Im Obergeschoss befindet sich ein geräumiges Bad mit großen schwarzweißen Fliesen und einer riesigen freistehenden Wanne, dahinter ein Holzregal mit teuren Toilettenartikeln. Es ist der coolste Raum im ganzen Haus, und ich bin unglaublich neidisch. Dann drücke ich langsam die Tür zu Margarets Schlafzimmer auf – halb in der Erwartung, dass hier der Schatz versteckt ist. Aber nein, nur ein schmiedeeisernes Bett, ein alter Frisiertisch und ein Holzschrank. Alles riecht nach Lavendelsäckchen. Ich weiß nicht, wonach ich suche, aber was immer es sein mag, hier ist es nicht. Es fühlt sich seltsam an, als wäre auch Margaret kaum hier, als wäre ihre Anwesenheit irgendwie geisterhaft. Ich probiere die Tür am Ende des Flurs aus, aber sie ist verschlossen. Ich versuche, durch das Schlüsselloch zu spähen, kann aber nur ein paar alte Koffer und Kisten erkennen.

Als ich wieder nach unten komme, bringt Callum eine Auswahl an Kuchen auf einer zierlichen dreistufigen Etagere ins Wohnzimmer. Sofort schnappe ich mir mein Handy und mache ein Foto von ihm. »Erpresserfoto«, verkünde ich. Dann bringt er noch eine Teekanne unter einer rosa Wärmehaube herein, und mein Glück ist vollkommen.

Wir futtern dicke Scheiben Battenberg-Kuchen und Petits Fours und trinken unseren Tee aus Porzellantassen. Callum fragt nach Margarets Vergangenheit, und sie erzählt ihm einige Geschichten über längst verstorbene Londoner Theatergrößen und wenig bekannte Fernsehsendungen; ich kenne diese Geschichten auswendig und hasse mich selbst, weil ich anfange, auf Unstimmigkeiten zu achten. Callum sieht beeindruckt aus, als er all die bekannten Namen hört, und lacht über die anzüglichen Anekdoten. Ich rutsche näher zu ihm hin.

»Und, Callum?«, fragt Margaret plötzlich mit ernster Mine. »Was willst du mit deinem Leben so anfangen?«

Er ist so erstaunt über die plötzliche Förmlichkeit, dass er beinahe an seinem Teegebäck erstickt.

»Callum ist ein Künstler«, antworte ich, während er sich erholt. »Er zeichnet fantastische Comics, aber er ist zu schüchtern, sie zu zeigen. Demnächst findet in Bristol eine große Comic-Convention statt, auf der die Leute ihre Arbeiten präsentieren können, und ich versuche, ihn dazu zu überreden hinzufahren, aber er will nicht.«

»Warum denn nicht?«, fragt Margaret.

»Zu teuer«, erwidert Callum und zuckt mit den Schultern.

»Der Eintrittspreis, die Fahrt und alles andere. Ich bin noch nie allein in eine andere Stadt gefahren. Na ja, einmal, aber … wie auch immer, ich bin ein Riesenfeigling. So ist es eben.«

»Hannah fährt mit dir, nicht wahr, Hannah?«

Er sieht mich an und dann wieder zu Margaret.

»Ich glaube nicht, dass Dad mich lässt«, erwidere ich. Ich meine, es ist … ich darf im Moment eigentlich nirgendwohin, wo es voll oder stressig ist.«

Margaret schüttelt den Kopf und wirft trotzig ihre verwitterte Hand hoch.

»Also, Schätzchen, mein Motto ist: ›Frag nicht um Erlaubnis, entschuldige dich lieber hinterher‹. Wir bedauern die Dinge, die wir nicht tun, viel mehr als die Dinge, die wir tun. Ich muss zugeben, diese Philosophie hat mich in große Schwierigkeiten gebracht, besonders als ich 1987 bei der Zugabe in der Finchley Playhouse Produktion von *Mother Goose* ›Thatcher raus!‹ gerufen habe. Aber Hannah, das Leben ist voller Risiken und voller Leute, die am Leben vorbeigehen, weil sie allen Risiken ausweichen wollen.«

Ihre Augen sind wässrig, und sie sieht erschöpft aus. Sie wird sichtlich schwächer. Ich kann es nicht ertragen, ihr zu sagen, dass sich die Situation für mich geändert hat, dass es nicht gut um meine Gesundheit bestellt ist. Wir standen uns immer nahe, Margaret und ich. Ich kann ihr nicht sagen, dass wir uns jetzt wahrscheinlich näherstehen als je zuvor.

»Wie auch immer«, sagt Callum. »Ich kann's mir nicht leisten, also …«

Die Uhr tickt. Schatten kriechen durch den Raum.

»Als ich in den fünfziger Jahren nach London zog, lebte ich in einem Wohnheim in Dulwich«, erzählt Margaret. »Im Apartment über mir lebte ein sehr freundlicher Herr; ich kann mich nicht einmal an seinen Namen erinnern. Er war äußerst höflich, trug immer ein Lächeln im Gesicht. Wir sind ein paarmal ausgegangen, aber es funkte nicht zwischen uns. Er war etwas älter als ich, und ich war nur ein dummes Ding aus den Midlands, das sich als Schauspielerin versuchte. Jedenfalls gestand er mir, dass er ein Taschendieb war, und zwar ein unglaublich erfolgreicher. Er fuhr jeden Morgen mit dem Bus nach Soho und verdiente ein Vermögen an den Touristen. Er brachte mir sogar einige seiner Tricks bei – wie man Ablenkungen schafft, wie man die Bewegungen anderer liest; er sagte, es könnte für meine Karriere nützlich sein. Eines Tages kam er zu mir und erzählte mir, dass er wegzieht; einfach so. Vielleicht hatte er genug Geld verdient oder die falsche Person ausgeraubt, ich weiß nicht. Aber er packte seinen Koffer, und bevor er ging, küsste er mich und sagte: ›Warte nicht auf das, was du willst, nimm es dir einfach. Schnapp dir die Zukunft.‹ Nachdem er gegangen war, entdeckte ich, dass er mir fünf Zehn-Shilling-Scheine in die Tasche meines Kleides gesteckt hatte.«

»Wie bitte?«, sagt Callum. »Willst du etwa damit sagen, dass wir uns das Geld für die Comic-Convention stehlen sollen?«

»Nein«, lacht Margaret. »Ich sage euch nur, ihr sollt euch nehmen, was ihr könnt, wenn sich die Chance bietet – ergreift die Zukunft mit beiden Händen. Sie gehört euch. Aber das wird nicht für immer so sein.«

Wir trinken unseren Tee aus und bringen die Tassen und Teller zurück in die Küche.

»So, und jetzt ist es Zeit für mein Nickerchen«, sagt Margaret. »Es war schön, euch beide zu sehen. Passt auf euch auf.«

Ich gehe zu ihr, um sie zu umarmen, und fürchte mich ein wenig davor, ihren winzigen, knochigen Körper zu spüren, der so gebrechlich und erschöpft ist. Sie umarmt auch Callum, und er nimmt ihre Umarmung an, die etwas länger dauert, als es ihm vielleicht recht ist.

Wir schlendern den Weg zurück; die Sonne schickt ihre Strahlen durch die Äste der Apfelbäume. Nachdem wir durch das Tor gegangen sind, nehme ich seine Hand.

»Das hast du gut gemacht«, sage ich.

»Heißt das, dass du mit mir einen Comic schreiben wirst?«

»Fang jetzt nicht damit an! Was hältst du von Margaret? Sie kann ein bisschen überwältigend sein.«

»Sie ist fantastisch«, erwidert er. »Diese Geschichten! Sie sollte ihre Memoiren schreiben.«

»Ja, kann sein,« antworte ich und zucke mit den Schultern. »Ich habe ihr immer alles geglaubt, aber inzwischen bezweifele ich, dass das alles stimmt. Ich habe mich im Haus umgesehen, und es ist so … langweilig. Die Zimmer sind leer.«

»Hast du erwartet, dass sie Ian McKellen im Schlafzimmer versteckt?«

»Nein! Igitt! Ich dachte nur, es gäbe irgendwelche Hinweise auf ihr buntes Leben.«

»Ist das wichtig?«

»Ja, für mich schon. Ich will es glauben. Mein Leben muss dir ziemlich seltsam vorkommen.«

»Nein, es ist cool, sie ist deine Freundin. Es ist cool, dass du das Theater hast. Es ist wie eine große verkorkste Familie. Dein Leben ist ein *Little Britain*-Sketch, nur lustiger.«

»So könnte man das wohl sehen«, erwidere ich. »Dads Eltern sind gestorben, als ich noch klein war, und die Familie meiner Mutter habe ich nie kennengelernt. Also schätze ich, Margaret ist so was wie meine Oma. Ted ist eine Art Opa und Sally in gewisser Weise meine Mutter, oder vielleicht meine ältere Schwester. Ich habe viele solcher Ersatzbeziehungen.«

Er sieht mich für eine Sekunde an.

»Bin ich etwa so was wie dein Freund?«

»Oh, Schatz«, sage ich. »Du bist kein bisschen wie mein Freund.«

Abrupt bleibt er stehen und sieht mich mit einem schockierten Gesichtsausdruck an.

»War ein Witz«, sage ich und schlage ihm auf die Schulter.

»Das meine ich nicht«, entgegnet er. Er steckt die Hand in die Gesäßtasche seiner Jeans, und als er sie herauszieht, hält er etwas in seiner Faust. Er sieht mich an und öffnet seine Hand. Auf seiner Handfläche liegen drei knittrig gefaltete Fünfzig-Pfund-Scheine.

»Was ist das? Wo kommt das her?«

»Als sie mich umarmt hat … Sie muss … Ich gehe zurück«, sagt er.

»Nein, warte.«

»Hannah, ich kann das einfach nicht annehmen, das ist zu viel.«

»Ich kenne sie, Callum. Wenn du es zurückbringst, wird sie sauer sein. O mein Gott, ich kann nicht glauben, dass sie ihre Taschendieb-Tricks bei dir angewendet hat!«

Er schaut sich um zum Haus, dann zu mir, sichtlich hin- und hergerissen und verwirrt.

»Du weißt, was das bedeutet«, sage ich.

»Mindestens eine ihrer Geschichten ist wahr«, antwortet er.

»Nein, du Dummkopf. Du fährst zum Comic-Festival!«

Er denkt eine Sekunde nach und lächelt mich an.

»Diesmal schlage ich *dir* einen Deal vor«, sagt er. »Ich fahre zum Festival und präsentiere meine Zeichnungen, wenn du dir überlegst, den Text zu meinem Comic zu schreiben.«

»Klar, mache ich.«

»Du willst es dir wirklich ernsthaft überlegen?«

»Großes Pfadfinderehrenwort.«

Hinter meinem Rücken kreuze ich die Finger.

»Noch etwas«, sagt er.

»Was?«

»Du kommst mit. Wir bleiben übers Wochenende, wohnen bei meiner Schwester Zoe, gehen zwei Tage auf die Convention und schauen uns am Montag ein bisschen Bristol an. Natürlich schlafen wir in getrennten Zimmern.«

»Du bist verrückt, mein Vater erlaubt das nie und nimmer.«

»Wir geben ihm Zoes Telefonnummer und Adresse. Du kannst ihn meinetwegen alle zwei Stunden anrufen.«

»Ich weiß nicht.«

»Hannah?«

»Ich weiß nicht!«

Er holt die Fünfzig-Pfund-Noten heraus und wedelt mir damit zu.

»Wir haben genug Geld. Denk nur an all die neuen Comics …«

»Ich möchte das wirklich gern! Ich muss mir nur überlegen, wie ich meinen Dad dazu bringe, es mir zu erlauben.«

Ich verrate Callum nicht, dass ich am Montag einen Termin im Krankenhaus habe. Ich will nicht darüber nachdenken, und ich will sein Mitgefühl nicht. Ich möchte die Aussicht auf ein Abenteuer genießen. Er neigt sich zu mir, und ich recke mich ihm entgegen. Er sieht aus, als wollte er etwas sagen, aber stattdessen küssen wir uns langsam auf die Lippen. Ich spüre ein elektrisches Summen um mich herum.

»Eins möchte ich gerne mal wissen«, sage ich. »An dem Tag, als wir im Comic-Laden waren – warum bist du nicht mit deinen Freunden gefahren? Warum bist du bei mir geblieben?«

»Mensch, Hannah«, sagt er und lacht. »Hast du eigentlich jemals mit dir rumgehangen? Ernsthaft. Hast du jemals mit dir geredet? Hast du jemals zugehört, was du alles sagst und was du für Witze machst? Bist du dann nach Hause gegangen und hast den ganzen Tag und die ganze Nacht daran gedacht? Nein? Ich aber.«

»Du bist blöd. Halt die Klappe.«

»Ich meine es echt ernst.«

»Du bist echt blöd.«

Auf dem Weg nach Hause denke ich über diese seltsame Woche nach. Ich denke an mein Treffen mit Vanessa und ihr lautes, unbefangenes Lachen. Ich denke an Margaret in ihrem leeren Haus. Aber vor allem denke ich an Callum und seine Depressionen und seine Zeichnungen und seinen braun gebrannten Oberkörper. Und ich spüre noch den ganzen Tag lang seinen Kuss auf meinen Lippen.

Tom

»Ich trage mich mit dem Gedanken, Angela zu verlassen.«

Ted und ich waren gerade im Auto, auf dem Weg zu der Stadtratssitzung, die über die Zukunft des Theaters entscheiden sollte, als er seine Ehekrisen-Megatonnenbombe auf mich abwarf. Vor Schreck wäre ich fast in eine Hecke gefahren. Als hätte ich nicht schon genug Probleme gehabt.

»WAS? Warum? Ich meine, ich weiß warum, aber … WAS?!«

»Wir stecken fest, Tom. Ich sehe keinen anderen Ausweg mehr. Wir schweigen uns nur noch an, beim Essen, beim Fernsehen, beim Zubettgehen. Ich kriege keine Luft mehr. Eine unerträgliche Spannung liegt in der Luft. Das macht uns kaputt.«

»Hast du mit ihr darüber geredet?«

»Tom, fragst du mich, ob ich mit ihr darüber geredet habe, dass wir nicht mehr miteinander reden können?«

»Verstehe. Aber was willst du denn?«

»Dass irgendetwas passiert! Wir sind seit vierzig Jahren zusammen, aber … Soll das wirklich alles gewesen sein?«

»Ted. Das meinst du doch nicht ernst.«

»Doch!«

»Schon gut, schon gut. Aber du musst ihr wenigstens eine Chance geben. Sag ihr, wie du dich fühlst.«

»Ich bin ein Mann und Mitte sechzig, Tom. Ich rede nicht darüber, wie ich mich fühle. Wir sind hier nicht bei *Promi Big Brother.*«

»Meine Güte, dann schauspielere halt! Du bist schließlich Schauspieler. Du hast doch nichts zu verlieren, oder? Wenn es so schlimm ist, dass du sie verlassen willst, solltest du schon Farbe bekennen. Oder überrasch sie doch einfach! Mit einem Urlaub in … keine Ahnung, Shrewsbury, oder was weiß ich. Du hast die Macht, die Dinge zu ändern. Du musst einfach nur aktiv werden!«

Ted schwieg. Dann drehte er sich zu mir.

»Shrewsbury?«

»Das war das Erste, was mir einfiel.«

»Nicht Paris oder Rom oder die Nordlichter …«

»Mir geht gerade viel im Kopf herum, Ted!«

Wir bogen von der Hauptstraße auf eine Nebenstraße. Die Sonne knallte erbarmungslos durchs Fenster.

»Ein Urlaub ist nicht drin«, sagte Ted. »Angela muss für ihre Schwester vor Ort sein. Sie hat sonst niemanden mehr. Wenn sie stürzt und sich verletzt … Das Leben wird nicht leichter, wenn man in unser Alter kommt, Tom. Man verkalkt immer mehr, bis man kaum noch was machen kann.«

»Ted, man kann immer was machen. Bis zum Schluss.«

Wir hatten dieses Gespräch schon oft geführt. Ich wollte mitfühlend sein. Ich wollte Ted helfen, ihn aufmuntern, aber ich hörte ständig eine Stimme in meinem Kopf, die sagte: »Ob Hannah wohl so lange leben wird, dass sie übers Altwerden jammern kann?« Ich verdrängte diesen furchtbaren Gedanken sofort. Die Sorge ums Theater machte mich ganz kirre.

»Lass uns das Thema wechseln«, sagte Ted heiter, als hätte er meine Gedanken gelesen. »Wir haben andere Sorgen. Hör zu, die Leute vom Stadtrat werden uns gleich auf den Zahn fühlen. Sie wollen herausfinden, ob wir vorhaben, etwas gegen die Schließung des Theaters zu unternehmen. Wir müssen ihnen klarmachen, warum das Willow Tree für die Stadt wichtig ist.«

»Wir müssen sie dazu bringen, ins Theater zu kommen«, sagte ich. »Was haben wir nächste Woche um diese Zeit im Programm?«

»*The Brass Trap*«, sagte Ted. »Eine Blasmusikkapelle, die sexy Funk-Cover spielt.«

»Ach ja. Richtig.«

Der Stadtrat logierte in einem monströsen modernen Bürogebäude, mitten in der potthässlichen Neustadt. Es sah aus, als wäre es aus gigantischen grießbreifarbenen Legosteinen erbaut worden. Hinter den Fensterscheiben starrten Beamte gelangweilt auf Computerbildschirme; sie waren wohl gerade damit beschäftigt, die Mülltrennung noch komplizierter zu machen. Wir stellten den Wagen ab, holten uns einen überteuerten Parkschein am Automaten und begaben uns in die Lobby. Ich marschierte entschlossen voraus, Ted dackelte mit seiner Aktentasche und seinem Laptop hinterher.

»Hallo!«, begrüßte ich die Empfangsdame lautstark. »Ich bin gekommen, um mein Theater zu retten!«

Ich wollte einen möglichst selbstsicheren Eindruck machen.

»Name, bitte«, sagte die Empfangsdame.

»Willow Tree Theater«, erwiderte ich.

»Nein, *Ihr* Name.«

Als geklärt war, wie wir hießen und warum wir gekommen waren, geleitete die Empfangsdame uns in einen kleinen Konferenzraum mit einem langen weißen Tisch und billigen Bürostühlen. »Warten Sie hier«, sagte sie und ließ uns allein. Ted und ich schauten uns um.

»Glaubst du, wir werden beobachtet?«, fragte ich. »Ich habe das Gefühl, wir werden beobachtet.«

Der Raum war genauso hell und seelenlos wie die Lobby. Er erinnerte mich an all die Wartezimmer, in denen Hannah und ich im Laufe der Jahre gesessen hatten. Nur dass hier keine Aquarelle oder Disney-Plakate an den Wänden hingen, sondern gerahmte Fotografien von verschiedenen Städten Somersets – eine halbherzige Zurschaustellung von Lokalpatriotismus. Wir nahmen am oberen Ende des Tisches Platz, um Überlegenheit zu demonstrieren. Dann starrten wir minutenlang auf die Tür.

»Die spielen Spielchen mit uns«, flüsterte ich. »Das ist psychologische Kriegsführung.«

»Tom, wir sind hier beim Stadtrat, nicht beim KGB.«

»Das glaubst auch nur du.«

In diesem Moment rauschte ein stämmiger Mittvierziger in Streifenhemd mit dicker Schildpattbrille herein, gefolgt von einem glatzköpfigen Hünen in einem dunkelgrauen Anzug, der mindestens zwei Nummern zu klein war. Sie sahen wie ein Komiker-Duo aus den Siebzigern aus.

»Ich bin Stadtratsmitglied Bob Jenkins, das ist Stadtratsmitglied Vernon Spenser«, sagte der stämmige Mann. »Wir warten noch auf Miss Bale, unsere Planungsberaterin, dann können wir anfangen.«

Die beiden setzten sich ans andere Ende des Tisches und sortierten ihre Unterlagen. Vor der Tür hörte ich eine Frau, die zu telefonieren schien. Ich konnte nicht verstehen, was sie sagte, aber ihre Stimme kam mir seltsam bekannt vor. Dann ging die Tür auf.

»Ah, da ist sie ja«, sagte Bob und stand auf. Vernon, Ted und ich standen ebenfalls auf. »Das sind Ted und Tom vom Willow Tree Theater. Und das ist Vanessa Bale. Sie ist Stadtplanungsexpertin und unterstützt uns bei diesem Projekt.«

Vanessa kam lächelnd herein, doch als sie mich sah, hielt sie verblüfft inne. Auch mir war die Kinnlade heruntergefallen. Wir leben wirklich in einer grausamen Welt, dachte ich.

»Hallo«, sagte sie.

»Hallo«, erwiderte ich.

»Ach«, sagte Bob, dem die Spannung zwischen uns natürlich nicht entging. »Sie kennen sich?«

»Ja«, sagte Vanessa.

»Nein«, sagte ich zur selben Zeit.

»Nur flüchtig«, sagte sie.

»Genau«, sagte ich.

Im kalten, unbarmherzigen Halogenlicht des Konferenzraums sah Vanessa regelrecht streng aus. Ihr formelles Kostüm wirkte so steif, als könnte es von selbst in der Luft schweben, wenn sie es nicht trug. Sie schien angespannt zu sein, aber da unsere dritte Begegnung unter erschwerten Bedingungen stattfand, war das natürlich kein Wunder. Jetzt war mir klar, warum sie Berufliches lieber hatte ausklammern wollen. Wahrscheinlich hatte sie bei früheren Dates erzählt, dass sie für den Stadtrat arbeitete, und war daraufhin mit Beschwerden über irgendwelche Baustellen oder Fragen zu idiotischen Bauprojekten genervt worden. Bei manchen Berufen – Arzt, Lehrer, Politiker oder Therapeut – ist man wahrscheinlich immer im Dienst. Wenn man gerade dabei ist, sich auf einer Dinnerparty ein Krabbenhäppchen in den Mund zu schieben, fragt garantiert irgendjemand: »Hören Sie, ich weiß, Sie sind gerade nicht im Dienst, aber könnten Sie vielleicht …«

Wir nahmen alle am Tisch Platz und taten so, als hätte der peinliche Wortwechsel gar nicht stattgefunden. Vanessa saß uns gegenüber, zwischen Bob und Vernon, die mir plötzlich wie zwei Mafia-Komplizen vorkamen. Bob ergriff das Wort.

»Wie Sie wissen, prüfen wir derzeit die Tragfähigkeit des Willow Tree Theaters. Wir sind uns der Tatsache, dass das Theater eine wichtige Institution der Stadt ist, natürlich bewusst, aber der Betrieb ist kostenintensiv, und der kürzlich entstandene Wasserschaden, der dem Versicherungsgutachter zufolge auf unsachgemäßen Gebrauch zurückzuführen ist, wird hohe Reparaturkosten nach sich ziehen. Zudem sieht sich die Stadt derzeit mit einem sehr hohen Wohnraumbedarf konfrontiert. Die Beschaffung von Wohnraum ist daher oberstes Ziel bei den Planungsentscheidungen der Stadt.«

»Der Bau- und Planungsausschuss ist der Ansicht, dass das Willow Tree Theater seine vertraglichen Anforderungen als Veranstaltungsort nicht erfüllt«, fuhr Vernon in ebenso monotonem Tonfall fort. »Die nächste Stadtratssitzung findet in einem Monat statt. Auf dieser Sitzung werden wir empfehlen, das Theater zu schließen und das Gebäude abzureißen, um Platz für ein umfangreiches Wohnungsbauprojekt zu schaffen.«

»Was?«, fragte ich entgeistert. »So schnell?«

»Wir werden empfehlen, das Theater spätestens in zwei Monaten zu schließen«, sagte Bob. »Bis zur Abstimmung des Stadtrats dürfen keine Veranstaltungen mehr stattfinden.«

Mit diesem Worst-Case-Szenario hatten Ted und ich zwar insgeheim schon gerechnet, aber nun so plötzlich und brutal vor vollendete Tatsachen gestellt zu werden verschlug uns die Sprache. Das war das Ende. Es war längst entschieden.

»Wird uns ein Mitspracherecht zugestanden?«, fragte Ted. Seine Stimme klang schwach und brüchig, als käme sie aus einem Kurzwellen-Radio im Raum nebenan.

»Sie werden aufgefordert, bei der Stadtratssitzung eine Stellungnahme abzugeben«, erklärte Bob monoton und mitleidlos. »Theoretisch besteht natürlich die Chance, dass der Stadtrat zugunsten einer Fortsetzung des Theaterbetriebs stimmen wird. Doch wenn der Stadtrat sich bei der Abstimmung nach der Empfehlung des Bau- und Planungsausschusses richtet …«

Er schwieg. Vor meinem geistigen Auge sah ich schon, wie die Abrissbirne zum Schlag ausholte.

»Das ist ja absurd«, sagte Ted.

»Tut mir leid«, sagte Vernon. Er sah allerdings nicht gerade mitfühlend aus, sondern eher so, als bereitete er sich mental schon auf seinen nächsten Gesprächstermin vor.

»Deshalb ist es sehr wichtig, dass Sie zu der Sitzung kommen«, sagte Vanessa. »Sie haben die Chance, den Stadtrat durch Ihre Stellungnahme davon zu überzeugen, dass das Theater für die Stadt unentbehrlich ist.«

Bob und Vernon warfen ihr einen irritierten Blick zu.

»Aber wir haben doch Zuschauer«, rief ich und klang wie ein jammerndes Kind. »Die Besucherzahlen sind im Rahmen!«

»Für einen Veranstaltungsort dieser Größe sind sie aber nicht ausreichend«, sagte Bob. »Wenn Sie die Besucherzahlen mit denen des Multiplexkinos vergleichen …«

»Hören Sie auf, es als Veranstaltungsort zu bezeichnen«, sagte ich. »Es ist ein Theater, verdammt noch mal!«

»Mr Rose, bitte …«

»Tom, beruhige dich«, sagt Ted.

»Nein!«, rief ich. »Das ist doch verrückt! Sie können das Theater doch nicht mit einem Multiplexkino vergleichen! Das Theater ist ein Symbol, nicht nur für die Menschen, die die Aufführungen besuchen, sondern auch für die Leute, die jeden Tag daran vorbeikommen. Es bedeutet, dass wir in einer zivilisierten Gesellschaft leben, in der Kunst eine tragende Rolle spielt! Multiplexkinos sind doch nur riesige Burger-Läden, in denen Leute Filme konsumieren können, das ist Fast-Food-Unterhaltung. Aber Theater ist etwas anderes, es hat eine uralte Tradition! Das Willow Tree ist natürlich nicht uralt, aber Sie verstehen, worauf ich hinauswill. Selbst wenn unsere Besucherzahlen geringer sind: Das Theater ist eine Ikone, deren symbolischer Wert in Geld gar nicht zu messen ist.«

»Die Stadt hat aber nicht die Mittel, um eine Ikone zu subventionieren, Mr Rose«, sagte Vernon. »Vor allem nicht, wenn jemand in dieser Ikone eine Überschwemmung herbeiführt, die von der Versicherung nicht gedeckt wird.«

»Ach so«, sagte ich. »Sollen wir jetzt für diesen Unglücksfall bestraft werden, oder was?«

»Niemand soll hier bestraft werden«, sagte Vanessa. »Aber

der Stadtrat darf nicht außer Acht lassen, was den Bürgern dieser Stadt am wichtigsten ist. Und aktuell ist das der Wohnraumbedarf. Er steigt …«

»Was ist eine Stadt ohne Herz noch wert?«, fragte ich. »Aber das verstehen Menschen wie Sie natürlich nicht.«

Ich stand so abrupt auf, dass ich dabei meinen Stuhl umstieß, und ehe ich mich versah, war ich auch schon auf dem Weg zur Tür. Ted stopfte seine Unterlagen in seine schäbige Aktentasche und folgte mir gehorsam. Vanessa stand ebenfalls auf.

»Kommen Sie zu der Sitzung«, sagte sie. »Kämpfen Sie für Ihre Sache.«

»Das werden wir auch, darauf können Sie Gift nehmen«, sagte ich.

»Tom«, sagte sie und legte mir die Hand auf den Arm. »Setzen Sie Ihren Charme und Ihren Humor ein, das wird sicher helfen.«

Sie hatte zu viel gesagt; das war uns beiden klar. Ich war wütend, aber auch gerührt, weil sie so kühn Partei für uns ergriff. Ein Sturm widerstreitender Gefühle tobte in meinem Inneren. Ted musste mich wegziehen. Als ich den Flur hinunterstampfte, schaute ich mich noch einmal um. Vanessa trat aus dem Konferenzraum. Wir starrten uns fragend an, stumm und verwirrt. Dann drehte sie sich um und wandte sich Bob und Vernon zu, die sicher einiges mit ihr zu klären hatten.

Erst als wir im Auto saßen, fanden Ted und ich unsere Sprache wieder.

»Tja«, sagte er. »Jetzt wissen wir wenigstens, woran wir sind.«

»Das kann man wohl sagen.«

»Du kanntest Vanessa also schon?«

»Ja. Ich habe sie bei einem Date kennengelernt. Wir haben uns aber erst zwei Mal getroffen.«

»Und? Mochtest du sie?«

»Ja.«

»Und du hattest keine Ahnung, dass sie für die Stadt arbeitet?«

Ich schüttelte den Kopf.

»Nicht zu fassen.«

Wir fuhren aus der Neustadt heraus. Ted schaltete Radio 4 ein. Dann schaltete er es wieder aus.

»Ich mochte sie«, sagte ich. »Unser erstes Date war die totale Katastrophe. Aber ich mochte sie trotzdem. Wir lagen auf einer Wellenlänge, weißt du? Aber das Leben hat uns mal wieder einen Streich gespielt. Sieht aus, als würde unser viertes Date auf einer Stadtratssitzung stattfinden, bei der ich ausgerechnet sie davon überzeugen muss, gegen den Abriss des Theaters zu stimmen.«

»Sieh es mal positiv«, sagte Ted. »Das ist auch eine Form von Beziehung.«

Wir fuhren weiter. Der Himmel leuchtete flammend rot. Der Anblick war so herrlich und schön, dass es mir die Tränen in die Augen trieb.

Als ich heimkam, lag Hannah auf dem Sofa und las. Malvolio schlief auf ihrem Bauch. Ich freute mich über dieses Familienidyll. Ich machte uns heiße Schokolade, nahm neben Hannah Platz, und dann erzählte ich ihr von dem Horrormeeting und der schockierenden Offenbarung, dass Vanessa für den Stadtrat arbeitete. Bei dem einen oder anderen Detail übertrieb ich möglicherweise ein wenig. Hannah hörte sich alles an.

»Und was passiert, wenn das Theater tatsächlich geschlossen wird?«, fragte sie.

»Keine Sorge, das wird natürlich nicht passieren! Bei der Stadtratssitzung werden wir ordentlich auftrumpfen. Das wird die beste Vorstellung, die wir je hatten. Da wird kein Auge im Saal trocken bleiben.«

»Dad, das ist eine Stadtratssitzung, nicht die Schlussszene von *Flash Dance.*«

»Das werden wir noch sehen.«

»O Gott. Tauch da bloß nicht im Trikot auf.«

»Ich mache keine Versprechungen, die ich nicht halten kann.«

Ich fragte sie, wie es mit Callum lief, und sie erzählte mir von dem Besuch bei Margaret und von Callums Depressionen. Sie war unsicher, wie sie damit umgehen sollte.

»Ihr lernt euch ja gerade erst kennen«, sagte ich. »Es ist ja nicht so, dass ihr morgen heiraten wollt. Oder etwa doch?«

»Dad! Mach dich nicht lustig über mich. Er hat ziemliche Stimmungsschwankungen. Ich hab Angst, dass ich nicht die Richtige dafür bin.«

»Das glaube ich nicht.«

»Na, egal. Und was hast du jetzt vor, datingmäßig?«

»Redest du von Vanessa?«

Ich holte tief Luft, denn nun musste ich Hannah klarmachen, dass sich die Sache ein für alle Mal erledigt hatte. Was mich anging, war Schluss mit Dating. In absehbarer Zukunft gab es nur noch mich und meine Tochter.

»Hör zu, Hannah. Das Meeting vorhin hat ein ganz neues Licht auf alles geworfen. Ich mag Vanessa wirklich sehr, aber wie sich herausgestellt hat, unterstützt sie den Stadtrat dabei, unser Theater zu vernichten. Und das steht leider zwischen uns.«

Die Botschaft war klar und deutlich. Das mit Vanessa war vorbei.

Hannah

Dad hat zugegeben, dass es ihm mit Vanessa Ernst ist. Natürlich nicht ohne einzuwenden, dass die ganze Situation mit dem Theater alles ein bisschen verkompliziert habe – genauer gesagt die drohenden Schließung durch die Stadt –, aber ihm ist deutlich anzusehen, dass er total verliebt in sie ist und einfach erst mal klären muss, wie das mit ihr funktionieren könnte. So deutlich hat er sich zwar nicht ausgedrückt, weil er eben ein bisschen blöd ist, aber die Botschaft war klar und deutlich. Das mit Vanessa läuft.

Am Morgen mache ich mich auf den Weg zum Willow Tree, um mich mit Callum zu treffen. Gestern Abend um elf habe ich ihm nämlich noch geschrieben: »Du musst dir unbedingt mein Zuhause anschauen – mein richtiges Zuhause.« Daraufhin hat er mir gestanden, dass er Theater nicht »kapiert«. Ungefähr sechsundvierzig Minuten lang habe ich nur wortlos dagesessen und den Bildschirm angestarrt, während er sich tausendmal entschuldigte. Schließlich habe ich mich aufgerafft: »Alles klar. MORGEN um zehn kriegst du eine Führung von mir.« Ich fügte ein stirnrunzelndes Emoji hinzu und loggte mich aus.

Ich schlendere im Sonnenschein die Hauptstraße entlang, als mir Dad und Vanessa in den Sinn kommen und plötzlich ein ganz starkes Gefühl in mir aufsteigt, das ich nicht gleich einordnen kann. Es ist weder Aufregung noch Nervosität – obwohl es jede Menge Gründe dafür gibt, nervös zu sein, wenn es um Dad und Beziehungen geht. Endlich dämmert es mir: Das seltsame, ungewohnte Gefühl in mir ist Hoffnung.

Ich drehe meinen iPod auf – »The Universal« von *Blur*. Es entsteht ein Moment der Synchronizität, wie sie manchmal vorkommt, wenn der Player auf Shuffle eingestellt ist – in dem Song geht es darum, die Unendlichkeit des Kosmos zu begreifen und sich einfach gehen und hineinfallen zu lassen. Das könnte mich jetzt einerseits total runterziehen, aber während der Chor anschwillt, sehe ich eine Gestalt draußen vor dem Theater warten, und meine Gefühle sprudeln über wie Cola aus einer geschüttelten Dose. Ich erkenne ihn an seiner Art dazustehen. Den Kopf gesenkt, die Stirnfransen über den Augen, die Hände in den Taschen seiner tiefhängenden Hose verborgen, die Füße ein wenig nach innen gedreht, zwei T-Shirts in sanften Pastellfarben übereinandergezogen. Schon bevor ich ihn erreiche, weiß ich, dass er gut riecht. Warum checken nicht mehr Jungs, wie wichtig das ist?

Ich ziehe die Ohrstöpsel raus und setze eine ernste Miene auf.

»Was soll das heißen, du kapierst Theater nicht?«, frage ich ihn, die Hände in die Hüften gestemmt.

»Dir auch einen schönen guten Morgen«, sagt er und grinst.

Ich starre ihn weiterhin streng an.

»Tut mir leid«, sagt er schließlich und gibt seine Haltung auf. »Los, zeig mir alles, ich bin echt schon gespannt.«

Dann schlage ich zu. Mein Doppelhammer.

»Mein Vater ist auch da. Wir gehen mal kurz vorbei und sagen hallo.«

Ich frage ihn nicht, ob er einverstanden ist, sondern teile es ihm lapidar mit.

»Ich lerne also das Theater und deinen Vater gleichzeitig kennen?«, fragt er. »Ist dir klar, dass ich seelisch labil bin?«

Ich halte ihm die Hand hin.

»Nur Mut, ich bin ja bei dir. Und wenn er gut drauf ist, können wir ihn vielleicht schon mal wegen Bristol fragen.«

Im Zuschauerraum ist es kühl und dunkel. Ich schalte die Saallichter an der Wand ein und erleuchte damit die Sitzreihen, die sich hinunter zur Bühne ziehen, die leer ist, bis auf einen Tisch mit drei Stühlen – Dad hat offensichtlich eines seiner Meetings abgehalten. Millionen Staubpartikel hängen in der Luft wie Sterne. Wann immer ich hierherkomme, werde ich von Erinnerungen überschwemmt, wie Keanu Reeves, wenn er in die Matrix eintaucht. Schnappschüsse meines Lebens huschen an mir vorbei. »Diese Insel voll von Getöse, Tönen und anmutigen Melodien, welche belustigen und keinen Schaden tun«, deklamiere ich.

Callum schaut mich an, als wäre ich übergeschnappt. »Das ist also das Theater«, fahre ich mit einer raumgreifenden Geste fort. »Unten siehst du den Bühnenbereich, dort sind die Schauspieler und das Bühnenbild, da oben hängen mehrere Reihen von Bühnenscheinwerfern – die Beleuchtung ermöglicht es, überhaupt etwas von dem Spektakel zu sehen …«

»Hältst du mich für dumm?«

»Nein, mir ist nur nicht klar, was daran du nicht kapierst.«

Er atmet tief durch.

»Also, das hier ist einfach nur ein großer Raum, stimmt's? In einem Film oder einem Comic kann alles dargestellt werden, man kann an jeden beliebigen Ort versetzt werden, und die Künstler oder der Regisseur oder wer auch immer können dich Dinge in einer bestimmten Art und Weise sehen lassen. Aber schau dir mal diesen Tisch an – der wird nie etwas anderes sein als ein Tisch in einem leeren Raum. Er sagt einem gar nichts.«

Ich starre ihn an, den Mund entsetzt aufgerissen.

»Jetzt hab ich ganz schön ins Fettnäpfchen getreten, was?«, fragt er.

»Komm mit«, kommandiere ich.

Ich nehme ihn an der Hand und ziehe ihn hinter den Stuhlreihen entlang in die Beleuchterkabine. Das ist ein kleiner Raum mit einer Menge von schwarzen Kabeln, die sich über den Boden und die Wände ziehen, sowie einem großen Schaltpult unter dem Fenster, von dem aus man die Bühne überblickt. »Das ist ein Strand MX24«, erkläre ich. »Der ganze Stolz unseres Beleuchters Richard. Dad und Richard haben mich schon mit hier raufgenommen, als ich noch ganz klein war. Sie haben mir gezeigt, wie alles funktioniert, und mir erlaubt, mit dem Schaltpult zu spielen. Als ich sechs war, war ich praktisch Richards Beleuchtungsassistentin. Ich kenne jeden einzelnen Knopf; ich weiß, welche Scheinwerfer mit den Schiebereglern kontrolliert werden, ich kann eine einfache Beleuchtungsanlage selbst zusammenbauen, ich weiß, wie man Stimmungen und Effekte programmiert. Ich werde dir also zeigen, wie man diesen Raum dazu bringt, dem Publikum Geschichten zu erzählen.«

Ich schalte den Strom ein, lausche dem elektrischen Summen und dimme dann die Saalbeleuchtung, so dass es stockdunkel ist, bis auf die kleine Lampe über dem Control Panel. Dann stelle ich rasch ein paar Schieberegler ein.

»Erst nehme ich diesen großen Scheinwerfer direkt über der Bühne, der mit einem warmen bernsteinfarbenen Filter versehen ist. Ringsherum arrangiere ich ein paar kleinere Scheinwerfer in einer kühleren Farbe. Und jetzt bewege mal diesen Hauptregler ein kleines Stück nach oben.«

Ich spüre, dass ich im Flow bin, wie ein cooler DJ. Callum schaut verständnislos auf das Mischpult. Ich nehme seine Hand und lege sie auf die Kontrollschalter. Er greift nach dem Schieberegler, und ich fahre ihn, meine Hand auf seinen Fingern, langsam hoch. Die Bühne badet jetzt in einem warmen gelben Leuchten, umrandet von Blau.

»Wo sind wir?«, frage ich.

»Wow, das sieht ja aus wie …«

»Ja?«

»Als wären wir draußen. Vielleicht auf einem sonnigen Feld?«

»Genau!«

»Wie hast du das gemacht?«

»Ich hab's dir doch gesagt. Ein großer Spot, auf die Bühne gerichtet, leicht angewinkelt, mit einem warmen Filter. Das ist die Sonne. Die kalten Farben sind Blautöne; sie bilden den Himmel. Das ist ziemlich einfach. Jetzt sieht es aus wie ein hübsches sonniges Picknickfleckchen. Das kann man deutlich erkennen, oder?«

»Ja, ich glaube schon.«

»Und jetzt schau dir das mal an.«

Ich fahre den Hauptregler runter, und wir stehen wieder in der Dunkelheit. Dann lasse ich eine andere Kombination von Scheinwerfern aufleuchten und nicke ihm zu. Er weiß, dass er jetzt den Hauptschalter hochfahren soll.

»Schieb ihn langsam rauf«, befehle ich. »Nur bis zur Hälfte.«

Das Licht wird heller, aber diesmal ist es nur ein einzelner PAR-Scheinwerfer mit Fresnel-Linse im linken unteren Bühnenbereich, geschickt mit einem kalten Filter versehen. Als der Schieberegler hochgeht, werfen Tisch und Stühle monströse schwarze Schatten über die Bühne und auf die Wände. Die sich überkreuzenden Formen sehen aus wie Gefängnisgitter, der Raum wirkt eiskalt.

»Ist das derselbe Ort?«, frage ich.

Er schüttelt den Kopf.

»Wie sieht es jetzt aus?«

»Wie eine Art Verlies?«

»Genau«, bestätige ich. »Schatten auf der Bühne sind wie die Schattierungen in Comic-Heften – sie fügen die Tiefe, das Gefühl hinzu. Es ist genau dasselbe Konzept. Das Licht verändert den Raum. Man kann alle Seitenscheinwerfer einschalten, so dass die Bühne aussieht, als würde sie sich ewig weit erstrecken, oder man kann einen Profilscheinwerfer direkt über der Bühne anbringen, die Vorhänge zuziehen und dann ein Lichtviereck auf den Boden projizieren, so dass man das Gefühl hat, alles spiele sich in einem winzigen Raum ab.«

Ich schalte einen Profilscheinwerfer ein und dimme alle anderen Lichter, so dass die Bühne nur noch aus Tisch und Stühlen und sonst nichts besteht. Ich genieße es, Callum das alles zu zeigen und ihm etwas beizubringen. Doch als ich durch die Dunkelheit der winzigen Kabine zu ihm hinüberschaue, sehe ich, dass sich sein Gesichtsausdruck verwandelt hat. Ich sehe Anerkennung, aber keine gute, positive.

»Callum?«, frage ich.

Er deutet auf die Bühne. »So, wie das jetzt aussieht. Das kenne ich. Das ist wie … Genauso fühle ich mich manchmal. Wenn ich … ich …«

Ach du Scheiße!

Er ist verstört. Ich habe ihn mit einem Lichteffekt verletzt.

Ich schalte den Profilscheinwerfer aus und dafür eine Reihe der gefilterten Fresnels ein, so dass etwas mehr Farbe auf der Bühne herrscht.

»Es tut mir so leid, Callum!«

»Kein Ding, alles gut.« Er schüttelt sich übertrieben wie im Film, als wärme er sich für einen Marathon auf. »Alles gut. Oha, jetzt hast du es mir aber gezeigt, was?«

»Ich hab dich ja gewarnt«, erwidere ich.

Er lacht ein wenig, und ich auch.

»Alles klar«, sage ich. »Ich glaube, du weißt jetzt so viel über Beleuchtung, dass wir einen kleinen Test machen können.«

»Einen Test?«

»Ja, einen Test. Ich gehe raus ins Foyer und hole uns eine Cola, und in der Zeit spielst du ein bisschen mit den Schiebereglern, experimentierst, alberst herum, machst damit verrückte Sachen. Und anschließend entwirfst du eine Lichtszene nach einem Gefühl meiner Wahl.«

»Okay«, sagt er gedehnt. »Was soll ich machen?«

Ich tue so, als müsste ich ein paar Sekunden darüber nachdenken. In Wahrheit hatte ich mindestens die letzten zehn Minuten darauf hingearbeitet.

»Ich möchte, dass du eine Lichtszene erschaffst, die zeigt, was du für mich empfindest.«

Er starrt mich an, und ein Lächeln erscheint langsam auf seinem Gesicht.

»Alles klar«, sagt er. »Fühlt sich irgendwie an wie eine Falle.«

»Wir werden ja sehen«, erwidere ich. »Hol mich rein, wenn du fertig bist.«

»Alles klar, Boss«, erwidert er.

Ich verlasse die Kabine und gehe in Richtung Ausgang. Bevor ich die Türen erreiche, blicke ich mich um und sehe, wie er sich nachdenklich über die Schalttafel beugt. Er wirft mir einen kurzen Blick zu und scheucht mich dann mit einer Handbewegung weg.

Draußen im Foyer gehe ich hinter die Theke und nehme zwei Flaschen Cola aus dem Kühlschrank. Janice, die Putzfrau, wuselt herum und zieht einen Staubsauger hinter sich her.

»Und, hast du schöne Ferien?«, fragt sie.

»Ja«, antworte ich.

»Beschäftigst du dich?«

»Könnte man sagen.«

»Meine Kinder sitzen zu Hause an der verdammten Playstation«, mault sie. »Sechs Wochen schulfrei, herrlicher Sonnenschein. Und was machen die? Spielen Scheißvideospiele. Die sollten rausgehen und sich austoben, nicht irgendwelchen Scheiß in die Luft sprengen.«

Das erinnert mich an Jay, und ich habe leichte Gewissensbisse, weil ich mich im Moment weder mit ihm treffe noch seine SMS beantworte. Wenn ich MSN benutze, stelle ich es so ein, dass er nicht sieht, wenn ich online bin. Er ist ein bisschen komisch und anhänglich geworden in letzter Zeit. Ich will Janice gerade antworten, als Callum den Kopf durch die Flügeltüren steckt.

»Ich bin fertig«, verkündet er.

»Das ging aber schnell«, antworte ich. Wir kehren zurück zur Beleuchtungskabine, und ich denke, oje, das wird bestimmt enttäuschend. Warum hat er sich nicht ein bisschen Mühe gegeben? Angenommen er hat es nur als einen Scherz betrachtet? Komisch, aber auf einmal habe ich das Gefühl, dass das jetzt wirklich wichtig ist, obwohl ich immer noch nicht weiß, warum ich mich überhaupt mit diesem Jungen abgebe. Als wir das kleine Kabuff betreten, sehe ich, dass er ein Stück Papier über die Regler gelegt hat, so dass ich nicht erkennen kann, wie sie eingestellt sind – ich kann nur den Hauptschalter sehen. Sehr raffiniert.

»Jetzt bin ich ja mal gespannt«, sage ich, schalte die Saalbeleuchtung aus und tauche uns erneut in Dunkelheit.

»Du musst den Regler hochschieben«, verlangt er.

Ich stehe ganz dicht neben ihm in der Finsternis.

»Wie schnell und wie hoch?«, erwidere ich mit einer schwülen, sexy Filmstar-Stimme.

»Ganz schnell«, antwortet er im gleichen Tonfall. »Und bis ganz nach oben.«

Ich lege einen Finger unter den Regler, blicke ihn aber unverwandt an.

»So empfindest du also für mich?«, frage ich.

»Ja«, sagt er.

Ich schmolle ein bisschen und lasse ihn noch einen Augenblick schwitzen, dann schiebe ich den Regler mit einem Ruck ganz nach oben.

Wow, was für ein Knalleffekt!

Eine Welle von Weiß. Ein blendender Blitz, als käme man aus einem langen Tunnel in grellen Sonnenschein. Er hat jeden Scheinwerfer im Haus voll aufgedreht. Alles. Die Fresnels, die Profilscheinwerfer, das Flutlicht, sogar die Saalbeleuchtung; alles so hell, wie es geht. Und nicht nur das – er hat sogar den Diskokugel-Controller gefunden, so dass funkelnde Lichtreflexe die Wand von Licht überlagern und über sämtliche Oberflächen huschen wie Sternschnuppen.

»O mein Gott!« Ich tue so, als wäre ich erblindet, und lege die Arme über das Gesicht. »Das ganze Licht des Universums!«

Schweigen.

»Genau das«, sagt er und sieht mich an. Die Lichter spiegeln sich in seinen Augen. »Genau das.«

Ohne zu überlegen, gehe ich einen Schritt auf ihn zu, nehme sein Gesicht in meine Hände und küsse ihn, mit offenem Mund, die Augen geschlossen. Ich habe das Gefühl, als wären wir die einzigen Menschen auf der Erde, als wären wir in einer Kapsel und schwebten an einer Supernova vorbei – als schwebten wir am Ende der Zeit vorbei. Es fühlt sich an wie …

»Hey, Knutschen in der Beleuchtung verboten!«, sagt eine Stimme. »Theater-Regel Nummer eins!«

Mist! Ich löse mich ganz langsam von Callum. Zuletzt lösen sich unsere Lippen. Langsam, denke ich. Wenn ich es ganz langsam mache, kann es sein, dass ich mir die Stimme nur eingebildet habe oder dass sie einfach weggeht. Wenn ich mich ganz langsam bewege, besteht die Möglichkeit, dass das nicht Dad ist und dass er mich nicht knutschend in der Beleuchtung erwischt hat. Doch als ich mich umdrehe, allmählich, behutsam, steht er da. Lächelt uns von der Tür aus an.

Instinktiv fährt Callum den Hauptregler runter, und alle Lichter gehen aus.

»Ist ein bisschen spät«, bemerkt Dad. »Ich bin übrigens Tom, Hannahs Vater. Könntest du vielleicht die Saalbeleuchtung einschalten, damit ich euch sehen kann?«

Ich schalte das Licht ein. Dad grinst von einem Ohr zum anderen. Er genießt die Situation. Er ist im Vaterhimmel. Er will, dass sich diese Szene so lange wie möglich hinzieht. Verzweifelt zerbreche ich mir den Kopf nach einer klugen Antwort, nach irgendetwas, das die schreckliche Mischung von Anspannung und Affentheater zerstreut.

»Das ist Callum«, sage ich.

»Das hoffe ich doch«, sagt Dad.

Callum steht vollkommen reglos da und schweigt. Er sieht aus wie eine lebensgroße Pappfigur von Callum. Wenn ich mich nicht so schämen würde, würde ich das auch lustig finden. Ich sehe Dad flehentlich an, aber er genießt den Augenblick zu sehr. Wie jeder schamlose alte Schauspieler wird er aus der Situation alles rausquetschen, was er kann.

»Okay«, sagt er schließlich und klatscht in die Hände. Doch bevor er weiterreden kann, werden die Saaltüren krachend geöffnet, und Shaun steckt den Kopf in den Saal.

»Tom, kann ich dich kurz sprechen? Es geht um die Überschwemmung.«

Tom

Die nächste halbe Stunde verbrachte ich mit Shaun und seinem Klempnerkumpel Benji im Keller. Wir nahmen den Heizkessel unter die Lupe wie Kriminalbeamte den Tatort eines Verbrechens. Diese Analogie passte sogar ziemlich gut, wie sich noch herausstellen sollte. Benji war nämlich nicht irgendein Klempner, sondern quasi der Chefermittler der Sanitärbranche. Shaun hatte ihn um einen Kostenvoranschlag für die Reparatur gebeten, und nun war Benji gekommen, um sich den Schaden noch einmal anzuschauen, und dabei fiel ihm etwas auf.

»Schaut mal hier«, sagte er und zeigte auf eines der Hauptrohre, das mit dem riesigen alten Kessel verbunden war. »Hier befindet sich der Riss, aber die Stelle ist total verbeult.«

Wir musterten das Rohr pflichtschuldig. Der Klempner-Kommissar schaute uns erwartungsvoll an.

»Und was hat das zu bedeuten?«, fragte ich schließlich.

»Das bedeutet, dass der Schaden nicht durch einen gewöhnlichen Wasserrohrbruch verursacht worden ist, sondern dadurch, dass jemand mit einem schweren Gegenstand auf das Rohr eingeschlagen hat.«

Ich sah ihn ungläubig an.

»Jemand hat versucht, unseren Heizkessel zu *ermorden?*«

»Alter, ich sag dir nur, worauf die Indizien hindeuten. Aber ja, als Fachmann würde ich sagen, jemand hat auf das Rohr eingeprügelt.«

»Ich verstehe das nicht«, sagte ich. »Warum sollte jemand dem Theater schaden wollen? Wir zeigen hier Schwänke aus den Siebzigern, und nicht *Saddam Hussein: Das Musical.* Hm … Könnte der Stadtrat dahinterstecken?«

»Tom«, sagte Shaun. »Ich glaube kaum, dass der Stadtrat Sabotage betreibt.«

»Wie auch immer«, sagte Benji. »Jedenfalls liegt hier kein Zufallsschaden vor und auch kein unsachgemäßer Gebrauch, sondern eine vorsätzliche Beschädigung. Klarer Fall, Alter.«

»Das glaube ich einfach nicht«, sagte ich kopfschüttelnd. Shaun schlug mir sanft auf die Schulter.

»Ich weiß, es ist schwer zu glauben, aber sieh es doch mal so: Wenn wir bei der Polizei Anzeige wegen Sachbeschädigung erstatten, zahlt die Versicherung möglicherweise doch noch. Und dann kann das Theater vielleicht gerettet werden, wer weiß!«

Ich war noch dabei, diese neuen Informationen zu verdauen, als Sally plötzlich auftauchte.

»Tom, hast du dein Handy nicht dabei?«

»Nein, ich hab's im Büro liegen lassen. Sally, du wirst nicht es nicht glauben, aber …«

»Tom, Hannah hat angerufen. Margaret hatte einen Schlaganfall. Wir müssen sofort ins Krankenhaus!«

Wir sprangen in mein Auto und rasten los. Sally, die auf dem Beifahrersitz saß, rief alle Mitglieder der Theatergruppe an und bat sie, so rasch wie möglich zum Krankenhaus zu kommen. Durch die Lüftungsschlitze drang der Geruch frisch gemähten Grases. Das Ganze hatte etwas Surreales.

Als wir geparkt hatten und in die Notaufnahme stürzten, war James schon dort und redete auf die Schwestern am Empfang ein.

»Was ist denn passiert?«, fragte ich.

»Ich bin auch gerade erst gekommen«, sagte James. »Ich arbeite hier in der Nähe. Mein Gott, wie schrecklich!«

»Können wir zu ihr?«, fragte Sally.

»Sie versuchen gerade herauszufinden, wo sie ist.«

Um uns herum spielten sich dramatische Szenen ab. Ein kleiner Junge weinte und hielt sich den Arm, ein benommen wirkender Arbeiter in einer Schutzjacke presste sich einen blutigen Lappen an den Kopf, ein alter Mann hustete Gott weiß was in ein kariertes Taschentuch.

Eine Schwester Ende vierzig kam auf uns zu. Strähnen hatten sich aus ihrem Dutt gelöst; ihr Make-up bröckelte. Sie schaute uns verwirrt an.

»Wie hieß doch gleich die Patientin, nach der Sie suchen?«, fragte sie.

»Margaret Wright«, sagte Sally. »Sie hatte einen Schlaganfall.«

»Wir haben keine Margaret Wright, nur eine Margaret Chevalier. Sie wurde heute Vormittag wegen einer Subarachnoidalblutung eingeliefert. Ist das die Frau, die Sie suchen?«

Wie schauten uns alle verdutzt an.

»Ist ein gewisser Tom Rose unter Ihnen?«, fragte die Schwester. Ich hob die Hand. »Margaret hat Sie als nächsten Verwandten angegeben.«

»Verstehe. Ja, das ist unsere Margaret. Wie geht es ihr?«

»Sie wurde auf die Akutstation gebracht«, sagte die Schwester. »Das junge Mädchen, das sie gefunden hat, ist bei ihr.«

Hannah. O Gott, wie ihr wohl gerade zumute war?

In diesem Moment traf Shaun ein. Er hatte Ted und Jay im Schlepptau. Sally drehte sich irritiert zu ihnen um.

»Ich dachte, Dad wollte dich fahren«, sagte sie zu Jay.

Jay zuckte mit den Achseln.

»Ich habe ihn abgeholt, kein Problem«, sagte Shaun.

»Was ist denn passiert?«, fragte Ted.

»Wahrscheinlich wird man Sie nicht alle auf die Station lassen, es ist sehr viel los«, sagte die Schwester. »Gehen Sie dort durch den Flur, dann fahren Sie mit dem Aufzug nach oben und folgen einfach den Schildern, okay?«

Wir setzten uns sofort in Bewegung. James und Shaun gingen voraus. Sally hakte sich bei Jay unter. Wir kamen an zwei Krankenpflegern vorbei, die Wäschesammelwagen vor sich herschoben und sich lachend unterhielten, als wäre alles ganz normal; für sie war es das bestimmt auch. Der eine, ein magerer junger Mann mit müden freundlichen Augen, kam mit uns in den Aufzug.

»Wo wollen Sie denn hin?«, fragte er mit starkem osteuropäischem Akzent.

»Zur Akutstation«, antwortete James.

»Ich zeige Ihnen den Weg«, sagte der Mann.

Aus dem Fahrstuhl heraus betraten wir einen identisch aussehenden Flur: die gleichen grünen Wände, der gleiche glänzende Boden. Schweigend folgten wir dem Krankenpfleger und bemühten uns, mit ihm Schritt zu halten. Wir kamen an einigen Türen vorbei, die zu Stationen mit seltsam klingenden Bezeichnungen führten. Endlich gelangten wir ans Ziel.

»Hier«, sagte er, drückte auf einen Knopf neben der Tür und verschwand winkend.

Auf der Akutstation herrschte große Hektik; Schwestern eilten mit seltsamen Geräten zwischen Krankenhausbetten hin und her; hinter einem Vorhang stöhnte jemand vor Schmerzen. Als wir ratlos am Eingang standen, scheuchten uns zwei Pfleger beiseite und schoben hastig ein Bett mit einer bewusstlosen jungen Frau an uns vorbei, deren Haut ganz gelb war. Ich wollte gerade zum Empfang herübergehen, als eine Schwester mit blondem Kurzhaarschnitt auf mich zukam.

»Kann ich Ihnen helfen?«, fragte sie und musterte uns argwöhnisch. Offenbar war sie einen so wild zusammengewürfelten Haufen auf ihrer Station nicht gewohnt.

»Ich bin Tom Rose, und das ist meine Theatergruppe«, sagte ich. »Wir möchten zu Margaret Chevalier.«

Die Schwester ging zur Empfangstheke und griff nach einem Klemmbrett.

Wir warteten. Der Raum war fensterlos und roch nach Ethanol. An der Wand hingen große Leuchtkästen, die den Raum in erbarmungsloses kaltes Licht tauchten. Weiter hinten standen zwei Reihen mit Betten, in denen Patienten lagen.

Als ein junger Mann mit einem leuchtend pinken T-Shirt unter seinem offenen Kittel vorbeirauschte, hielt die Schwester ihn an.

»Doktor Fitzpatrick, diese Leute sind wegen Mrs Chevalier hier. Doktor Fitzpatrick ist Assistenzarzt, er kann Ihnen weiterhelfen.«

Doch der Arzt ignorierte uns. »Die Paracetamol-Überdosis wartet unten.«

»Es sind keine Betten frei«, sagte die Schwester. »Bett vier wird wahrscheinlich als Nächstes frei, aber das kann noch dauern.«

»Alles klar«, sagte der Arzt. »Dann geben Sie mir Bescheid.« Er wandte sich uns zu. »Sind Sie Angehörige?«

»Ja«, sagte ich. »Gewissermaßen.«

»Wir sind Schauspielkollegen«, sagte Shaun. »Wir sind mit ihr befreundet«, fügte er dann hinzu.

James klopfte Shaun auf die Schulter.

»Also«, sagte der Arzt. »Es sieht folgendermaßen aus: Margaret hatte leider eine Hirnblutung. Wäre sie jünger, würden wir operieren, um die beschädigten Blutgefäße zu reparieren, aber in ihrem Zustand und angesichts ihres hohen Alters würde sie den Eingriff kaum überleben. Es ist nur eine Frage der Zeit, bis eine Nachblutung eintritt, die dann höchstwahrscheinlich zum Tod führen wird. Es tut mir sehr leid, aber wir können nichts weiter tun, als es ihr so angenehm wie möglich zu machen.«

»Heißt das, sie … stirbt?«, fragte Ted.

»Ich fürchte, ja. Kommen Sie, sie liegt ganz hinten. Ein junges Mädchen ist bei ihr, Hannah. Sie ist ziemlich aufgewühlt.«

Wir folgten dem Arzt und schlängelten uns an Schwestern vorbei, die sich um die Patienten in den Betten kümmerten. Hannah saß am letzten Bett der linken Reihe und hielt Margarets Hand. Ihre Haut war von Adern durchzogen und so brüchig wie trockenes Herbstlaub. Inmitten der gestärkten weißen Bettwäsche war Margarets blasses Gesicht kaum auszumachen. Als wir vorsichtig näher kamen, schaute

Hannah auf. Sie hatte Tränen in den Augen. Schwarze Linien von Wimperntusche überzogen ihre Wangen.

»Dad!«, rief sie. »Ich bin schnell zu ihr nach Hause gegangen, um mich für das Geld zu bedanken. Und dann habe ich sie durchs Fenster gesehen. O Dad.«

Ich setzte mich auf den leeren Stuhl, der neben ihr stand, und nahm sie in die Arme. »Schon okay«, sagte ich.

»Dann habe ich den Notarzt gerufen. Ich wusste nicht, was ich machen sollte.«

»Du hast genau das Richtige getan.«

Hannah ließ Margarets Hand los. Sie fiel leblos aufs Bett.

Doch dann rief Margaret plötzlich mit brüchiger, aber lauter Stimme: »Gott helfe uns, da kommt die Kavallerie!« Sie öffnete die Augen und schaute uns an. »Ich hoffe, ihr seid gekommen, um mich aus diesem düsteren Loch zu befreien!«

»Margaret!«, rief ich überrascht. »Haben sie dir gesagt, dass …«

»Dass ich fällig bin? Ja, Schätzchen, natürlich haben sie das. Es hat zwar ein Weilchen gedauert, aber ich habe es ihnen aus dem Kreuz geleiert.« Sie schloss die Augen wieder und holte ein paarmal tief Luft. »Ich mag eine alte Schachtel sein«, fuhr sie dann fort. »Aber ich weiß immer noch, wie ich einen Mann um den Finger wickeln kann. Ah, da fällt mir ein …« Sie hob die Hand und zeigte mit ihrem knochigen Finger auf mich. »Du hast mir etwas versprochen, Tom.«

»Ich weiß«, sagte ich.

»Hier werde ich auf keinen Fall sterben. Das ist absolut inakzeptabel.«

»Ich weiß.«

Zuerst wollte die Schwester nichts davon hören.

»Mr Rose, Margaret ist nicht in der Verfassung, entlassen zu werden.«

»Ich weiß, aber wir haben ihr hoch und heilig versprechen müssen, dass wir sie auf keinen Fall im Krankenhaus sterben lassen, falls so etwas wie heute je passiert.«

»Aber sie steht unter starken Schmerzmitteln und kann jeden Moment sterben. Das geht beim besten Willen nicht. Tut mir leid.«

In diesem Moment tauchte Dr. Fitzpatrick wieder auf.

»Die Überdosis wartet immer noch unten«, sagte er. »Irgendeine Chance, dass ein Bett frei wird?«

»Gleich kommt ein Betriebsunfall rein«, sagte die Schwester. »Zwei Männer, mehrfache Frakturen … Was soll ich machen? Ich kann keine Betten herbeizaubern!«

»Von mir aus können Sie mein Bett haben«, krächzte Margaret. Der Arzt und die Schwester drehten sich verdutzt zu ihr um.

Kurz darauf eilten wir zum Ausgang. Ein Krankenpfleger schob Margaret im Rollstuhl. Man hatte sie überraschend schnell in unsere Obhut übergeben und sogar einen Krankentransport organisiert, um sie nach Hause zu bringen. Als wir nach draußen stürmten, wären wir fast mit Natasha zusammengestoßen.

»O Gott, tut mir leid, Leute!«, sagte sie. »Ich musste den Bus nehmen.«

Ihr Gesicht war verschwitzt. Sie trug eine Sonnenbrille und schob einen riesigen Designer-Buggy vor sich her.

»Wie geht es ihr?«, flüsterte sie.

»Nicht gut«, raunte Sally. »Wir bringen sie zum Theater.«

»Was sagst du?«

»Du hast richtig gehört. Sie hat nicht mehr viel Zeit. Ich erklär es dir unterwegs.«

»O Gott. Arme Margaret.«

»Pass bloß auf, ich kann dich hören«, sagte Margaret. Sie blickte uns aus ihrem Rollstuhl hoheitsvoll an, die Handtasche auf dem Schoß. Ihre Haut war fast durchscheinend; das zerzauste Haar nahezu weiß im Sonnenlicht.

»Das ist ja wie damals, als mein Mann mich gegen Kaution aus dem Knast geholt hat«, sagte sie. »1969. Ich hatte in einem Club in Chelsea mit zwei Jungs von Pink Floyd Gras geraucht. Leider gab es eine Razzia, und ehe ich es kapierte, wurde ich festgenommen. Die Jungs von Pink Floyd waren etwas schneller von Begriff und konnten gerade noch rechtzeitig durchs Klofenster türmen.«

Wir kamen zu einem weißen Minibus mit einer Rampe. Zwei Sanitäter erwarteten uns bereits.

»Sollen wir sie nach Hause bringen?«, fragte der eine.

»Ja, gewissermaßen«, sagte ich, wobei ich mir nicht sicher war, ob das, was wir vorhatten, eventuell einer Entführung gleichkam. Den Sanitätern schien es egal zu sein.

»Sally, am besten begleiten wir beide Margaret …«

»Nein, ich möchte Margaret begleiten«, sagte Hannah. »Bitte, Dad.«

»Gut, dann fahre ich zusammen mit Hannah«, sagte Sally.

»Shaun, kannst du den Rest von uns mitnehmen?«, fragte ich.

»Machst du Witze?«, rief Shaun. »Das ist ein Triumph Stag. Da passen höchstens vier Beifahrer rein, ohne Kinderwagen.«

»Der Buggy lässt sich in einen Autositz verwandeln«, sagte Natasha. »Im Ernst! Das ist total genial. In der Zeitschrift Modern Parenting gab es dafür eine Superrezension. Ich wollte es nur gesagt haben …«

»Okay«, sagte ich. »Hannah und Sally fahren mit Margaret. Ted, James und Jay fahren mit Shaun, und ich nehme mit Natasha und dem Baby ein Taxi. Dieser Buggy passt leider auch nicht in meinen Wagen, nicht mal als Autositz. Okay, Natasha?«

Alle nickten gehorsam. Sally legte den Arm um Hannah und ging mit ihr zum Krankentransporter. Margaret wurde die Rampe hochgeschoben, ins Wageninnere.

»Noch einmal stürmt, noch einmal, liebe Freunde!«, rief sie, dann sank sie wieder in sich zusammen, und die Tür wurde hinter ihr zugezogen.

Die anderen eilten zum Parkplatz, während Natasha und ich mit dem Baby zum Taxistand liefen. Ich winkte ein Taxi heran, und Natasha verstaute den Buggy im Kofferraum.

»Wo soll's denn hingehen?«, fragte der Fahrer, als Natasha und ich mit dem Baby einstiegen. Ich sah, wie der Krankentransporter Richtung Hauptstraße fuhr, gefolgt von Shauns albernem Triumph Stag mit James auf dem Beifahrersitz und Ted und Jay zusammengequetscht auf der Rückbank.

»Folgen Sie dem Triumph, der dem Krankenwagen folgt«, sagte ich.

Der Fahrer drehte sich mit ungläubiger Miene zu mir um. »Soll das ein Witz sein?«, fragte er.

»Nein, keineswegs«, erwiderte ich. »Jetzt geben Sie schon Gas.«

Und das tat er dann auch.

Als das Taxi am Theater ankam, waren die anderen bereits dort. Ted und Jay zwängten sich aus Shauns Oldtimer, während die Sanitäter die Rampe des Krankentransporters hinunterließen. Dann schob einer der Sanitäter Margaret vorsichtig die Rampe hinunter. Sie saß zusammengesunken in ihrem Rollstuhl und war kreidebleich; ihr Körper wirkte so winzig und zerbrechlich wie der eines Vögelchens. Hinter ihr kamen Sally und Hannah aus dem Transporter geklettert.

»Wohin mit ihr?«, fragte der Sanitäter, der Margaret im Rollstuhl schob.

»Durch die Glastür rechts«, sagte ich.

»Darf ich euch daran erinnern, dass ich ein Mensch bin, und kein Paket?«, sagte Margaret mit geschlossenen Augen. »Jetzt beeilt euch gefälligst, ich habe keine Lust, auf einem Parkplatz zu sterben.«

Also stürmten wir alle in die Lobby. Ein paar ehrenamtliche Helfer und Putzfrauen, die gerade dabei waren, aufzuräumen und Plakate aufzuhängen, blickten erstaunt auf. Als Sally ihnen erklärte hatte, was los war, ließen sie alles stehen und folgten unserer bizarren Prozession in den dunklen Theatersaal. Zu viert hievten wir Margaret auf die Bühne.

»Shaun«, sagte ich. »Könntest du zum Lichtpult hochgehen und einen Scheinwerfer einschalten?«

»Ich komme mit«, sagte James.

»Hannah«, sagte Margaret. »Sei so lieb und schieb mich in die Mitte.«

Langsam schob Hannah den Rollstuhl über die Bühne, während wir anderen schweigend und ratlos am Rand standen.

»Was hat sie denn vor?«, flüsterte Natasha, während sie den Buggy sachte hin- und herschob.

»Ich weiß es nicht«, erwiderte ich. »So weit habe ich gar nicht gedacht. Vielleicht will sie einfach nur ein Weilchen auf der Bühne sein.«

»Vielleicht sollten wir alle gehen?«, sagte Jay. »Vielleicht will sie allein sein?«

»Das will unsere Margaret ganz sicher nicht, mein Schatz«, entgegnete Sally. »Am besten setzen wir uns.«

Also nahmen wir alle in der ersten Reihe Platz: die Schauspieler, die Ehrenamtlichen, die Putzfrauen und sogar die beiden Sanitäter. Hannah kniete sich neben den Rollstuhl und sprach leise mit Margaret, und die alte Lady beugte sich zu ihr, streckte ihre bleiche knochige Hand aus und strich Hannah über die Wange.

Dann griff sie in ihre Tasche und zog einen Umschlag hervor, den sie Hannah überreichte. »Öffne ihn später«, sagte sie.

Schließlich stieg Hannah herunter und setzte sich zu uns. Der Scheinwerfer ging an und strahlte auf Margaret hinab, die nun allein auf der Bühne war. Sie nickte kurz. Dann verharrte sie reglos, schien keine Notiz mehr von uns zu nehmen. Es war so still, dass man eine Stecknadel hätte fallen hören können.

»Ist sie tot?«, flüsterte Janice. »Sei still!«, zischte jemand.

Ich legte Hannah den Arm um die Schulter, und sie lehnte den Kopf an meine Brust. Sally drehte sich zu mir.

»Sollen wir vielleicht …«

Doch in diesem Moment räusperte Margaret sich so laut, dass wir alle zusammenzuckten.

»Ich habe nie den Prospero gespielt«, sagte sie mit klarer Stimme. »Das ist das Einzige, was ich bereue. Einige Frauen hatten das Vergnügen, Dame Helen Mirren zum Beispiel. Prospero war Shakespeares herrlich schrulliger alter Kauz. Kommt mir bloß nicht mit König Lear, dem irren Greis, der über die Ungerechtigkeit der Welt jammert – typisch Mann! Prospero dagegen besitzt Würde, und er ist warmherzig und listig. Er weiß, dass die Welt voller Magie ist, und schafft sich sein eigenes Reich der Geister. Und als seine Zeit gekommen ist, heißt er den Tod würdevoll willkommen.

So sollte es sein. Wir sind unser ganzes Leben von wundersamen Dingen umgeben, egal wie kurz oder lang unsere Zeit auf Erden ist. Meinem Mann habe ich auch immer gesagt: Es kommt nicht auf die Länge an, sondern darauf, was du damit machst.«

Im Zuschauerraum war hier und da Gekicher zu hören.

»*Der Sturm* endet mit Prosperos Epilog, der sich direkt ans Publikum richtet. Einige behaupten, es sei Shakespeares eigene Grabrede gewesen. Er bat um einen letzten Applaus. So wie ich nun, meine Lieben.

Meine Zauber sind vollbracht,
Was mir blieb, ist eigne Macht,
Die nur gering. Ihr könnt allein
Durch Strenge hier mich sperren ein,
Oder durch Nachsicht mich befrein.
Mein Herzogthum ward wieder mein;

Wie ich dem Räuber mild vergab,
So ruft auch ihr von hier mich ab.
Brecht mit Hülfe eurer Hand
Dieser Insel Bann und Band.
Günst'ger Hauch von euch nur schwellt
Mir alle Segel; es zerfällt
In Nichts mein Plan, deß ganzes Ziel
Gewesen, daß er euch gefiel.
Geister hab' ich keine mehr,
Und mein End' ist hart und schwer,
Wenn ihr nicht mein fürbittend denkt,
Meinen Fehlern Nachsicht schenkt.
Hofft ihr Vergebung eigner Schuld,
So gebt mich frei durch eure Huld!

Ted und ich waren die Ersten, die applaudierten; wir kannten den Epilog allerdings auch schon. Sofort schlossen sich die anderen an. Da wir ein kleines Publikum waren, fiel der Beifall entsprechend bescheiden aus, doch durch das hallende Echo im Saal klang er sehr laut – eine akustische Finesse, die schon vielen Ensembles geschmeichelt hatte. Hannah stand auf, während sie weiterapplaudierte; sie hatte Tränen in den Augen. Ich tat es ihr gleich, dann folgten Ted, Sally und die anderen. Schließlich hob Margaret die Hand zu einem erschöpften, aber hoheitsvollen Winken.

»Danke«, sagte sie. »Ich danke euch. Meine Vorstellung ist nun zu Ende. Als mein Mann starb, war ich sicher, den Rest meines Lebens allein zu verbringen. Doch das war ein Irrtum. Ich durfte hier bei euch sein und noch viele wunderbare Jahre erleben. Aber nun ist meine Zeit gekommen. Bald werde ich Arthur wiedersehen. Gebt auf euch acht. Und gebt auf diesen Ort acht. Jedes Theater hat eine Seele. Und dieses hier wird meine haben.«

Sie verstummte. Der Scheinwerfer blieb auf sie gerichtet, während wir anderen in der Dunkelheit allmählich nervös wurden und uns fragten, ob ihre surreale Abschiedsshow nun endgültig vorbei war. Shaun räusperte sich schließlich.

»Glaubt ihr, sie ist …«, begann er. Doch plötzlich durchlief Margaret ein Ruck, und sie begann zu krächzen, wie eine makabre Wahrsagemaschine auf dem Jahrmarkt.

»Du da«, sagte sie und zeigte auf James. »Du bist doch in Shaun verliebt. Sag es ihm endlich, Herrgott noch mal!«

Alle schwiegen verdutzt und starrten James an.

»Stimmt«, sagte er schließlich. »Keine Ahnung, wie zum Teufel du darauf gekommen bist, aber du hast recht.«

»Warum hast du denn nichts gesagt?«, fragte Shaun.

»Weil ich nicht wollte, dass … weil … meine Güte, weil du hetero bist!«

Die beiden Männer blickten sich im Halbdunkel an.

»Bin ich das?«, sagte Shaun. »Darauf würde ich nicht unbedingt wetten.«

»Ach du lieber Himmel«, sagte Margaret. »Wie werdet ihr nur ohne mich klarkommen? Aber eigentlich geht es mir gerade recht gut. Vielleicht haben die Ärzte sich ja geirrt. Bitte schafft mich von der Bühne und bringt mich nach Hause. Es geht mir wirklich schon viel besser.«

Hannah

Margaret starb dreiundzwanzig Minuten später. Wir brachten sie zum Krankenwagen, aber sie verlor das Bewusstsein auf dem Weg nach Hause, und das war's. Weg. Ihre letzten Worte waren: »Stoß nicht gegen meinen Rollstuhl, du Trottel, ich habe mal mit der Königin diniert.« Wahrscheinlich hätte sie es so gewollt – ein bisschen Tragik, ein bisschen Komödie. Alle sahen die lustige Seite daran. Alle, außer mir. Ich fühle mich vollkommen leer und wund, als hätte jemand einen mechanischen Bagger benutzt, um meine Gefühle auszuhöhlen.

Eine Woche später bereiten wir uns auf die Beerdigung vor. Es stellt sich heraus, dass so was schneller zu organisieren ist, wenn man praktisch niemanden einladen muss. Doch wenigstens die Theatergruppe ist vollständig vor dem Krematorium versammelt, das wie ein hässlicher Bungalow aussieht, den man in der Mitte eines Friedhofs abgestellt hat. Sonst kommt niemand. Keine Verwandten, keine anderen Freunde, und es taucht auch kein Fernsehschauspieler aus den Siebzigern in letzter Minute auf. Nur unser Trüppchen, das wartet, bis es an der Reihe ist. Anscheinend haben wir zwanzig Minuten, um uns zu verabschieden. Ein ganzes Leben, kürzer zusammengefasst als eine Episode von *EastEnders*.

Die ganze Woche hat Dad herumtelefoniert und die Vorbereitungen getroffen. Aus meinem Zimmer habe ich ihn immer wieder die gleichen Fragen beantworten hören: Nein, es gibt keinen Ehemann, keine Geschwister, keine Kinder. Mürrische Bestattungsunternehmer kamen zu uns ins Haus und erklärten in gedämpft feierlichem Ton, wie viel ein Standardbestattungspaket kostete, als würden sie Doppelverglasungen verkaufen.

Jetzt stehe ich vor diesem hässlichen modernen Gebäude, und nichts ist real. Die Gesichter um mich herum verschwimmen, werden deutlicher, verschwimmen wieder. Ted in seinem alten Anzug, Angela neben ihm in einer Strickjacke, mit missbilligendem Blick. Sally legt mir kurz den Arm um die Schulter. Jemand sagt, »ein gutes Ende«, aber das ist es nicht. Dad kümmert sich um alles und sorgt dafür, dass jeder an seinem Platz ist. Er fragt mich immer wieder: »Stehst du das durch?«, und ich nicke jedes Mal. Wie kann man so etwas überhaupt durchstehen?

Die Zeremonie drinnen endet, und als sich die Tür öffnet, tröpfelt eine Schar trauernder Hinterbliebener in Schwarz-Weiß heraus, die sich wie Überlebende aneinanderklammern. Es sind viele, junge Männer und Frauen, Kinder, alte Menschen, ganze Familien. Eine Gruppe pickeliger Jungs kommt zuletzt heraus; sie rempeln sich an und lachen. Einer von ihnen gafft mich an, als er vorbeigeht. Dann sind wir an der Reihe.

»Jetzt geht's los«, sagt James. Ich sehe, dass er seine Hand auf Shauns Rücken gelegt hat.

Ein Leichenwagen, tiefschwarz und glänzend, hält neben uns. Ich erkenne die Bestatter wieder. Mein Vater begrüßt sie. Der Kofferraum öffnet sich, und sie ziehen den Sarg wie einen

Koffer heraus. Als ich das sehe, spüre ich ein schreckliches Ziehen in meiner Brust, es zieht nach unten, wie in einer Achterbahn. Diese Kiste beherbergt meine Freundin. Wir werden nie wieder miteinander reden.

Die Männer heben den Sarg an, und wir gehen alle mit hängenden Schultern ins Krematorium. Es ist stickig darin; die Luft steht. Auf den Fensterbänken welken Blumen in Messingvasen. Jay fragt: »Kann ich etwas für dich tun?«, und ich schüttle den Kopf, als ich meinem Vater in die erste Reihe folge. Er nimmt meine Hand. Ich will nicht berührt werden.

Der Pfarrer ist klein und untersetzt, und sein glänzendes Gesicht strahlt Besorgnis aus, aber ebenso wie die Sargträger ist er erfahren und routiniert. Vor ein paar Tagen hat er meinen Vater angerufen und gefragt: »Gibt es irgendwelche Geschichten aus ihrer Vergangenheit, die ich in die Trauerrede einfließen lassen könnte?« »Keine, die passend für ein Gotteshaus wären«, erwiderte mein Vater. Ich weiß, dass er das beim Empfang nach der Beerdigung zum Besten geben wird.

Die Orgelmusik setzt ein. Ich höre, wie jemand aufsteht und die Hintertür geöffnet und wieder geschlossen wird – irgendjemand hat jetzt schon genug von diesem düsteren Mist. Dad hilft mir beim Aufstehen. Wir singen das Lied »Abide With Me«, und alle fallen lauthals mit ein. Ich höre ihre Stimmen heraus: Teds unsteten Bariton, Sallys weiche Altlage. Das ist der Teil, den sie richtig machen, entschlossen, eine gute Show für Margaret zu inszenieren. Ich blicke auf den Sarg, der jetzt auf einem Holzsockel vorne im Saal steht. Vor einer Woche hatte die Person im Sarg noch Ideen, Geschichten und Gefühle. Wie kann das alles einfach so verschwinden?

Als das Lied zu Ende ist, sagt der Pfarrer: »Jetzt wird Tom Rose ein paar Worte sagen«, und Tom Rose steht auf, tritt vor und wendet sich uns allen zu.

»Margaret war ein echtes Unikum«, beginnt er mit einer lauten, klaren Stimme, die durch den öden Saal hallt. »Das hört man oft von Hinterbliebenen, aber auf Margaret traf das wahrhaftig zu. Sie konnte erstaunlich herzlich sein, aber zugleich auch einschüchternd und unverschämt. Sie konnte brillante, aber unglaublich derbe Geschichten erzählen, die man niemandem sonst abgekauft hätte. Sie hat das Leben am Wickel gepackt und geschüttelt, bis alles rausfiel.«

Die Leute murmeln und nicken. Dad schaut mich an, in seinem Gesichtsausdruck eine Mischung aus Mitleid, Sorge und Angst – als sei ihm gerade etwas Schreckliches klar geworden. Er muss sich sichtlich aus seiner Trance reißen.

»Wir haben unvergessliche Zeiten mit ihr erlebt, nicht wahr? Niemand wird die Meerhexe in *Die kleine Meerjungfrau* jemals so spielen wie sie. Sie hat so viele schmutzige Witze in unsere Produktion von 2001 geschmuggelt, dass wir zwei offizielle Beschwerden bei der Polizei einkassierten.«

Jetzt wird gelacht. In meinem Kopf dreht sich alles, und meine Kehle schmerzt. Ich versuche zu schlucken, aber ich kann nicht.

»Nun aber ist Margaret rechts von der Bühne abgetreten. Sie ist in den großen Green Room im Himmel gegangen.«

Noch mehr Lacher. Ich runzele die Stirn, und Dad schaut erneut in meine Richtung.

»Um es im Schauspiel-Jargon zu sagen: Sie ruht sich aus. Sie macht eine Pause zwischen zwei Rollen. Ich glaube, dass sie sich schon bald dem festen Ensemble des Himmels anschließen wird, in dem sie zweifellos …«

Ich stehe plötzlich. Ich weiß nicht, warum oder wie, aber irgendetwas hat mich wie eine Marionette vom Stuhl gerissen.

»Um Himmels willen, Dad, sag es einfach!«, schreie ich.

Mein Vater hält inne, und um mich herum wird geflüstert. Ich schwanke leicht und greife zur Unterstützung nach der Rückenlehne des Stuhls. Sally fasst mich am Ellenbogen, aber ich wehre ihre Hand ab. Ich sehe Dad an.

»Sie ist tot! Sag es einfach! Hör auf, es zu beschönigen! Sie ist gestorben, Dad. Sie ist gestorben.« Meine Stimme ist ein kaputtes Instrument, rissig und brüchig.

Ich laufe los. Aus dem Stand, den Gang entlang, ohne auf die schlurfenden Füße hinter mir oder die »Hannah, Hannah!«-Rufe zu achten. Ich trete gegen die Tür, wie ich es an jenem Abend im Club getan habe, und auch diese gibt nach, und ich bin durch, platze hinaus ins Freie. Ich laufe weiter, ducke mich zwischen den Trauerweiden hindurch und an der Reihe angeschlagener, schleimig grüner Grabsteine entlang, die uralt und vergessen sind. Ich rutsche auf dem nassen Gras aus, halte mich aber auf den Beinen. Ich renne weiter, ohne Ziel.

Und dann sehe ich sie.

Sie sitzt auf einer Bank an dem Bach, der sich über den Friedhof schlängelt. Es ist Angela, ganz allein. Ich verlangsame meine Schritte und gehe von hinten auf sie zu. Mein Herz hämmert, mein Atem geht keuchend und rasselnd. Aber sie dreht sich nicht um. Ich setze mich neben sie. Schweigend sitzen wir eine Weile nebeneinander.

»Ist es vorbei?«, fragt sie endlich. »Es tut mir leid, dass ich früher gegangen bin.«

»Ich bin auch früher gegangen.«

»Es ist nur … meine Schwester …«

»Ist sie …?«

»Nein. Aber ich glaube, bald ist es so weit. Sehr bald.«

Aus der Ferne ist ein tiefes Donnergrollen zu hören. Der Bach ist zu einem Rinnsal ausgetrocknet; ich schätze, er wird bald wieder volllaufen.

»Julia«, sagt sie. »Meine Schwester heißt Julia. Sie ist sieben Jahre älter als ich, aber wir standen uns immer sehr nahe. Als wir klein waren, hatte sie viele schöne Puppen. Wir kämmten ihnen stundenlang die Haare und zogen sie an. Unsere Oma strickte die Kleider, sie schickte sie uns in braunem Packpapier. Während der ganzen Schulzeit, der ersten Verliebtheit, Prüfungen, egal was: Sie war immer da, um auf mich aufzupassen. Sie war so lustig, so intelligent. Ich habe sie vergöttert. Sie war die Erste in unserer Familie, die zur Universität ging. Wenn ich sie besuchte, lud sie mich zum Nachmittagstee ein und kaufte mir Bücher und Make-up. Wenn man älter wird, sieht man sich seltener, man hat einen Beruf, ein Zuhause, Kinder, wenn man Glück hat, all das. Aber wir standen uns immer nahe.

Vor drei Jahren, kurz nach dem Tod ihres Mannes, wurde sie verwirrt und vergaß plötzlich alles Mögliche – wichtige Dinge. Ihr Zustand wurde sehr ernst. Wir mussten ein Pflegeheim für sie suchen – wir haben ein schönes gefunden, nicht weit weg. Und dann … dann ist sie einfach von mir fortgegangen. Ich höre vom Personal, dass sie schwierig sein kann. Sie schreit, wirft mit Sachen um sich, flucht. Ich habe gehört, wie eine von ihnen sie ein Ärgernis genannt hat. Ein Ärgernis.«

Sie hört auf zu reden, und ich spüre, wie sie am ganzen Körper zittert. Ich lege meine Hand auf ihre.

»Aber sie ist meine große Schwester, Hannah. Sie hat mir in ihrem Reliant Robin das Autofahren beigebracht. Sie hat mit mir zusammen mein Hochzeitskleid ausgesucht. Als unser ältester Sohn Keuchhusten hatte, blieb sie zwei Wochen bei uns. Sie hat geputzt und gekocht. Sie hat gesagt: ›Du bist meine kleine Schwester. Das ist meine Aufgabe.‹ Sie entgleitet uns. Alles, was wir waren, verschwindet. Es tut mir leid. Es tut mir so leid. Das ist das Letzte, was du jetzt gebrauchen kannst.«

»Nein«, erwidere ich. »Das stimmt nicht. Das ist genau das, was ich brauche. Alle da drin tun so, als wäre das … etwas Lustiges. Die gute alte Margaret – hat ihren Part auf der Bühne gespielt und ist im Krankenwagen abgetreten. Was für eine tolle Show.«

»Sie war deine Freundin, oder?«

»Ja. Aber nicht nur deswegen ist es schlimm.«

»Was meinst du damit?«

»Ich habe es da drin nicht ausgehalten. Die haben alle gelacht und geredet und sich schon auf den Leichenschmaus gefreut. Sie werden ein paar Geschichten über sie erzählen, sie werden ihre Gläser zu ihren Ehren erheben, aber das war's. Ich will nur, dass jemand sagt: Margaret ist tot, und wir sind wirklich traurig, und wir werden uns an sie erinnern. Ich will, dass ihr Tod mehr bedeutet als eine Gelegenheit, ein paar Anekdoten zum Besten zu geben und sich zu betrinken. Und wenn sich eines Tages niemand mehr daran erinnert, wie sie wirklich war?«

»Du wirst dich erinnern«, erwidert Angela.

Ohne nachzudenken, gebe ich ein seltsam schnaubendes Geräusch von mir, das ein höhnisches Lachen sein soll, aber es bringt meine Augen zum Tränen, und mir läuft die Nase. Angela gibt mir ein Taschentuch, und ich schnäuze eine Tonne grünen Rotz hinein. Vielleicht bin ich allergisch gegen Friedhöfe. Ein leichter Sprühregen benetzt unsere Gesichter, ein sanfter Wind fächelt durch die Weidenblätter.

»Ach, egal«, sage ich. »Vergiss es. Alles okay.«

»Hannah, du …«

»Egal. Ich gehe lieber wieder zurück.«

»Hannah …«

»Angela, möchtest du wissen, was meiner Meinung das Beste wäre, was ihr für deine Schwester tun könnt, du und Ted? Wahrscheinlich willst du es nicht wissen, weil ich erst fünfzehn bin.«

»Doch, ich will es wissen. Sag es.«

»Seid einfach … glücklich. Kümmert euch umeinander. Lebt euer Leben. Das meine ich. Die Schwester, die mit dir mit ihren Puppen gespielt hat, dich mit zur Universität genommen und dir das Fahren beigebracht hat – ich glaube, sie würde das wollen.«

Angela sieht mich einen Augenblick lang an, und ich befürchte schon, dass sie sauer auf mich ist. Wer will Lebensberatung von einem Teenager, der nicht mal alt genug ist, Alkohol zu trinken, Auto zu fahren oder zur Armee zu gehen? Doch ihr Gesicht wird weicher, und sie beginnt zu lächeln.

»Kindermund«, sagt sie.

Und dann gehen wir zurück zum Krematorium, Arm in Arm. Ich versuche, nicht auf die Grabsteine zu schauen. Stattdessen denke ich daran, wie ich mit meiner Freundin Tee getrunken, geplaudert und gelacht habe. Sie war klug und lebendig, aber jetzt ist sie weg – wie Asche im Wind.

Tom

Natürlich beschlossen wir, das Traueressen nach der Beisetzung im Theater stattfinden zu lassen. Das Theater war schließlich Margarets Leben gewesen, ihr Ein und Alles. Außerdem bot es sich an und war preiswert. Als ich aus dem Krematorium trat, sah ich Hannah zusammen mit Angela; sie gingen den schmalen Weg entlang, auf unsere zusammengewürfelte Trauergemeinde zu. Ich lächelte zaghaft und fragte mich, was eigentlich zwischen uns vorgefallen war. Hannah war noch nie vor mir weggelaufen, im Gegenteil: Sie hatte stets meine Nähe gesucht. Doch Trauer konnte Menschen dazu treiben, seltsame Dinge zu tun – Julia zum Beispiel, oder Ödipus. Meine Angewohnheit, menschliches Verhalten mithilfe berühmter Tragödien zu rechtfertigen, war schon ein wenig seltsam.

»Hi«, sagte sie, schaute mich jedoch nicht an, sondern fummelte an ihrem Kragen herum. »Tut mir leid. Ich bin einfach durchgedreht.«

»Meine Rede war nicht gut. Das hätte ich besser hinkriegen müssen.«

»Deine Rede war okay. Ich musste einfach nur raus. Komm, lass uns zum Theater gehen, damit wir auch noch was vom Büfett abkriegen.«

Auf dem Weg zum Theater sagte Hannah kein Wort. Ich wollte ihr den Arm um die Schulter legen, aber sie wich mir aus. Der Regen wurde immer stärker. Als wir am Theater ankamen, fing es an zu schütten, und wir schafften es gerade noch rechtzeitig hinein. Sally war dabei, Snacks auf die Theke zu stellen, und James unterhielt sich mit Shaun. Vor ihnen stand eine Gruppe von ehrenamtlichen Helfern, die ihre Pappteller schon mit Sandwiches und Chips beladen hatten. Irgendjemand hatte eine *Billie Holiday*-CD aufgelegt. Es war eine gesellige Runde, dem Anlass entsprechend. Jemand sagte: »Margaret würde das bestimmt gefallen«, und alle nickten. Dora stellte sich zu mir. Jay ging zögernd auf Hannah zu.

»Schöne Feier«, sagte Dora, nahm sich ein Schottisches Ei von ihrem Teller und biss herzhaft hinein.

»Ja, bei einem solchen Verlust tut es gut, zusammen zu sein«, sagte ich, mit einem Ohr bei der Unterhaltung, die sich neben mir abspielte.

»Hi«, sagte Jay.

»Hi«, erwiderte Hannah.

»Wie geht's dir?«

»Nicht so gut.«

»Ich sehe dich kaum noch. Du kommst gar nicht mehr.«

»Ich weiß, tut mir leid, es ist einfach …«

»Hast du meine SMS bekommen?«

»Ja.«

»Aber … du hast nicht geantwortet.«

»Es tut mir wirklich leid, Jay.«

»Wir waren immer beste Freunde.«

»Wir sind auch immer noch Freunde, Jay. Ehrlich.«

»Ich wollte eigentlich nichts sagen, aber jetzt, wo du hier bist … Du fehlst mir.«

»Jay, bitte. Es tut mir echt leid. Ich habe einfach viel um die Ohren. Entschuldige. Warte kurz. Ich bin gleich zurück.«

Hannah hatte es plötzlich sehr eilig hinauszukommen. Als sie sich den Weg durch die Gästeschar bahnte, verwandelte sich ihr Ausdruck, ihre ganze Haltung von gequälter Gleichgültigkeit in regelrechtes Entzücken. Dafür konnte es nur einen Grund geben: Callum. Er war gerade hereingekommen. Sie lief auf ihn zu und umarmte ihn. Ich warf einen Blick zu Jay. Er schaute zu Hannah und Callum herüber. Seine Miene war noch düsterer als der graue, wolkenverhangene Himmel. Ich fühlte mich irgendwie verpflichtet, ihn aufzuheitern. Das gehörte schließlich auch zu einem Leichenschmaus.

»Das ist nur der Reiz des Neuen«, sagte ich, stupste ihn mit der Schulter an und blickte ebenfalls zu meiner Tochter und Callum hinüber. »Du weißt ja, wie das ist. Wenn neue Leute auftauchen, die gut aussehen und interessant wirken, will man sie sofort kennenlernen und mehr über sie erfahren. So ticken wir Menschen eben.« Seltsamerweise hatte ich sofort Vanessa vor Augen. »Schau mal da drüben«, fuhr ich fort. »Jenna und Daisy kommen gerade. Das sind auch ihre besten Freundinnen. Wetten, dass sie die beiden überhaupt nicht beachtet?«

In diesem Moment umarmte Hannah die beiden und zog sie zu Callum herüber. So glücklich hatte ich sie schon lange nicht mehr gesehen. War das der große Moment, die offizielle Vorstellungsrunde? Ausgerechnet beim Traueressen zu Ehren von Margaret? Typisch Teenager, dachte ich. Nur mit sich selbst beschäftigt und von der emotionalen Reife einer Eintagsfliege. Da halfen meine gut gemeinten Worte natürlich nicht weiter. Kein Wunder, dass Jay noch niedergeschlagener wirkte.

»Magst du Callum?«, fragte er traurig, aber gefasst.

»Na ja, er scheint ganz nett zu sein. Ich bin ihm bisher aber nur einmal begegnet, und auch nur kurz. Kann gut sein, dass ich mich irre. Dann werde ich natürlich einen Killer auf ihn ansetzen. Er wäre ja nicht der Erste.«

Ich grinste Jay verschwörerisch an, doch er ließ sich nicht aufmuntern.

»Findest du es denn okay, dass sie dieses Wochenende mit ihm zum Comic-Festival nach Bristol fährt?«, fragte er.

Ich glaubte zuerst, mich verhört zu haben.

»Wer bitte fährt mit wem wohin?«

»Hannah fährt mit Callum nach Bristol. Ich kenne seinen Freund Rich, der hat auf MSN davon erzählt. Sie übernachten bei Callums Schwester. O Mann, tut mir leid. Ich dachte, du wüsstest davon.«

»Ich … ja sicher. Klar. Sie fahren zusammen nach Bristol und übernachten dort. Darüber haben wir natürlich geredet. Bitte entschuldige mich mal kurz.«

Der Raum geriet plötzlich ins Schwanken, wie in einer dieser Filmszenen, in der die Wirkung von K.-o.-Tropfen simuliert wird. Um mich herum verschwamm alles, die Stimmen klangen seltsam verzerrt. Ich ging auf Hannah zu, doch zugleich schien sie sich von mir wegzubewegen. Zu meiner eigenen Überraschung verspürte ich eine enorme Wut.

Hannah sah mich näher kommen und drehte sich lächelnd zu mir. Sie wollte etwas sagen, doch ich fiel ihr ins Wort. Mir war, als seien wir auf der Bühne und spielten nun die Szene, in der die große Konfrontation stattfindet.

»Hannah, was hat es mit Bristol auf sich?«

Sie hörte auf zu lächeln. Eine ganze Flut widerstreitender Gefühle spiegelte sich in ihrem Gesicht. Wenn Teenager von ihren Eltern bei etwas erwischt werden, machen sie mehrere Phasen durch, ganz ähnlich wie beim Prozess des Trauerns: Nicht-wahrhaben-Wollen, Wut, Niedergeschlagenheit, Akzeptieren und schließlich Ins-Reine-Kommen. Bisher hatte ich so etwas nur aus der Ferne beobachtet. Doch nun hatte ich einen Platz in der ersten Reihe.

»Ich … ich wollte noch mit dir darüber reden«, brach es aus ihr heraus. »Aber …«

»Aber du wusstest, dass ich nein sagen würde.«

»Dad, ich …«

»Du wusstest, dass ich nein sagen würde, weil ich diesen Jungen kaum kenne und weil du am nächsten Tag einen Untersuchungstermin in der Klinik hast.«

»Ich kann den Termin verlegen lassen, Dad …«

»Nein, das können wir nicht!«, sagte ich lauter als beabsichtigt – eine tragende Stimme, der Fluch des Schauspielers. Ein Raunen ging durchs Foyer; aus den Augenwinkeln bekam ich mit, wie Leute sich zu uns drehten, um sich die Szene anzuschauen. »Das ist eine sehr ernste Sache, Hannah.«

Sie murmelte etwas vor sich hin und schaute zu Boden.

»Wie bitte?«, sagte ich und klang immer mehr wie eine Kreuzung aus Jimmy aus *Blick zurück im Zorn* und Captain Mainwaring aus *Dad's Army*.

»Ich weiß, dass das eine sehr ernste Sache ist!«, fauchte sie mich an. »Das ist es doch immer!«

Callum räusperte sich.

»Mr Rose, darf ich vielleicht …«

»Nein, darfst du nicht!«, schrie ich. »Ich glaube, du hast schon genug angerichtet, und ich hätte gern, dass du mein Theater auf der Stelle verlässt!«

»Dad!«

»Tom«, mischte sie jemand hinter mir ein. Es war Sally. »Tom, was hältst du davon, wenn wir vier in dein Büro gehen und darüber reden?«

Als ich mich wütend zu ihr umdrehte, wich sie zurück. Ich bekam sofort ein schlechtes Gewissen, doch mein Zorn behielt die Oberhand.

»Wusstet du etwas davon? Dein Sohn wusste jedenfalls Bescheid!«

»Nein, ich hatte keine Ahnung«, erwiderte Sally. »Ich habe es gerade erst mitbekommen, so wie alle hier auf *Margarets Trauerfeier.*«

Ich schaute zu Hannah, die Jay anstarrte. Wenn Blicke hätten töten können, wäre er fällig gewesen.

»Lass mich hier mal eines klarstellen«, sagte ich zu meiner Tochter. »Du fährst auf gar keinen Fall nach Bristol, weder mit Callum noch mit sonst irgendwem, und du wirst dort auch ganz bestimmt nicht übernachten. Ich kenne Callum nicht, ich traue ihm nicht, und abgesehen davon ist der Untersuchungstermin natürlich ein Muss! Außerdem müssen wir dringend deine Geburtstagsaufführung planen, die …«

»Du kannst mich mal mit deiner blöden Aufführung!«, schrie Hannah. »Ich habe keine Lust darauf! Ich hatte noch nie Lust darauf! Ich hab's dir nur nie gesagt! Ich bin fünfzehn, Dad! Das ist so dermaßen peinlich. Du bist peinlich! Komm, Callum, wir gehen!«

Sie nahm ihn am Arm und drehte sich zur Tür. Ein paar Leute traten rasch beiseite, um ihr nicht im Weg zu stehen. Doch Callum rührte sich nicht von der Stelle. Er schaute mich an. Er sah weder wütend noch schuldbewusst aus, sondern regelrecht panisch.

»Bitte, Callum«, sagte Hannah, die nun nicht mehr wütend, sondern verzweifelt klang. Ein entscheidender Moment war gekommen. Jetzt musste Callum Rückgrat zeigen und seine Loyalität ihr gegenüber unter Beweis stellen. Doch der hohe Erwartungsdruck, der von ihr ausging, machte ihm offenbar Angst. Er stand da wie gelähmt, wie das sprichwörtliche Kaninchen vor der Schlange. Ich dachte schon, er wäre für immer zu Stein erstarrt.

Aber dann bewegte er sich doch.

Ohne den Blick von mir abzuwenden, gab er Hannahs Druck nach und folgte ihr. Und dann verschwand er mit ihr durch die Tür. Ich holte tief Luft und wollte ihnen gerade hinterherstürzen, als eine starke Hand mich am Arm packte und zurückzog.

»Lass es«, sagte Shaun. »Sie ist wütend, und du auch. Es wird nichts Gutes dabei herauskommen, wenn du ihr hinterherjagst. Glaub mir.«

Ich versuchte abermals, mich vorwärts zu bewegen, doch James hielt mich nun ebenfalls zurück. Es war ein seltsames Gefühl, eine Art Ekstase in Rottönen. Ein kleiner Teil meines Verstandes schaute sich das Ganze wie einen absurden Einakter an und war überaus beeindruckt davon, wie sehr ich in der Rolle des zornigen, verschmähten Vaters aufging.

»Das Spektakel ist zu Ende, Leute«, sagte ich schließlich und grinste. »Nur eine kleine Meinungsverschiedenheit. Margaret hat sicher ihren Spaß gehabt. Sie hat uns bestimmt von oben zugesehen und prostet uns gerade mit einem Sherry zu!«

Gelächter brach aus, und die Leute wandten sich wieder ab. James fragte mich, ob ich etwas zu trinken bräuchte, doch ich schüttelte den Kopf. Ich schaute zu Sally hinüber, die leise mit Jay sprach – welch ein Gegensatz zu der lautstarken Szene, die ich gerade veranstaltet hatte.

In den Dreißigern führte Bertolt Brecht eine neue Schauspieltechnik ein, die er als Verfremdungseffekt bezeichnete. Er forderte die Darsteller auf, sich von den Worten und Gefühlen, die sie vermittelten, zu distanzieren, damit das Publikum über das politische Thema seines Stücks emotionslos nachdenken konnte. Aber ihm war wahrscheinlich gar nicht klar, dass Schauspieler, die sich distanzieren, eine noch viel präzisere Darstellung menschlicher Gefühle abliefern, als all die heulenden Naturalisten und Method Actors, die sich in jede Emotion »einfühlen«. Ich glaube, Brecht ist damals auf eine universelle Wahrheit gestoßen: Man weiß eigentlich nie, was man gerade fühlt, weil es unter Schichten von Gewohnheit und Verdrängung begraben liegt. Man muss zurücktreten und tief in sich gehen, wenn man die Wahrheit finden will. Denn die Wahrheit macht oft Angst.

Und außerdem ist sie oft simpel. Ich hatte Angst davor, dass Hannah erwachsen wurde. Ich hatte Angst davor, allein zu sein. Diese Erkenntnis kam mir, als ich umgeben von flüsternden Trauergästen im Foyer des Willow Tree Theaters stand und meiner Tochter nachsah, die über den Parkplatz davonstürmte.

Hannah

Die Fenster sind so verdreckt, dass ich kaum die Felder erkennen kann, die draußen vorbeiziehen. Callum und ich sitzen zusammengequetscht im überfüllten Zug und teilen uns unseren Platz mit einer Mutter und ihrer kleinen Tochter, die mir immer wieder ans Bein tritt. Wir sagen nicht viel, weil es zu viel zu sagen gibt. Dieser drückend heiße Waggon, vollgepackt mit lärmenden Familien, ist nicht der richtige Ort zum Reden. Also sitzen wir da und schauen hinaus und tun so, als könnten wir durch den Staub und den Dreck die Landschaft sehen.

Wir tun es. Wir laufen weg. Na ja, wir fahren zu einem kleinen Comic-Festival nach Bristol und kommen in zwei Tagen zurück. Aber im Moment geht es nicht ums Zurückkommen – wichtig ist, dass wir den Plan verfolgen, den wir nach unserer Flucht aus dem Theater ausgeheckt haben. In gewisser Weise hat Jay uns das ermöglicht. Wenn ich Dad gefragt und er nein gesagt hätte, wäre es vorbei gewesen. Aber weil alles so eskaliert ist, musste ich einfach fahren. Ich bin nach Hause gegangen, habe Klamotten in einen Rucksack gestopft, eine knappe Nachricht für Dad hinterlassen (kann mich nicht erinnern, was ich geschrieben habe) und bei Daisy übernachtet. Heute Morgen um acht habe ich mich mit Callum am Bahnhof getroffen. Dann sind wir weg. Ich habe etwa vierzig Anrufe von Dad verpasst, und ich weiß, dass er Daisys Mutter angerufen hat, um sicherzugehen, dass ich noch lebe, aber er wollte nicht mit mir sprechen, und er hat auch nicht verlangt, dass ich nach Hause kommen soll – er hat ihr nur gesagt, dass er da ist, wenn ich ihn brauche. Ich muss zugeben, dass ich Gewissensbisse hatte und unsicher wurde, ob ich das wirklich machen sollte. Aber dann dachte ich daran, wie er Callum angeschrien hatte, und das war nicht richtig von ihm gewesen. Wir wollten ihn um Erlaubnis fragen; wir wollten Callums Schwester bitten, mit Dad zu telefonieren und ihm zu versichern, dass wir in getrennten Zimmern schlafen würden (das werden wir definitiv). Ich war bereit, einen Kompromiss einzugehen und schon am Sonntagabend nach Hause zu kommen, so dass wir den Krankenhaustermin hätten wahrnehmen können. Aber ich hatte keine Chance, weil Jay alles vermasselt hat. Und aus irgendeinem Grund wollte ich sowieso nicht ins Krankenhaus – diesmal nicht. Ich bin immer eine brave Patientin gewesen: Ich habe alles getan, was mir aufgetragen wurde, alle Tabletten genommen und Vorsichtsmaßnahmen eingehalten, meine Übungen gemacht – mein ganzes Leben lang. Ich will jetzt rebellieren, nur dieses eine Mal.

Der Zug biegt plötzlich um eine Kurve, und der hypnotische Rhythmus der Räder gerät aus dem Takt. Das Kreischen ist ohrenbetäubend. Callum legt seine Hand auf meine, und ich ergreife sie.

Das Festival findet in einem großen Hotel unweit des Bahnhofs statt. Callum hat ein Skizzenbuch mit einer Auswahl seiner besten Arbeiten im Rucksack. Ich finde alle seine Sachen toll, aber er muss letzte Nacht Stunden damit verbracht haben, alles durchzugehen und die besten Bilder rauszusuchen. Heute schwankt er zwischen Aufregung und Angst hin und her. Ich komme kaum mehr mit, daher lasse ich ihn reden, während wir durch die warmen, unbekannten Straßen gehen.

»Es ist eine Schnapsidee, oder?«, sagt er immer wieder. »Ich wette, es kommen Hunderte von Künstlern. Wer will sich da meine Kritzeleien ansehen? Scheiße. Entschuldigung. O Gott, schau dir mal dieses Riesengebäude an! Hast du gesehen? Sogar Gareth Ellis ist da! Verdammte Scheiße. So ein Mist! Wie geht es dir? Willst du lieber nach Hause fahren?«

»Callum, halt die Klappe.«

Als wir ankommen, hält er die Klappe, sprachlos vor Überwältigung. Das Festival findet im weitläufigen Konferenzsaal im Erdgeschoss eines riesigen, modernen Hotels statt. Reihen von Händlern bieten an langen Tischen kartonweise Comics, Spielzeug und Actionfiguren an. An anderen Ständen präsentieren sich kleinere Verlage und Comic-Zeichner, die im Selbstverlag billig fotokopierte, von Hand zusammengeheftete Werke produzieren. Durch die Gänge schieben sich Hunderte von Besuchern – größtenteils Männer zwischen dreißig und vierzig in Jeans und T-Shirts mit schütterem Haar und Bauchansatz, die sich gegenseitig aus dem Weg drängen. Ich fühle mich wie ein Alien.

Wir erhalten ein dünnes Programmheft, und Callum checkt den Zeitplan. Die Portfoliositzung findet um vierzehn Uhr statt. Zahlreiche Verleger und Lektoren von DC, *2000 AD* und vielen anderen Verlagen empfangen junge Künstler und sehen sich ihre Arbeiten an. Wir beschließen, erst mal nur ein bisschen zu stöbern und uns zu orientieren. Ich kann das alles kaum verarbeiten. Noch nie im Leben habe ich so viele Comics gesehen. Ich bin in einer Parallelwelt. Wir entdecken einen Händler, der sich auf amerikanische Independent-Comics spezialisiert hat, und verbringen eine Ewigkeit damit, uns zwischen verbissen dreinblickende Sammler zu drängen und durch die neuesten Sachen von *Avatar* und *Oni Publishing* zu blättern.

Wir trennen uns, und ich entdecke einen kleinen Raum, der Mangas gewidmet ist – fernab von den ernsthaften Comics, aber immerhin. Die Atmosphäre hier könnte sich nicht deutlicher unterscheiden; die Wände sind mit hellen, bunten *Dragon Ball*-, *Naruto*- und (in echt jetzt!) *Sailor Moon*-Postern plakatiert, und aus einer Anlage dröhnt wahnsinnig schneller J-Pop; an den Ständen stöbern und plaudern Frauen und sogar ein paar Teenage-Mädchen – eine trägt ein üppig verziertes rosa Kleid mit einem weiten, bauschigen Glockenrock und einer riesigen weißen Schleife, wie aus einem Anime-Film. Verblüfft bleibe ich erst mal in der Tür stehen. Noch nie zuvor bin ich anderen Manga-Fans begegnet. Ich setze mich hin, um Atem zu schöpfen, und komme mit einem Künstler ins Gespräch, der Comics im Manga-Stil produziert, nach dem Beispiel von *Blue Monday* und *Scott Pilgrim.* Callum muss mich irgendwann rausschleifen. Ich fühle mich wie Alice im Wunderland.

»Es ist so weit«, stößt er hervor und schluckt.

Unterwegs zur Portfoliositzung stellen wir fest, dass sich bereits eine Schlange den ganzen Gang entlangzieht. Wir stellen uns an und bemerken, dass einige Leute großformatige Lederkunstmappen mitgebracht haben. Callum blickt unsicher auf sein zerfleddertes Skizzenbuch und schiebt es dann in seinen Rucksack. Er sieht blass und bedrückt aus.

Nach etwa einer Stunde nähern wir uns dem Anfang der Schlange und können einen Blick in den mit angehenden Künstlern überfüllten Raum werfen, die stolz große, helle Blätter mit ihren Arbeiten präsentieren. Ihnen gegenüber sitzen die berüchtigten Lektoren, scherzend und plaudernd. Callum sieht aus, als würde er gleich ohnmächtig. Der Raum ist so stickig, überfüllt und laut, dass auch mir schwummrig wird. Zum ersten Mal schleichen sich die üblichen Sorgen wieder heran. Trotz der vielen Stimmen aufgeregter Comic-Nerds höre ich das immer schnellere Pochen: Baddum. Baddum. Baddum. Es wäre so peinlich, wenn wir beide umkippen würden! Allerdings könnte es für Aufsehen sorgen.

Schließlich werden wir zum nächsten freien Schreibtisch geleitet. Ein älterer Mann mit dicker Brille und einem karierten Hemd über einem T-Shirt mit einem großen Flash-Logo mustert uns von Kopf bis Fuß. Sein Namensschild weist ihn als Cheflektor bei DC aus. Mist! Wahrscheinlich hat er schon mit Alan Moore gearbeitet.

»Also, was hast du für mich?«, fragt er schroff, mit breitem kalifornischen Akzent.

Callum wirkt wie hypnotisiert, ich dagegen bin plötzlich vollgepumpt mit Adrenalin. Ich versetze meinem Freund einen Rippenstoß, und endlich regt er sich. Er legt seinen Rucksack auf den Schreibtisch, stößt dabei fast die Bierdose des Lektors um und zieht sein Skizzenbuch heraus. Als er es ihm überreicht, guckt er so verlegen, als hätte er Strichmännchen mit riesigen Brüsten gezeichnet oder so.

Der Lektor beginnt zu blättern.

»Das ist nur so etwas, an dem ich gerade arbeite«, sagt Callum, seine Stimme leise und spröde. »Es ist eine Art Superheldengeschichte, sie heißt *A Darkness.* Es geht um diese Figur hier. Sie hat Depressionen, aber sie gewinnt die Fähigkeit, andere Menschen in ihre Welt zu ziehen. Sie hat einen riesigen Hund, der sie verteidigt. Es ist … eine Art Metapher für …«

»Mann, das klingt ja wie ein Horrortrip«, knurrt der Lektor.

»Ja, ich meine, es ist ziemlich düster, aber …«

»Künstlerisch wertvoll, Alter, aber ich weiß nicht, ob die Welt auf eine Depression als Superheld gewartet hat.«

Schon hat er den Blick auf den Nächsten hinter Callum gerichtet und will das Skizzenbuch beiseiteschieben. Mir ist klar, wie das enden wird. Aber das ist nicht fair! Ich sehe Callum an, aber er unternimmt nichts. Er streckt die Hand nach seinen Skizzen aus. Ich muss eingreifen!

»Also geht es bei *Batman* nicht um Depressionen?«, frage ich.

Oh, Mist! Was tue ich?

»Wie bitte?«, fragt der Lektor.

»Hannah!«, flüstert Callum.

»*The Dark Knight*«, fahre ich fort. »Der Typ, der allein in einer Höhle lebt und gegen diese ganzen durchgeknallten Bösewichte kämpft, die wahrscheinlich nur ein Hirngespinst sind – geht es dabei etwa nicht um Depressionen?«

»Äh, ich …«, sagt der Lektor.

»Hannah, hör auf«, fleht Callum.

Ich höre nicht auf.

»*Green Lantern: Wiedergeburt* ist eine Allegorie auf Depression – *Hal Jordan* bricht zusammen und muss sich buchstäblich der Angst stellen. Bei *Alias* geht es um Depressionen. *Jessica Jones* zieht sich aus ihrem Leben als Superheldin zurück, bestreitet, dass sie irgendwelche Kräfte hat, trinkt und fickt sich in Grund und Boden. So, wie Michael Gaydos sie zeichnet, ist sie immer im Schatten, auf jedem einzelnen Bild. Das ist Depression.«

Callum versucht jetzt, mich wegzuziehen.

»*A Darkness* handelt von einem Mädchen, dessen Depression als tödliche Kraft in die Welt eintritt, so stark, dass sie sie nur mit Mühe noch kontrollieren und lenken kann. Ich meine, das ist im Grunde das Fantasieszenario eines jeden Emo-Kids. Das ist doch verdammt spannend! Vergessen Sie die Männer in Lycra-Anzügen. Die Welt ist finster und beschissen. Jeder zieht sich ins Internet oder auf sein Handy zurück. Wissen Sie was? *The Flash* hat uns heutzutage nicht mehr viel zu sagen. Aber ein Mädchen, das Depressionen als Supermacht benutzt, um sich an ihren Feinden zu rächen? Das ist im Grunde genommen wie *Hulk* trifft *Carrie*. Wer würde das nicht lesen wollen?«

Der Typ starrt mich an, sein Gesicht ist völlig ausdruckslos. Ich frage mich, ob wir gleich rausgeschmissen werden. Callum sieht mich nicht an.

»Bist du die Autorin?«, fragt der Typ.

»Nein«, antworte ich.

Er schiebt das Skizzenbuch zurück zu Callum.

»Komm nächstes Jahr wieder und bring eine Geschichte mit – lass sie von deiner Freundin schreiben. Diese Skizzen sagen nicht ein Zehntel von dem aus, was sie mir gerade an den Kopf geworfen hat.«

Callums Schwester lebt in einem Vorort etwa zwanzig Minuten außerhalb des Stadtzentrums. Wir fahren mit dem Bus und müssen einmal umsteigen, und als wir ihr heruntergekommenes kleines Reihenhaus erreichen, kann ich mich kaum noch auf den Beinen halten. Der winzige Vorgarten ist betoniert; aus den Rissen schießt Unkraut, dazwischen liegen leere Weinflaschen. Alle Fenstervorhänge sind zugezogen. Callum drückt auf die Klingel, aber sie funktioniert nicht, also klopft er stattdessen. Ein paar Sekunden später hört man ein lautes Schaben und eine gedämpfte Stimme, die schimpft: »Dieses verdammte Ding klemmt mal wieder!«

»Geh mal zur Seite, ich glaube, das ist meine Spezialität«, sage ich, in dem Versuch, Callum aufzuheitern.

Aber bevor ich etwas unternehmen kann, wird die Tür aufgerissen, und vor uns steht eine wunderhübsche Studentin mit schulterlangem, leuchtend rot gefärbtem Haar. Sie trägt ein T-Shirt und Leggings unter einem langen, flauschigen blauen Morgenmantel. Sie sieht irgendwie verrückt aus.

»Wir kaufen nichts an der Tür!«, schreit sie, tut so, als wolle sie die Tür zuwerfen, reißt sie wieder auf und umarmt Callum endlich, den die ganzen Scharade offensichtlich verwirrt. »Ist das Heather?«

»Hannah«, verbessere ich.

»Tut mir leid, Hannah! Ich bin Zoe, aber alle nennen mich, ähm, Zoe.«

Sie umarmt auch mich und drückt mir den Rest Luft aus der Lunge.

»Kommt rein! Die anderen sind übers Wochenende weg, also haben wir das ganze Haus für uns. Ich muss hierbleiben, weil eine Hausarbeit über Platon ansteht. Langweiliger Griechenarsch.«

Das Innere des Hauses ist eine lustige, ironische Collage aus gemusterten Tapeten und Teppichen – Streifen, Blumen, Lachsrosa und Avocadogrün. Es sieht aus, als seien sämtliche Einrichtungsalbträume aus den siebziger und achtziger Jahren zum Sterben hierhergekommen – oder besser gesagt, zum Explodieren. Zoe führt uns den schmalen Flur entlang ins Wohnzimmer, das mit billigen Möbeln, Lichterketten und Kerzen ausstaffiert ist. Über dem Sofa hängt ein riesiges Banner an der Wand, auf dem in großen Buchstaben überraschend akkurat »Fuck Blair and Bush« steht. Aus einer großen Boombox im (vermutlich unbenutzten) Kamin ertönt *Goldfrapp.*

»Wollt ihr was trinken?«, fragt Zoe. »Du siehst furchtbar müde aus, Callum!«

»Ich glaube, ich hau mich einfach hin, Zoe. Es war ein langer Tag.«

»Du kannst doch nicht einfach hier auftauchen und sofort ins Bett gehen! Ich habe Alkohol im Haus! Wir können Minderjährige betrunken machen! Ich dachte, deshalb wärst du gekommen!«

»Nein, danke, lieber nicht.«

Sie wechseln einen kurzen Blick, und mir kommt es vor, als tauschten sie darin vieles aus, was mir entgeht.

»Kein Problem, kleiner Bruder«, sagt Zoe endlich. »Du schläfst in Wills Zimmer, gleich links die Treppe hoch. Das mit dem großen *Donnie Darko*-Poster an der Wand. Du kannst es nicht verfehlen. Warte, ich hol dir ein Glas Wasser.«

Sie verschwindet in der Küche.

»Entschuldige«, sagt Callum zu mir.

»Wofür?«

»Dafür, dass ich dich mit hierher geschleppt und deine Zeit verschwendet habe.«

»Was soll der Quatsch? Ich musste unbedingt mal raus! Und das Festival war toll. Wir gehen morgen wieder hin, stellen uns an und besorgen dir einen Job bei Marvel.«

Callum zuckt mit den Schultern. Das ist seine Standardantwort auf alles, wenn er in dieser Stimmung ist.

»Marvel ist nicht da«, erwidert er. »Wir sehen uns morgen früh«. Damit schlurft er raus in die Diele, noch im Mantel und mit dem Rucksack über einer Schulter, und lässt mich allein im Wohnzimmer einer Fremden stehen. Ich weiß nicht, was ich jetzt machen soll. Damit habe ich nicht gerechnet. Ich dachte, wenn wir hier ankommen, würden wir ein bis drei Cider trinken, uns in ein dunkles Zimmer verziehen, und dann ... keine Ahnung. Auf jeden Fall hatte ich mich darauf gefreut herauszufinden, was dann passieren würde. Ich hatte zumindest damit gerechnet, dass wir knutschen würden. Wenigstens ein bisschen. Vielleicht auch mehr. Ich weiß nicht. O Gott, das ist alles so merkwürdig!

Zoe kehrt beschwingt zurück, mit zwei Gläsern und einer Flasche Weißwein und ertappt mich dabei, wie ich auf das Banner starre.

»Das ist noch von den Anti-Kriegs-Demos im März«, sagt sie und reicht mir ein Glas. »Ein ganzer Trupp von uns ist mit dem Bus nach London gefahren. Krasse Atmosphäre. Wusstest du, dass Tony Blairs Sohn an meiner Uni studiert? Der kleine Scheißer.«

Ich möchte ihr nicht sagen, dass sich die ganze Irak-Geschichte von unserer Kleinstadt in Somerset aus irgendwie fern und irrelevant anfühlt. Immerhin gab es für eine Weile ein Friedenscamp bei uns im Stadtpark, bis die Polizei alle Teilnehmer festgenommen hat, weil sie auf dem Klettergerüst Gras geraucht haben. Anfang des Sommers wurde Jenna auf einmal politisch und begann, ein Anti-Kriegs-T-Shirt zu tragen, aber dann kam »Harry Potter und der Halbblutprinz« raus, und nachdem sie zwei Stunden lang vor unserer Buchhandlung Schlange gestanden hatte, um ihr Exemplar zu ergattern, verlor sie sämtliches Interesse an einem Konflikt, an dem keine Zauberer beteiligt waren.

Mir fällt nichts ein, was ich sagen könnte, also schinde ich etwas Zeit, indem ich laut gähne.

»Ach, jetzt verstehe ich«, sagt Zoe. »Das ist der alte ›Wir sind kaputt und gehen ins Bett‹-Trick, oder? Der, bei dem beide oben verschwinden, und ich zehn Minuten später die Bettfedern quietschen höre? Ich habe Callum gewarnt – nur über meine Leiche! Nicht, wenn ich geile Teenager hüten muss.«

»Aber so ist es nicht«, erwidere ich und höre mich entsetzter an als beabsichtigt. »Ich bin kein ... geiler Teenager.«

Zoe fängt laut an zu lachen.

»Okay, ich glaube dir. Und Callum ist eindeutig nicht in Stimmung, was?«

»Er hat einen Teil seiner Zeichnungen zur Begutachtung seines Portfolios mitgenommen, aber der Typ vom Verlag war irgendwie nicht interessiert. Und dann habe ich auch noch etwas Beleidigendes über *The Flash* gesagt.«

»Aha«, sagt sie. Sie setzt sich aufs Sofa und räumt einen

Stapel Papier und Bücher beiseite. »Komm, setz dich. Und dann erzähl mir mal alles in Ruhe.«

Also mache ich das. Ich erzähle dieser Fremden mit den flammend roten Haaren, wie die Idee entstand, zur Convention zu fahren, und wie ich Callum überredet habe, hinzugehen. Ich erzähle ihr von Margarets Taschendiebtrick, und dann kommen wir zum Streit mit meinem Vater und wie wir wie blöde jugendliche Straftäter in einem *John Hughes*-Film getürmt sind.

»Ha!«, ruft sie. »Das gefällt mir! Du dachtest: ›Ich zeige es meinem Vater – indem ich nach Bristol fahre, einer kleinen, vergleichsweise sicheren Stadt, dreißig Kilometer von meinem Wohnort entfernt!‹«

»So weit weg war ich noch nie ohne ihn«, erwidere ich.

»Ihr steht euch nahe?«

»Ja. Meine Mutter ist abgehauen, als ich drei war. Außerdem habe ich eine Herzkrankheit, deshalb war er immer total überfürsorglich. Aber das ist langweilig, das musst du nicht alles wissen.«

»Callum hat mir von deinem Herzen erzählt. Es tut mir leid.«

»Egal. Jedenfalls sind wir beide allein, mein Dad und ich. Abgesehen von einer verrückten Truppe von Laiendarstellern, die er adoptiert zu haben scheint.«

»Okay. Ich meine, das klingt nach einer ziemlich normalen Familie.«

»Bisher war es immer schön, aber … manchmal hätte ich schon gern ein normales Leben.«

»Callum findet dich jedenfalls ganz toll.«

Ich spucke fast meinen Wein über den Ikea-Couchtisch und Zoes Notizen.

»Was? Nein!«

Sie schenkt uns Wein nach.

»Hat er dir von unserer Familie erzählt?«, fragt sie.

Ich schüttle den Kopf.

»Es ist kompliziert, also ... tief durchatmen. Soll ich dir die Hintergründe seiner Superhelden-Geschichte erzählen?«

»Natürlich.«

»Meine Eltern bekamen meine ältere Schwester Polly und mich, als sie noch sehr jung waren. Vier Jahre später war die Beziehung schon zerrüttet, Mum hatte eine kleine Affäre, und dann – peng – hieß es: ›Oh, hallo Callum, oh, auf Wiedersehen Dad.‹ Dadurch hat Callum einen Haufen Schuldgefühle verinnerlicht, lass es uns mal so sagen. Dann, als er dreizehn war, fingen diese Arschlöcher in seiner alten Schule an, auf ihm rumzuhacken. Kennst du diese lustigen Slapping-Videos? Okay, er war derjenige, der die lustigen Ohrfeigen einkassierte. Und dann haben die Typen das Video allen in der Schule per E-Mail geschickt. Ein paar Monate später ist er weggelaufen. Er hat es jedenfalls versucht. Er wollte nach London, stieg aber in den falschen Zug und landete in Cardiff. Mum ist rübergefahren und hat ihn abgeholt. Es ging ihm nicht gut. Er ging wochenlang nicht zur Schule und wurde gegen seine Depressionen behandelt, vertrug aber die Medikamente nicht. Es war hart für ihn. Und dann sind da noch ich und unsere Schwester. Polly ist ein Genie – sie macht gerade ihren Master in Physik, verdammt noch mal. Und ich studiere hier Philosophie und Politik. Wir sind schwer zu überbieten.«

»Mist«, ist alles, was ich hervorbringen kann.

»In der Tat,« sagt sie. »Willst du noch etwas Wein? Verrate deinem Vater bloß nicht, dass ich dich abgefüllt habe.«

Später stolpere ich leicht beschwipst die Treppe hinauf in das andere Zimmer. Ich ziehe ein T-Shirt und eine gestreifte Pyjamahose an und putze mir die Zähne in dem feuchten, schimmeligen Badezimmer. Ich will auf Zehenspitzen zurück in mein Zimmer schleichen, als ich kurz innehalte. Klammheimlich steuere ich auf Callums Zimmer zu, öffne die Tür einen Spalt und spähe hinein.

Er liegt zusammengerollt auf dem Bettrand, das Gesicht zur Tür, noch wach. Er sieht elend aus. Eingewickelt in eine *My Little Pony*-Bettdecke.

»Schlaf jetzt«, sage ich.

»Ich kann nicht. Zu viel los in meinem Kopf.«

»Wir gehen morgen zurück und schlagen alle anderen aus dem Feld.«

»Hannah, ich will nicht wieder dahin. Ich will nach Hause.«

»Warum?«

»Ich habe Angst.«

»Was meinst du damit?«

»Ich will nicht hören, dass ich nicht gut genug bin. Damit kann ich im Moment nicht umgehen. Und du darfst auf keinen Fall diesen Termin verpassen.«

»Ach, scheiß auf den Termin! Ich gehe nicht hin. Mein Leben lang habe ich alles getan, was das verdammte Krankenhaus mir aufgetragen hat, und jetzt nehme ich mir mal einen Tag frei. Scheiß auf die Ärzte.«

»Hannah, ich will nicht, dass du meinetwegen krank wirst.«

Ich sehe ihn an, diesen dummen Jungen, zusammengerollt im Bett wie ein Kind. Vor einem Monat haben wir uns kaum gekannt, und jetzt sind wir hier und tauschen uns über unsere Ängste aus.

»Callum, ich bin schon krank. Ich werde immer krank sein.«

»Du musst mich für ziemlich erbärmlich halten.«

»Nein, das tue ich nicht! Ich finde dich cool. Naja, vielleicht nicht in diesem Moment, denn hast du mal gesehen, unter was für einer Bettdecke du da liegst?«

Er schaut sie sich an, und ein winziges Lächeln umspielt seine Lippen.

»Die gehört mir«, sagt er. »Ich habe sie mitgebracht.«

»Damit ist unsere Beziehung wohl beendet.«

»Sie war schön, solange sie gedauert hat. Jetzt bleiben mir nur noch meine Ponys.«

»Oder auch nicht,« erwidere ich und schaue die Treppe hinunter ins Wohnzimmer. »Ist im Stall noch ein Platz frei – nur für ein paar Minuten?«

Er antwortet nicht, aber ich trete trotzdem ein, schlüpfe unter die Decke und rücke dicht an ihn heran. Wir berühren uns beinahe. Ich lege meinen Arm über ihn, und er hält ihn in seinen Händen. Ich kann ihn atmen hören, und ich spüre, wie sich die Matratze hebt und senkt. Ach du Scheiße, ich bin mit einem Jungen im Bett – Jenna wird ausflippen. Eine komische Situation. Wo soll ich mit meinem anderen Arm hin?

Ich spüre seinen Herzschlag.

Der Rhythmus ist schnell, aber stetig. Ganz, ganz regelmäßig.

Ich rücke näher, schmiege mich an seinen Rücken. Ich höre den Beat der Musik unten.

»Callum, schläfst du?«

Er antwortet nicht. Sein Atem geht schwer. Soll ich beleidigt sein? Erleichtert? Ich denke an unseren Tag, an die aufregenden Momente, das Festival, an all die verrückten neuen Comics, die wir entdeckt haben, an das Warten in der Schlange, um leibhaftigen DC-Lektoren zu begegnen – und dann, heilige Scheiße, den Streit mit einem DC-Lektor! Es war einer der besten Tage, die ich je erlebt habe – weg von zu Hause, weg von meinem Vater. Eigentlich will ich nicht mehr zurück. Ich habe das Gefühl, dass ich mich befreit habe, so, als müsse die Zukunft, die scheinbar vorbestimmt war, nicht unbedingt so eintreten. Vielleicht kann ich vor ihr fliehen. Aber nach jedem Lied, das von Zoes CD-Player heraufdringt, tritt Stille ein, und ich höre mein Herz ruckeln, über sich selbst stolpern. Es erinnert mich an etwas. Es flüstert mir genau das zu, was ich versucht habe, vor mir selbst zu verbergen. Es wird immer schlimmer. Ich bin ständig erschöpft. Ich kenne nur noch bleierne Müdigkeit. Stundenlang. Tagelang. Monatelang. Immerzu. Ich weiß, was das bedeutet. Es bedeutet, dass ich keine Zukunftspläne mit diesem Jungen schmieden sollte, weder mit ihm noch mit sonst wem. Solche Pläne hätten keine Perspektive.

»Schläfst du?«, wiederhole ich.

Keine Antwort.

»Callum?«

Keine Antwort.

»Callum, ich glaube, ich sterbe.«

Immer noch keine Antwort.

Tom

Ich schlich mich am Büfett und an der Bar vorbei, wo einige Trauergäste sich nach dem Drama im Foyer mit Getränken stärkten. Sie flüsterten und warfen mir besorgte Blicke zu, doch ich ignorierte sie und verzog mich nach oben in mein Büro.

Dort stapelten sich überall Kartons, die in den vergangenen zwei Tagen angeliefert worden waren. Ich hatte etwas Zeit auf eBay und diversen Theaterbedarf-Websites verbracht, um schon mal Requisiten für Hannahs Geburtstagsaufführung zu besorgen. Die Freude, die dabei in mir aufgekeimt war, hatte es mir erleichtert, Margarets Bestattung zu organisieren. Irgendwann war mir aufgefallen, dass zehn XL-Feenkleider, ein Deluxe-Wolfkostüm, eine Rauchmaschine, ein großes Lichternetz, zwanzig Dosen Silberfarbe, ein Dutzend Kronen und ein Thron vielleicht ein bisschen übertrieben wirkten. Aber ich hatte Hannah zeigen wollen, wie wichtig ich ihre Geburtstagsaufführung nahm – das sollte ein Riesending werden. Und hier türmten sich die Kartons nun schwankend und drohten, mich unter ihnen zu begraben.

Was hatte ich mir nur dabei gedacht?

Ich hörte, wie jemand die Treppe hochkam, und dann steckte Ted seinen Kopf zur Tür herein.

»Tom, ich wollte nur … ach du meine Güte, wo kommt denn all das Zeug her?«

Er schaute sich verblüfft um.

»Ich habe ein paar Requisiten bestellt. Für die Geburtstagsaufführung.«

»Ach, Tom.«

»Ich weiß.«

»Wir haben versucht, es dir zu sagen.«

»Ich weiß.«

»Sie wird sechzehn. Sechzehnjährige Mädchen haben nun mal keine Lust mehr, sich Feengeschichten mit ihren Vätern auszudenken. Sie wollen lieber Zeit mit ihren Freundinnen verbringen, Pizza essen und auf Konzerte gehen, zum Beispiel von … wie heißen die doch gleich? *Take That?*«

Ich schüttelte den Kopf.

»*Spice Girls? Girls Aloud?* Mehr Beispiele fallen mir nicht ein.«

Als ich seufzte, setzte er sich neben mich und schaute mich mitfühlend an.

»Ich hätte nicht wütend werden sollen, oder?«, fragte ich.

Ted starrte auf die Kartons mit den glitzernden Feenkostümen.

»Es ist schwer, wenn sie erwachsen werden und sich abnabeln«, erwiderte er. »Da verbringen wir Jahre damit, uns rund um die Uhr um sie zu kümmern – und dann sagen sie uns auf einmal, dass wir sie in Ruhe lassen sollen. Es ist schon schwer genug, wenn Eltern das zu zweit durchmachen müssen. Aber für Alleinerziehende ist es besonders hart, Tom. Du hast alles für Hannah getan, was du tun konntest, und noch mehr. Und du wirst immer für sie da sein. Aber wenn sie in diesem Alter sind, kommt es manchmal nicht so sehr darauf an, sie zu beschützen, sondern sie im richtigen Moment loszulassen. Tut mir leid. Das klingt wie ein Satz aus Angelas Kitschfilmen.«

»Ich kann es nicht«, sagte ich. »Ich kann es einfach nicht.«

»Tom, glaub mir. Sie wird schon klarkommen.«

»Es ist nur …«

»Tom?«

»Ja?«

»Tom … *zehn* Feenkostüme? *Zehn?«*

Ich musste unwillkürlich grinsen.

»Die gab's im Sonderangebot.«

»Hör zu, sie hätte dir von dieser Bristol-Sache erzählen sollen. Sie weiß das. Nichts macht Teenager wütender als zu wissen, dass sie einen Fehler gemacht haben. Das können sie nicht ausstehen.«

»Tja, den Hang zur Dramatik hat sie wohl von mir. Du weißt ja, dass ich Shakespeare nicht gern zitiere, aber in Hannahs Fall ist sein Satz ›Die ganze Welt ist eine Bühne und alle Frau'n und Männer bloße Spieler‹ keine reine Metapher, sondern fasst wortwörtlich ihre Kindheit zusammen. O Gott, da fällt mir ein: Am Montag ist ja die Stadtratssitzung, direkt nach Hannahs Untersuchungstermin!«

»Richtig.«

»Darf ich dir ein Geheimnis verraten, Ted?«

»Natürlich.«

»Ich mache mir wirklich Sorgen. Ich mache mir Sorgen, dass wir dieses Theater verlieren. Es ist ja nicht nur irgendein Theater, stimmt's? Jahr für Jahr haben wir hier in diesem Büro gesessen und eine Truppe nach der anderen engagiert, und die meisten waren ziemlich schlecht, wenn wir ehrlich sind. Junge Tournee-Ensembles auf dem Weg nach oben, altgediente Komiker auf dem Weg nach unten, dilettantische Varietékünstler und gelegentlich sogar ein missverstandenes Genie. Sie waren alle hier. Sie waren alle bei uns zu Gast. Und auf keinen davon hätte ich verzichten mögen. Ted, was wäre, wenn …«

Doch ich beendete den Satz nicht. Als ich Ted ansah, hatte ich Tränen in den Augen.

»Komm her«, sagte er.

Und dann nahm er mich in den Arm.

Fast hätte ich die Trauergäste in der Lobby vergessen. Als ich wieder nach unten ging, war ich noch immer aufgewühlt.

Den Samstag verbrachte ich unter einer Glocke aus Stress, Einsamkeit und Selbstvorwürfen – als steckte ich in einem experimentellen Theaterstück auf dem Edinburgh Fringe Festival fest. Ich saß im Wohnzimmer, bombardierte Hannah mit SMS, checkte das Display in der Hoffnung auf Antwort, las wieder und wieder die Nachricht auf dem Zettel, den sie mir hingelegt hatte, und suchte zwischen den Zeilen wie besessen nach einer versteckten Botschaft:

Dad, ich bin nach Bristol gefahren. Ich weiß, du willst nicht, dass ich fahre, aber damit müssen wir jetzt klarkommen. Ich wünschte, du hättest Callum nicht angeschrien, er war auf deiner Seite. Ich werde mich bei dir melden. Bitte lass mich einfach ein paar Tage in Ruhe. Ich werde schon keine Dummheiten machen. Meinen Termin in der Klinik werde ich wahrscheinlich verschieben müssen. Reg dich nicht auf, ich habe schließlich noch nie eine Untersuchung verpasst. Davon werde ich schon nicht sterben. Hannah.

P. S.: Verplempere das Wochenende nicht damit, dich zu ärgern. Bereite dich lieber auf deinen großen Auftritt beim Stadtrat vor!

Ich hatte unsere Stellungnahme für die Erhaltung des Theaters sogar schon vorbereitet. Ted und ich (in erster Linie allerdings Ted) hatten ein wenig recherchiert und herausgefunden, dass das Willow Tree im Vergleich zu einigen anderen Institutionen eine relativ geringe Belastung für die Stadt darstellte. Außerdem hatte Sally beim Durchsehen alter Programmhefte herausgefunden, dass einer der Darsteller aus den *Harry Potter*-Filmen in der Komödie *Pygmalion* aufgetreten war. Das Willow Tree Theater war also gewissermaßen ein Ort von historischem Interesse. Viel war das nicht, aber es musste reichen.

Am Sonntag bekam ich eine SMS von Callum. Er schrieb: *Mr Rose, Sie wollen es sicher nicht hören, aber ich versuche, Hannah dazu zu bringen, morgen zu dem Untersuchungstermin zu gehen.* Ich fing an, eine Antwort zu tippen, schickte sie jedoch nicht ab.

Am Montagmorgen hatte Hannah sich noch immer nicht bei mir gemeldet. Ich rief sie an, doch sie ging nicht ran. Ich fühlte mich schrecklich, als würde mich eine tückische Strömung von allem wegziehen, was mir lieb und teuer war. Als ich im Bus Richtung Krankenhaus saß, war ich wie in Trance; ich erinnerte mich nicht daran, überhaupt eingestiegen zu sein. Ich hielt meine Unterlagen für die Stadtratssitzung auf dem Schoß, aber sie fielen mir ständig herunter.

Hannahs Untersuchung sollte um zehn Uhr stattfinden. Ich war zehn Minuten früher dort, doch von Hannah fehlte jede Spur. Die Stationsschwester, die Hannah auch noch nicht gesehen hatte, ließ nach Venkman rufen. Mir blieb nichts anderes übrig, als mich in den Wartebereich zu setzen. Ich fragte mich, wie lange ich dort ausharren und was ich tun sollte, falls Hannah bei meiner Rückkehr zu Hause beziehungsweise nicht zu Hause war. So verging eine Stunde. Schwestern kamen vorbeigerauscht; die meisten beachteten mich nicht, manche lächelten mir höflich zu, doch keine hatte Informationen für mich. Zwischendurch setzte sich eine Mutter mit ihrem kleinen Jungen dazu, der ein paar Minuten mit den schmutzigen Legosteinen auf dem Boden spielte, bis irgendein Arzt kam, um die beiden mitzunehmen. Ich starrte auf mein Handy und versuchte, telepathisch eine SMS von Hannah herbeizuzwingen, vergebens. Ich stand auf, ging hin und her, setzte mich wieder und grübelte darüber nach, wie ich Hannah am besten zu verstehen geben konnte, wie mir bei alldem zumute war. Irgendwann beschloss ich, dass es keinen Zweck mehr hatte zu warten. Als ich mich gerade erhob, trat ein Junge auf mich zu. Sein Gesichtsausdruck war seltsam leer.

»Wir sind da drüben«, sagte er. »Kommen Sie schnell mit.«

Ich starrte ihn verwirrt an. Dann erkannte ich ihn endlich.

»Callum!«, rief ich. »Ich warte schon seit einer Ewigkeit! Warum hast du mir nicht Bescheid gegeben, dass ihr schon längst hier seid? Dann hätte ich …«

»Mr Rose, es tut mir leid«, sagte er. Ich wollte ihm abermals ins Wort fallen, doch dann sah ich, dass er weinte. »Es tut mir so leid«, wiederholte er. »Es geht ihr sehr schlecht.«

»Callum, beruhige dich«, sagte ich sanft. »Bring mich zu ihr.«

Ich folgte ihm den langen weißen Flur entlang. Das Licht war entsetzlich grell. Ein Krankenpfleger schob einen Wäschewagen an uns vorbei.

»Wo ist sie denn?«, fragte ich ungeduldig.

»Dort drüben.« Er zeigte auf die Tür zu Venkmans Büro. »Tut mir leid, ich hatte keine Ahnung, dass Sie …«

»Schon gut«, sagte ich, eilte voran und riss die Tür zu Venkmans Büro auf.

»Dad.«

Hannah saß auf einem Stuhl vor Venkmans Schreibtisch. Sie sah erschreckend bleich aus. Totenbleich. Sie trug einen riesigen schwarzen Hoodie; er gehörte sicher Callum. Ihre Finger krallten sich um die Ärmelenden. Sie brachte es nicht über sich, mich anzusehen. Ihr schlechtes Gewissen war ihr deutlich anzumerken. Doch in diesem Moment der Verwirrung und bösen Vorahnung begriff ich, dass es nichts mit unserem Streit oder ihrem Weglaufen zu tun hatte. Sie hatte ein schlechtes Gewissen, weil sie wusste, was als Nächstes kam.

Mein Puls dröhnte in den Ohren.

»Mr Rose«, sagte Venkman. Er war aufgestanden und tätschelte mir die Schulter. Ich versuchte, mich auf ihn zu konzentrieren. »Sie sollten sich besser setzen.«

Ich tat wie mir geheißen. Angst macht gehorsam, vor allem, wenn man sich in einem Krankenhaus befindet. Callum verdrückte sich und schloss leise die Tür. Welches Drama kommt jetzt auf uns zu?, dachte ich. Welch grausamer Akt des Schicksals steht diesmal auf dem Programm?

»Hannahs Herzprobleme haben sich verschlimmert«, sagte Venkman. »Die Pumpleistung ist rapide gesunken, und wir müssen damit rechnen, dass sich ihr Zustand noch weiter verschlechtert.«

Mir fiel ein roter Fleck auf Venkmans Hemd auf, links neben seiner schmalen blauen Krawatte. Vermutlich der Ketchup-Rest eines hastigen Frühstücks. Vielleicht ein Sandwich mit gebratenem Speck aus der Krankenhaus-Cafeteria. So eins hatte ich Hannah früher immer spendiert, wenn wir hierherkamen.

»Wir müssen Hannah in eines der großen Herzzentren überweisen, ins Great Ormond Street Hospital, aber ich vermute, dass die Kollegen dort meine Meinung in Bezug darauf, was als Nächstes passieren muss, teilen werden.«

»Und was wäre das?«, fragte ich.

»Hannah muss auf die Warteliste für eine Herztransplantation gesetzt werden.«

Ich starrte Venkman an und nickte langsam. Dann schaute ich zu Hannah, doch sie reagierte nicht. Sie saß zusammengesunken da, den Blick auf den Boden geheftet, wie eine Schülerin bei der Standpauke des Direktors.

»Als Vorsichtsmaßnahme?«, fragte ich.

Venkman schüttelte den Kopf.

»Nein. Hannah braucht dringend eine Transplantation.«

»Und … wann soll das passieren?«

»Das kann ich nicht sagen. Zuerst müssen einige Untersuchungen durchgeführt werden; Great Ormond Street wird sie einige Tage dabehalten. Dort gibt es ein Spezialisten-Team aus Chirurgen, Fachkrankenpflegern und Psychologen. Und dann müssen wir natürlich auf ein geeignetes Spenderorgan warten. Das kann Monate dauern, vielleicht auch länger. Aber bei Herztransplantationen ist die Erfolgsquote sehr hoch. Nach dem Eingriff wird Hannah sehr schnell wieder auf die Beine kommen.«

Ein zaghaftes Lächeln huschte über sein Gesicht, wie ein Schatten.

»Hannah«, sagte er sanft. »Hast du noch Fragen?«

Sie sagte nichts, schaute auch nicht auf, schüttelte nur den Kopf. Ich griff nach ihrer Hand; sie war ganz kalt. Meine Tochter sah aus wie das kleine, zarte Mädchen von damals, das noch gar nicht erfassen konnte, was geschah. Ich war wie betäubt, nicht imstande, etwas Sinnvolles zu sagen. Da wir nicht reagierten, beschloss Venkman, uns behutsam mit weiteren Informationen zu füttern.

»Great Ormond Street hat ein ausgezeichnetes Kardiologenteam«, sagte er. »Man wird sich dort sehr gut um Hannah kümmern und sie während des gesamten Prozesses begleiten. Ich weiß, das klingt sehr beängstigend. Aber wir sind alle …«

»Und wenn ich nicht will?«, sagte Hannah.

Venkman hielt inne und schaute sie an. Schweiß trat auf seine Stirn.

»Wie bitte?«, fragte er.

»Was ist, wenn ich keine Transplantation will?«

Sie sprach so leise, dass sie kaum zu hören war; ihre Stimme klang wie ein schwaches SOS von einem Schiff weit draußen auf See. Venkman dachte kurz über die Frage meiner Tochter nach. Dann beugte er sich langsam zu ihr herüber.

»Hannah, glaub mir«, sagte er. »Das ist keine Option für uns.«

Wir trotteten stumm und erschüttert zum Parkplatz, die Normalität um uns herum erschien uns mit einem Mal unwirklich und unerträglich. Die Kinder, die in der Lobby der Klinik herumliefen, die Patienten, die draußen vor dem Ausgang standen und rauchten. Leute, die sich über die schlechten Busverbindungen in die Stadt beschwerten. Ich hatte den Arm um Hannah gelegt. Callum lief wie ein Häufchen Elend hinter uns her, doch ich hatte nicht die Kraft für freundliche Worte. Ich sagte nur, dass ich ihn nach Hause bringen würde. Als ich vor seinem Haus anhielt, zögerte er kurz.

»Es tut mir leid«, stieß er schließlich hervor. Hannah reagierte nicht, ich auch nicht. Stattdessen umklammerte ich das Lenkrad und blickte geradeaus, als wäre ich schon wieder losgefahren. Ich hörte, wie er ausstieg und die Tür hinter sich schloss. Dann verschwand er, und wir waren allein. Ich überlegte fieberhaft, was ich sagen könnte, irgendetwas Aufmunterndes, einen lustigen Spruch, eine witzige Bemerkung. Das hatte ich bisher schließlich immer geschafft, trotz allem. Aber mir fiel nichts ein. Nichts. Stattdessen startete ich den Motor und fuhr los, und das erdrückende Schweigen folgte uns.

Als wir zu Hause ankamen, murmelte Hannah, dass sie müde wäre und ins Bett wollte. Während ich ihren Rucksack aus dem Kofferraum holte, ging sie schon ins Haus und stapfte direkt die Treppe hoch. Ich ging hinterher und blieb ratlos im Flur stehen. Ich wusste nicht, ob ich ihre Privatsphäre respektieren oder zu ihr gehen, sie in den Arm nehmen und ihr sagen sollte, dass alles wieder gut werden würde, so oft, bis wir beide daran glaubten. Doch tief in meinem Inneren hatte ich Angst davor, diese Worte nicht aussprechen zu können. Weil ich nicht so empfand. Alles, was ich empfand, waren Hilflosigkeit und Angst.

Schließlich ging ich in die Küche, um uns heiße Schokolade zu machen. Ich wollte Hannah eine Tasse hochbringen. Falls sie schon schlief, konnte ich sie ihr ja auf den Nachttisch stellen. Aber als ich das Vorratsglas aus dem Schrank holen wollte, sah ich, dass es so gut wie leer war. Ich starrte es einige Sekunden an, und dann schleuderte ich es mit voller Wucht gegen die Wand. Es zersprang in tausend Stücke, die in einer Staubwolke aus Kakaoresten zu Boden fielen. Als ich auf den Scherbenhaufen starrte, klingelte plötzlich das Telefon im Wohnzimmer. Ich zuckte zusammen. Doch mir war nicht danach, mit jemandem zu reden. Ich ließ den Anrufbeantworter anspringen.

»Hallo, dies ist der Anschluss von Tom und Hannah Rose. Wir sind gerade nicht da. Bitte hinterlassen Sie eine kurze Nachricht …«

»Tom? Tom, bist du da?« Es war Ted, und ich wusste sofort, warum er anrief. Wie ferngesteuert ging ich ins Wohnzimmer und griff nach dem Telefon.

»Ted«, sagte ich.

»Da bist du ja!«, rief er. »Stadtratsmitglied Jenkins hat angerufen. Er sagte, du wärst nicht zu der Sitzung gekommen?«

»Ted …«

»Was ist denn los, Herrgott noch mal? Jetzt sind wir wirklich ruiniert!«

»Ted, es ist wegen Hannah.«

»O Gott. Was ist passiert?«

»Es ist wegen Hannah«, wiederholte ich monoton.

Dann drückte ich auf die »Auflegen«-Taste, ließ das Telefon auf den Boden fallen, ging wie in Trance zurück in die Küche und starrte auf den Kühlschrank. An der Tür klemmte ein Polaroidfoto von Hannah und mir, unter einem Magneten, der wie eine winzige Bananenstaude aussah. Auf dem Foto strahlten wir beide. Jay hatte es am Tag der ersten Probe für unseren Siebzigerjahre-Schwank aufgenommen. Hannah trug darauf eine blaurosa gestreifte Pudelmütze; eigentlich nur ein Jux-Geschenk von mir. Doch die Mütze hatte ihr so gut gefallen, dass sie sie ständig mitnahm, sogar als es draußen wärmer wurde. Und nun ragte sie aus ihrem Rucksack, den ich auf den Küchentisch gelegt hatte. Ich zog sie heraus und betrachtete sie, spürte die Wolle in meiner Hand.

»Meine Lieblingsmütze«, sagte Hannah.

Ich schaute auf. Sie stand in der Tür, nach wie vor im Kapuzensweatshirt, das Gesicht noch immer kreidebleich, abgesehen von den dunklen Ringen unter ihren Augen.

»Dad«, sagte sie. »Ich habe solche Angst.«

»Ich weiß. Ich auch.«

»Ich verstehe das nicht … Was habe ich denn nur falsch gemacht?«

»Gar nichts, Schatz. Du hast gar nichts falsch gemacht.«

»Aber warum passiert mir das dann?«

»Das ist einfach nur Pech, Hannah«, erwiderte ich. »Einfach nur Pech.«

Zum ersten Mal seit sehr, sehr langer Zeit sah ich meine Tochter weinen. Sie ließ den Blick sinken, und dicke Tränen kullerten ihr die Wangen herunter, auf den Linoleumboden. Der Anblick zerbrach mir das Herz. Es war ein Moment, den ich niemals vergessen würde.

»Es tut mir leid, dass ich weggelaufen bin«, sagte sie mit zittriger Stimme.

»Das ist nicht so schlimm. Denk nicht mehr daran. Was geschehen ist, ist geschehen. Du kriegst auch keinen Hausarrest.«

»Und das Theater … die Sitzung …«

»Das spielt alles keine Rolle, Hannah. Das ist jetzt egal.«

Sie kam auf mich zu, langsam, auf wackeligen Beinen. Ich dachte daran, wie sie mit einem Jahr laufen gelernt hatte. Zuerst hatte sie sich am Sofa festgehalten und hochgezogen, und dann hatte sie losgelassen und war auf mich oder Elizabeth zugelaufen, wie eine kleine Weltmeisterin. Und dann hatte sie sich fallen lassen. Manchmal fingen wir sie auf, und dann lachte sie. Sie lachte sich jedes Mal kaputt.

Auch diesmal fing ich sie auf.

»Es tut mir leid, Dad. O Daddy, es tut mir so leid.«

Sie fiel mir schluchzend um den Hals, und ihre Beine gaben nach. Ihr Gewicht zog mich herunter, und plötzlich bekam ich Angst, die Balance zu verlieren, sie fallen zu lassen und mit ihr zu Boden zu stürzen. In diesem Moment war mir, als hinge das Schicksal der ganze Welt davon ab, dass ich sie festhielt – wie bei einer Umarmung am Ende einer tragischen Szene.

Denn es ist überaus wichtig, dass die Schauspieler ihre Position halten. Wenn die Scheinwerfer allmählich ausgehen, müssen sie so lange verharren, bis es ganz dunkel auf der Bühne geworden ist. Wenn sie es nicht tun, zerstören sie die Illusion.

Hannah

Es heißt, schlechte Nachrichten kämen immer im Dreierpack. Stimmt nicht. Margaret, das Theater, die Herztransplantation – damit hätte es gut sein müssen.

War es aber nicht.

Zwei Tage nach meinem Termin, nachdem sich die Nachricht über meinen Gesundheitszustand überall in der Stadt verbreitet hatte (und sowieso alle auf MSN-Messenger Bescheid wussten), erhielt ich eine SMS, eine beschissene *SMS*, von Callum. Er schrieb, es täte ihm leid, meine Situation sei »sehr schwer« zu ertragen, aber was er meinte, war »zu schwer«. Er hat Schluss gemacht. Es ist vorbei.

Ich bin stinkwütend, obwohl ich tief in mir weiß, dass ich ihm keine Vorwürfe machen kann. Er macht schon genug durch, auch ohne eine Freundin auf der Warteliste für ein neues Herz. Aber trotzdem – eine SMS. Die wenigen Schritte, die wir miteinander gegangen sind, bedeuten jetzt nichts mehr. Wie Jenna immer sagt: Jungs sind alle Idioten und Feiglinge. Aber ich rufe ihn nicht an. Ich schreie nicht: »Wie konntest du nur?« Ich habe keine Kraft dazu. Ich lasse das alles einfach los, wie einen Ballon an einer Schnur, der, freigelassen, in den leeren blauen Himmel schwebt.

Die Tage kriechen vorbei, schlüpfen unmerklich von Licht

zu Dunkelheit und wieder zurück. Dad versucht, mich zu unterstützen, aber er ist fix und fertig. Er schleicht im Haus herum, die Augen rot und entzündet, mit struppigem, ungepflegtem Bart, wie ein schiffbrüchiger Seemann, der den Verstand verloren hat. Ich sage ihm dauernd, er soll ins Theater gehen, sich irgendetwas vornehmen, aber er tut es nicht. Sally ist vorbeigekommen, ich habe sie und Dad unten reden hören, immer wieder unterbrochen durch ein langes Schweigen. Er hat Angst, und damit macht er mir auch Angst.

Ich liege auf dem Bett, die Vorhänge halb zugezogen, denke nach und schlafe. Die Müdigkeit drückt mich hinunter auf die Matratze wie ein totes Gewicht. Manchmal weiß ich nicht genau, ob ich wach bin oder träume, aber es scheint kein großer Unterschied zwischen beidem zu bestehen. Ob sich Callum auch so fühlt, wenn es ihm sehr schlecht geht? Schon ärgere ich mich, weil ich an ihn denke.

Malvolio lässt mich nicht allein. Er sitzt schnurrend am Kopfende des Bettes und stupst mit seiner Schnauze mein Gesicht an. Dad muss sein Futter raufbringen, weil er nicht runtergehen will. Blöde Katze – ich dachte, die scheren sich nicht um ihre Besitzer? Vielleicht funktioniert er nicht richtig, genau wie ich.

Bald fängt die Schule wieder an, und vielleicht klingt das komplett verrückt, aber das Schlimmste an der ganzen Woche bisher war, dass Dad mir verkündet hat, ich müsse nicht hingehen. Ich habe so lange geweint, dass ich Kopfschmerzen bekam. Alle verfallen jetzt wieder in den alten Rhythmus, schlüpfen in ihre schäbigen grauen Uniformen und nörgeln rum, wie öde alles ist – alle, außer mir. Aber ich will nicht die Außenseiterin sein, die Spinnerin, die Komische, die Verrückte, die man im Speicher einsperrt. Ich will im Unterricht sitzen, im Aufenthaltsraum, auf der Bank vor den Turnhallen und all die wichtigen Neuigkeiten mitkriegen, etwa, dass Britney Parsons sich auf Stammos Party mit acht Wodka Red Bull besoffen hat oder dass Rich Benton Jane Clough hinter den Recycling-Containern am Supermarkt befummelt hat. Ich will mein normales Leben zurück, obwohl ich natürlich weiß, dass es nie wieder so sein wird wie zuvor.

Und dann eines Morgens, als ich immer noch im Bett liege und mir Sorgen mache, dass ich den Schulklatsch verpasse, klingelt es an der Tür. Ich kriege es kaum mit, bis ich unten eine Stimme höre und weiß, dass Dad meinen strikten Befehl missachtet hat: keine Besucher. Gleich darauf höre ich Füße die Treppe heraufstampfen, und dann hämmert jemand an meine Tür.

»Hannah?«, sagt eine Stimme. »Ich hoffe, du bist salonfähig, wir kommen jetzt rein.«

Die Tür fliegt auf, und das Licht vom Flurfenster fällt blendend hell herein. Ich lege die Arme über die Augen und stöhne wie ein kränklicher Vampir.

»O mein Gott«, sagt Daisy. »Hier drinnen riecht's ja wie in der Jungenumkleide. Lass mich mal das Fenster aufmachen, du muffige Tussi.«

Sie überquert meinen mit Krempel übersäten Boden, reißt die Gardinen und dann das Fenster auf. Sofort weht eine Brise herein, als hätte sie seit Tagen auf diesen Moment gewartet. Das Zimmer füllt sich mit den blumigen Düften von Haarspray und bestem Geburtstagsparfüm. Meine Freundinnen haben sich für ihren Besuch zurechtgemacht.

»Hört mal, ich freue mich wirklich, dass ihr gekommen seid«, bringe ich mühsam hervor, drehe mich um und blinzele in mein Kissen. »Aber ich möchte eigentlich niemanden sehen.«

»Klappe halten«, erwidert Jenna. »Das ist eine Intervention. Zuerst bringen wir dich auf die Beine, und dann schlagen wir deinen Vater k.o. und rasieren ihm den Bart ab.«

»Tut mir leid«, sage ich. »Mir ist nicht nach Witzen zumute.«

»Sie macht keine Witze«, entgegnet Daisy. »Sie hat den ganzen Weg hierher *System of a Down* gehört, und das hat sie total aggressiv gemacht.«

»Quatsch, dein scheiß Dance Rap Pop macht mich aggressiv.«

»Bitte«, murmele ich. »Ich weiß, was ihr vorhabt, aber bitte … Bitte geht einfach.«

Sie schweigen einen Moment, und sogar durch den Nebel meiner Traurigkeit und Angst hindurch spüre ich, dass sie sich gegenseitig anstarren und aufmuntern. Mit ihren typischen Teenagerblicken und -gesten schmieden sie einen neuen Plan, verdrehen die Augen und fuchteln wild mit den Händen. Ich werde mir bewusst, dass ein kleiner Teil von mir, irgendwo tief im Verborgenen, nicht will, dass sie aufgeben.

Dann setzt sich jemand auf mein Bett, und ich spüre eine Hand auf meinem Arm, warm und weich. Ich weiß, dass es Daisy ist, weil Jenna niemals so sanft sein würde. Ich drehe ihnen weiter den Rücken zu, aber mir ist klar, dass sie ihre Taktik geändert haben.

»Hannah«, sagt Daisy. »Weißt du noch, als ich mit zehn

Jahren den schlimmen Asthmaanfall hatte? Weißt du, den, bei dem ich beinahe gestorben wäre? Der Notarzt hat mich ins Krankenhaus gebracht, sie haben mich künstlich beatmet, und ich bin nur knapp dem Tod von der Schippe gesprungen. Am nächsten Morgen hast du mich mit deinem Vater besucht. Ich war kaum bei Bewusstsein und habe nur wenig mitbekommen, aber du hast stundenlang bei mir gesessen und vor dich hin erzählt, und dann habe ich gehört, wie du eine Plastiktüte auf das Nachtschränkchen gestellt hast. Weißt du noch, was drin war, Hannah?«

Reglos und schweigend bleibe ich liegen.

»Ich weiß es, ich weiß es!«, ruft Jenna. »Ein Sherbet Fountain und ein *Simpsons*-Comic!«

»Vielen Dank, Jenna, aber wir sind doch nicht in der Schule! Was ich sagen wollte: Ich weiß noch, wie ich dachte: Ich muss es einfach nur noch einen Tag schaffen, nur einen Tag, an dem es mir so schlecht geht, und dann werde ich diesen Comic lesen und mir die Lakritze mit Brause reinziehen. Es war diese Kleinigkeit, auf die es sich zu warten lohnte, die mich bei der Stange hielt. Am nächsten Tag erklärten mir die Ärzte, wie ernst mein Asthma war und welche schweren Medikamente ich alle brauchte, aber als sie gingen, setzte ich mich im Bett auf, las meinen verdammten Comic und futterte meinen Sherbet Fountain und fühlte mich gut. Ich glaube, so etwas hilft wirklich. Du weißt schon, kleine Schritte. Kleine Dinge, mit denen man sich verwöhnt. Nie im Leben habe ich einen besseren Sherbet Fountain gegessen.«

»Und seien wir ehrlich, sie hat Unmengen davon gefuttert«, bemerkt Jenna.

»Herrgott, du ruinierst mir noch meine Oscar-Rede!«

»Hör zu«, sagt Jenna und wirft sich jetzt auch aufs Bett. »Ich habe keine Ahnung, was du durchmachst. Ich kann's mir nicht mal ansatzweise vorstellen. Ich habe auch keine Ahnung, was Daisy mit ihrer Sherbet-Fountain-Story bezweckt. Aber wir sind deine Freundinnen, und wir sind für dich da. So muss es sein, oder? Du wirst niemals allein sein, ob es dir gefällt oder nicht.«

»Danke, ich …«

»Obwohl wir jetzt tatsächlich gehen müssen, weil dein Vater gesagt hat, wir hätten nur fünf Minuten und meine Mutter draußen im Auto wartet. Ich muss zu einer verdammten Jobmesse. Mein Vater hat sich neuerdings in den Kopf gesetzt, dass ich Systemanalytikerin werden soll.«

»Ehrlich gesagt haben wir nicht mal geglaubt, dass wir zu dir raufdürften«, fügt Daisy hinzu und streichelt mir den Rücken. »Wir hätten unseren Besuch besser planen sollen.«

Daraufhin seufzt Jenna und sagt: »Wir hätten eben nicht drei Minuten unserer Zeit mit dieser Sherbet-Fountain-Story vergeuden sollen.«

»Egal. Wir sehen uns morgen. Wir kommen einfach immer wieder.«

»Wie Herpes.«

Dann pflanzen sie nasse Küsse auf meine Wange und meine Stirn und sind weg, mitsamt dem süßen Duft nach Blüten und Haarpflegeprodukten. Plötzlich fühlt sich das Zimmer statisch und kalt an. Ich drehe mich auf den Rücken und blicke hoch. Über mir, an der ganzen Decke, kleben Dutzende Leuchtsterne, die mein Dad dort für mich angebracht hat, als ich fünf war, weil ich mir gerne vorstellte, auf einer Waldlichtung, umgeben von singenden Elfen zu schlafen. Damals glaubte ich noch an Wunder. Damals schien alles möglich zu sein. Inzwischen *weiß* ich, dass alles möglich ist, doch auf eine andere und unglaublich beschissene Art und Weise. Ich weiß, dass einem jederzeit alles, was man hat, genommen werden kann. Wenn ich die Energie aufbringen könnte, würde ich mich auf das Bett stellen und die Sterne abreißen.

Später hebe ich mühsam den Kopf und blicke im Zimmer umher, um mich neu zu orientieren. Ich sehe, dass meine Freundinnen etwas für mich auf den Schreibtisch gestellt haben. Einen Sherbet Fountain und ein *Spider Woman*-Heft. Beinahe muss ich lächeln. Doch dann fällt mein Blick auf den Umschlag von Margaret neben mir auf dem Nachttisch, der an einem Stapel Schulbücher lehnt. Ich greife danach und ziehe ihn durch die Finger. Dabei spüre ich, dass etwas Hartes darin ist. In einer schnellen Bewegung reiße ich ihn auf.

Das Harte ist ein Schlüssel. Ein klobiger alter Schlüssel. Daran hängt ein Gepäckanhänger aus Pappe, auf den Margaret »Green Room« geschrieben hat. In meinem verwirrten Zustand dauert es lange, bis mir klar wird, was das bedeutet. Erst vermute ich, dass sie irgendwie den Schlüssel zum Green Room im Theater geklaut hat, aber das ergibt keinen Sinn, weil der ein ganz anderes Schloss hat und sie auch gar keinen Grund dazu gehabt hätte. Dann denke ich, es könnte vielleicht ein Green Room in einem anderen Theater gemeint sein. Aber das wäre genauso bescheuert, denn dann müsste ich mit dem Schlüssel für den Rest meines Lebens alle Theater im Land abklappern und fragen, ob ich den Schlüssel ausprobieren könnte. Ich liege da und denke an das letzte Mal, als wir richtig miteinander gesprochen haben. Es war an jenem Nachmittag bei ihr zu Hause mit Callum. Der Nachmittag, an dem ich ihr Haus erkundet habe. Der Nachmittag, an dem ich hinaufging und in jedes Zimmer schaute. Außer in das am Ende des Flures. Das Zimmer mit der verschlossenen Tür. Und jetzt erinnere ich mich wieder, ein bisschen spät vielleicht – die verschlossene Tür war grün gestrichen.

Tom

Wir standen draußen vor dem Theater, Hannah und ich. Schweigend schauten wir durch die Glastür zu der kleinen Abendkasse hinüber, die nun geschlossen war – vermutlich für immer. Der Sommer hatte sich verabschiedet, die ersten kalten Herbsttage waren da, braunes Laub wirbelte über den Parkplatz, wie Steppenhexen.

Hannah war tagelang in ihrem Zimmer abgetaucht. Erst Margarets Schlüssel hatte sie herauslocken können. Mir war gar nicht klar gewesen, wie viel Margaret ihr bedeutet hatte und wie wichtig ihr die gemeinsamen Gespräche gewesen waren. Und nun hatte diese Beziehung meiner Tochter sogar die Kraft verliehen, aufzustehen und hinauszugehen.

»Wann wollte Sally dich abholen?«, fragte ich.

»Sie muss jeden Moment hier sein.«

»Bist du sicher, dass du das schaffst?«

»Nein, aber ich muss es trotzdem machen. Was ist mit dir?«

Ich war gekommen, weil es einiges zu regeln gab. Ich musste die Ehrenamtlichen informieren und anfangen, die Schließung des Theaters in die Wege zu leiten.

»Wahrscheinlich finden bereits die ersten Gespräche mit Bauunternehmern statt«, sagte ich. »Wenn hier tatsächlich ein Wohnungskomplex entsteht, wird er bestimmt Willow Tree

Luxusapartments genannt – kleines Zugeständnis an die Vergangenheit. Auf die Straßennamen bin ich schon sehr gespannt.«

Hannah lächelte schief.

»Theatergasse«, sagte sie.

»Tragödienallee.«

»Dramaboulevard.«

Unser Humor war ziemlich schwarz, aber immerhin war er uns noch nicht ganz vergangen.

»Tut mir leid, dass du es nicht zu dieser Sitzung geschafft hast«, sagte sie.

»Ich musste mich um weitaus Wichtigeres kümmern«, sagte ich. »Wenn der Stadtrat kein Verständnis dafür hat, kann er mir mal den Buckel runterrutschen.«

Hannah lehnte sich zitternd gegen den Wind. Ich dachte: Was kann ich ihr sonst sagen? Das Theater wird in den Boden gestampft, und du brauchst dringend eine Herztransplantation, aber abgesehen davon geht's uns super – Kopf hoch?

Wir konnten einander nicht trösten, also verfielen wir wieder in Schweigen. Wir waren so in Gedanken versunken, dass wir vor Schreck zusammenfuhren, als ein Auto auf den Parkplatz bog. Es war nicht Sallys; dieses Auto sah neu aus, und nicht wie eine zusammengeschraubte Rostlaube.

Die Frau, die ausstieg, war mir nicht ganz so fremd wie der Wagen.

»Hallo, Tom«, sagte sie. »Hallo, Hannah.«

»Hallo, Vanessa«, erwiderte ich. Sie sah schön aus, wie eine elegante Pariserin, mit ihrem langen grauen Mantel, der

Baskenmütze und dem Schal. Sie hatte einen braunen DIN-A4-Umschlag dabei.

»Ach, lässt die Stadt ihre Räumungsbescheide jetzt schon persönlich überbringen?«, sagte ich. »Toller Service!«

»Wie geht es euch?«, fragte Vanessa und überging meine sarkastische Bemerkung.

»Tja, so gut, wie es uns unter diesen Umständen eben gehen kann.«

»Ich kann mir gar nicht vorstellen, wie schwierig das sein muss.«

»Stimmt, das kannst du nicht.«

»Tom, es tut mir leid.«

»Warum hast du nicht versucht, die Sitzung zu verschieben? Das wäre ja wohl kaum zu viel verlangt gewesen, unter diesen Umständen.«

»So einfach lässt sich eine Stadtratssitzung nicht verschieben, Tom. Es gab Dutzende von Bauvorhaben, die zu besprechen waren. Allerdings …«

»Noch ist das hier kein Bauvorhaben, Vanessa.«

»Für den Stadtrat aber schon, zumindest wenn es darum geht, Budgets zu verabschieden und Fristen festzulegen. Deshalb war eine Verschiebung der Sitzung leider nicht möglich. Aber …«

»Es hätte jemanden geben sollen, der sich für unser Theater einsetzt!«

»Gab es doch auch! Das versuche ich dir ja die ganze Zeit zu erklären.«

»Ach ja? Und wer soll das gewesen sein?«

»*Ich,* Tom. *Ich* habe mich für euer Theater eingesetzt. Ich habe über dein Argument nachgedacht, dass das Willow Tree ein wichtiges Symbol für die Stadt ist. Und das habe ich dem Stadtrat dann auch gesagt. Ich stand in diesem verdammten Saal und verkündete, dass unsere Stadt unmöglich auf dieses kulturelle Zentrum verzichten kann und dass wir um vieles ärmer wären, wenn wir es verlieren. Und genau aus diesem Grund bin ich auch hier. Ich habe nämlich noch etwas Zeit für euch herausschinden können. Dieses Schreiben ist vom Leiter des Planungs- und Bauausschusses. Wenn ihr darlegen könnt, dass das Theater für die Stadt von nachhaltigem Wert ist, und wenn ihr die Mittel beschaffen könnt, um den Wasserschaden zu beheben, wird der Stadtrat möglicherweise von der Schließung des Theaters absehen.«

Ich schaute Vanessa an und fragte mich, ob ihre Kollegen wohl wütend geworden waren, als sie eine Lanze für unser Theater brach, während alle anderen es plattmachen wollten. Sie erwiderte meinen Blick mit derselben leicht amüsierten Coolness, die mir schon bei unserem ersten Date aufgefallen war. Es gefiel mir, wenn sie mich so ansah. Es gefiel mir sogar sehr. Sie gab mir das Schreiben, und ich las es durch.

»Wir sollen einen Bericht vorlegen, der den nachhaltigen Wert des Theaters detailliert aufzeigt«, sagte ich. »Zusammen mit einer Bestätigung, dass das Gebäude einer Sicherheitsüberprüfung standhalten wird. Und das alles schon in vierzehn Tagen.«

»Eine längere Frist war leider nicht drin«, sagte Vanessa. »Aber immerhin.«

»Die Zeit reicht nicht«, erwiderte ich.

»Die Zeit reicht nie«, sagte sie. »C'est la vie.«

»Und wie sollen wir bitte die Mittel für die Reparaturen aufbringen, wenn wir das Theater nicht mehr benutzen dürfen?«

»Das weiß ich nicht. Habt ihr keine Mailingliste? Habt ihr keine Förderer, die das Willow Tree Theater unterstützen würden? Könntet ihr vielleicht woanders eine Veranstaltung auf die Beine stellen? Etwas unter dem Motto ›Rettet unser Theater‹?«

»Vanessa, du weißt aber schon, warum ich nicht zu der Sitzung kommen konnte, oder?«

»Ja«, sagte sie und wandte sich Hannah zu. »Tut mir leid. Wie geht es dir?«

Hannah zuckte mit den Schultern und vergrub die Hände tief in den Jackentaschen.

»Ich kann jetzt keine Veranstaltung auf die Beine stellen, das verstehst du doch«, sagte ich.

Vanessa trat einen Schritt vor und legte mir die Hand auf die Schulter, ganz kurz nur, doch ich spürte die Wärme ihrer Berührung.

»Du hast gute Leute um dich herum«, sagte sie. »Sie werden dir bestimmt helfen.«

Ich nickte, obwohl ich alles andere als überzeugt war.

»Ich muss jetzt wieder los«, sagte sie und wandte sich ihrem Auto zu. Dann drehte sie sich noch einmal um.

»Ich habe Stadtplanung studiert«, sagte sie. »Damals wollte ich die Welt verändern, mit innovativen Konzepten. Ich wollte mich dafür einsetzen, dass Städte besser funktionieren und dass sich ihre Bewohner wohler fühlen. Stattdessen trage ich nun dazu bei, Dinge zu zerstören. Und dann bin ich auch noch auf komplizierte und hoffnungslose Projekte spezialisiert.«

»Aha. *Deshalb* war ich dir so sympathisch.«

»Nein, du warst mir so sympathisch, weil du ehrlich, offen und humorvoll bist.«

»Ging mir bei dir genauso.«

Sie fischte ihren Autoschlüssel aus dem Mantel und entriegelte die Türen.

»Ich würde es wieder tun«, sagte sie. »Mit dir ausgehen, meine ich. Falls das überhaupt in Frage käme.«

»Ich fürchte nicht«, entgegnete ich.

»Schade«, sagte sie. Sie öffnete die Fahrertür. Dann zögerte sie kurz. »Tom, weißt du noch, was ich dir nach der Musikstunde sagte, als wir vor meinem Haus standen?«

Ich nickte.

»Ich glaube immer noch daran, dass unser perfekter Moment kommen wird. Ich hoffe, wir ergreifen unsere Chance.«

Dann stieg sie ein, schlug die Tür zu und startete den Motor. Sie wollte gerade losfahren, als Hannah zu ihr lief und an die Scheibe klopfte. Die Scheibe ging herunter.

»Hast du es gelesen?«, fragte Hannah. *»Persepolis?«*

Ich hatte keine Ahnung, wovon sie redete, aber Vanessa schien auf dem Laufenden zu sein. Als sie Hannah anschaute, fuhr ein Windstoß ins Wageninnere und wehte ihr ein paar pechschwarze Haarsträhnen ins Gesicht.

»Ja«, sagte sie. »Sie ist unglaublich tough. Ihre Welt bricht zusammen, und sie baut sie einfach wieder auf. Sie lässt sich nicht unterkriegen. Ich bewundere sie.«

Dann warf sie einen langen Blick auf das Theater. Sie schien jedes Detail der Außenfassade, jede Fensterscheibe, jeden Riss in der Wand förmlich aufzusaugen.

»Gib nicht auf«, rief sie mir zu. »›Dies über alles: Sei dir selber treu.‹ Ich weiß nicht, ob es hilft, aber es ist das einzige Shakespeare-Zitat, das ich kenne. Ich weiß noch nicht einmal, aus welchem Stück es stammt.«

Dann fuhr sie davon. Ich winkte und schaute ihr nach.

»*Hamlet*«, sagte ich leise. »Erster Akt, dritte Szene.«

Dann wandte ich mich Hannah zu, um sie zu fragen, was das alles zu bedeuten hatte. Doch sie schaute mich nur an und schüttelte fast unmerklich den Kopf.

Hannah

Es kommt mir vor, als wären hundert Tage vergangen, seitdem ich das Haus zuletzt verlassen habe, und jeder Schritt ist wacklig und unsicher. Meine Knöchel sind schwach, meine Lunge brennt, meine ausgeleierte Handtasche von Herz klopft schwach gegen meine Rippen. Es gibt einen kurzen Aufruhr im Theater, als Vanessa erscheint und einen winzig kleinen Hoffnungsschimmer verbreitet. Dad wird mit alldem nicht fertig. Ich bin erleichtert, als Sally kommt, doch als ich mich ihrem Auto nähere, sehe ich schockiert, wie sie in den Rückspiegel blickt und rasch verschmierte Wimperntusche wegwischt. Man sieht ihr an, dass sie geweint hat. Als ich die Beifahrertür öffne und einsteige, dreht sie sich zu mir und lächelt fröhlich, aber sie kann es nicht verbergen. Traurigkeit ist wie eine Erkältung – ansteckend.

»Was ist denn, Sally?«, frage ich.

»Alles in Ordnung, es ist nichts. Bist du bereit, in Margarets Haus nach einem Schatz zu suchen?«

»Bitte – du hast ja noch Wimperntusche auf der Wange. Was ist passiert?«

Sie wendet den Blick ab und schaut die Straße hinunter ins Leere.

»Soll ich Dad holen?«

»Nein! Nein, danke.«

Sie fährt sich mit der Hand durchs Haar und bindet es zu einem Pferdeschwanz hoch. Als sie die Hände wieder am Lenkrad hat, umklammert sie es, als warte sie auf den Startschuss für ein Autorennen.

»Was ist los?«

»Wir haben ein paar Probleme, Phil und ich. Es geht schon seit langem so, aber ich … Ach, ich will dich nicht damit belasten.«

»Aber ich möchte es hören. Wirklich.«

»Wie soll ich das erklären?«, sagt sie und blickt zum Himmel, als bitte sie um göttliche Intervention. »Er ist ein Tyrann, Hannah. Das ist er immer schon gewesen. Aber in diesem Sommer ist es noch schlimmer geworden. Ständig will er wissen, wo ich bin und was ich mache. Er meckert am Zustand des Hauses und des Gartens herum, wenn ich Abendessen koche, ist es nicht das, was er will, oder es schmeckt ihm nicht, und wenn ich nicht koche, regt er sich auf …«

»Phil?!«, frage ich fast ungläubig – und fühle mich sofort schuldig deswegen.

»Ja, Phil. Er ist sehr gut darin, den netten Kerl zu spielen, der Mittelpunkt jeder Party zu sein, aber zu Hause … ist er ganz anders. Er ist sehr … Er muss alles kontrollieren. Das Haus, unser Geld, unseren Urlaub, Jay, mich. Wenn er nicht die Kontrolle hat, wird er sauer. Und er kann sehr wütend werden.«

»O Gott, hat er dich jemals …«

»Nein. Das nicht. Er war kurz davor, hat mit Sachen um sich geworfen, Möbel zertrümmert … Doch mich hat er nicht angerührt. Aber in letzter Zeit … Er will, dass ich die Theatergruppe aufgebe. Er kann es nicht ausstehen, dass ich dorthin gehe und mich mit Leuten treffe, die er nicht kennt. Er dachte, dass ich mehr zu Hause sein würde, jetzt, da das Theater in Schwierigkeiten steckt, aber so ist es nicht, und das macht ihn wütend. Du weißt doch noch, wie wir zum West-Fest gefahren sind? Ich musste behaupten, ich würde mit Jay übers Wochenende zu meiner Mutter fahren. Sonst hätte ich nicht mitkommen können. Ich musste sogar Jay dazu bringen zu lügen, armer Jay. Er sitzt zwischen den Stühlen. Verdammte Scheiße.«

»Ach, Sally.«

Ich neige mich zu ihr, umarme sie, und sie drückt mich auch, ist aber nicht richtig bei der Sache.

»Das ist alles so trivial im Vergleich zu dem, was du durchmachst.«

»Nein, ist es nicht! Aber ich verstehe das einfach nicht. Warum bist du immer noch mit ihm zusammen?«

Sie stößt ein verächtliches Lachen aus, ganz unwillkürlich, und ihre Augen füllen sich wieder mit Tränen

»O Gott, keine Ahnung. Aus Gewohnheit? Aus Angst? Als wir zusammenkamen, war alles so anders, ich war anders. Dann bekamen wir Jay und … Die Jahre verrinnen einfach, Hannah. Und du siehst ihnen dabei zu. Inzwischen schäme ich mich nur noch. Ich habe Angst davor, dass die anderen herausfinden, wie unfähig ich bin. Ich fühle mich erbärmlich blöd.«

»Das bist du nicht, Sally! Du bist großartig!«

»Na klar. Ich bin so großartig, dass ich immer noch bei ihm bin, mich schuldig fühle und eingesperrt.«

»Dann geh. Nimm Jay mit und geh.«

»So leicht ist das nicht.«

»Warum nicht?«

»Das verstehst du nicht, du bist noch ein …«

»Kind?«

»Ja. Ich sollte dir das alles eigentlich gar nicht erzählen.«

»Weißt du, was mein Kardiologe mal zu mir gesagt hat? ›Hannah, du hast das Herz einer Fünfundachtzigjährigen.‹ Damit wollte er mir sagen, wie schwach es ist, aber es kommt noch etwas hinzu. Ich bin mit dem Gedanken aufgewachsen, jeden Moment tot umfallen zu können. Ich musste zusehen, wie mein Vater damit kämpfte, musste meine Freundinnen warnen, musste verdammt noch mal jeden darauf vorbereiten, mit dem ich je zu tun hatte. Mein Leben lang musste ich Medikamente nehmen und mich mehr medizinischen Tests unterziehen, als ich mich erinnern kann. Dieses beschissene Ding in meiner Brust erinnert mich sechzig Mal pro Minute daran, wie fertig es ist. Manchmal habe ich das Gefühl, jedes einzelne dieser fünfundachtzig Jahre gelebt zu haben. Ich bin kein Kind.«

Als ich mich abgeregt habe, nimmt Sally meine Hand.

»Jetzt mal ganz ehrlich«, sage ich, ruhiger. »Meine beste Freundin war Rentnerin. Während alle anderen aus meiner Schule ausgegangen sind, sich betrunken und gevögelt haben, saß ich mir ihr in der Teestube und habe Kuchen gegessen.«

Ein Moment schweigen wir, dann müssen wir beide lachen. Wir können uns nicht mehr halten! Wir haben einen solchen Lachanfall, dass wir kaum noch Luft bekommen. Sally nimmt mich am Arm. »Du hast gewonnen«, sagt sie, als sie wieder einen Satz zustande bringt. »Du bist ärmer dran als ich.« Und schon fangen wir wieder an.

Als Sally endlich wieder zu Atem kommt, setzt sie sich auf, wischt sich über die Augen und sieht mich an

»Hast du den Schlüssel?«, fragt sie. Ich ziehe ihn aus der Tasche und zeige ihn ihr. »Also, worauf warten wir noch?«

»Ich habe Angst«, gestehe ich.

»Musst du nicht«, erwidert sie und wischt sich noch einmal über die Augen. »Wir sind jetzt Superheldinnen. Wir sind unbezwingbar.«

Ich würde ihr gerne sagen: »Sally, du warst immer meine Superheldin«, aber ich tue es nicht.

Liebste Willow,

mit elf sah ich die Geburtstagstheaterstücke plötzlich in einem anderen Licht. Dad hatte mir ein Buch über die Geschichte der Theaterinszenierung gekauft, und ich war fasziniert von den Bühnenfunktionen, den Kulissen, dem Einsatz von Bühnentürmen und Scheinwerferanlagen, all den Tricks und Techniken. Das war die Magie, die mich jetzt interessierte. Außerdem hatte ich etwas erkannt, das mein Leben veränderte. Viele der Märchen, mit denen ich aufgewachsen war, stellten Mädchen als Opfer oder Trophäen dar; sie wurden in Türme gesperrt oder von Hexen vergiftet oder mussten nächtelang Stroh zu Gold spinnen. Sie waren Besitztümer, die zwischen Vätern und Prinzen gehandelt wurden, es war ihr Los, verheiratet oder geopfert zu werden. Dies stand im vollkommenen Gegensatz zu den Comics, die ich gelesen hatte. Wonder Woman *hätte niemals einen Prinzen geheiratet, nur weil er auf einem Ball mit ihr getanzt hatte. Ich glaube, ich hatte ein feministisches Erweckungserlebnis. Hattest du schon eines? Toll, oder?*

Also sagte ich im September 2001 zu Dad, dass ich zu meinem Geburtstag Dornröschen aufführen wollte. Aber die Sache hatte einen Haken. Dornröschen sollte ein Mann sein, und er musste von einer Prinzessin gerettet werden. Die meisten jungen Männer der Theatergruppe stellten sich ein bisschen an, aber Shaun, der mutiger und cooler als die anderen war, meldete sich und sagte, er wäre wie geschaffen für die Rolle eines gut aussehenden Typen, der darauf wartet, gerettet zu werden. Natasha wollte die Prinzessin spielen. Schon hatten wir unsere Protagonisten. Abend für Abend saß ich mit Sally zusammen, und sie zeigte mir, wie man Kulissen baute, auf der Bühne Tiefe erzeugte und Materialien wie Gips, Holz und Musselin verwendete. Wir schmiedeten tollkühne Pläne für das Ende des Stücks, wenn der Prinz einschläft und die Riesenhecke das Schloss umrankt. Wir wollten unsere Brombeer- und Dornenbüsche aus Stoff mithilfe von Flaschenzügen rings um den schlafenden Monarchen hochziehen.

Doch als der Tag näher rückte, traten zwei große Probleme auf. Shaun hatte Nachtschicht und konnte nicht mitspielen. Und noch schlimmer: Ich lag mit einer ernsthaften Bronchitis im Bett, die sich zu einer Lungenentzündung ausweitete – und mich ins Krankenhaus brachte. Einen Tag vor meinem Geburtstag. Ich war fix und fertig. Ich war untröstlich. Ich war schon oft im Leben wütend und frustriert wegen meiner Krankheit gewesen, aber das war bisher bei weitem das Schmerzlichste. Es verdarb mir alles.

Aber Sally war nicht zu entmutigen. Sie kontaktierte die Oberschwester meiner Station und heckte mit ihr zusammen einen verrückten Plan aus. Das Theaterstück sollte im Familienzimmer am Ende des Flurs aufgeführt und alle Kinder dazu eingeladen werden. Irgendwie schaffte sie es, dafür die Erlaubnis zu bekommen.

Und so trug mich Dad schließlich an meinem elften Geburtstag durch die Station zu dem improvisierten Theater. Die Bühne war ein Bett, drapiert mit Lichterketten und umgeben von Papptürmen, so dass es ein Schloss darstellte. Als der König und die Königin ihre neugeborene Tochter begrüßten, nahmen sie eine Wiederbelebungspuppe in den Arm. Ein Herzmonitor fungierte als Spinnrad. Jay war in letzter Minute als Prinz eingesprungen. Seiner Mutter hatte er gesagt, er wolle seiner Freundin helfen. Und immerhin bekam er dafür einen Kuss von Natasha, die sich ihren Weg zu dem schlummernden Monarchen durch Krepppapier-Brombeeren erkämpfte, die quer über den Flur gespannt waren.

In dem kleinen Publikum, das sich in den hellen weißen Krankenhausraum quetschte, saßen auch Freunde und Verwandte – die üblichen Verdächtigen. Ich sah, dass Phil nicht dabei war und fragte Dad, warum. »Ach, es geht ihm nicht gut«, behauptete Sally und wechselte rasch das Thema. Erst Jahre später erfuhr ich, dass er sich geweigert hatte mitzukommen. Er nahm Anstoß daran, dass Jay Dornröschen spielte, und schrie herum, dass sich sein Sohn lächerlich machen würde. Aber Jay bot ihm die Stirn, und seine Ehefrau ebenso. Ich frage mich, ob dies der Moment war, in dem Sally begann, alles an ihm infrage zu stellen.

Dieses Stück werde ich nie vergessen. Ich habe dadurch gelernt, dass das ganze Konzept des Theaters dehnbar ist; es muss sich nicht zwingend auf einen bestimmten Ort beschränken. Dutzende von uns waren in dieses Zimmer gequetscht, das von Lichterketten und dem grünlichen Schein eines Notausgangsschildes beleuchtet wurde. Ich war so schwach und müde und fühlte mich wie in einem Traum. Ich frage mich bis heute, ob das alles wirklich passiert ist oder ob ich es nur geträumt habe. Habe ich irgendwie eine liebevolle Verschwörung in meine Krankheitserinnerungen eingewebt?

Eigentlich war ich inzwischen zu groß, um noch an die Magie von Märchen zu glauben, aber an jenem Abend zogen sie mich – dank der Unerschrockenheit der besten Freundin meines Vaters – wieder in ihren Bann.

Hannah

Wir stehen am Ende des Weges, der zu Margarets Haus führt. Ich halte den Schlüssel fest umklammert. Bis hierher habe ich es geschafft.

Also, an die Arbeit!

Ich fühle mich wie *Wonder Woman,* bis zu dem Moment, als ich das quietschende schwarze Tor öffne und ein paar Spatzen aus der Hecke hervorflattern und mich zu Tode erschrecken. Die Apfelbäume weiter hinten scheinen bedrohliche neue Formen angenommen zu haben; ihre Äste sind verdreht und knorrig und erinnern an einen verzauberten Wald aus dem Märchenbuch.

»Möchtest du, dass ich mit reingehe?«, fragt Sally.

»Würde es dir etwas ausmachen?«, frage ich zurück.

Sie lächelt, und gemeinsam folgen wir dem Weg durch die wuchernden Brennnesseln und das faulende, von Wespen umschwirrte Fallobst hindurch. An der Haustür angekommen spähe ich durch die Glasscheibe ins Haus hinein und sehe, dass alles noch genauso ist wie beim letzten Mal, als ich hier war. Nur der kleine Tisch in der Diele ist jetzt mit einem Stapel ungeöffneter Post und Tageszeitungen überhäuft. Als wir bei Margarets Notar vorbeigefahren sind, um den Schlüssel zu holen, sagte er uns, er wäre im Haus gewesen, um ein wenig aufzuräumen, doch er habe keinen Schlüssel für die grüne Tür. »Jetzt bin ich gespannt, was Sie finden«, sagte er. »Ich kann mir nicht vorstellen, dass es viel sein wird. Sie war sehr penibel und hasste Unordnung.«

Aber ich muss es wissen!

Als ich die Tür öffne, trifft mich der Geruch von Möbelpolitur, und für einen Moment werde ich wieder an diesen Tag mit Callum erinnert. Er war aus dem Bett aufgestanden, um mich zu begleiten – ich fand das so cool von ihm! Aber ich darf jetzt nicht an ihn denken; ich kann nur mit *einer* massiven Enttäuschung auf einmal fertigwerden.

Sally folgt mir hinein und mustert einen Augenblick lang schweigend Margarets altes Zuhause. Sie bewundert die Fliesenböden. Die Luft im Haus steht; es herrscht Totenstille. Ob ihr Geist jetzt hier umherirrt? Der Gedanke daran lässt mich schaudern. Sally legt mir die Hand auf den Rücken.

»Das Zimmer ist oben«, sage ich.

Langsam steigen wir die Holztreppe hinauf. Ich halte mich am Geländer fest, und Sally geht neben mir, den rechten Arm an meinem Ellbogen, als wäre ich eine Art Invalidin. Was ich auch irgendwie bin, nehme ich an. Die Stufen knarren unter unseren Füßen. Durch ein kleines Fenster fällt ein Strahl von goldenem Licht herein, in dem glitzernde Staubteilchen tanzen, was mich an den Tag erinnert, als ich Callum die Theaterbeleuchtung zeigte. Schluss jetzt, ich muss aufhören, an ihn zu denken. Wir blicken den Flur entlang zur Tür am anderen Ende. Zur grünen Tür.

»Weißt du, wenn nichts drin ist, macht das auch nichts«, sagt Sally. »Sie ist und bleibt unsere Margaret.«

Ich nicke, aber aufgrund all der anderen Umstände bin ich eigentlich nicht ihrer Meinung. Es ist nicht egal. Ich möchte nicht, dass sie uns nur etwas vorgemacht hat und ihr Leben nur eine Sammlung von Hirngespinsten war. Ich möchte, dass es wie ein dickes Buch voller tollkühner Geschichten war. Ich will nicht, dass alles nur Lüge gewesen ist. Ich habe das Gefühl, als bräuchte ich etwas zum Festhalten, irgendetwas, das nicht erfunden ist. Und für ein paar Sekunden lässt mich das schiere Gewicht dieser Erkenntnis innehalten. Ich kann mich nicht bewegen. Ich kann kaum atmen. »Komm«, sagt Sally. »Bringen wir es hinter uns.«

Sie nimmt meine Hand, geht los, und ich folge ihr wie in Trance. Wir kommen erst an Margarets Schlafzimmer vorbei, dann am Gästezimmer. Ich blicke den langen, üppig gemusterten Dielenläufer unter unseren Füßen an und frage mich, wie oft Margaret darauf hin und her gelaufen ist. Dann erreichen wir die Tür. Der Schlüssel liegt schwer und warm in meiner verschwitzten Hand. Ich stecke ihn vorsichtig ins Schloss. Als ich ihn drehe, erwarte ich Widerstand, aber der Mechanismus arbeitet reibungslos, und ich höre das Klicken des Schlosses, als es sich öffnet. Ich greife nach dem runden Messingknauf und drehe ihn.

Was wissen wir eigentlich über die Menschen, die wir lieben? Ich meine, wenn man mal darüber nachdenkt – wie viel über sie haben wir uns selbst zusammengereimt? Viele nehmen bestimmte Rollen ein: die rebellische Freundin, der launische Geliebte, die exzentrische Tante – wer sind diese Leute wirklich? Was wollen sie? Die gemeinsam verbrachte Zeit – war sie wirklich so schön? Manchmal entdeckt man nach der Entfremdung von einer Freundin Dinge über sie, die man vorher nie so gesehen hat. Manchmal ist der schmerzlichste Teil eines Verlusts die Erkenntnis, dass man sich in einem Menschen getäuscht hat. Angenommen das war die ganze Zeit so gewesen?

O Gott, was tue ich hier?

»Letzte Chance«, sagt Sally. »Wir können die Tür einfach wieder abschließen, nach Hause fahren und den Notar kommen und alles erledigen lassen.«

»Margaret wollte aber, dass ich es tue«, erwidere ich. »Sie wollte, dass ich sehe, was immer darin ist.«

»Aber am Ende wurde sie schon etwas schusselig. Vielleicht glaubte sie nur, dass etwas darin ist, das du sehen solltest, vielleicht hat sie es sich nur eingebildet? Sie hatte durchaus eine blühende Fantasie, meinst du nicht auch? Du bist nicht gerade in bester Verfassung – ich glaube nicht, dass du dich im Augenblick damit beschäftigen musst.«

»Stimmt«, sage ich. »Vielleicht hast du recht.«

Und langsam, ohne ein weiteres Wort, schließe ich die Tür wieder. Sally legt ihre Hand auf meine Schulter, und wir gehen fort. Fort von dem, was immer dort drin ist und was immer es bedeutet oder nicht bedeutet. Es spielt nicht wirklich eine Rolle. In Anbetracht dessen, was mir bevorsteht und was ich durchmachen werde, ist es nicht … Margaret würde die Tür öffnen.

Der Gedanke trifft mich so heftig, als würde er mir in die Knochen fahren. Denn wenn die Situation umgekehrt wäre, wenn dies mein Haus, mein Schloss, meine Tür wäre, würde Margaret ohne Zögern ins Zimmer stürmen. *Denn man bedauert die Dinge, die man nicht tut, mehr als diejenigen, die man tut.*

Und so kehre ich um. In Zeitlupe. Im Comic-Modus. Ich schüttle Sallys Hand ab und kehre um. Dann marschiere ich auf die Tür zu, renne fast, der abgelaufene Teppich unter meinen Füßen wirft Falten, und der Flur scheint länger zu werden, wie eine surrealistische Sequenz in einer *Doctor Strange*-Story. Die Wahrheit kommt so oder so ans Licht, denke ich, also kann ich ihr auch gleich ins Auge sehen. Die Wahrheit wird uns am Ende einholen. Ich greife nach dem Türknauf, zögere und öffne dann die Tür.

Die Luft ist abgestanden und muffig. Die Atmosphäre ist nicht unangenehm, sie gleicht irgendwie Dads Büro oder der Schulbibliothek – jedem Ort mit einer Menge altem Papier. In diesem Augenblick weiß ich es. Ich muss mich nicht umsehen, ich muss nicht suchen. Ich weiß über Margaret Bescheid.

Ich drehe mich um und blicke Sally an.

Ihr Blick ruht auf mir, erwartungsvoll, hoffnungsvoll. Aber auch traurig, weil sie schon zu oft erlebt hat, wie schief etwas laufen kann. Sie ist jederzeit bereit, mich mit beiden Händen aufzufangen, falls ich stürzen sollte.

Aber diesmal werde ich nicht fallen.

»Es ist alles wahr«, sage ich. »Alles, was sie erzählt hat, ist wirklich geschehen.«

Die Wände sind über und über bedeckt mit gerahmten Fotos, Schwarz-Weiß-Aufnahmen von Theaterszenen, die alle dieselbe, wunderhübsche junge Schauspielerin zeigen. Es gibt gerahmte Plakate, von denen einige an der Wand hängen, andere dagegen lehnen. Sie stammen von Theaterproduktionen, und sind, dem Design nach zu urteilen, alle zwischen den fünfziger und siebziger Jahren entstanden. Die meisten stammen von Stücken, von denen ich noch nie gehört habe, aufgeführt in Häusern wie dem Bush Theatre, dem Oval House, dem Orange Tree. In einem Holzregal liegen stapelweise Theaterprogramme. Begierig schnappen Sally und ich ganze Packen und blättern zu den Seiten mit der Besetzungsliste, wo immer wieder derselbe Name auftaucht: Margaret Chevalier. Ihr Mädchenname. Ihr Künstlername. Auf einem anderen Regal stehen weitere gerahmte Schwarz-Weiß-Fotos mit Gesichtern, an die ich mich dunkel aus nostalgischen Fernsehshows und alten Filmen erinnere, die meisten davon signiert, alle für sie. »Für Margaret, für eine unvergessliche Aufführung.« »Für Margaret, die obszönste Lady Blacknell, die mir je begegnet ist.« »Für Margaret, in Liebe, Laurence.«

Wir öffnen einen abgenutzten alten Koffer und finden eine Sammlung von luxuriösen Abendkleidern, in Seidenpapier gewickelt und gut verstaut. An jedes ist eine handgeschriebene Notiz geheftet: *Evening Standard Theaterpreis,* 1965; *Royal Variety Performance,* 1968; *Sun Television Awards,* 1973.

Es ist zu viel. Es ist allumfassend.

»Schau mal!«, ruft Sally und nimmt einen großen Aktenordner vom Schreibtisch, der unter dem Schiebefenster gegenüber der Tür steht. Der Deckel ist mit einem einzigen Wort beschriftet.

Hannah.

Ich nehme ihn ihr vorsichtig aus den Händen, als sei es etwas Zerbrechliches oder Gefährliches. Ich nehme an, es ist beides ein bisschen. Margaret wollte, dass ich ihn finde und öffne. Er ist der Grund, warum ich hier bin.

Ich schlage den Deckel auf.

Das Erste, was herausgerollt kommt, ist ein kleines Objekt, das über den Tisch kullert und dann in meine Hände fällt, wobei große blaue Edelsteine im Licht funkeln. Es ist Margarets saphirbesetzter Verlobungsring.

Ich muss mich hinsetzen. Ich ziehe den Stuhl vom Tisch zurück und setze mich. In dem Ordner befindet sich ein dicker Stapel Papier. Auf der ersten Seite steht ein Datum, 23. Juni 2005, niedergeschrieben in Margarets schnörkeliger, schöner Handschrift.

Liebe Hannah,

wenn du das hier liest, betrachte ich die Radieschen von unten. Ich habe das Gefühl, dass es sich schon seit mehreren Monaten ankündigt. Ich hoffe, du bist nicht allzu traurig. Wie sagen die jungen Leute? Shit happens? So ist es. Ich hatte ein langes und abwechslungsreiches Leben, wie du jetzt sehen kannst. Warum ich das alles versteckt habe? Weil ich es kaum ansehen konnte. Für mich ist es besser, wenn die Vergangenheit in Geschichten als in Relikten weiterlebt. Wenn ich diese alten Programme und Poster anschaue, sagt mir das, dass diese Dinge vor langer Zeit geschehen sind, obwohl mir ist, als wäre es erst gestern gewesen. Und ich ziehe Letzteres vor. Unsere Handlungen und Erfahrungen, unsere Erlebnisse, sie begleiten uns, nicht wahr? Sie sind immer nur einen Gedanken entfernt. Vor vielen Jahren habe ich meinen Beruf als Schauspielerin aufgegeben, um mit Arthur hierherzuziehen. Wir beide wollten das so, und ich wollte nicht von der Vergangenheit heimgesucht werden. Ich wollte, dass sie in meinem Gedächtnis weiterlebt. Verlust ist immer schwer zu ertragen, Hannah, aber wir können es uns leichter machen, indem wir uns vor Augen halten, dass Erinnerungen real und lebendig sind.

Und vor diesem Hintergrund habe ich diesen Ordner angelegt, den ich dir jetzt geben möchte, weil ich den Eindruck habe, dass dein Vater und du den Inhalt verloren habt, ihr hoffnungslosen Fälle. Ich finde, du solltest das Material eines Tages wiederverwenden. Außerdem sind noch zwei Gegenstände dabei, die jetzt dir gehören. Ich hoffe, du erkennst sie wieder.

Sei stark, meine junge Freundin – du bist die stärkste Person, die mir je begegnet ist. Ich habe dich aufwachsen sehen; es war mir sehr wichtig, dich zu kennen und dabei zuzusehen, wie du zu einer brillanten jungen Frau herangewachsen bist. Mein Liebes, nie habe ich jemanden so gekannt, wie ich dich kannte. Ich weiß, dass dein Leben oft schwer war und vielleicht sogar noch schwerer werden wird. Denke daran, dass das Leben nicht in Jahren gemessen wird, sondern in Momenten. Ein Jahr hat über dreißig Millionen Sekunden, wusstest du das? Hannah, greife so viele von diesen Sekunden, wie du kannst, sie gehören dir. Ich blicke lächelnd auf dich hinunter. Lass uns uns alle vierzehn Tage zu Tee und Kuchen treffen. Lass uns immer in Verbindung bleiben.

Deine Freundin auf ewig,
Margaret

Ich berühre die Worte mit den Fingerspitzen, fahre die abfallenden Zeilen entlang.

»Ich wünschte, sie wäre noch hier«, sage ich. »Ich wünschte mir das so sehr. Sie war der einzige Mensch, mit dem ich reden konnte, über …«

Sally steht neben mir und legt mir den Arm um die Schulter.

»Worüber?«, fragt sie.

Ich würde am liebsten nicht antworten, tue es aber trotzdem.

»Über das Sterben«, antworte ich. »Verrückt, was?«

Und für einen Moment kann ich nichts mehr sagen.

Und dann ist da natürlich noch der dicke Packen abgegriffener Papierseiten, knittrig und rissig an den Ecken. Ich blättere sie um, und es dauert ein paar Sekunden, bis mir dämmert, was das ist. Ich kann es kaum glauben!

»O mein Gott, Sally!«

Es sind Transkripte meiner Geburtstagstheaterstücke. Von jedem einzelnen. Jede Szene, jedes Wort. Margaret hat Dads hastig gekritzelte Notizen aufbewahrt und dann auch noch die Dialoge und sämtliche Regieanweisungen hinzugefügt. Ich schaue sie durch und erhasche kleine Fetzen, die Erinnerungen in mir zum Leben erwecken. Halb vergessene Zeilen fügen sich in meinem Kopf wieder zusammen. Zum ersten Mal seit Tagen lächle ich. Ich lächle!

»Ist es das, wofür ich es halte?«, fragt Sally.

»Die Geburtstagsstücke«, sage ich mit zugeschnürter Kehle. »Margaret hat sie alle aufbewahrt. Dad und ich haben das nicht geschafft. Aber sie hat es getan.«

Inmitten all dieser Relikte einer erstaunlichen Karriere hat sie meine Skripte aufbewahrt, mein Leben. Sie haben ihr etwas bedeutet. Ich drücke den Ordner an die Brust und weine. Ich weine aus tiefstem Herzen.

Als ich nach Hause komme, sitzt Dad in seiner kleinen Arbeitsecke und starrt ins Leere.

»Dad, rate mal, was ich bei Margaret gefunden habe!«, rufe ich.

Er dreht sich zu mir um.

»Ist Sally mitgekommen? Ich muss mit ihr reden.«

Sein merkwürdiger Tonfall lässt mich sofort innehalten. Ist irgendetwas mit Phil oder dem Theater? Ich kann seinen Blick nicht deuten, aber ich weiß, dass jetzt nicht der richtige Zeitpunkt für nostalgische Erinnerungen ist. Stattdessen gehe ich hinauf in mein Zimmer und breite die Skripte auf meinem Schreibtisch aus.

Obwohl ich völlig fertig, verängstigt und traurig bin, und obwohl gerade Sallys Ehe zerbricht, hat uns diese unglaubliche Entdeckung beide aufgemuntert. Merkwürdig, welche kleinen Dinge dazu in der Lage sind – eine winzige Freude, ein schwacher Lichtwechsel, eine sanfte Brise. Manchmal ist nicht mehr nötig als das, um einen vom großen Drama seines Lebens abzulenken, wenn auch nur für kurze Zeit.

Margaret hat die Stücke gerettet. Die Stücke handeln von der Magie des Theaters. Unseres Theaters.

Eine Idee erwacht in mir zum Leben, eine möglicherweise undurchführbare Idee. Ob es an den Medikamenten oder an der Erschöpfung liegt? Vielleicht halluziniere ich. Ich überlege, mit Sally darüber zu reden, aber es ist zu absurd und auch zu spät.

Ist es das?

Genau in dem Moment höre ich, wie Sally unten auf Wiedersehen ruft, und dann wird die Haustür geöffnet und geschlossen. Ich habe wirklich nicht die Energie, um ihr nachzulaufen, deswegen sende ich ihr eine SMS.

Ich finde, wir sollten das Theater retten.

Unmittelbar darauf klingelt mein Handy.

»Hannah«, sagt Sally. »Meinst du nicht, das war genug Aufregung für einen Tag?«

Ich erzähle ihr von meinen Ideen, sie sprudeln nur so aus mir heraus. Eine halbe Stunde später habe ich es geschafft, sie davon zu überzeugen, dass ich nicht spinne – es ist, als spräche der Geist Margarets aus mir, wie eine Mischung aus Maggie Smith und Meister Yoda.

»Wenn wir das machen wollen, dann müssen wir alle anderen mit ins Boot holen«, erklärt Sally. »Und wir dürfen es nicht deinem Vater erzählen. Er hat schon genug am Hals, er kann nicht noch mehr Sorgen wegen des Theaters gebrauchen.«

»Was soll das heißen?«

»Ach … Nichts. Schon okay, nur … langweiliger Erwachsenenkram. Egal, wir müssen ein Treffen organisieren – aber nicht im Theater, sondern anderswo. Wo es nicht so auffällt.«

»Und ich weiß auch schon, wo.«

Tom

Hannah war eine gute Stunde mit Sally unterwegs, als das Telefon klingelte. Mein erster Gedanke war: O Gott, was ist passiert? Das Leben war zu einem Melodram geworden; ich rechnete damit, dass hinter jedem Türklopfen, jedem Brief, jedem Anruf eine Hiobsbotschaft lauerte.

Ich war also ziemlich erleichtert, als eine Stimme, die ich nicht sofort einordnen konnte, fragte: »Tom, bist du's?« Herrlich – keine Sally, die mir mitteilte, dass Hannah zusammengebrochen war, und auch kein Stadtrat, der mich darüber informierte, dass er unser Theater durch einen gezielten Raketenangriff vernichtet hatte.

Dann dämmerte mir, wer dran war.

Die Leitung knackte, und die Stimme klang schwach; sie drang vom anderen Ende der Welt und aus einer längst vergangenen Zeit zu mir durch.

»Hallo, Elizabeth«, sagte ich.

Am Anfang unserer Beziehung hatte ich sie Lizzie genannt. Erst nach über einem Jahr fand ich heraus, dass sie diesen Spitznamen eigentlich hasste, weil eine Klassenkameradin ihr immer »Lizzie, die Streberin, Lizzie, die Streberin« hinterhergerufen und sie dabei an den Haaren gezogen hatte. Das war mehrere Wochen so gegangen, bis Lizzie, die Streberin, sich eines Tages umdrehte und ihrer Klassenkameradin einen Zahn ausschlug. Seitdem hatte sie niemand mehr mit Lizzie angeredet. Das änderte sich erst wieder, als wir uns kennenlernten, und aus irgendeinem Grund hatte sie nichts dagegen, dass ich sie so nannte. Aber das war schon lange vorbei.

»Ich habe gerade erst deine Nachrichten bekommen«, sagte sie. »Tut mir wahnsinnig leid. Ich war geschäftlich in Abu Dhabi. Wie geht es ihr?«

»Nicht gut. Sie hält sich tapfer, aber ich glaube, sie hat die Tragweite des Ganzen noch gar nicht erfasst. Ich auch nicht.«

»O Gott, mein armer Liebling«, erwiderte sie, als spräche sie von einem Hündchen, dem beim Tierarzt eine Zecke entfernt werden sollte. »Und was geschieht jetzt? Halten die Ärzte uns auf dem Laufenden?«

Ich schwieg und versuchte zu verdauen, dass sie das Wort »uns« benutzt hatte; es lag mir wie ein Stein im Magen. Es gab kein »uns«.

»Sie muss für drei Tage ins Great Ormond Street, wo weitere Untersuchungen stattfinden sollen«, sagte ich schließlich. »Danach wissen wir mehr.«

»Ein Bekannter von mir aus London ist ein renommierter Kardiologe. Wenn ich Samstag ankomme, rufe ich ihn an.«

Plötzlich wurde mir schwindlig.

»Bist du noch dran?«, rief Elizabeth.

»Äh … *was* hast du gerade gesagt?«

»Ich fliege nach England zurück! Meine Assistentin hat gestern alles gebucht. Ich schicke dir die Infos per E-Mail. Ich lande in Gatwick. Ging leider nicht anders.«

»Aber …«

»Keine Sorge, Tom. Ich werde euch nicht überfallen und natürlich woanders übernachten. Mir ist klar, dass das nicht leicht wird, aber ich muss sie sehen. Mein Gott, sie hat so viel durchgemacht.«

»Entschuldige mal, aber was weißt du denn schon davon? Herrgott noch mal, Elizabeth! Du hast seit zehn Jahren keinen Kontakt mehr zu ihr gehabt!«

Nun war sie diejenige, die schwieg. Nur das Knacken in der Leitung war zu hören. Zum ersten Mal war es mir gelungen, die perfekte Deckung meiner Ex zu durchbrechen.

»Richtig«, sagte sie schließlich. »Entschuldige. Du denkst natürlich ... Tut mir leid.«

Mein Kopf war plötzlich ganz leer, als hätte ich auf der Bühne meinen Text vergessen. Mir war, als gäben die ohnehin schon wackeligen Bretter unter mir nach und das gesamte schöne Bühnenbild geriete ins Wanken. Du liebe Güte. Wenn meine Gedanken nur noch von apokalyptischen Theatermetaphern beherrscht wurden, war das kein gutes Zeichen.

»Gut, ich teile dir meine Ankunftsdaten dann per E-Mail mit«, fuhr sie fort, nun wieder ganz Geschäftsfrau. »Es wäre wirklich nett, wenn du zum Flughafen kämst, damit wir alles Weitere besprechen können. Okay?«

Eine Stimme tief in meinem Inneren wollte fragen: »Warum ausgerechnet jetzt? Warum bist du nicht schon vor Jahren zurückgekommen?« Doch ich war nicht imstande, die Worte zu formulieren, geschweige denn die Gedanken, die sich hinter den Worten auftürmten.

»Okay«, war alles, was ich herausbrachte. Okay? Wir hatten gerade mal eine Minute miteinander gesprochen, und schon drängte sie sich mir nichts, dir nichts in unser Leben zurück. Und ich ließ es einfach zu.

»Mir ist klar, dass sie mich vielleicht nicht sehen will,« sagte Elizabeth pragmatisch. »Ich bin darauf vorbereitet.«

»Gut.«

»Dann bis Samstag.«

»Ja«, sagte ich. »Bis Samstag.«

Sie legte auf. Elizabeth kehrte nach England zurück. Wie sollte ich das Hannah erklären?

Als Hannah und Sally von ihrem Ausflug zu Margarets Haus wiederkehrten, konnte ich meiner Tochter kaum in die Augen sehen – ich hatte keine Ahnung, wie ich ihr sagen sollte, was los war. Stattdessen wartete ich, bis sie nach oben in ihr Zimmer ging, und berichtete Sally von dem Telefonat mit Elizabeth.

»Was soll ich machen?«, fragte ich.

»Du solltest nach Gatwick fahren und dich mit deiner Exfrau treffen.«

»Aber was ist, wenn sie hierherkommen und ihre Tochter sehen will?«

»Damit wirst du natürlich rechnen müssen.«

»Und was soll ich Hannah sagen?«

Sally vergrub das Gesicht in den Händen, dann sah sie mich verzweifelt an.

»Tom, ich weiß es nicht! Herrgott. Tut mir leid, aber das ist gerade alles ein bisschen viel. Du bist nämlich nicht der Einzige, der …«

»Der was?«

»Vergiss es einfach. Hör zu, ich muss jetzt los, aber wenn du wirklich meinen Rat willst, geh sofort hoch und erzähl es Hannah. Sei kein Feigling, sondern sag ihr die Wahrheit!«

Ich ging nicht zu Hannah hoch, um es ihr zu erzählen. Wegen allem, was sonst noch los war, und auch, weil ich nun mal ein Feigling bin, beschloss ich, es ihr erst am Samstag zu sagen, am Tag von Elizabeths Ankunft. Insgeheim hoffte ich wohl, dass Elizabeth ihre Meinung änderte und mich per SMS informierte, dass ihr leider ein dringender Auftrag in Katar dazwischengekommen sei – aber nichts dergleichen passierte. Samstagmorgen schickte sie mir eine kurze Mitteilung, dass das Boarding gleich losging und sie mich dann später in Gatwick erwartete.

Hannah döste im Wohnzimmer auf dem Sofa, Malvolio lag neben ihr. Ihr blasses Gesicht, umrahmt von widerspenstigen Locken, hatte einen kindlichen Ausdruck; sie sah aus wie auf einem präraffaelitischen Gemälde, das erstaunlich real wirkte. Ich wollte sie nicht wecken, weil alles, was uns im Moment widerfuhr, mit Angst und Hoffnungslosigkeit einherzugehen schien; als sei unser Leben zu einem Ibsen-Drama mutiert. Ich überlegte, ihr etwas zu trinken zu bringen: »Hier ist eine schöne Tasse heiße Schokolade mit Sahne, und übrigens treffe ich mich gleich mit deiner verschollenen Mutter am Flughafen – weißt du noch, die Frau, die uns im Stich gelassen hat, als du drei warst? Ja, genau die. Also dann, bis später!« Nein, so konnte ich es ihr auf keinen Fall sagen.

»Dad, könntest du bitte aufhören, mich wie ein Psycho anzustarren?«

Hannah setzte sich auf, griff müde nach Malvolio und hob ihn auf ihren Schoß. »Wie spät ist es?«

»Neun Uhr. Wie lange liegst du denn schon hier?«

»Weiß nicht. Mir tut die Brust weh.«

»Ich hole dir ein Glas Wasser. Brauchst du deine Tabletten?«

»Mhm.«

Ich ging in die Küche, wo ich überaus langsam ein Glas füllte, um das unausweichliche Gespräch noch ein paar Sekunden länger hinauszuzögern. Als ich ins Wohnzimmer zurückkam, hielt Hannah Malvolio vor sich in der Luft.

»Warum lässt du mich nie allein, du blöder Kater?«, fragte sie.

»Deine Mutter war richtig wütend, als ich ihn damals mitbrachte«, begann ich und stellte das Glas auf den kleinen Tisch neben dem Sofa. »Sie meinte, Katzen hätten lauter Flöhe und Parasiten, und es wäre unverantwortlich, sich eine Katze ins Haus zu holen, wenn man ein Baby hat.«

»Kann sein, dass Malvolio Flöhe hat, aber er ist wenigstens bei uns geblieben, nicht wahr, du kleiner dummer Fettsack?«

»Wo wir gerade beim Thema sind, Hannah«, sagte ich. »Deine Mutter hat mich vor einigen Tagen angerufen. Um es kurz zu machen: Sie ist auf dem Weg nach England, und sie will dich sehen.«

Hannah setzte Malvolio wieder auf ihren Schoß.

»Sie landet heute Nachmittag in Gatwick«, fuhr ich fort. »Und sie will, dass ich mich am Flughafen mit ihr treffe. Tut mir leid, Hannah, ich hätte es dir schon früher sagen müssen. Aber … ich wusste nicht, wie ich es dir beibringen sollte.«

»Dad! Übernachtet sie hier?«

»Nein, natürlich nicht. Sie übernachtet bei ihren Eltern in Surrey. Ich weiß nicht, wie lange sie bleiben wird. Aber sie will herkommen.«

»Wow.«

»Ich weiß.«

»Ich fass es nicht.«

»Ich auch nicht.«

»Sie hat mir nie gesagt … ich meine, hat sie dich denn nicht vorgewarnt, dass sie kommen will?«

»Nein. Ich hatte sie wegen der Transplantation angerufen, aber da ich sie nicht erreichen konnte, musste ich ihr eine Nachricht auf dem AB hinterlassen. Und dann rief sie plötzlich an und erzählte mir, dass sie schon ihren Flug gebucht hat.«

»Scheiße. Sorry, Dad. Aber was erwartet sie denn jetzt? Dass wir uns Mutter-Tochter-mäßig in die Arme fallen und dann zusammen shoppen gehen?«

»Ich fürchte, so weit hat sie gar nicht gedacht. Du musst dich nicht mit ihr treffen, Hannah. Ich habe ihr gesagt, dass du sie vielleicht nicht sehen willst.«

Hannah stützte ihren Kopf auf die Hände, wohl eher aus Verblüffung als aus Verzweiflung. Dann sah sie plötzlich auf.

»Und was ist mit dir, Dad?«

»Na ja. Ich habe keine Ahnung, wie mir zumute sein wird und was ich ihr sagen soll, wenn ich sie wiedersehe, aber ganz ehrlich, im Vergleich zu allem anderen …«

Hannah nahm einen Schluck Wasser.

»Liebst du sie noch?«

Ich spürte, wie mir die Farbe aus dem Gesicht wich. Mit dieser Frage hatte ich nicht gerechnet. Hannah hatte sie mir noch nie gestellt. Doch sie schien viel darüber nachgedacht zu haben. Hatte sie etwa deshalb aufgehört, mir weitere Dates aufzudrängen? Weil sie glaubte, dass ich Elizabeth immer noch liebte? Ich kannte die Antwort ja selbst nicht. Ich ließ den Blick durchs Wohnzimmer schweifen, über die Bücher, Bilder und Möbelstücke, die wir zusammen ausgesucht und gekauft hatten. Der Raum war voll mit Artefakten unserer Ehe, jedes einzelne mit Erinnerungen beladen. Fügten sich diese Bruchstücke zu einem großen Ganzen zusammen?

»Ich weiß es nicht«, sagte ich schließlich. »Ich glaube nicht. Ich bin noch immer sehr wütend auf sie. Ich fühle mich noch immer verlassen. Ist das Liebe? Vielleicht. Ich habe wirklich keine Ahnung.«

»Schon gut«, sagte sie. »Ich weiß, wie Mum ist.«

Und das war wirklich süß von ihr, denn das konnte sie gar nicht wissen. Sie hatte schließlich seit einer Ewigkeit keinen Kontakt mehr zu ihrer Mutter gehabt.

Hannah

»Ich weiß auch schon, wo«, habe ich zu Sally gesagt. Und so war es.

Daisys Mutter fährt uns zum Comic-Laden. Normalerweise besteht Daisy darauf, vorne zu sitzen, aber diesmal öffnet sie wortlos die Tür, verstaut mich auf dem Beifahrersitz und steigt hinten bei Jenna ein. Herzprobleme können manchmal kleine, unerwartete Vorteile mit sich bringen. Ein weiteres Beispiel: Gestern habe ich Ricky und Dav eine SMS geschrieben und gefragt, ob sie damit einverstanden wären, wenn wir ein Treffen in ihrem Laden abhielten – und sie haben sofort ja gesagt. Ich habe erwartet, dass sie uns in irgendeine Ecke stecken, aber als wir ankommen, sehe ich, dass sie alle Stühle und Sessel zu einem Kreis rund um einen kleinen Tisch zusammengeschoben haben, der mit Schokokeksen überladen ist. Ganz sicher habe ich diese alten Gruftis schon mehr gekostet, als ich ihnen durch Comic-Verkäufe eingebracht habe. Sally wartet bereits auf uns, sitzt im Lehnstuhl und hält ein Klemmbrett in der Hand, sie meint es ernst. Ted, James und Shaun sind auch da, und als sie mich ansehen, tue ich so, als hätte ich ihre entsetzten und besorgten Blicke nicht bemerkt. Ich weiß, Leute. Ich weiß. Ich bin kreidebleich und werde immer dünner. Aber seht mal, es ist nicht so schlimm, wie es sein könnte. Manchmal speichern Herzpatienten Wasser und gehen auf wie ein Michelin-Männchen – ich nicht. Ich schwinde dahin wie die Kameliendame. Ich erlösche wie eine Brontë. Jenna und Daisy flankieren mich wie Bodyguards – inzwischen stehen alle ständig bereit, um mich aufzufangen, falls ich stürzen sollte. Ich fühle mich wie eine sterbende Kaiserin, die auf einem Rollstuhl hinausgeschoben wird, um ihre Höflinge ein letztes Mal zu grüßen.

»Komm, setz dich«, sagt Ted, und alle stehen auf, um mir ihren Platz anzubieten. Ich nehme den neben Sallys Thron, sinke langsam hinein und versuche, mir nicht anmerken zu lassen, was für eine Erleichterung es ist zu sitzen. Die anderen setzen sich wieder, manche auf Stühle, andere auf den Boden. Rings um uns blättern Kunden in Comics und tun so, als würden sie uns nicht anstarren – die Szene ist surreal. Vielleicht halten sie das für eine neue Initiative von Ricky und Dav: Vorlesezeit mit Sally und Hannah.

»Hallo, alle miteinander«, beginnt Sally. »Danke, dass ihr gekommen seid. Natürlich habe ich euch erpresst, damit ihr kommt, aber uns ist im Moment jedes Mittel recht, stimmt's, Hannah? Also, die Sache ist die …«

In dem Moment wird die Ladentür aufgerissen, und ein Teenager steht auf der Schwelle, die Augen auf den Fußboden vor ihm geheftet. Die ganze Truppe dreht sich um und starrt ihn an.

»Willst du zu uns oder Comics kaufen?«, frage ich.

»Zu euch, wenn das okay ist.«

Es ist nicht Callum, es ist Jay. Ich habe nicht mehr mit ihm geredet, seitdem er mich bei Dad angeschwärzt hat. Erst jetzt, als ich ihn verlegen und zögernd in der Tür stehen sehe, durchfährt mich ein Stich der Trauer um unsere Freundschaft.

»Es geht ihm nicht gut, wegen seinem Vater und mir und dem Ganzen«, flüstert Sally. »Es tut ihm sehr leid, dass er dich reingerissen hat.« Sie scheint daran gewöhnt zu sein, Entschuldigungen für die Männer in ihrem Leben zu finden.

»Komm her und setz dich hin«, knurre ich. »Wir sprechen uns später.«

Er schleicht rein und setzt sich im Schneidersitz auf den Boden, an Sallys Sessel gelehnt.

»Wie dem auch sei«, fährt sie fort. »Ich glaube, die meisten von euch wissen inzwischen, dass das Theater in Schwierigkeiten steckt. In großen Schwierigkeiten. Die Stadt will es abreißen und auf dem Grundstück Bürohäuser bauen. Sie haben Tom zwei Wochen gegeben, um einen Sanierungsplan auf die Beine zu stellen. Aber Tom schafft das nicht, das wissen wir alle, oder? Jedenfalls nicht alleine. Und jetzt kommt unser Part. Für uns alle war dieses Theater ein Zufluchtsort, ein Heiligtum, ein Ort, an den wir uns zurückziehen und Theater spielen konnten. Für Hannah ist es eine Art Zuhause gewesen – sie ist dort aufgewachsen. Genau wie Jay. Ich glaube, wir haben dort alle viel über uns selbst gelernt.« Dabei sieht sie Shaun und James an.

»Aber für meinen Vater bedeutet das Theater sogar noch mehr als das«, sage ich, obwohl ich vorhatte, Sally das Reden zu überlassen. »Es ist sein Leben. Ich muss ihm helfen.«

Die Freunde, Kollegen und Laienschauspieler, sie alle nicken, aber keiner sagt ein Wort. Ich befürchte plötzlich, dass es sie gar nicht so sehr kümmert, dass es ihnen nicht wirklich wichtig ist. Es gibt andere Theater in der Nähe, andere Theatergruppen, andere Zuschauer. *The Show must go on* und der ganze Scheiß.

Doch Sally ist offenbar nicht in der Stimmung für Selbstzweifel.

»Hannahs Plan ist folgender«, sagt sie und schlägt mit dem Klemmbrett so fest auf ihren Schoß, dass alle im Laden die Ohren spitzen. »Wir wollen innerhalb von zwei Wochen ein Theaterstück auf die Beine stellen. Wir werden die ganze Stadt einladen, wir werden Tee und Kuchen anbieten, Führungen durch das Gebäude organisieren, und am Ende werden wir dieses Stück aufführen. Ein besonderes Stück, das Hannah schreibt, aber das einigen von euch bekannt vorkommen wird. Wir werden eine Petition aufsetzen, um das Theater zu retten, und verstärkt um Abonnenten werben. Wir werden der Stadt zeigen, dass es hier nicht nur um ein Spekulationsobjekt geht, das man abreißen und ersetzen kann, sondern um das Herz der ganzen verdammten Stadt.«

»Aber die Stadt hat uns die Spielerlaubnis entzogen«, entgegnet Ted. »Theoretisch verstoßen wir daher gegen das Gesetz, wenn wir ein Stück aufführen.«

»Aber wenn wir keinen Eintritt verlangen würden«, erwidert Sally, »wenn wir nur um Spenden bitten würden … Dann wäre es theoretisch eine Privatveranstaltung.«

»Aber was ist mit Tom?«

»Mein Vater darf nichts erfahren!«, beschwöre ich die anderen. »Er würde sich Sorgen um mich machen, wenn er wüsste, was ich tue, und ich möchte keine neuen Hoffnungen für das Theater in ihm wecken, wenn es möglicherweise doch keine gibt. Und außerdem muss er uns auf Kaution aus dem Knast holen, falls wir alle verhaftet werden.«

Sally lehnt sich plötzlich in ihrem Stuhl nach vorn und erhebt die Stimme: »Ich will ehrlich sein«, sagt sie. »Es wird ein hartes Stück Arbeit, das alles zu organisieren, und möglicherweise wird es nicht mal etwas nutzen. Auch wenn wir alle Kräfte mobilisieren, auch wenn wir Spenden und Unterschriften sammeln, muss die Stadt nicht zwangsläufig darauf reagieren. Aber wir müssen es versuchen! Margaret hat uns mal erzählt, dass sie eines Tages an einer Nacktdemonstration teilgenommen hat, um ein Theater zu retten. Das werden wir nicht tun, weil es kalt ist und wir nicht verrückt sind, aber wir müssen wenigstens ein bisschen von ihrer Entschlossenheit zeigen.

Ich weiß, dass ihr alle genug um die Ohren habt, einen Beruf und Verpflichtungen, aber wenn ihr uns irgendwie helfen könnt, und wenn ihr nur Unterschriften sammelt, einen Kuchen backt oder eine Elfe spielt, dann meldet euch bitte. Ich bin dabei.«

Sally hebt die Hand und ich mit. Nach einem winzigen Zögern – einem Moment der Unsicherheit, in dem ich mich noch einmal frage, ob wir nicht überschätzt haben, wie sehr die anderen …

Ted zeigt auf, bevor ich den Gedanken zu Ende bringen kann, und dann folgt Shaun, und er reißt James' Hand mit in die Luft. Jenna und Daisy, Jay, Natasha, Natashas Mann, Daisys Mutter – alle in der Runde zeigen auf. Ein kleines Meer von Händen ragt in die Luft. Und als ich mich umblicke, sehe ich, dass auch Ricky und Dav die Hände gehoben haben, und nicht nur sie, sondern auch mehrere ihrer verwirrt aussehenden Kunden: Ein Rocker mittleren Alters in einem *Saxon*-

T-Shirt hebt den tätowierten Arm, ein schick gekleideter Typ in Stoffhose hält seine Ausgabe von *Captain America* in die Luft. Mir ist, als wären wir in einem Hollywood-Underdog-Film, als müsste jetzt anschwellender Orchester-Sound oder das *Rocky*-Thema einsetzen. Stattdessen legt Dav wieder *Sisters of Mercy* auf, was nur fair ist, schließlich ist es ihr Laden.

»Also«, sagt Sally mit emotionsgeladener Stimme. »Dann sollten wir jetzt mal die Aufgaben verteilen und loslegen.«

Als sie die Namen und Daten der ahnungslosen Freiwilligen aufnimmt, setzt sich Jay auf den Platz seiner Mutter und beugt sich rüber zu mir.

»Es tut mir leid«, sagt er. »Es tut mir leid, dass ich deinem Dad das von dir und Callum erzählt habe. Das war fies von mir.«

»Stimmt, es war echt fies. Warum hast du das gemacht? Dad hat gesagt, du hättest geglaubt, er wüsste es schon, aber das stimmt nicht, oder?«

Langsam schüttelt Jay den Kopf.

»Ich war eifersüchtig. Ich habe immer geglaubt, dass du und ich …«

»Was?«

»Keine Ahnung. Vergiss es. Können wir trotzdem weiter Freunde sein?«

»Keine Ahnung, können wir das? Weißt du, nur weil wir von klein auf befreundet waren, heißt das nicht, dass ich dir irgendetwas schulde. Verstehst du das? Du hast kein Anrecht auf mich. Wenn du das glaubst, können wir keine Freunde mehr sein.«

»Ich weiß.«

»Dann beweise es. Werde erwachsen. Verhalte dich wie ein Freund!«

Im Laufe der nächsten Stunde verteilen wir die Aufgaben. Sally ist die Leiterin, ich bin ihre Stellvertreterin; Ted übernimmt die Organisation, Daisy und Jenna kümmern sich um die Publicity, hauptsächlich, weil Daisy einfach jeden dazu überreden kann, alles zu tun, was sie will, und weil Jenna besser als irgendjemand sonst weiß, wie man Informationen über soziale Netzwerke verbreitet – tatsächlich hält sie uns einen faszinierenden achtminütigen Vortrag über MySpace und »going viral«, der die meisten total verwirrt, aber überzeugend klingt. Es stellt sich heraus, dass der Heavy-Metal-Typ Künstler ist (das erinnert mich an Callum, und ich bin traurig, dass er nicht hier ist, bei mir), und er sagt, er könne uns ein Plakat malen. Ich werde allmählich sehr müde, und Sally merkt das und beendet das Treffen.

»Ihr seid jetzt alle Mitglieder des *Rettet das Willow Tree*-Komitees«, ruft sie, als nacheinander alle gehen. Nachdem die Ordnung im Laden wiederhergestellt ist, setzt sie sich neben mich.

»Meinst du wirklich, du schaffst das?«, fragt sie.

»Und du?«

»Na ja, meine Ehe ist im Eimer, und dein Herz ist …«

»Auch im Eimer.«

»Die ganze Aktion ist idiotisch und unverantwortlich und wird möglicherweise scheitern. Und dein Dad bringt mich um, wenn er das rauskriegt.«

»Also sind wir uns einig – wir machen das.«

»Ich war noch nie im Leben so entschlossen.«

Tom

Flughäfen sind seltsame Orte – sie strahlen die Kälte und Nüchternheit moderner Bürokomplexe aus und beherbergen doch Dramen und Gefühle. In Flughäfen trifft man eigentlich nur auf zwei Szenarien: Abschiede und Wiedersehen, aber diese in unzähligen Variationen; nicht nur in guten.

Ich brauchte drei Stunden bis Gatwick. Am späten Vormittag fuhr ich los, schlängelte mich durch das relativ harmlose Verkehrschaos von Somerset und bog dann auf die A303 ab, die mich an endlosen Feldern und Pendlerstädten vorbeiführte. Ich dachte an Hannah, an das, was ihr bevorstand und was es bedeutete. Und unwillkürlich dachte ich auch an Elizabeth und unser Wiedersehen. Ich war mir sicher, dass es furchtbar werden würde. Aber wenn man auf einer stark befahrenen vierspurigen Straße unterwegs ist, kommt man gar nicht umhin, sich Albträume auszumalen. Selbst Radio 2 konnte mich nicht ablenken.

Eine Sache ging mir nicht mehr aus dem Kopf. Es war so viele Jahre her, seit Elizabeth uns verlassen hatte, aber als ich ihr auf dem AB die Nachricht hinterließ, dass Hannah eine Transplantation brauchte, setzte sie sofort alle Hebel in Bewegung, um ihre Tochter zu sehen. Obwohl Tausende von Kilometern sie trennten und trotz allem, was passiert war, gab es ein unzertrennliches Band zwischen Mutter und Kind. Sie hatte sofort einen Flug gebucht, ohne Wenn und Aber. Doch sie hatte nicht gesagt, dass sie heimkehrte – nur, dass sie nach England zurückflog.

In der Ankunftshalle herrschte großes Getümmel; Familien warteten auf ihre Lieben, einzelne Männer und Frauen tippten nervös auf ihren Handys herum, stämmige Anzugtypen hielten Namensschilder hoch. Ich war so erschlagen von dieser Menschenmasse, dass ich die Reisenden, die aus dem Zollbereich kamen, gar nicht bemerkte; auch die elegant gekleidete Frau mit dem schulterlangen kastanienbraunen Haar nicht, die im Gegensatz zu den anderen noch sehr munter wirkte. Ich nahm sie erst wahr, als sie direkt vor mir stand und mich anschaute.

»Hallo, Tom«, sagte sie mit einem reservierten Lächeln.

Sie sah fabelhaft aus, obwohl sie einen sechsstündigen Flug hinter sich hatte. Einige silbergraue Haarsträhnen lugten zwischen ihren Locken hervor, aber ansonsten hatte sie sich gar nicht verändert. Hannah war ihr wie aus dem Gesicht geschnitten.

»Hi, Lizzie«, sagte ich.

Uns war bewusst, dass die Etikette ein Begrüßungsritual vorsah. Wir einigten uns zögernd auf ein Bussi ohne Körperkontakt. Es war das förmlichste Bussi aller Zeiten.

»Wie geht es dir?«

»Nicht gut. Es ist viel passiert.«

»Ich weiß.«

»Ach, wirklich? Woher denn?«

»Jetzt nicht, Tom. Nicht hier.«

Um uns herum fielen sich Menschen in die Arme, Paare küssten sich, Hunde sprangen begeistert hoch, um zurückkehrende Herrchen und Frauchen abzuschlecken. Überall waren die klassischen Flughafendialoge zu hören: Wie war die Reise? Konntest du ein wenig schlafen? Wie war das Essen? Die Kinder freuen sich so, dass du da bist. Doch ich hätte am liebsten gesagt: Wie konntest du uns jemals verlassen? Und warum kommst du plötzlich wieder her?

»Will sie mich sehen?«, fragte Elizabeth. Sie kam sofort zur Sache; das war typisch. Sie klang kurzangebunden, aber ihre Stimme stockte leicht.

»Sie weiß es noch nicht. Das ist alles etwas zu viel für sie. Ich werde ihr eine SMS schicken, dass du jetzt da bist. Dann soll sie selbst entscheiden.«

Elizabeth nickte. Wir hatten vereinbart, uns auf einen Kaffee zu treffen, um das weitere Vorgehen zu besprechen, wie vernünftige Erwachsene. Mehr war nicht ausgemacht. Sie schien spontane Planänderungen gewohnt zu sein; sie wirkte routiniert und auf alles vorbereitet.

»Also dann«, sagte sie. »Gehen wir irgendwo etwas trinken?«

»Ganz hinten ist ein Café, nichts Besonderes, aber …«

»Es wird schon passen. Schlimmer als Big Billy's kann es nicht sein.«

Big Billy's war unser Stammcafé gewesen, als wir noch in Bristol gewohnt hatten. Ein schäbiger kleiner Schuppen unweit unseres winzigen Reihenhauses, in dem Automechaniker und Nachtschicht-Arbeiter sich Tee und Sandwiches mit gebratenem Speck bestellten. Wir gingen jeden Samstagmorgen zum Katerfrühstück hin; Elizabeth kramte dann ihr riesiges Laptop hervor, um zu arbeiten, während ich im *Stage*-Magazin nach Jobangeboten und Castings schaute. Die Stühle waren kaputt, die Tischdecken fleckig und die Gäste zum Fürchten, aber wir kamen trotzdem gern dorthin. Ich war einen Moment lang gerührt, dass sie sich überhaupt noch daran erinnerte.

Wir bestellten zwei Espressi und setzten uns an einen kleinen Tisch neben eine aufgeregte Familie, die ihren Teenage-Sohn offenbar in ein Auslandsjahr verabschiedete. Ich berichtete Elizabeth von den Ereignissen der vergangenen Wochen: vom Eklat bei der Trauerfeier im Theater, von Hannahs Flucht nach Bristol und von Venkmans Schocknachricht in der Klinik. Elizabeth hörte zu und nickte die ganze Zeit, als wäre sie beim Briefing für ein neues Businessprojekt.

»Ich habe mit meinem Bekannten, dem Kardiologen, gesprochen«, sagte sie dann. »Die Erfolgsquote bei Herztransplantationen ist inzwischen sehr hoch; die Immunsuppressiva werden immer besser. Er meinte, dass man mit einem Spenderherz viele Jahre leben kann, wenn …«

»Wir gehen das langsam an«, unterbrach ich sie und warf einen Blick auf meine Hände, die nervös an der Speisekarte herumfummelten.

»Aber Tom, ich glaube, wir sollten …«

»Ein Schritt nach dem anderen«, fiel ich ihr abermals ins Wort. »Sie ist ja noch nicht einmal auf der Transplantationsliste. Zuerst müssen einige Untersuchungen gemacht werden. Und selbst wenn Hannah auf die Liste kommt, gibt es keine Garantien. Bei so etwas kann man nicht einfach seinen Willen durchsetzen.«

Ich wollte nicht sticheln, doch ich konnte es mir einfach nicht verkneifen. Die Familie neben uns hatte sich inzwischen zu einer großen Gruppenumarmung erhoben; der dürre Teenager in der Mitte war höchstens sechzehn. Aus dem Seitenfach seines funkelnagelneuen Rucksacks ragte ein zotteliger alter Teddybär. Der Junge war auf dem Weg zu seinem ersten großen Abenteuer, dem sicher noch viele weitere folgten. Ob er sich später wohl an diesen Moment erinnern würde? Ob er seinen Kindern davon erzählen würde? Ich blickte auf meine Speisekarte; meine Hände waren drauf und dran, sie zu zerreißen. Ich konnte die Gefühle, die in mir hochstiegen, nicht benennen. Ich wusste nur, dass ich kurz davorstand zu explodieren.

»Also, was machen wir jetzt?«, fragte Elizabeth.

Das gab mir den Rest.

»*Wir?*«, fragte ich.

Elizabeth starrte mich an.

»Sie ist meine Tochter«, sagte sie.

Ich schnaubte laut. Es klang hässlich und brutal.

»Du hast uns verlassen«, sagte ich. »Du bist einfach gegangen.«

»Lass uns nicht schon wieder damit anfangen, Tom. Wir haben doch schon tausend Mal darüber geredet. Ich bin gegangen, weil ich mich als Mutter nicht eigne! Ich habe es doch versucht. Aber diese Rolle liegt mir einfach nicht.«

»Ich weiß, warum du gegangen bist! Aber warum tauchst du ausgerechnet jetzt wieder auf? Was soll das?«

»Weil Hannah krank ist! Ich mache mir Sorgen. Ich muss sie sehen!«

»Hannah ist schon seit Jahren krank! Wo warst du, als die Diagnose gestellt wurde? Wo warst du, als sie zwei Wochen mit einer Infektion im Krankenhaus lag? Wo warst du letzten Monat, als sie auf der Treppe in Ohnmacht fiel und zwei Tage in der Notaufnahme verbringen musste?«

»Tom, bitte! Ich bin nicht gut darin. Das weißt du doch. Du weißt, dass ich das nicht kann. Dass ich es noch nie konnte. O Gott, ich hätte nie …«

»Was?«

»Nichts.«

»Wolltest du sagen, dass du nie hättest heiraten sollen? Dass du nie hättest Mutter werden sollen?«

Elizabeth schwieg.

»Ich bereue nicht, dass ich dich geheiratet habe«, sagte sie schließlich.

Ich lehnte mich fassungslos zurück.

»Aber Hannah bereust du, oder was?«

Sie sah mich geschockt und verletzt an.

»Tom, wir sind beide gereizt«, sagte sie schließlich. »Wir sollten darüber jetzt nicht reden. Das ist weder der richtige Zeitpunkt noch der richtige Ort.«

»Das sagst du seit zehn Jahren!«, erwiderte ich. »Seit zehn Jahren hast du dich kaum noch blicken lassen. Du hast gar nicht mitbekommen, wie sie aufgewachsen ist. Aber sie ist unsere Tochter, Lizzie! Unsere Tochter!«

»Ich konnte euch einfach nicht unter die Augen treten!«, rief sie. Die Familie neben uns hielt in ihrer Gruppenumarmung inne und starrte uns erschrocken an. »Ich schämte mich! Ich schämte mich, weil ich euch verlassen hatte. Weil ich nicht da war! Kannst du das denn wirklich nicht verstehen, Tom? Tief in meinem Herzen weiß ich, dass es die richtige Entscheidung war zu gehen – nicht nur für mich, sondern für uns alle. Aber ich werde mir niemals vergeben, dass ich diese Entscheidung getroffen habe, Tom!«

Ein paar Sekunden lang verlor sie ihre Selbstbeherrschung, und die Elizabeth von damals kam wieder zum Vorschein: in Tränen aufgelöst, am Boden zerstört, hin- und hergerissen, voller Schuldgefühle. Es hatte ihr leidgetan, unendlich leid.

Aber nicht leid genug, um zu bleiben.

Schweigen senkte sich über uns wie dichter Nebel, ein langes, undurchdringliches Schweigen. Das Flughafengebäude verblasste, die Menschen wurden zu Schemen; es war, als hätten wir uns hoffnungslos im Nirgendwo verirrt. Zu meinem eigenen Erstaunen trieb mich schließlich mein Instinkt dazu, einen Ausweg zu suchen.

»Erinnerst du dich noch an den Tag, als wir mit deinen Eltern ins Big Billy's gegangen sind?«, fragte ich.

Elizabeth musste unwillkürlich lächeln.

»O Gott«, sagte sie. »Die Drogenrazzia.«

Einige Wochen nachdem wir in unser bescheidenes Reihenhaus in Bristol gezogen waren, hatten Elizabeths großbürgerliche Eltern den Weg aus Bagshot auf sich genommen, um einige Sachen vorbeizubringen und natürlich auch, um die schauerliche Gegend, in die ich ihre Tochter verschleppt hatte, näher unter die Lupe zu nehmen. Also hatten wir sie zum Brunchen ins Billy's eingeladen. Und während wir verzweifelt versuchten, mit ihnen zu plaudern, hielt direkt vor dem Café ein Polizeibus, um im Haus nebenan eine Drogenrazzia durchzuführen. Elizabeths Eltern saßen mit dem Rücken zum Fenster, als Lizzie und ich entsetzt beobachteten, wie ein Trupp schwer bewaffneter Beamter aus dem Bus stieg.

»Ich weiß noch, wie du meine Eltern mit Theateranekdoten über Peter Ustinov abgelenkt hast, als draußen die Polizisten mit dem Rammbock auftauchten.«

»Die anderen Leute im Café vertilgten völlig ungerührt ihre Sandwiches, selbst als die Bullen den Schreihals abführten.«

»›Das ist ein gutes Viertel, Daddy. Das Gebrüll kannst du ruhig ignorieren.‹ Das waren noch Zeiten.«

»Sorglose Zeiten.«

Wir schauten zu, wie die Familie neben uns sich auf den Weg machte; die jüngeren Geschwister inzwischen gelangweilt und müde, die Eltern noch immer nicht bereit, ihren Ältesten loszulassen. Bist du sicher, dass du deinen Reisepass dabeihast? Vergiss nicht, dir eine Flasche Wasser für den Flug zu kaufen. Ruf uns an, wenn du angekommen bist. Pass auf dich auf, hörst du?

»Ich übernachte bei ihnen«, sagte Elizabeth.

»Was?«

»Ich übernachte bei meinen Eltern. Von dort aus ist es nicht weit mit dem Zug bis Westbury. Wenn Hannah einverstanden ist, kann ich recht schnell bei euch sein.«

Ich nickte, noch immer versunken in den Erinnerungen unserer Anfangsjahre. Elizabeth redete weiter.

»Ich habe ihr ein paar von diesen japanischen Comics gekauft, von denen sie immer so schwärmt. Ich weiß nicht, ob es die richtigen sind, es ist schwer, da den Durchblick zu behalten. Das letzte Mal, als wir gechattet haben, hat sie …«

Plötzlich verstummte sie und schaute mich an. Ich erwiderte ihren Blick verwirrt. Es dauerte einen Moment, bevor ich begriff.

»Das letzte Mal, als ihr gechattet habt?«

»Tom.«

Ich wollte es nicht glauben.

»Ihr habt gechattet? Wann? Und wie lange geht das schon? Ich habe ihr immer gesagt, dass sie dich anrufen oder dir schreiben kann. Aber sie wollte nie.«

»Ich weiß. Es fing auf MSN an. Ungefähr vor zwei Jahren. Sie schickte mir damals eine Freundschaftsanfrage. Ich war genauso überrascht wie du, ehrlich. Zuerst waren es nur kurze Nachrichten, alle paar Wochen. Sie loggte sich ein, fragte mich irgendwas, dann loggte sie sich wieder aus. Aber irgendwann fingen wir dann an zu chatten. So kam das.«

»Sie hat mir gar nichts davon erzählt.«

»Tom, jetzt sei bitte nicht sauer auf sie.«

»Ich verstehe das nicht.«

»Sie hatte Angst. Sie wollte dich nicht verletzen.«

»Aber sie … Aber ich habe doch … Und worüber chattet ihr?«

»Ach, über alles Mögliche. Sie stellt mir Fragen über meine Arbeit, was ich mache und wo ich lebe. Und sie erzählt mir, was sie so macht, von der Schule, ihren Freundinnen … und natürlich auch vom Theater.«

Mir war, als hätte mir jemand den Boden unter den Füßen weggezogen. Ich kam mir vor wie im falschen Film. All die

Jahre hatte ich geglaubt, wir kämen klar und ich wäre ein guter Vater. Aber es hatte nicht gereicht. O Gott, natürlich hatte es nicht gereicht.

Der Schock stand mir wohl deutlich ins Gesicht geschrieben, denn Elizabeth lehnte sich vor und nahm meine Hand.

»Tom, vor allem erzählt sie von dir. Von euch beiden. Von den verrückten Sachen, die ihr zusammen macht. Sie hat mir von ihren Geburtstagen erzählt, und von den Aufführungen, die du immer für sie organisierst. Sie betet dich an.«

Auf einmal fühlte ich mich unendlich erschöpft. Die lange Autofahrt, die ermüdende Parkplatzsuche, dieses nervenaufreibende Treffen in diesem miesen Café in der hintersten Ecke der Ankunftsterminals – das war einfach zu viel.

»Ich weiß gar nicht mehr, wo mir der Kopf steht«, sagte ich. »Das Theater soll abgerissen werden, Hannah braucht eine Herztransplantation … Lizzie, ich weiß nicht, ob ich es schaffe, uns da durchzubringen.«

»Du schaffst das, Tom. Ganz bestimmt. Was auch immer passiert, du schaffst das. Ich weiß es. Ich kenne dich.«

Sie drückte meine Hand, und als ich ihre Finger betrachtete, fiel mir etwas auf, womit ich nicht gerechnet hatte. Sie folgte meinem Blick, dann sah sie mich verlegen an.

»Siehst du«, sagte sie. »Ich habe nie ganz losgelassen.«

Sie trug noch immer unseren Ehering.

Hannah

Operation Willow ist angelaufen. Das ist der Codename für unsere Theaterrettungsmission – nicht sehr einfallsreich, aber wir müssen gegen Windmühlen kämpfen und unsere Kreativität in Wichtigeres investieren. Wir haben jetzt die Handynummern und E-Mail-Adressen von allen, und Jenna hat eine Chat-Gruppe für Freiwillige eingerichtet, so dass wir online kommunizieren können. Dank der Wunder der modernen Kommunikation kann ich alles vom Bett aus regeln. James erzählt uns von dem Werbematerial, das er entworfen hat, Shaun erklärt uns die Reparaturen, die er heimlich im Backstage-Bereich ausgeführt hat. Teds Job ist es, Dad abzulenken. Wir werden überall in der Stadt Plakate aufhängen, und vielleicht erscheint sogar ein Artikel in unserem Lokalblatt, falls es Daisy gelingt, den richtigen Redakteur zu bezirzen, und irgendwie muss Dad von alldem ferngehalten werden. Jenna hat eine *Rettet das Willow Tree*-MySpace-Seite entworfen und Fotos vom Theater veröffentlicht, die sie an einem wolkenverhangenen Nachmittag aufgenommen hat, damit sie besonders dramatisch wirken. Sie will noch ein Video aufnehmen, in dem ich zum Tag der offenen Tür einlade, und dieses dann in zahlreichen Webforen veröffentlichen. »Du siehst krank, blass und wunderhübsch aus«, hat sie gesagt. »Das ist viraler Goldstaub, das wird größer als der *Star Wars*-Lichtschwerttyp.«

Jay und ich versuchen, unsere Freundschaft zu kitten. Vor ein paar Tagen ist er bei uns zu Hause aufgekreuzt, und ich habe ihn reingelassen. Das war's. Die Schule hat wieder angefangen, und trotzdem kommt er jeden Tag in seiner Mittagspause und macht uns Sandwiches. Gleich nach dem Unterricht steht er schon wieder auf der Matte, und ich döse auf dem Sofa, während er Videospiele spielt. Wenn ich aufwache, sind Jenna und Daisy manchmal auch da, die drei plaudern miteinander, und ich freue mich, sie zu hören. Ich telefoniere mit Sally, und sie erzählt mir, dass die Lage zu Hause höllisch angespannt ist. Phil und sie reden entweder kein Wort oder streiten sich. Und in dem Moment wird mir klar, dass Jay sich nicht um mich kümmert, sondern ich mich um ihn. Vielleicht werde ich dem Dummkopf doch eines Tages verzeihen.

Abends erfasst mich neue Energie, und dann schreibe ich – ich bin mir nur allzu bewusst, dass das große Finale dieser ganzen dämlichen Aktion von mir abhängt. Ich weiß in Grundzügen, wie es aussehen soll, ich muss nur meine Gedanken zusammenhalten und etwas Sinnvolles daraus machen. Ich kritzele Notizen und Pläne auf DIN-A4-Blätter und haue dann alles in den Computer. Fast ohne nachzudenken. Ich maile unfertige Szenen und halbformulierte Ideen an Sally und hoffe, dass sie mir dabei helfen kann, sie irgendwie in eine vernünftige Reihenfolge zu bringen.

Eigentlich geht es bei der *Operation Willow* genau darum: das Chaos in irgendeine Art von Ordnung zu verwandeln.

Tom

Nach dem anstrengenden und erkenntnisreichen Treffen mit Elizabeth war ich sehr aufgewühlt und umso erleichterter, mich der Sterbebegleitung des Theaters widmen zu können. Der Tod, das war mir in den vergangenen Wochen klar geworden, konfrontiert die Weiterlebenden unausweichlich mit zweierlei: Trauer und Orgakram. Da der Stadtrat beschlossen hatte, das Willow Tree Theater sterben zu lassen, mussten Ted und ich alle, die es anging, informieren: nicht nur unsere Ehrenamtlichen und Reinigungskräfte, sondern auch die Tournee-Ensembles und Stand-up-Comedians, die wir noch engagiert hatten. Wir mussten den Stromversorger und den Catering-Lieferanten informieren und unsere Bühnenausstattung an diverse Verleiher zurückgeben. Langjährige Geschäftsbeziehungen und Partnerschaften würden mit einer kurzen, höflichen E-Mail beendet werden müssen.

Ted jedoch bestand darauf, all das auf später zu verschieben und zunächst das Büro gründlich auf den Kopf zu stellen. Er wollte, dass wir jeden Aktenordner, jedes Schrankfach und jede Kiste sorgfältig unter die Lupe nahmen. »Wir müssen hier ohnehin gründlich ausmisten«, sagte er. »Und wer weiß, vielleicht finden wir ja etwas, das uns aus dieser Patsche heraushelfen wird.«

»Ja«, antwortete ich, »vielleicht stoßen wir endlich auf die Ming-Vase, die mein Vorgänger hier heimlich versteckt hat. Am besten fangen wir mit der Kiste da drüben an, auf der ›Verschollene Picasso-Gemälde‹ steht.«

Ted überging meine Bemerkung einfach und drückte mir einen Schuhkarton mit Rechnungen in die Hand (»Schau dir das mal durch«). Er ließ mich nicht mehr aus den Augen; wenn ich morgens kam, sorgte er dafür, dass ich den ganzen Tag im Büro blieb und beschäftigt war. Wenn ich mittags in die Stadt wollte, bot er an, mir etwas zu essen zu besorgen, damit ich ungestört weiterarbeiten konnte. Offenbar hatte er es sich zur Mission gemacht, mich mit banalen und sinnlosen Aufgaben vom Grübeln abzulenken. Als wir alte Inszenierungsunterlagen durchgingen, versuchte er, mich mit nostalgischen Erinnerungen bei Laune zu halten.

»Erinnerst du dich noch an deine erste Inszenierung als neuer Leiter?«, fragte er zum Beispiel.

»Strindbergs *Fräulein Julie*«, antwortete ich und ratterte wie ein Roboter meine Anekdote herunter. »Das Stück stand auf dem Mittelstufenlehrplan. Als die Regionalzeitung mich interviewte, kündigte ich es als Klassiker des Naturalismus an, aber im Beitrag stand dann Naturismus. Die Aufführungen waren im Nu ausverkauft. Ich habe noch nie so viele enttäuschte Perverse gesehen.«

»Kannst du dich noch an *Herr der Fliegen* erinnern?«, fragte Ted. »Als wir drei Tonnen Sand bestellten?«

»Und einen echten Schweinekopf vom Schlachter. Hannah bestand darauf, dass er von einem freilaufenden Schwein stammte.«

»Bei der zweiten Vorstellung hatten wir dann eine echte Fliegenplage. Rückblickend wäre es vermutlich schlauer gewesen, den Schweinekopf im Kühlschrank aufzubewahren, statt in einer Plastiktüte in der Requisitenkammer.«

»Man lernt nie aus im Theater.«

»Wo du recht hast, hast du recht.«

Wir lachten beide, dabei war mir gar nicht zum Lachen. Hätte ich auf der Bühne gestanden, hätte man mir meine Rolle garantiert nicht abgekauft. Irgendwann hielt ich es nicht mehr aus. Ich musste dringend mit jemandem reden, der nicht versuchte, mich zu trösten oder in Watte zu packen.

»Ich geh mal kurz weg«, sagte ich. »Dauert nicht lange.«

»Wo willst du denn hin?«, fragte Ted, die Augen hinter der alten Nickelbrille panisch aufgerissen. »Zum Essen brauchst du nicht in die Stadt, ich besorge dir was!«

»Ich will aber nicht in die Stadt«, sagte ich und zog mit entschlossener Miene meinen Mantel über.

»Aber wo willst du denn hin?«

»Keine Sorge, ich bin bald wieder zurück.«

»Ich komme mit!«

»Nein«, sagte ich, etwas barscher als beabsichtigt. »Danke, Ted, aber ich will jemanden besuchen, und dort muss ich allein hin.«

Hannah

James schickt mir per E-Mail das Plakat, und es ist umwerfend. Der Künstler hat das Theater in großen abstrakten pastellfarbenen Flächen dargestellt, mit der Überschrift »Rettet das Willow Tree«. Es sieht aus wie ein echt cooles Galerie-Plakat. Wir lassen hundert Exemplare davon drucken, und Daisy, Jenna und Jay hängen sie überall in der Stadt auf. Die Freiwilligen, die die Kasse übernehmen werden, haben eine Informationswebsite designt. Jetzt ist es offiziell – es wird passieren. Ich muss dieses blöde Stück zu Ende bringen, und zwar schnell, weil die anderen Zeit brauchen, ihre Rollen zu lernen. Ich spüre den Druck, aber ich darf mich nicht stressen.

Ich habe ein Schreiben vom Krankenhaus mit allen Informationen zu den Untersuchungen erhalten, die Gott sei Dank erst nach der Aufführung stattfinden sollen. Ich werde dafür drei Tage in London bleiben müssen. Röntgenaufnahmen der Brust, eine Ultraschalluntersuchung der inneren Organe, ein Belastungs-EKG, ein Lungenfunktionstest und jede Menge Blutuntersuchungen sind geplant – das übliche lustige Zeug. Außerdem muss ich mit einer Psychologin und einer Transplantations-Fachschwester reden, die mir erzählen werden, was mich bei dem Eingriff erwartet und wie mein Leben hinterher aussehen wird. Ein paar Dinge weiß ich schon, weil ich nicht blöd bin und es schließlich das Internet gibt. Ich weiß, dass die Transplantation für immer auf meinem Körper sichtbar bleiben wird. Wenn ich aus der Dusche komme, schaue ich manchmal in den Spiegel und ziehe eine Linie von meinem Hals bis zum Nabel. So lang wird die Narbe sein. Ich weiß auch, dass eine Herztransplantation bedeutet, dass ich niemals Kinder haben kann. Der Gedanke lauert in einer Ecke meines Verstandes wie ein Sparringspartner, wie ein geheimer Feind. Eines Tages wird er herauskommen und mich hart treffen.

Ich beschließe, ein bisschen spazieren zu gehen. Zum ersten Mal seit drei Tagen verlasse ich wieder das Haus. Ich sollte zum Theater gehen und nachsehen, ob irgendetwas gemacht werden muss, oder zum Comic-Laden, um mich in eine stille Ecke zu setzen und die Neuerscheinungen durchzulesen. Aber das tue ich nicht. Ich gehe in eine andere Richtung – und habe keine Ahnung, was ich machen werde, wenn ich ankomme.

Wie üblich sind die Schlafzimmervorhänge vor dem Fenster über der Haustür zugezogen. Die Straße ist ruhig, abgesehen von einer kleinen Horde Kinder, die rumrennen und sich gegenseitig mit Stöcken schlagen. Der ständige Nieselregen hält alle anderen davon ab hinauszugehen. Als ich näher komme, sehe ich Joe auf der Auffahrt unter einem Auto liegen. Wortlos steige ich über seine Beine und gehe zur Haustür.

Bevor ich anklopfe, halte ich inne, schöpfe Luft und überlege mir, was ich sagen will. Aber mir fällt nichts ein. Ich schwanke weiterhin ständig zwischen Wut und Mitleid. Bevor mich meine Unentschlossenheit dazu bringt, wieder zu gehen, hämmere ich an die Tür. Der Hund bellt, und Callums

Mutter ruft: »Halt die Klappe, verdammt noch mal!« Dann schwingt die Tür auf.

»Hallo«, sage ich.

Sie sieht älter und erschöpfter aus als beim letzten Mal. Ihre Augen sind geschwollen; sie scheint sich seit zwei Tagen nicht abgeschminkt zu haben. Ihr Haar, schlecht gefärbt und krisselig, ist zu einem Knoten hochgesteckt, der seitlich herunterhängt.

»Ich habe nicht damit gerechnet, dich noch mal wiederzusehen«, sagt sie.

»Ist Callum da?«

»Nein, er ist bei seiner Schwester in Bristol.«

»Oh.«

Schweigend stehen wir einander gegenüber. Sie hat eine Tasse in einer Hand, die sie so schief hält, dass der Kaffee beinahe auf die Fußmatte läuft. Ich warte darauf, dass sie noch etwas sagt, doch stattdessen öffnet sie den Mund und unterdrückt ein Gähnen hinter der Faust.

»Würden Sie ihm bitte sagen, dass ich hier war?«

Sie antwortet nicht, sodass ich nur nicke wie eine Idiotin und mich umdrehe, um so schnell wie möglich wegzukommen. Aber Joe ist unter dem Auto hervorgerutscht, lehnt jetzt daran, schaut mich an und wischt sich die Hände an einem Lappen ab. Ich höre, wie die Haustür hinter mir geschlossen wird.

»Er hat mir erzählt, es wäre wie eine Dunkelheit«, sagt Joe. »Depressionen oder was immer das ist – es ist, als wäre er im Dunkeln gefangen und könnte nicht raus. Er weiß, dass er Sachen machen muss, das weiß er, aber er findet einfach nicht raus, so als wäre er gefangen. Das ist schwer für ihn. Es ist schwer für alle.«

»Ich weiß«, sage ich. »Ich mache mir Sorgen um ihn.«

»Er hat dich enttäuscht, oder? Er redet nicht viel mit mir, aber so viel hat er mir erzählt. Ich wollte ihm helfen, aber er will es nicht. Was soll ich machen? Damit kann ich ihn nicht reparieren.« Er tritt gegen die Werkzeugkiste neben ihm. »Du bist auch krank, stimmt's?«

Ich nicke schweigend.

»Ich sag ihm, dass du da warst«, verspricht er. »Es ist zu schade. Ihr beide hättet euch gegenseitig helfen können. Ich habe ihn nie so lächeln sehen, wie er gelächelt hat, wenn er von dir gesprochen hat.«

Wir winken uns zum Abschied zu, und ich mache mich auf den kurzen Weg nach Hause. Ich ziehe die Kapuze tiefer in die Stirn gegen den unaufhörlichen Sprühregen. In dem Moment erhalte ich eine SMS von Ted: Mein Vater habe sich »unerlaubt« entfernt. Ich rufe Sally an, die auf dem Weg zum Theater ist. Sie sieht Dad rauskommen.

»Ich folge ihm«, sagt sie. »Wie geht's dir?«

»Ich war spazieren, bin jetzt auf den Weg nach Hause. Es ist so öde, immer nur drinnen rumzuhängen. Aber ich bin ständig müde. Ich sollte mehr für das Theater tun.«

»Du machst das erstaunlich gut«, erwidert sie. »Alles in Ordnung. Du bist so tapfer. Ich bin stolz auf dich!«

Es fällt mir schwer, die Straße zu überqueren, weil ich plötzlich Wasser in den Augen habe und sie andauernd reiben muss, damit ich etwas erkennen kann.

Tom

Ich ging zum Friedhof am südlichen Stadtrand, nur einen kurzen Spaziergang entfernt. Ich schlenderte durch den Nieselregen die belebte Straße entlang, vorbei an imposanten georgianischen Stadthäusern. Das Wetter sah aus, als ob es so bleiben wollte; einen goldenen Herbst konnten wir uns wohl abschminken. Hinter dem kleinen Gewerbepark, wo Shaun arbeitete, bog ich in einen schmalen Weg ein, der von der Straße weg und durch ein Wäldchen zum Friedhof führte.

Ich brauchte nicht lange, um die kleine Gedenktafel aus Messing zu finden. Sie befand sich in einer langen Reihe mit anderen Gedenktafeln, neben einer moosbewachsenen Bank und einem hübschen, gepflegten Blumenbeet. Der Duft von feuchter Erde und Sommerflieder hing in der Luft.

»Hallo Margaret«, sagte ich.

Ich hatte sie bei meinem Bewerbungsgespräch für die Stelle des Theaterleiters kennengelernt. Debbie, eine der Ehrenamtlichen, hatte mich herumgeführt. »Und wie ist die Theatergruppe so?«, fragte ich. »Also, es sind jedenfalls keine alten Stümper dabei, falls Sie das befürchten«, lachte Debbie. Doch plötzlich blieb sie wie angewurzelt stehen, denn Margaret saß an einem der Cafétische des Foyers. Sie hatte eine Porzellanteekanne mit einer passenden Tasse vor sich stehen und ein

Hündchen zu ihren Füßen liegen und las eine Biografie über Lillie Langtry. »Sie ist immer hier«, flüsterte Debbie verschwörerisch. »Sie kommt jeden Tag, schon seit einer Ewigkeit. Und sie bringt jedes Mal ihre eigene Teekanne plus Tasse mit – sie weigert sich, unser Geschirr zu benutzen. Sie kann ziemlich grob sein, also nehmen Sie sich lieber in Acht.« Dann stellte Debbie uns einander vor. Margaret musterte mich missbilligend.

»Sie sehen aus wie einer dieser jungen Männer, die moderne Skandalstücke auf die Bühne bringen, nur um alte Schabracken wie mich zu schockieren«, sagte sie.

»Ich fürchte, da haben Sie recht«, erwiderte ich und lächelte.

»Na, dann wünsche ich Ihnen viel Erfolg bei Ihrer neuen Aufgabe!«

Während ich arbeitete, saß Margaret meistens bei Hannah und las mit ihr zusammen Märchen oder lästerte über die Kleidung und das Auftreten anderer Theaterbesucher. Sie behandelte Hannah von Anfang an nicht wie ein Kind, sondern wie eine Freundin und Komplizin. Zwischen ihnen gab es ein tiefes gegenseitiges Einverständnis, eine Verbundenheit, die ich nie so recht begreifen, geschweige denn selbst herstellen konnte. Margaret hatte bestimmt gewusst, dass Hannah mit Elizabeth in Kontakt getreten war.

Ein altes Paar ging an mir vorbei; die Frau hielt einen großen Strauß weißer Chrysanthemen in der Hand. Wessen Grab die beiden wohl besuchen wollten? Das Grab einer Freundin, eines Bruders oder Schwagers? Oder das eines Kindes? Ich schaute ihnen nach, wie sie stumm weitertrotteten, und wartete, bis sie außer Hörweite waren. Dann wandte ich mich wieder Margarets Gedenktafel zu und las die Inschrift laut vor:

Zum Andenken an Margaret Chevalier Wright, 1920–2005
Eine wunderbare Freundin und Schauspielerin,
die unser Leben sehr bereichert hat und nun für immer ruht.
»Wir sind aus gleichem Stoff gemacht wie Träume.«

Im Regen zu stehen und Shakespeare zu zitieren erinnerte mich an das Ende von *Withnail & I,* dem Kultfilm meiner Studentenzeit. An einem Sonntagnachmittag hatte ich mir die DVD zusammen mit Hannah angeschaut. Ich hätte wetten können, dass sie sich mit Paul McGann identifizieren würde, dem Intelligenteren und Talentierteren, aber natürlich stand sie auf Richard E. Grant, den tragischen Schönling.

»Was soll ich denn jetzt machen, Margaret?«, fragte ich. »Ich habe ganz schön viel Mist gebaut in letzter Zeit.«

»Ich fürchte, Margarets Zeiten als Ratgeberin sind vorbei«, ertönte eine Stimme hinter mir.

Erschrocken drehte ich mich um und erblickte Sally, die in Jeans, Strickpulli und Wollmütze unter einem großen Regenschirm stand und mich beobachtete.

»Was machst *du* denn hier?«, fragte ich.

»Ach, ich kam zufällig am Eingang vorbei und sah, wie du reingingst. Ich habe mir sofort gedacht, dass du zu Margaret willst.«

»Ich brauchte nur mal etwas Zeit zum Nachdenken.«

»Soll ich wieder gehen?«

»Nein.«

»Kann ich dir vielleicht einen Rat geben? Mistbauen ist meine Spezialität.«

Sie hielt den Schirm ein bisschen höher und trat auf mich zu, so dass wir beide darunterpassten. Eine Weile standen wir stumm nebeneinander und starrten auf die Gedenktafel.

»Wie war denn dein Treffen mit Elizabeth?«

»Ziemlich erhellend.«

»Inwiefern?«

»Wusstest du, dass Hannah schon seit längerem mit Elizabeth chattet?«

Sally drehte versonnen den Schirmgriff hin und her.

»Nein, aber ich habe es vermutet.«

»Wieso?«

»Ich hab's ihr angemerkt. An bestimmten Reaktionen.«

»Ich habe ihr gar nichts angemerkt. Nicht das Geringste.«

»Du hattest ja auch viel um Ohren.«

»Glaubst du, es war falsch von mir, Hannah von ihrer Mutter fernzuhalten?«

»Ich glaube, was das angeht, hat Elizabeth den größeren Anteil. Sie ist schließlich diejenige, die nach Dubai gezogen ist.«

»Aber ich hätte Hannah zu ihr bringen können. Elizabeth war bereit, die Kosten zu übernehmen. Oder ich hätte Elizabeth zu uns einladen können.«

»Und warum hast du es nicht gemacht?«

»Keine Ahnung. Ich dachte, ich wüsste es, aber das stimmt nicht. All die Jahre habe ich mir eingeredet, nur im Interesse von Hannah zu handeln. Ich wollte ihr ersparen, ihre Mutter näher kennenzulernen, damit sie sich dann nicht erst recht von ihr im Stich gelassen fühlt. Ich dachte, ich wollte ihr Leben nicht noch komplizierter machen, als es ohnehin schon ist. Aber wahrscheinlich war ich einfach nur wütend auf Elizabeth und wollte sie bestrafen.«

»Das ist doch verständlich unter den Umständen. Es ist normal, wütend zu sein, wenn der Partner geht. Es ist sogar normal, ihn zu hassen.«

»Aber das ist es ja gerade. Ich hasse sie nicht. Ich habe sie nie gehasst. Sie war völlig verzweifelt, als alles auseinanderbrach. Sie wollte ja Frau und Mutter sein, aber sie bekam es einfach nicht hin. Wir überlegten, ob es funktionieren könnte, wenn sie nach London pendelte und ich mich um Hannah kümmerte. Aber auch das war keine Lösung. Es passte einfach nicht zu ihr. E-Business in der Wüste – *das* ist ihr Ding. Sie war überzeugt, dass Richtige zu tun, für uns alle. Sie hatte keine Ahnung, was auf uns zukam. Und komischerweise ist ein Teil von mir bis heute frustriert darüber, dass wir im Grunde nur die Logistik nicht auf die Reihe bekamen. Auch deshalb hatte ich Angst vor dem Treffen mit ihr. Ein Teil von mir will immer noch, dass wir es hinkriegen.«

»Würdest du sie denn zurücknehmen? Wenn sie einen Weg fände? Zum Beispiel, indem sie ihre Projekte von hier aus betreuen würde?«

»Das wird nicht passieren.«

»Und wenn doch?«

Ich schaute zu Boden. Auf dem Pfad bildeten sich große Pfützen. Ein Rinnsal strömte in den kleinen Gully am Wegesrand; totes Laub trieb darauf, wie winzige Boote.

»Ich weiß nicht. Ich habe sie geliebt. So sehr, dass ich sogar *wollte,* dass sie geht – damit sie glücklich wird. Aber als sie fortging, hinterließ sie natürlich eine riesige Lücke. Vielleicht lag es daran. Ich wollte, dass Hannah sich trotzdem vollkommen sicher und geborgen fühlte, und geliebt. Also hielt ich es für das Beste, Elizabeth aus unserem Leben zu verbannen.«

»Was Hannah irgendwann anders sah.«

»Ich verstehe nicht, warum Hannah mir nicht sagen konnte, dass sie Kontakt zu ihrer Mutter hat.«

»Weil sie wusste, wie dir dabei zumute sein würde? Weil sie wusste, dass du sie schützen wolltest? Tom, du hast getan, was dir richtig erschien. Und Hannah auch.«

Ich nickte stumm.

»Hannah ist jetzt erwachsen, oder?«

»Ja, das ist sie.«

»Vielleicht war ich überfürsorglich.«

»Schon möglich.«

»Vielleicht muss ich loslassen.«

Und plötzlich verstand ich, warum Hannah auf Margarets Beerdigung so wütend auf mich geworden war, als ich die Rede hielt. Denn es gab eine Sache, die ich nicht begriffen hatte, im Gegensatz zu ihr. Sie wollte keine Anekdoten hören, sondern um ihre Freundin trauern. Irgendwann kommt der Punkt, an dem man keine Geschichten mehr hören will.

»Ich muss ihr sagen, dass es okay ist, wenn sie mit ihrer Mum Kontakt hat. Und eines Tages, wenn es ihr gut genug geht, kann sie sie vielleicht auch mal besuchen.«

»Ein Schritt nach dem anderen«, sagte Sally. »Aber Tom …«

»Ja?«

»Sei trotzdem immer für sie da.«

Wir spazierten schweigend Richtung Ausgang.

»Was ist eigentlich mit dir und Phil?«, fragte ich schließlich.

Sie holte tief Luft.

Nebel war aufgezogen. Er hatte sich in der Ferne gesammelt und breitete sich nun über den Gräbern aus. Als wir weiterschlenderten, versank der Friedhof immer mehr im Dunst, bis nur noch Schemen um uns herum waren und Stille. Erst da wurde mir bewusst, dass Sally und ich Hand in Hand gingen. Wohl schon eine ganze Weile.

Tom

Der Haupteingang des Great Ormond Street Hospital war von der Straße aus über einen überdachten Fußweg zu erreichen, der mir so düster und unheilvoll wie ein Tunnel erschien. In der höhlenartigen Lobby herrschte lärmende Hektik. Kinder rannten kreischend und lachend zwischen den niedrigen Sitzbänken herum, Sanitäter kommunizierten über Walkie-Talkies, Krankenschwestern standen plaudernd in Grüppchen zusammen. Riesige Schilder zeigten in alle Richtungen. Verwirrt bahnte ich mir den Weg zum Empfang, wo ich einer gestressten Mitarbeiterin den Grund meines Kommens erklärte. Es dauerte nicht lange, da kam auch schon die Patienten- und Angehörigenbetreuerin der Kinderkardiologie auf mich zugeeilt; sie hatte mich zuvor bereits per E-Mail kontaktiert.

»Sind Sie Hannahs Vater?«, begrüßte sie mich. »Ich bin Pauline Croft. Folgen Sie mir.«

Sie führte mich einen Flur hinunter, an weiteren Familien und Krankenschwestern vorbei, und stieg mit mir in einen Aufzug. Als wir hochfuhren, herrschte eine fast schon beunruhigende Stille.

»Ich bringe Sie in die Kinderkardiologie«, sagte sie mit einem freundlichen Lächeln. Meine Beklommenheit war mir wohl deutlich anzusehen. »Dort ist es weniger hektisch«, fügte sie hinzu. »Ich mache einen kurzen Rundgang mit Ihnen, und anschließend stelle ich Ihnen das medizinische Expertenteam und den behandelnden Kardiologen vor. Wenn Sie Fragen haben, fragen Sie einfach.«

Von dem Moment an, da sich die Fahrstuhltüren öffneten, bis zu dem Augenblick, als ich wieder draußen auf der Straße stand, strömte eine surreale Fülle an Informationen und Bildern auf mich ein, die mich fast erschlug. Ich sah die Station, die in kokonartige Buchten unterteilt war; ich sah Kinder, die sich von Operationen erholten und an riesige Maschinen angeschlossen waren; ich sah Labore und Untersuchungsräume; mir wurden medizinische Geräte gezeigt, die ich schon kannte, und andere, deren Namen ich noch nicht einmal aussprechen, geschweige denn verstehen konnte. Alles war so weiß, steril und still, als wäre man auf einer Weltraumstation.

Der behandelnde Kardiologe setzte sich mit mir zusammen, um mir geduldig und freundlich zu erklären, wie Hannahs Leben ab diesem Punkt wahrscheinlich verlaufen würde. Ich hatte extra einen Notizblock und einen Stift mitgenommen, aber plötzlich erschien es mir unhöflich, die Sachen herauszuholen. Ich war zutiefst verunsichert, als säße ich beim schlimmsten Elternabend der Menschheitsgeschichte.

Nach der dreitägigen Untersuchungsphase sollte Hannah auf die Transplantationsliste kommen. Sobald ein geeignetes Spenderherz zur Verfügung stand, wollte man uns sofort kontaktieren und Hannah per Eiltransport ins Krankenhaus bringen lassen. Die Operation dauerte etwa sechs Stunden; die Erfolgsquote bei Herztransplantationen lag bei rund neunzig Prozent. Ich nickte interessiert, als hätte der Kardiologe mir gerade den neuesten Tabellenstand der Premier League mitgeteilt. Ich hörte mir die positiven Aspekte an, die er aufzählte: Hannah wäre danach wieder in der Lage, zur Schule zu gehen, Sport zu machen, ein ganz normales Leben zu führen. Und dann kam er auf die Risiken zu sprechen. Sie würde mehrere Wochen im Krankenhaus bleiben müssen, da man rund um die Uhr kontrollieren musste, wie gut ihr Spenderorgan arbeitete. Um eine Abstoßungsreaktion zu vermeiden, würde sie zudem für den Rest ihres Lebens Immunsuppressiva einnehmen müssen.

»Und leider muss ich Ihnen noch etwas anderes sagen, das nicht leicht für Sie sein wird«, fuhr der Kardiologe fort. »Deshalb habe ich Sie gebeten, zunächst ohne Hannah zu kommen. Eine Herztransplantation bedeutet keine endgültige Heilung. Ein Spenderherz hält durchschnittlich fünfzehn Jahre. Ich fürchte, es kommt äußerst selten vor, dass eine zweite Transplantation möglich ist. Verstehen Sie, was ich Ihnen sage?«

»Ja«, stieß ich hervor. Meine Kehle war wie zugeschnürt.

»Möchten Sie ein Glas Wasser haben?«, fragte eine Krankenschwester. Ich hatte gar nicht gemerkt, dass sie auch im Besprechungszimmer war.

»Nein danke, es geht schon.«

»Mr Rose«, fuhr der Kardiologe fort. »Ich weiß, das klingt sehr hart. Aber es ist wichtig, dass Sie sich über die Grenzen dessen, was wir für Ihre Tochter tun können, im Klaren sind. Niemand bekommt Garantien im Leben – niemand, auch wir nicht. Versuchen Sie, sich nicht auf die negativen Aspekte zu fixieren, sondern das Positive zu sehen. Hannah hat sehr gute Chancen; sie ist jung, sie ist körperlich ansonsten in guter Verfassung, und die Medizin macht kontinuierlich Fortschritte. Die Forschung entwickelt immer bessere Immunsuppressiva, und auch neue Technologien und Verfahren. Man weiß nie, was die Zukunft bringt.«

Ich nickte abermals und bereute, das Glas Wasser abgelehnt zu haben. Eigentlich hätte ich diese Szene beherrschen sollen. Stattdessen lieferte ich eine absolut jämmerliche Vorstellung ab. Ich hatte beschlossen, die Rolle des vernünftigen Vaters zu spielen, brav zuzuhören und verständnisvoll zu nicken.

»Wenn Hannah zu uns kommt, werde ich ihr natürlich ebenfalls alles erklären, aber es hilft sehr, wenn die Eltern vorbereitet sind. Manche Jugendliche wollen das Ganze nicht von einem Arzt hören, sondern lieber von Mum und Dad.«

Ich gab mir alle Mühe, mich nicht auf die Tatsache zu fixieren, dass er »Dad« nur an zweiter Stelle erwähnt hatte. Wenn Hannah Probleme oder Angst hatte, zu wem lief sie dann als Erstes? Zu ihrer Mum jedenfalls nicht. Aber es gab wichtigere Dinge, über die ich mir Gedanken machen musste. Bloß welche? Welche Fragen sollte ich stellen?

»Könnte ich bitte doch ein Glas Wasser haben?«, fragte ich schließlich.

Als ich wieder nach draußen kam, lugte die Sonne durch dicke graue Wolkenberge. Ich ließ das Krankenhaus hinter mir, ging an einem Eiswagen vorbei und durchquerte den Queen Square. Ich ließ den Blick über die Blumenbeete und Bänke wandern. Wie viele Eltern dort wohl schon gesessen und sich gefragt hatten, wie lange ihr Kind noch leben würde? Ich nahm eine Abkürzung durch eine Nebenstraße und schaute auf die Uhr. Wenn ich mich beeilte, würde ich den früheren Zug erwischen und rechtzeitig zum Abendessen bei Hannah sein. Wir könnten uns ihre Lieblingspizza bestellen, und uns dann ins Wohnzimmer setzen und reden. Eine Gruppe von Büroangestellten hastete an mir vorbei und stieß mich fast vom Bürgersteig. Vor einem italienischen Café auf der anderen Straßenseite saß eine Mutter mit ihrem Sohn an einem kleinen Tisch. Die Frau las Zeitung, der Junge hatte einen Comic und ahmte seine Mutter beim Umblättern nach. Als sie es merkte, lachte sie laut und griff nach seiner Hand. Ob die beiden sich noch an diesen Moment erinnern würden, wenn der Junge zehn war? Zwanzig? Vierzig? Ich kam an einen Pub, von dem eine Gasse abging. Ich bog ein, lehnte mich an die dunkle Backsteinwand und brach in Tränen aus.

Auf der Zugfahrt nach Hause überlegte ich, wie in Gottes Namen ich Hannah all diese Neuigkeiten beibringen sollte. Die Krankenschwester hatte mir die Telefonnummer des kardiologischen Betreuungsdienstes gegeben, damit wir uns dort melden konnten, falls wir vor Hannahs Krankenhausaufenthalt noch Fragen hatten. »Das Team steht Ihnen rund um die Uhr zur Verfügung«, hatte sie freundlich gesagt. Ihre Worte ließen ahnen, was noch auf uns zukam. Sie gingen mir nicht mehr aus dem Kopf. Ich ging zum Speisewagen und kaufte mir einen Gin & Tonic, den ich nicht anrührte.

Als ich heimkam und die Haustür öffnete, hörte ich Stimmen. Ich nahm an, dass eine Freundin von Hannah zu Besuch gekommen war, oder Sally vielleicht. Ich hielt kurz inne, um mich zu sammeln, dann ging ich ins Wohnzimmer, um sie zu begrüßen. Ich traute meinen Augen nicht.

»Hallo, Tom«, sagte Elizabeth.

»Hallo, Dad«, sagte Hannah.

Liebste Willow,

kurz vor meinem zwölften Geburtstag fand ich, dass die Stücke, die mir früher so viel bedeutet hatten, eigentlich inzwischen ein bisschen zu kindisch für mich waren. Ich verfiel oft in düstere Stimmungen, aus denen ich nicht wieder rauskam. Pubertäre Stimmungsschwankungen und ein schwaches Herz sind eine unheilvolle Mischung. Dies, so dachte ich, würde meine letzte Aufführung werden.

Ich suchte mir Rotkäppchen aus, eines der unheimlichsten Märchen von allen. Ich hatte das Gefühl, ich würde allmählich erwachsen und, du weißt schon, auf dem besten Weg, eine Autorin und Theaterintendantin zu werden, deswegen verkündete ich meinem Vater, dass ich das Stück ganz allein planen wollte. Mein Gott, war ich ein altkluges Gör! Ich weiß noch, dass Daisy und ich heimlich in der DVD-Sammlung ihres Vaters gestöbert und uns »Zeit der Wölfe« angesehen hatten, den surrealen Neil-Jordan-Film über Rotkäppchen. Bei den grausamen Passagen mussten wir uns die Augen zuhalten, und uns verfolgten hinterher noch wochenlang Alpträume, aber damals waren wir fasziniert von der seltsamen, makabren Version der alten Geschichte. Mir wurde klar, dass die

Märchen, die ich immer geliebt hatte, Allegorien waren und im Grunde von etwas ganz anderem handelten, als wir geglaubt hatten. Ich lernte, dass die Welt nicht das war, was sie zu sein schien.

Gekleidet in ein fließendes scharlachrotes Gewand und mit einem Korb voller Leckereien schlich Natasha auf dem Weg zum Haus ihrer Großmutter in den Wald. Die Bäume, die sie umgaben, gemacht aus schwarz gestrichenem Balsaholz, warfen finstere Schatten auf ihren Weg, und eine Nebelmaschine produzierte eine feine weiße Dunstdecke um ihre Knöchel. Augen wie Taschenlampenstrahlen starrten sie aus der Dunkelheit an. Schweigend sah ich mit meinen Freunden zusammen zu – normalerweise plauderten und scherzten wir während des Stücks, aber diesmal sagte keiner von uns ein Wort. Irgendetwas war anders. Es herrschte ein Gefühl drohender Gefahr.

Plötzlich erschien von der anderen Seite der Bühne her der große böse Wolf; der Darsteller trug eine schwarz-graue Perücke und ein Plastikgebiss. Ein langer Schwanz ragte hinten aus seiner eleganten grauen Hose heraus. Das Publikum schrie vor Schreck und Entzücken.

»Da ist der Wolf!«, riefen alle. »Lauf weg!«

Aber Rotkäppchen lief nicht weg.

»Wohin gehst du, junge Dame?«, fragte der Wolf. »Und was hast du in deinem Korb?«

»Ich gehe zum Haus meiner Großmutter. Sie ist krank, und ich bringe ihr etwas Brot und Wein.«

»Köstlich«, sagte der Wolf, »kann ich etwas davon haben?«

Er kam näher, und Rotkäppchen wich zurück.

»Nein, ich gebe dir nichts ab«, erwiderte sie.

»Na schön«, sagte der Wolf, »aber wir werden uns heute noch wiedersehen.«

Und damit verschwand er von der Bühne.

Rotkäppchen ging weiter. Sie hüpfte zwischen den Bäumen umher, ging im Kreis und hüpfte noch ein bisschen. Irgendwann, mit einem langen Seil auf die Bühne gezogen, erschien eine Hütte. Sie war einem kleinen Cottage nachempfunden, mit Schornstein und Reetdach. Dann öffnete sich die gesamte Vorderseite der Hütte, so dass man hineinsehen konnte – und auf einem kleinen Feldbett lag in tiefem Schlaf die Großmutter.

»Ach, Großmutter, wie ich mich freue, dich zu sehen!«, sagte Rotkäppchen.

»Das ist der Wolf!«, rief ein Kind aus dem Publikum.

»Die Großmutter ist tot!«, rief ein anderes.

»O nein, das kann nicht wahr sein!«, sagte Rotkäppchen. »Aber Großmutter, was hast du für große Augen …«

»Ich habe keine Zeit für diesen Quatsch«, knurrte der Wolf und sprang in einem langen weißen Nachthemd aus dem Bett. »Ich verschlinge dich jetzt sofort!«

Ein paar Kinder kreischten, andere lachten vor Begeisterung. Ich saß einfach nur still da und sah zu. In diesem Moment kam von der anderen Seite der Bühne der Förster. Das war Dad, in einem karierten Hemd und Hosenträgern.

»Was geht hier vor?«, rief er mit lauter, tiefer Stimme.

»Der Wolf hat die Großmutter gefressen, und jetzt will er mich haben.«

»Nur über meine Leiche!«, rief der Förster.

»Wenn das so ist, fress ich euch beide!«, fauchte der Wolf und begann, den Förster und Rotkäppchen rings um die Hütte zu jagen. Die Kinder lachten und deuteten mit den Fingern auf die umherrennenden Schauspieler.

Aber Rotkäppchen lächelte nicht, und ich auch nicht. Ich sah zu, wie der Wolf hinter Rotkäppchen herrannte, und hatte das Gefühl, als könne ich hören, wie das Herz des Mädchens schneller und schneller schlug. Lauf weg!, dachte ich. Lauf weg, oder du wirst sterben. Aber der Wolf jagte die Schauspieler, diese rannten weiter, und die Kinder lachten, und der Lärm der Jagd wurde lauter und lauter. Poch-poch, poch-poch, poch-poch. Mit einem Schaudern wurde mir klar, dass es mein eigenes Herz war. Es war das Geräusch, das mich mein Leben lang verfolgt hatte.

Eines nach dem anderen stellten sich die Kinder auf ihre Stühle und riefen: »Töte den Wolf! Du musst den Wolf töten!«

Rotkäppchen drehte sich um, und der Förster auch.

»Ich kann ihn töten«, sagte er. »Ich kann das Biest für dich töten.« Und dann zog er eine glänzende Axt aus dem Rucksack. Der Wolf bäumte sich auf und heulte, doch der Förster wich und wankte nicht.

»Nein!«, sagte Rotkäppchen, und als der Wolf sich zur Flucht wandte, nahm sie die Axt und stieß den Förster beiseite. »Ich muss das machen.«

Der Wolf griff an. Der Nebel wallte vor ihm auf. Der Lärm im Publikum erstarb. Es war ein Gefühl, als sähen wir alles in Zeitlupe. Mit einem Knurren und einem Sprung warf sich der Wolf auf das Mädchen mit der roten Kappe, und sie rangen und kämpften, und obwohl ich das Stück selbst ge-

schrieben hatte und wusste, was kommen würde, konnte ich selbst kaum hinsehen.

Der Wolf jaulte auf, die beiden stürzten zu Boden, und das Publikum schnappte nach Luft. Dann begann sich langsam, ganz langsam einer der Schauspieler zu erheben. Durch den dichten Nebel war es kaum zu sehen – es war der perfekte Special Effect. Doch dann erkannte man trotz des Nebels, wer aufgestanden war. Es war der Wolf.

Wieder schnappten die Kinder nach Luft, doch als er sich langsam umdrehte, sahen wir die Axt in seiner Seite (oder besser: zwischen Arm und Brust geklemmt), und heulend hinkte er davon. Rotkäppchen stand auf, allein.

»Du hast den Wolf besiegt!«, sagte der Förster.

Die Kinder jubelten, lachten und klatschten – alle außer mir. Denn ich blickte an den Bühnenrand, hinter den Vorhang, und sah den Wolf, er war immer noch da, immer noch am Leben. Und obwohl es nur ein Schauspieler war, ergriff mich Panik – denn ich war alt genug, um eine neue, unwillkommene Wahrheit zu erkennen. Märchen sind Märchen, sie können uns am Ende nicht retten. Es gibt Ungeheuer, die kann man nicht töten.

Nein, Rotkäppchen würde immer auf der Flucht sein müssen. Es würde nie innehalten können. Der Wolf würde zurückkehren und irgendwann, eines Tages, würde er es erwischen.

Tief im Herzen wusste es das.

Hannah

Ich bin am Ende. Nur noch ein Nervenbündel. Gestern habe ich eine E-Mail an Mum geschickt. Ich schrieb: »Dad fährt morgen tagsüber nach London, du kannst vorbeikommen, wenn du möchtest.« Ich dachte bei mir, wenn es schon passiert, wenn ich Mum zum ersten Mal seit Gott weiß wie vielen Jahren sehe, dann lieber ohne Dad in der Nähe, der alles noch seltsamer und stressiger macht. Ich habe nicht mal damit gerechnet, dass sie meine Nachricht noch erreicht, bevor sie aufgeben und nach Dubai zurückfliegen würde. Doch zwei Minuten nachdem ich die Mail verschickt habe, klingelt mein Handy. Unbekannter Anrufer. Es klingelt ungefähr vierzehn Mal, bevor ich den Mut aufbringe dranzugehen.

»Ha… Hallo?«, melde ich mich.

»Hannah?«

Ach du Scheiße.

»Ja?«

»Ich bin's, Elizabeth … Mum.«

»Oh. Hi.«

»Ich habe deine E-Mail gelesen. Ich würde gerne zu dir kommen. Falls du es dir nicht anders überlegt hast.«

»Nein, ich freue mich.«

»Bist du sicher? Bist du wirklich ganz sicher?«

Die meisten erwarten, dass ich sauer auf meine Mutter bin. Wenn ich ihnen erzähle, wie sie mich verlassen hat, als ich klein war, und nie zurückgekommen ist, werden sie meinetwegen sehr wütend. Aber ich weiß nicht genau, wie ich mich fühle. Ich meine, ich kann mich nicht an die Zeit erinnern, in der sie noch bei uns war, und Dad hat immer versucht, mir alles zu erklären, sodass sie eben nicht die böse Hexe war, die ihr Baby im Wald ausgesetzt hat. Er sagte, Familie wäre einfach nie ihr Ding gewesen. Sie wollte von Anfang an lieber die Welt erkunden und haufenweise Geld verdienen. Das ist auch irgendwie okay, aber wäre ihr das nicht besser klar geworden, bevor sie geheiratet hat und schwanger geworden ist? Obwohl es mich dann natürlich nicht geben würde. Ich nehme an, so was nennt man ein Paradox.

Danach ist so viel passiert. Dad hat den Job im Theater angenommen, und ich bin krank geworden, und das alles war wichtiger, als sauer auf eine Person zu sein, die ich nie richtig gekannt habe. Wenn ich darüber nachdenke, hatte ich stattdessen viele Mütter – Margaret, Sally, eine ganze Reihe von Schauspielerinnen, Freiwilligen und Mitarbeiterinnen. Ich hatte keinen Mangel an mütterlichen Zweitbesetzungen. Irgendwie redete ich mir ein, ich sei nicht wütend, sondern neugierig. Deswegen recherchierte ich mit dreizehn die Firmenadresse meiner Mutter und schickte ihr eine Nachricht. Sie antwortete mir sofort. Seitdem chatten wir ein-, zweimal im Monat über MSN-Messenger. Sie erzählt mir von Dubai und wie dort eine ganze futuristische Stadt aus dem Nichts hochgezogen wird. Ihre Firma hilft, die Telekommunikations-Infrastruktur aufzubauen. Die Details kapiere ich nicht. Ich wiederum erzähle ihr von der Schule, von Comics, Theaterspielen und EKGs. Obwohl sie sich danach erkundigt, wie es mir geht und sie inzwischen allerhand über Kardiomyopathie weiß, chatten wir meist nur über Oberflächliches. Ich frage sie nicht danach, was sie empfunden hat, als sie uns verließ, und sie redet nicht mit mir über Dad und was er ohne sie macht oder warum ich ihm nie erzählt habe, dass wir in Verbindung stehen. Zum letzten Mal haben wir am Tag von Margarets Beerdigung miteinander gechattet. Ich habe ihr alles über Callum erzählt. Wir haben einiges aufzuholen.

Sie kommt am frühen Nachmittag. Ich sehe sie draußen in einem schneeweißen Range Rover parken – ich sehe das, weil ich die letzte halbe Stunde damit verbracht habe, aus dem Fenster zu schauen, durchs Wohnzimmer zu schleichen und wieder aus dem Fenster zu schauen. Ich erkenne sie von den Fotos wieder, die sie mir gemailt hat, aber als ich die Tür öffne und sie zum ersten Mal leibhaftig vor mir steht, ist es wie ein merkwürdiges inneres Erdbeben des Wiedererkennens – das ist unverkennbar meine Mutter. Wir haben dieselben Augen, dieselben Wangenknochen, dasselbe widerspenstige Haar (wobei sie ihres nur schulterlang und erstklassig frisiert trägt). Abgesehen vom Alter unterscheiden wir uns hauptsächlich dadurch, dass ich ein schlabbriges Akira-T-Shirt und zerrissene Skinny-Jeans trage, während sie einen langen Wollrock und einen Burlington-Pullover über einer schneeweißen Bluse anhat. Sie stolziert den Weg entlang wie ein Catwalk-Model. Ich bin seltsam eingeschüchtert – ich frage mich sogar, ob sie versucht, mich einzuschüchtern, aber das will sie ganz bestimmt nicht. Ich komme mir blöd vor. Mein

Magen ist wie eine kaputte Waschmaschine im Schleudergang.

»Hallo, Hannah«, sagt sie.

»Hi, Elizabeth«, antworte ich.

Ich lasse sie rein. Wir umarmen uns nicht.

Wir gehen durch ins Wohnzimmer, und sie setzt sich (in Dads Sessel), während ich in die Küche gehe, um uns Tee zu kochen. Ich halte den Wasserkocher unter den Hahn, aber so zittrig, dass das Wasser nach allen Seiten spritzt. Ich halte ihn seitlich gegen die Spüle und atme ein paarmal tief durch. Ich sage mir, dass das nur eine Frau ist, die mein Vater früher mal gekannt hat. Doch Gefühle durchfluten mich, und ich kann sie nicht alle einordnen.

»Das ist ein schönes Haus!«, ruft sie über das Rauschen des Wassers hinweg.

Klar, sie hat es ja noch nie gesehen.

»Ich zeige es dir gleich.«

»So viele Bücher überall!«, staunt sie. »Manches ändert sich nie.« Ich weiß nicht, ob sie damit sagen will, dass Dad immer schon viel gelesen hat oder immer schon unordentlich gewesen ist. Doch ihr Kommentar wirft mich noch mehr aus der Bahn.

Ich kehre mit zwei Tassen Tee und einem Paket Schokoladenkeksen zurück. Ein verlegenes Schweigen entsteht, die Spannung ist surreal. Ich tunke einen Keks ein, lasse ihn aber zu lange im Tee, während ich krampfhaft überlege, was ich erzählen könnte, so dass die Hälfte abbricht und versinkt – etwas, das mein Dad und ich am allermeisten hassen.

»Und, wie geht's dir?«, fragt sie munter. »Gehst du wieder zur Schule?«

»Nein, ich bin vom Unterricht befreit«, antworte ich. Ich weiß genau, dass ich ihr das in einer E-Mail geschrieben habe.

»O Gott, natürlich. Tut mir leid. Also, wie fühlst du dich?«

»Müde. Ich bin die ganze Zeit unglaublich müde. Wenn ich mehr als zehn Schritte gehe, muss ich mich ausruhen. Das ist besonders blöd, weil wir gerade eine Aktion zur Rettung des Theaters planen und ich alles von hier aus organisieren muss.«

»Dein Vater hat mir erzählt, dass das Theater geschlossen wird. Aber ich wusste nicht, dass er eine Aktion plant.«

»Tut er auch nicht«, erwidere ich. »Ich mach das. Er weiß nichts davon.«

Mir wird klar, dass das ein weiteres Geheimnis ist, das wir beide vor ihm verbergen.

»Warum nicht?«

»Weil er praktisch aufgegeben hat. Er ist nicht mit dem Herzen dabei.«

Sie nickt und lächelt so, dass ich mich darüber aufrege, warum, weiß ich auch nicht genau. Ich umklammere meine Tasse so fest, dass ich befürchte, sie könne zerbrechen und mich in Tee und zermantschten Keks baden.

»Wir tun das für ihn«, fahre ich fort. »Ich wollte nicht, dass er es erfährt, weil es möglicherweise nicht funktioniert. Vielleicht kommt gar niemand. Außerdem haben wir keine Spielerlaubnis. Theoretisch ist es illegal. Wir könnten alle im Knast landen.«

»Hast du nicht schon genug, womit du fertigwerden musst?«

Ich habe keine Lust, ihr zu antworten. Stattdessen beschäftige ich mich mit meinem Keks. Ich bin entschlossen, ihn aus meinem Tee zu fischen und mir dann unauffällig in den Mund zu schieben, aber sie beobachtet mich sehr genau.

»Wie gehst du damit um?«, fragt sie.

»Manchmal ...«, beginne ich, aber dann halte ich inne und denke nach, weil ich keine Ahnung habe, wie ich das einer Fremden erklären soll – einer *Fremden.* »Manchmal liege ich einfach nur im Bett, mir hängt alles zum Hals raus, und ich mache diesen ganzen *Warum ich, Gott?*-Kram durch. Ich habe Angstattacken, ich fürchte mich zu Tode vor dem, was passieren wird. Ich meine, mir steht eine riesige, lebensverändernde Operation bevor. Das beschäftigt mich. Es ist überwältigend, und ich habe einen scheiß ... entschuldige, einen riesen Horror davor. Aber mir ist klar, dass ich nicht die ganzen nächsten Wochen, Monate oder Jahre im Bett liegen und weinen kann. An manchen Tagen geht das Leben einfach weiter, weißt du? Man wacht auf, hat etwas zu tun, man isst, man geht zu Bett. Manchmal könnte ich zusammenbrechen, an anderen Tagen habe ich Lust, mit meinen Freundinnen shoppen zu gehen.«

»Na ja, wenigstens könnte ich mit dir shoppen gehen«, sagt sie. »Obwohl ich mir nicht vorstellen kann, dass es in der Gegend eine große Auswahl gibt. Komm nach Dubai – dort bauen sie die größten Shoppingcenter der Welt.«

»Ich weiß nicht«, erwidere ich. »Ich weiß nicht, wie das gehen soll – das mit dem Fliegen und so.« Instinktiv lege ich die Hand aufs Herz.

»Oh«, sagt sie.

»Meinst du, du bleibst da unten?«

»Ich bin jetzt seit fast zehn Jahren da, und es ist toll, aber nach einer Weile erkennt man ... dass alles sehr oberflächlich ist, es geht immer nur um Geld und Image. Am liebsten würde ich mir eine neue Herausforderung suchen. Im Moment passiert viel Aufregendes rund um das Internet. Die ganze Web 2.0 Revolution, Videosharing, Podcasts, überall WiFi Hotspots. Silicon Valley brummt, und London ist immer interessant.«

»Du kommst vielleicht zurück nach England?«

»Ich weiß nicht. Das hängt von vielen Faktoren ab.«

Vielleicht bin ich ihr damit ein bisschen zu nahe gekommen, denn sie schweigt wieder, und ihr Blick wandert durchs Zimmer. Endlich entdeckt sie ein Foto auf dem Kaminsims, von ihr und Dad, vor meiner Geburt. Die beiden wirken glücklich. Sie trägt einen Anorak, sieht aber trotzdem cool und makellos aus. Dad ist als Pirat verkleidet. Sie bemerkt, dass ich auch hinschaue.

»Da sind wir beim Edinburgh Festival 1988«, erklärt sie. »Hat Tom dir davon erzählt? Wir waren beide gerade mit dem Studium fertig, und Tom – ich meine, dein Vater – hatte dort einen Auftritt zusammen mit einer Gruppe von Theaterfreunden. Wir wohnten alle zusammen in einer winzigen Wohnung in Leith, schliefen zu acht in einem Zimmer. Wir hatten kein Geld, und es regnete ständig.«

»O Mann, das klingt aber trostlos«, sage ich.

»Hätte es auch sein können«, erwidert sie mit etwas traurigem Gesichtsausdruck. »Aber dein Vater … Er hat es irgendwie immer geschafft, alles zu einem Abenteuer zu machen. Er fand immer die besten Aufführungen, die besten Bars und Partys. Wir gingen Salsa tanzen, wir tranken Absinth, wir freundeten uns mit einer finnischen Pantomimentruppe an.

Wir wanderten die Royal Mile rauf und runter und verteilten Flugblätter für seine Pirateninterpretation des *Faust.* Es roch nach Regen und Hopfen aus der Caledonian Brewery. Es war einfach … Manchmal, wenn wir zusammen waren, hatten wir das Gefühl, als wäre alles möglich.«

Für einen Augenblick werde ich ruhiger, während wir uns beide in ihrer schönen Erinnerung verlieren.

»Aber er ist da nie rausgewachsen. Seine Freunde erhielten Anstellungen im Royal Court, dem Old Vic, dem Lyric. Aber er war ganz zufrieden mit kleinen Aufführungen hier und da, und das scheint er noch immer zu sein. Dabei könnte er ganz groß werden, er könnte das National Theatre leiten, das glaube ich wirklich. Ich wünschte nur, dass er sein Potenzial erkennen würde.«

Aus irgendeinem Grund verletzt mich das. Es verletzt mich tief. Ein Schalter in meinem Kopf wird umgelegt, und ich werde wütend.

»Aber das kannst du doch so nicht sagen!«, erwidere ich laut und brüsk. »Er arbeitet wirklich hart in diesem Theater! Frag, wen du willst!«

»Ich wollte doch gar nicht sagen …«

»Es klang so, als wäre ihm alles egal, aber das ist es nicht! Er liebt dieses Theater. Es ist nicht seine Schuld, dass es schließen muss.«

»Hannah, so habe ich es nicht gemeint.«

»Hast du doch! Du hast keine Ahnung, wie schwer wir es hatten. Du siehst auf ihn herab, aber was weißt du denn schon? Du hast uns verlassen!«

»Lass mich dir doch erklären …«

Doch es gibt kein Zurück mehr.

»Wie konntest du das tun?!«

Sie gerät jetzt in Panik, das verrät ihre Stimme.

»Dein Vater muss es dir doch erzählt haben. Es ging einfach nicht.«

»Für *dich* ging es nicht! Für *dich!*«

»Hannah, bitte lass es mich dir doch erklären. Ich habe deinen Vater geliebt, ich dachte, das wäre es, was ich wollte, aber ich konnte nicht. Nachdem du geboren worden warst, habe ich mich … Es tut mir so leid, Hannah, aber ich fühlte mich gefangen und leer, ich schaffte es nicht. Es hieß, es wären postnatale Depressionen, und ich ging zu einer Therapeutin, nahm die Medikamente, die man mir verschrieb, ich tat alles, was ich konnte. Es tut mir so leid!«

»Du wolltest mich nicht!«

»Doch! Doch! Aber ich konnte es nicht … Ich hatte es nicht in mir, das, was man braucht, um eine Mutter zu sein. Da war keine angeborene Fähigkeit, wie alle behaupteten. Aber Hannah, ich wollte dich! Und nachdem ich gegangen war, habe ich dich so sehr vermisst, dass ich sogar körperliche Schmerzen hatte, schlimmer, als ich es mir je hätte träumen lassen!«

»Warum bist du dann nicht zurückgekommen?«

»Weil ihr beide ohne mich besser dran wart.«

»Nein! Verstehst du das denn nicht? Als du gegangen bist, hat ihn das zerstört! Du bist eine Hexe! Du hast ihn allein gelassen, und wenn ich sterbe, wird er wieder allein sein!«

Da.

Ich hab's ausgesprochen.

Wenn ich sterbe.

Denn vielleicht bekomme ich gar kein neues Herz. Leute sterben, während sie noch auf der Warteliste stehen.

Meine Worte hallen durch den Raum, und dann tritt eine so tiefe Stille ein, dass es sich anfühlt, als würde nie wieder ein Wort gesprochen werden. Schockiert sehen wir einander an. In dem Moment höre ich den Schlüssel im Schloss.

Dad hatte schon immer ein unfehlbares Gespür für dramatisches Timing.

Tom

In meinem Schauspielkurs an der Uni hatte es eine Übung gegeben: Zwei von uns improvisierten eine Szene, und nach einer Weile wurde ein Dritter hinzugeholt, der nichts mitbekommen hatte, aber möglichst nahtlos in die Szene einsteigen sollte. Im Schauspielunterricht war das sehr lustig gewesen, aber wenn man in sein eigenes Wohnzimmer kommt und die eigene Tochter mit ihrer fremden Mutter, meiner fremden Frau, dort sitzen sieht, vergeht einem das Lachen.

Die Szene, wie ich sie vorfand: Hannah stand offensichtlich wütend vor Elizabeth, die aufrecht und ganz erschrocken im Sessel saß. Beide schwiegen sich an; eine spürbare Spannung lag im Raum. Wenn man *Blick zurück im Zorn* so oft wie ich gesehen hat, kann man dicke Luft eine Meile gegen den Wind riechen. Als sie mich bemerkten, fanden sie ihre Sprache wieder.

»Hallo, Tom«, sagte Elizabeth.

»Hallo, Dad«, sagte Hannah.

Regungslos musterten wir einander. Draußen hörte man die Autos vorbeifahren. Schließlich ergriff ich das Wort.

»Was machst du hier?«, fragte ich Elizabeth.

»Ich habe sie eingeladen«, sagte Hannah. »Tut mir leid.«

»Schon okay«, erwiderte ich.

»Gar nichts ist okay«, entgegnete Hannah und warf ihrer Mutter einen Blick zu.

»Hm«, sagte ich. »Soll ich Tee aufsetzen?«

»Wir hatten schon welchen«, sagte Elizabeth.

»Lass mich das machen«, konterte Hannah und verschwand in der Küche.

Ich schob ein paar Comics beiseite, setzte mich aufs Sofa und versuchte, ruhig und freundlich zu bleiben.

»Was ist hier eigentlich los?«, fragte ich.

»Ich hätte dir sagen müssen, dass ich komme«, sagte Elizabeth. »Tut mir leid. Hannah hat mir eine E-Mail geschrieben, und ich wollte sie unbedingt sehen. Ich bin einfach losgefahren, ohne zu überlegen. Ich dachte, diese Chance bekomme ich nur ein Mal. O Gott, ich hab's total verbockt.«

Gerade als sie ihre Hand verzweifelt an die Stirn legte, kam Hannah mit drei dampfenden Teetassen herein. Sie stellte sie auf den Couchtisch, wo bereits zwei leere Tassen neben einem Teller mit Schokokeksen standen. Die Szene war von ausgesuchter britischer Steifheit. Im Laufe der Jahre hatte ich mir unsere Wiedervereinigung unzählige Male vorgestellt. Ich hatte gedacht, dass wir uns vielleicht in einem Strandcafé in Devon oder in einem Londoner Luxushotel träfen. In meiner zugegeben etwas realitätsfernen Vision verzichteten wir sogar darauf, das Drama des Verlassenwerdens zur Sprache zu bringen – wir hatten einfach nur Spaß, wie eine ganz normale Familie. Was ich auf keinen Fall erwartet hatte, war eine Überraschungs-Teeparty im eigenen Wohnzimmer. Aber ich versuchte mich auf die Komik der Situation zu verlegen, um all den bösen Vorahnungen etwas entgegenzusetzen.

»Und?«, fragte ich. »Was habe ich verpasst?«

»Elizabeth sprach gerade davon, wie gut es für uns alle war, dass sie uns damals verlassen hat«, sagte Hannah.

Ich schaute zu Hannah, dann zu Elizabeth, die erst mich anschaute, dann Hannah. Ich kam mir vor wie beim Showdown von *Zwei glorreiche Halunken.*

»Elizabeth hat recht«, sagte ich schließlich. »Es brach mir damals zwar das Herz, aber sie hat recht. Zwei Jahre lang versuchten wir, eine Familie zu sein, aber Elizabeth wurde immer unglücklicher. Und irgendwann begriff ich, dass es nur eine Lösung gab. Sie musste gehen.«

»Und während sie durch die Welt jettete, hattest du das Baby an der Backe, stimmt's?«

»Nein, Hannah. Ich hatte dich nicht an der Backe. Ich war froh, dass du da warst! Es war wunderbar, bei dir zu sein und dich aufwachsen zu sehen.«

»Aber Elizabeth sagte, du hättest in London als Schauspieler Karriere machen können …«

»Das stimmt vielleicht, aber es lag nicht an dir, dass ich nicht nach London gegangen bin. Ich habe ganz bewusst darauf verzichtet, denn ich wollte lieber das hier.«

Ich deutete auf die Wohnzimmerregale mit all den Theaterbüchern, die gerahmten Fotos mit Szenen aus alten Inszenierungen, den offenen Kamin und das schmuddelige Fenster mit Blick auf die Felder.

»Tom, hör zu«, sagte Elizabeth. Sie holte tief Luft, bevor sie weitersprach. »Bevor du gekommen bist, habe ich etwas zu Hannah gesagt. Wir sprachen über das alte Foto von uns auf dem Kaminsims und über die Zeit, in der es entstanden ist.

Und ich habe Hannah gesagt, dass du deine Möglichkeiten nicht ausschöpfen wolltest, dass du nicht so ehrgeizig warst wie deine Freunde. Das war falsch. Es tut mir leid. Es tut mir leid, Hannah.«

»Aber was du gesagt hast, stimmt doch«, erwiderte ich und zuckte mit den Achseln. »Ich war nie so ehrgeizig wie meine Freunde, jedenfalls nicht, was die Schauspielerei anging.«

»Dad!«, protestierte Hannah. »Hör auf, sie in Schutz zu nehmen!«

»Aber es ist die Wahrheit, Hannah! Ich hätte ambitionierter sein können. Ich hätte mit dir nach London ziehen und die Theaterszene revolutionieren können. Stattdessen landete ich hier und wurde Intendant am Willow Tree.«

»Aber das war doch gut!«, sagte Elizabeth. »Du hast großartige Stücke geschrieben und gespielt, und schließlich bist du hergekommen, um ein richtiges Theater zu leiten! Du hast ein tolles Programm auf die Beine gestellt, unterstützt die Leute und bringst Kultur in dieses Provinzkaff!«

»Kultur würde ich das nicht nennen«, murmelte ich. »Du weißt doch gar nicht, was wir hier gezeigt haben.«

»Und ob ich das weiß«, sagte sie und warf unserer Tochter einen Blick zu. »Von Hannah.«

Hannah schaute zu Boden.

»Sie hat mir alles über das Willow Tree erzählt, und was es für sie und für eure Darsteller bedeutet. Das Theater muss wunderbar sein.«

»Das ist es auch«, sagte ich. »Oder besser gesagt: Das war es. Schade, dass du es nicht mehr erleben kannst.«

Manchmal, wenn man jemanden ansieht, den man liebt

oder einmal sehr geliebt hat, kommt es einem so vor, als wäre die Zeit stehen geblieben. Man sieht die Person mit dem Blick von damals, als man sich in sie verliebte; das Gefühl ist lebendig und irgendwie neu, so wie der Geruch von frisch gemähtem Gras Erinnerungen an unvergleichliche Sommertage zurückbringt, an Eiscreme und Picknicks, an Parks, Planschbecken und tanzende Lichtpunkte auf dem Wasser. Ich schaute Lizzie an, wie sie in unserem Wohnzimmer im goldenen Sonnenlicht saß, und für einen kurzen Moment sah ich die junge, brillante Studentin, die mein Herz erobert hatte und mit der ich den Rest meines Lebens verbringen wollte. Als sie Hannah und mich verließ, versank ich in Kummer. Ich war am Ende, tagelang, wochenlang. Sie versuchte immer wieder, mich zu kontaktieren; sie rief mich an und schrieb mir, doch ich weigerte mich, ans Telefon zu gehen und auf ihre Briefe zu antworten. Nur so schaffte ich es, das alles durchzustehen. Anfangs war Hannah noch zu klein, um zu begreifen, was passiert war, und später, als sie anfing, Fragen zu stellen, versuchte ich meine wahren Gefühle, so gut es ging, zu verbergen. Die Leute erwarteten, dass ich wütend auf Elizabeth war, und reagierten mit Unverständnis darauf, dass ich sie nicht hasste; manche waren sogar regelrecht empört. In ihren Augen war Elizabeth grausam und unmenschlich. Das machte alles nur noch schwerer. Unser Leben ist kostbar und kurz; niemand hat das Recht, einem anderen Menschen die eigenen Erwartungen aufzuzwingen. Wenn etwas grausam ist, dann das.

»Es ist in Ordnung für mich, dass du mit deiner Mutter Kontakt aufgenommen hast«, sagte ich schließlich zu Hannah. »Es tut mir leid, dir das Gefühl gegeben zu haben, dass du etwas falsch machst.«

»Ich wollte das alles verstehen«, erwiderte Hannah. »Aber um es verstehen zu können, musste ich sie kennenlernen. Um ihr das sagen zu können, was ich ihr sagen wollte.«

»Und ich vermute, du hast es jetzt gesagt?«

Hannah sah schweigend zu Elizabeth herüber, dann schaute sie zu Boden.

»Können wir einen Spaziergang machen?«, fragte sie schließlich. »Ich brauche frische Luft.«

Ich schaute Elizabeth an und nickte, ohne ihre Antwort abzuwarten.

»Wir könnten in die Stadt gehen«, schlug ich vor. »Da gibt es viele nette Cafés …«

»Nein«, sagte Hannah. »Lasst uns in den Wald gehen.«

»Das klingt gut«, sagte Elizabeth.

Also machten wir uns zu dritt auf den Weg. Wir überquerten die Straße und gingen über die Wiese. Die Sonne stand schon recht tief, bald würde sie hinter den Hügeln am Horizont verschwinden. Lagerfeuergeruch lag in der milden Luft. Wir liefen nebeneinander her, bis wir den schmalen Pfad erreichten, der in den Wald führte. Während Lizzie und ich Erinnerungen an alte Freunde und vergangene Zeiten austauschten, trottete Hannah hinter uns her und checkte ihr Handy. Wir sprachen von den Bruchbuden, in denen wir während unseres Studiums gehaust hatten; der Schimmel war die Wände hochgekrochen und hatte schließlich sogar unsere Klamotten und Schallplatten erledigt. Als Hannah ihr Handy wieder weggesteckt hatte, stellte sie uns Fragen und lachte über unsere

Anekdoten von schlimmen Club-Nächten und unverzeihlichen Modesünden. Für eine Weile gelang es uns, die niederschmetternde Wirklichkeit zu vergessen; die Transplantation, das Willow Tree, unsere gescheiterte Ehe. Wir munterten uns gegenseitig auf.

Als wir wieder zu Hause waren, bat Hannah Elizabeth, noch auf eine heiße Schokolade zu bleiben. Während ich den Kakao zubereitete, setzten die beiden sich aufs Sofa und schauten sich Fotos und Videos auf Elizabeths Smartphone an. Als ich ins Wohnzimmer zurückkam, lief gerade ein Clip, den Elizabeth bei einer Modenschau in Dubai aufgenommen hatte – Glitzer und Glamour im Blitzlichtgewitter.

»O mein Gott, sieh dir das an!«, rief Hannah, als eine Schmollmund-Schönheit in einem silbernen Kleid vorbeistakste; der Stoff war mit Pailletten übersät, die wie ein Wasserfall im Sonnenlicht funkelten.

»Du würdest sicher umwerfend darin aussehen«, sagte Lizzie.

»Quatsch!« Hannah errötete. »Und überhaupt, wo sollte ich so was denn tragen? Auf der Schuldisco vielleicht? Oder im Comic-Laden?«

»Komm nach Dubai«, erwiderte Elizabeth natürlich. »Dort hast du viele Gelegenheiten, und glaub mir, du würdest allen die Sprache verschlagen.«

Als es Zeit für Lizzie wurde aufzubrechen, begleiteten Hannah und ich sie nach draußen. Als wir auf der Veranda standen, fegte ein Windstoß durch die Luft. Wir schauderten und blickten uns verlegen an, unsicher, wie wir uns voneinander verabschieden sollten. Das letzte Mal war schon zu lange her.

»Und? Kehrst du bald wieder in die Wüste zurück?«, fragte ich.

»Ja«, sagte Lizzie. »Aber allzu lange bleibe ich wohl nicht mehr dort. Ich bin auf der Suche nach etwas anderem.«

Der Windstoß musste wohl durch alle meine Sinne gefahren sein, denn auf einmal kam mir der verrückte Gedanke, dass Lizzie und ich vielleicht doch wieder zusammenfinden würden; ein kurzer Schwindel ergriff mich, in dem all die Jahre der Sehnsucht und des Verlustes auf ein paar Momente des Zweifels zusammengeschmolzen waren. Wenn ich nur die richtigen Worte in eine logische Reihenfolge brächte, würde bestimmt etwas geschehen …

Aber etwas hielt mich zurück. Angst war es nicht, und mein Verstand ebensowenig, auch wenn mir Erstere schon häufiger in die Quere gekommen war, im Gegensatz zu Letzterem. Ich konnte das Gefühl nicht in Worte fassen, erinnerte mich nur vage an einen Moment, der noch gar nicht so lange her war – nur eine Ahnung, die mich plötzlich an jemand anderen denken ließ.

Hannah

Das Theater erwacht wieder zum Leben – genau wie Professor Xaviers Villa in *Uncanny X-Men,* nachdem es von einem außerirdischen Superschurken zerstört worden war. Ted hat ein paar Freiwillige zusammengetrommelt, um aufzuräumen und sauberzumachen; Shaun und ein paar Freunde führen Reparaturen an der Elektrik und sonst wo durch, die Vorräte für Bar und Café sind wieder aufgefüllt (dank eines nebulösen Notfallfonds, den Ted auf einem geheimen Bankkonto deponiert hat), und die Fraueninitiative backt Kuchen für den Verkauf. Offenbar hat es bisher noch keine Reaktion von der Stadt gegeben – dabei hängen überall Plakate, die deutlich darauf hinweisen, dass wir ein ganz und gar unerlaubtes Event organisieren. Die Mitglieder des Komitees befürchten, dass uns das Gesundheitsamt oder weiß Gott wer noch einen Strich durch die Rechnung machen könnte, aber niemand will darüber nachdenken. Ich habe ohnehin Erfahrung darin, düstere Zukunftsvisionen auszublenden.

Nachdem sie ein paar Tage lang am Textbuch gearbeitet hat, ist es Sally gelungen, ein Ensemble für das Theaterstück zusammenzustellen und im Pfadfinderheim, ein Stück weiter die Straße hinunter, Proben anzusetzen. Aus den Resten, die im Sägewerk seines Schwagers angefallen sind, und recycelten Überbleibseln aus der Asservatenkammer baut Kamil ein Bühnenbild. »Das wird mein Meisterstück«, behauptet er. Und genau so habe ich Theater immer verstanden: als einen Ort der Möglichkeiten, der Wunder, nicht gebunden an die Regeln, die für den Rest der Welt gelten. Ich habe mein ganzes Leben lang im Parkett gesessen und aus dem Halbdunkel zugeschaut, wie Bühnenbilder aufgebaut und Szenen geprobt wurden. Dabei sieht man deutlich, wie wackelig und improvisiert das Konstrukt eigentlich ist: Die Wände eines Gefängnisses werden mit breitem Klebeband zusammengehalten, die Kostüme sind im Rücken mit Wäscheklammern und Stecknadeln festgesteckt, und die Schauspieler wirken im Scheinwerferlicht nervös und haben fleckige Gesichter. Doch während der Aufführung findet eine Verwandlung statt – die Unvollkommenheiten werden ausgeblendet, das Wesentliche tritt hervor, und nackte Bühnen werden zu Schlachtfeldern und Schlafzimmern. Falls irgendjemand zu unserem Tag der offenen Tür kommt, möchte ich genau das vermitteln – dass die Grenzen, die einem das Leben ständig setzt, hier nicht gelten. Die Welt ist so groß, wie man sie haben will, und sie überdauert so lange wie die Erinnerung daran. Auf dieser Bühne geschehen Dinge, die sonst nirgendwo geschehen können, weil es kein realer, physischer Raum ist, sondern etwas, das nur in einer gemeinsamen Sphäre zwischen den Schauspielern und einem Publikum existiert.

Es ist uns tatsächlich gelungen, Dad während der letzten Woche vom Theater fernzuhalten. Ich habe ein schlechtes Gewissen, weil ich all das vor ihm verheimlicht habe, aber andererseits hätten wir unser Projekt sonst nicht auf die Beine stellen können. Und wir brauchen diesen Tag der offenen Tür! Wenn Dad dann das Stück sieht – falls es aufgeführt wird –, möchte ich ihm vermitteln, dass dies für immer uns gehören wird. Niemand kann es uns nehmen. Auch wenn ich gehe, werden wir für immer hier sein.

Zwei Tage vor dem großen Ereignis schaffe ich es endlich, ins Theater zu gehen. Der Weg, der sonst nicht länger als fünf Minuten dauert, kostet mich eine geschlagene Stunde, so oft muss ich pausieren, um immer wieder zu Atem zu kommen. Ich bin regelrecht euphorisch, als ich es endlich geschafft habe, doch dann sehe ich Sally, Jay, Ted und Shaun und ein paar der anderen Schauspieler mit langen Gesichtern vor der Bühne stehen.

»Die Scheinwerfer sind weg«, stöhnt Ted.

»Wie bitte? Wer war das?«

»Wir hatten die Ausrüstung auf Dauer gemietet«, erklärt Sally. »Als der Verleih von der Stadt erfahren hat, dass das Theater geschlossen wird, haben sie alles abgeholt, aus Angst vor Plünderungen.«

»Wir haben also keine Beleuchtung?«, frage ich entsetzt, schaue zur Decke und sehe, dass die Schienen nackt sind, abgesehen von ein paar alten Spots, die wir schon seit vielen Jahren haben. »Aber wie sollen wir jetzt …?«

»Das ist das Problem«, sagt Sally.

»Könnten wir nicht ein anderes Theater anrufen und fragen, ob wir deren Scheinwerfer ausleihen können?«

»Die sind alle mitten im Programm. Es ist zu spät, um jetzt noch Ersatz aufzutreiben.«

»Könnten wir nicht überall Kerzen aufstellen?«, fragt Jay.

»Wir haben das Theater neulich überflutet«, erwidert Sally. »Ich glaube nicht, dass wir es auch noch in Brand setzen sollten.«

Unsere aufgeregte Diskussion wird vom Geräusch einer Bohrmaschine unterbrochen, das von der Bühne kommt. Kamil ist gerade dabei, eine große runde Plattform zu bauen.

»Er ist schon seit sechs Uhr heute Morgen hier«, erklärt Shaun. »Und jetzt werden wir ihm beichten müssen, dass wahrscheinlich niemand seine fantastische Konstruktion bewundern wird.«

»Wenn Margaret hier wäre, würde sie uns erzählen, wie ihr das schon mal in irgendeinem berühmten Londoner Theater in den Sechzigern passiert ist«, fügt Ted traurig hinzu. »Sie würde uns ermuntern, zu improvisieren und zu reparieren.« Dieser Gedanke bringt uns alle für einen Moment zum Schweigen. Dann hellt sich Jays Gesicht plötzlich auf, als hätte er gerade den Sinn des Lebens erkannt.

»Ich glaube, ich habe eine Idee«, sagt er und checkt sein Handy. Aber niemand außer mir hört ihn, weil Kamil wieder seinen Bohrer angeworfen hat. Sally blickt sich nur kurz um, als sie bemerkt, dass ihr Sohn durch die Reihen hinauf zum Ausgang rennt.

»Wo will er denn hin?«, fragt sie.

Ich zucke mit den Schultern, denn ich bezweifle, dass sich unter Jays Handykontakten ein freundlicher Theaterbeleuchtungsverleih befindet.

Wir sitzen für eine Weile in der ersten Stuhlreihe und beobachten Kamil und seinen Bruder bei den Bühnenarbeiten. James kommt mit zwei Papiertüten voller warmer Croissants, die er austeilt wie in einer Suppenküche. Als er sich neben Shaun setzt, reicht er ihm wortlos eine Extratüte mit einem Wurstbrötchen – zu Shauns größtem Entzücken.

Während ich die beiden Männer dabei beobachte, wie liebevoll sie miteinander umgehen, fliegt die Eingangstür auf und knallt gegen die Wand, so laut, dass Kamil einen Moment aufhört zu bohren. Noch bevor irgendjemand aufblickt, wissen wir, wer das ist. Es gibt nur eine Person, die derart abrupt irgendwo hereinplatzt.

Phil steht da, furchteinflößend, mit wildem Blick, unrasiert und angriffslustig.

»Hab ich's doch gewusst!«, stößt er mit rauer Stimme hervor. »Ich hab's gewusst, verdammt noch mal! Der Laden macht dicht, und du bist trotzdem lieber hier als zu Hause!«

Sally sieht ihn einen Augenblick lang an, und obwohl sie keine Miene verzieht, sehe ich, wie sie zittert.

»Phil, bitte«, sagt sie. »Beruhige dich.«

»Sag du mir nicht, was ich tun soll!«, schreit er und zeigt mit dem Finger auf sie. »Du hast die ganze Woche lang in diesem Drecksloch rumgehangen, und jetzt bist du auch am Samstag den ganzen Tag da? Du hast sie wohl nicht mehr alle!«

»Phil, bitte geh.« Sallys Stimme klingt ruhig und bestimmt.

»Nein«, erwidert er trotzig. »Du kommst mit, und zwar sofort. Du kommst jetzt mit mir nach Hause, und dann habe ich ein Wörtchen mit dir zu reden.«

Ted, James und Shaun rücken unmerklich näher an Sally heran.

»Nein, ich bleibe hier«, erwidert Sally. »Ich schäme mich für dich.«

»Du schämst dich für mich?! Raus mit dir, du blöde Kuh!«

»Das reicht«, sagt Ted. »Ich weiß nicht, was hier los ist, aber rede nicht in diesem Ton mit Sally.«

»Ach, verpiss dich doch, du alter Furz! Ich rede mit meiner Frau, wie ich will. Vielleicht lässt du uns endlich in Ruhe, wenn der Scheißladen dichtmacht.«

Sally starrt Phil an, den Mund vor Schreck aufgerissen, als wäre ihr auf einen Schlag etwas klar geworden.

»Du warst das«, flüstert sie. »Du hast den Heizkessel kaputt gemacht.«

»Red keinen Scheiß«, erwidert Phil.

»Am Abend der Aufführung bist du in den Green Room gekommen, und wir haben uns gestritten. Du bist rausgestürmt, und ich dachte, du wärst nach Hause gefahren, aber … Margaret hat dich gesehen, oder? Hast du sie bedroht?«

»O Mann, ich muss mir doch hier nicht so einen Scheißdreck anhören!«

»Geh!«, fordert Sally. »Du bist ein Ungeheuer! Ich kann deinen Anblick nicht ertragen!«

Die Situation gleicht einer Sackgasse, ist zum Zerreißen gespannt. Wir alle sind Schauspieler und Publikum zugleich und versuchen vorauszusehen, was als Nächstes passiert. James hält es schließlich nicht mehr aus und geht langsam auf Phil zu.

»Komm«, sagt er. »Wir gehen mal an die frische Luft und …«

Als er bis auf einen Schritt vor Phil steht, streckt James die Arme aus, als ob er einem angriffslustigen Hund gegenübersteht.

»Hau ab!«, schreit Phil, stößt James weg und schwingt wütend die Faust. James dreht sich einmal um die eigene Achse und presst die Hände an die Nase. Es ist nicht wie im Film – es gibt weder einen Soundeffekt noch eine Zeitlupenreaktion. Es wirkt banal. Aber dann sehen wir das Blut durch James' Finger sickern. Viel Blut. Er lässt sich auf einen Sitz fallen.

Shaun springt auf und stürmt auf Phil zu. Sally versucht nicht, ihn aufzuhalten, sondern sieht ihm nur nach. Das ist ein ganz schöner Hammer, denn Shauns Absicht ist offensichtlich.

Phil sieht plötzlich klein und ernüchtert aus. Er weicht zurück.

»Hör mal«, sagt er beschwichtigend. »Wir haben doch keinen Ärger miteinander, Kumpel.«

Phil hat sich immer um Shaun bemüht, mit ihm gescherzt wie unter Kumpeln. Shaun hat ihn bis jetzt geduldig ertragen.

»O doch, den haben wir«, erwidert er mit einem Blick auf James.

»Aber ich hab ihn doch kaum erwischt, Kumpel«, verteidigt sich Phil und verzieht das Gesicht zu einem hässlichen Grinsen. »Der Idiot hätte eben nicht auf mich losgehen sollen.«

»Der Idiot ist mein Freund.«

Routiniert wie ein Boxer winkelt Shaun den rechten Arm an und spannt den ganzen Körper. Genau wie im Film! Gleich passiert etwas Schlimmes, Einschneidendes. Wir halten die Luft an.

»Nein!«, ruft jemand, so laut, dass Shaun mitten im Schlag innehält. »Shaun, bitte schlag meinen Vater nicht!«

Jay steht mit seiner blöden Baseballkappe im Eingang. Für einen Moment schwebt Shauns Faust noch in der Luft. Doch als ihm dämmert, dass Jay gekommen ist, lässt er sie sinken.

»Raus hier«, sagt er zu Phil. »Und zwar sofort.«

Phil richtet sich auf, offenbar in dem verzweifelten Versuch, vor Jay den letzten Funken Anstand zu wahren. Das Ganze ist beinahe tragisch. Ted legt den Arm um Sally, die jetzt aussieht, als hätte sie einen Schock erlitten.

»Wenn du nicht mitkommst, ist es vorbei«, sagt Phil zu ihr. »Vorbei, verdammt noch mal.«

Sally tut einen Schritt, und es sieht so aus, als würde Ted sie am liebsten zurückhalten, doch dann überlegt er es sich anders. Er lässt die Arme sinken. Innerlich schreie ich laut: »Nein, geh nicht!«, doch sie geht weiter und sieht diesen schrecklichen Menschen mit einem mitleidigen Lächeln an.

Zwei Meter vor ihm entfernt bleibt sie stehen.

»Ach, Phil«, sagt sie, fast warmherzig, fast liebevoll. »Es ist doch schon seit langer Zeit vorbei.«

Er sieht sie voller Entsetzen an. Vollkommen schockiert. Der Schlag trifft ihn härter, als es Shauns rechter Ausleger vermocht hätte.

»Okay«, sagt er, als er wieder zu sich kommt. »Wir gehen, Jay.«

Er wendet sich zum Ausgang und will seinem Sohn die Hand auf die Schulter legen. Dem einzigen Menschen, auf den er zählen kann.

Doch Jay regt sich nicht. Er verschließt sich, die Schultern nach vorn gezogen, das Gesicht weggedreht.

»Komm mit, Jay!«, brüllt Phil und versucht wieder, ihm die

Hand auf die Schulter zu legen, doch Jay stößt ihn so heftig zurück, dass Phil beinahe hinausstolpert.

»Hau ab«, sagt Jay. »Ich schäme mich für dich!«

Phils Reaktion können wir nicht erkennen. Wir hören lediglich, wie sich die Eingangstür öffnet und schließt.

Während Sally zu ihrem Sohn läuft, hocke ich mich vor James hin und reiche ihm einen Stapel Papiertaschentücher, die er sich unter die Nase presst. Sanft setzt sich Shaun neben ihn und legt ihm den Arm um die Schulter.

»Lass den Kopf unten«, rät er.

»Den Tipp hätte ich vorher gebrauchen können«, erwidert James. »Meinst du, sie ist gebrochen?«

Shaun nimmt die Taschentücher weg und untersucht James. Seine Nase ist rot und blutet immer noch, aber sie steht nicht schief.

»Nein«, beruhigt ihn Shaun. »Du siehst immer noch genauso gut aus wie vorher, keine Sorge.« Und damit küsst er James auf die Stirn.

James wendet den Blick ab und lacht.

»Du bist mir einer«, sagt er kopfschüttelnd.

»Wieso?«, fragt Shaun.

»›Dieser Idiot ist mein Freund‹? Nur du schaffst es, mitten in einer Schlägerei dein Coming-out zu haben.«

Sally hält Jay in den Armen, redet leise auf ihn ein. Perplex beobachten wir die beiden. O Gott, was für ein Durcheinander!

»Ich wusste das gar nicht«, sagt Ted. »Warum wussten wir das nicht?«

Und inmitten des Chaos trifft er eine Entscheidung. Er

geht hinüber zu Sally und ihrem Sohn, und ohne ein Wort zu sagen folgen ihm James und Shaun. Beschützend drängen sie sich um die beiden.

Und in diesem Moment, erkenne ich, warum das Theater gerettet werden muss.

Hannah

Der große Tag ist gekommen. Na ja, entweder der große Tag oder ein gigantisches Megadesaster – in ein paar Stunden wissen wir mehr. Ab neun Uhr morgens bombardiere ich Sally mit SMS: *Bist du im Theater? Wie sieht es aus? Sind die Schauspieler da?* Sally beantwortet alle meine Fragen und beschwört mich, ruhig zu bleiben, alles sei im grünen Bereich. Ich suche nach einem Comic-Heft zur Ablenkung – ich wollte schon ewig mal Craig Thompsons *Blankets* lesen –, aber es hilft nichts. Ich schreibe Jenna und Daisy und frage, ob online irgendjemand Interesse an dem Event bekundet hat. Hat überhaupt jemand reagiert? Sie schreiben beide zurück, ich solle mich mal entspannen, wir würden uns später im Theater treffen. Aber wie soll ich mich entspannen? Hier geht es um alles.

Ted sagt, die Stadt hätte immer noch nicht reagiert, also scheinen sie uns wenigstens in Ruhe zu lassen. Vielleicht warten sie einfach ab, bis wir unseren Spaß hatten, und walzen das Theater anschließend nieder. Angenommen wir kommen gerade noch rechtzeitig, um das Gebäude zusammenstürzen zu sehen?

Ich komme mir potthässlich vor und bin mit den Nerven am Ende. Irgendwann wird mir schlecht, und ich schleppe mich ins Bad und würge mit leerem Magen. Dad flippt sofort aus. Bei Kardiomyopathie ist Übelkeit kein gutes Zeichen. Tut mir leid, Herz, du schlabbriger Müllbeutel, heute habe ich keine Zeit für deine arrhythmischen Faxen.

»Soll ich im Krankenhaus anrufen?«, fragt Dad besorgt und kniet sich neben mich auf den Boden.

»Nein, kein Problem«, lüge ich. »Ich mach mir nur ein bisschen Sorgen wegen der Schule.«

Ehrlich gesagt gewöhne ich mich daran, dass die ständig wachsende Erschöpfung alle Alltagssorgen überlagert. Ich gewöhne mich daran, dass ich nicht richtig wach werde, und mir ist egal, dass ich drei Stunden brauche, um aus dem Bett zu kommen. Seit einiger Zeit denke ich mir Abkürzungen im Haus aus, zum Beispiel den kürzesten Weg zur Mikrowelle. Wenn ich rausgehe, dann am Vormittag und am frühen Nachmittag, wenn nicht so viel los ist. Ich bin mein eigener Schrittmacher.

Aber heute will ich dabei sein. Ich will wach und stark sein. Ich will da sein. Wir haben so viel in das Theater investiert und alles darangesetzt, dass es den Bürgern unserer Stadt etwas bedeutet, und ich muss das jetzt durchziehen. Ich muss unbedingt gleichzeitig mit Dad eintreffen, wenn es losgeht, was auch immer uns erwartet. Ich stehe auf, wasche mir das Gesicht und bitte Dad, runterzugehen und mir eine Tasse Tee zu machen. Dann setze ich mich aufs Bett, denke über das Stück nach und überlege, wie Sally jetzt wohl alles organisiert hat. Plötzlich fallen mir die Scheinwerfer ein. Ich habe jede Menge Regieanweisungen gesetzt, die ohne die richtige Beleuchtung nichts wert sind. Ich schreibe ihr noch einmal, und wieder antwortet sie umgehend.

Ich hab dir doch gesagt, du sollst dir keine Sorgen machen, lautet Ihre Nachricht. *Es hat sich etwas ergeben. Du wirst schon sehen.*

Tom

Es war ein frischer, sonniger Samstagmorgen. Früher hätten wir uns über so einen Tag gefreut und ihn genutzt. Wir wären in die Stadt spaziert, hätten uns frischgebackene Croissants mit Tee gegönnt und dabei in Zeitungen und Comics geschmökert. Früher hatten wir oft ganze Tage im Café verbracht. Danach war ich ins Theater gegangen, um die Abendkasse vorzubereiten, und Hannah hatte sich mit Daisy zum Bummeln getroffen oder mit Jay und anderen Freunden im Park. Und abends im Willow Tree hatten wir uns die Aufführung angesehen. Das waren traumhafte Tage.

An diesem Morgen hockte ich neben Hannah, die vor der Kloschüssel kniete. Sie hatte sich aus ihrem Zimmer geschleppt, weil sie sich übergeben musste. Sie war kreidebleich. Als ich ihr aufhalf, konnte ich ihre Rippen fühlen. Ich wollte das Krankenhaus anrufen, aber sie hielt mich davon ab. Ich war hin- und hergerissen zwischen meinem verzweifelten Wunsch, etwas zu unternehmen, und dem Wunsch meiner Tochter, selbst zu entscheiden, was das Beste für sie war. Schließlich ging ich in ihr Zimmer, um ein wenig für sie aufzuräumen. Aus purer Gewohnheit warf ich einen Blick in ihren Papierkorb. Der GCSE-Fragebogen lag darin. Hannah hatte ihn wieder hineingeworfen. Ich setzte mich aufs Bett, stützte den Kopf in die Hände und starrte sehr lange auf den Papierkorb. Ich war drauf und dran, den Fragebogen herauszufischen. Aber ich tat es nicht. Ich ließ ihn darin liegen, obwohl es mir das Herz zerriss.

Hinzu kam die Sache mit Phil, die ich auch noch verarbeiten musste. Hannah hatte mir erzählt, dass er sich mit Sally in der Garderobe gestritten hatte und anschließend in den Heizkeller gestürmt war. Dort hatte er sich ein herumliegendes Rohr geschnappt und auf den Heizkessel eingedroschen. Sallys Ehe war am Ende. Ich hatte ihr eine SMS geschickt und ihr angeboten, dass sie mit Jay bei uns unterschlüpfen könne, solange sie wolle; wir würden es schon irgendwie hinkriegen. Mitten in der Nacht kam ihre Antwort:

Phil ist weg. Hat seine Tasche gepackt und ist abgehauen.

Ach herrje.

Ich bin erstaunlich gefasst.

Wie geht es Jay?

Keine Ahnung. Wir reden kaum miteinander. Aber das wird sich bald ändern.

Phil hatte ihre Beziehung seit Jahren sabotiert. Am Ende hatte er alles zerstört und das Theater mit in den Abgrund gerissen. Natürlich war ich wütend auf ihn. Aber was spielte es für eine Rolle. Wir hatten so viele andere Probleme.

Nachmittags klingelte es an der Tür.

»Hallo, Tom«, sagte Sally. »Ich hoffe, ich störe nicht.«

»Sally! Hannah hat mir erzählt, was los ist. O Gott, es tut mir so leid, ich …«

»Schon gut«, sagte Sally. »Lass uns ein anderes Mal darüber reden.«

»Könntest du mit zum Willow Tree kommen?«, fragte Sally. »Jetzt sofort? Es ist wirklich wichtig!«

»Tut mir leid, aber das geht nicht«, antwortete ich. »Hannah liegt im Bett, sie musste sich übergeben …«

»Wer liegt im Bett?«, fragte eine Stimme hinter mir.

Ich drehte mich um und sah Hannah die Treppe herunterkommen. Sie trug Jeans, einen schwarzen Pulli und knallroten Lippenstift.

»Sind wir fertig?«, fragte sie Sally.

Sally nickte.

Hannah schnappte sich ihre Lederjacke vom Kleiderhaken.

»Was hast du vor?«, fragte ich.

»Ich komme mit ins Theater«, sagte sie.

»Nicht nötig, ich soll nur Bürokram mit Ted besprechen, richtig? Aber warum kann das nicht bis Montag warten?«

»Da geht leider nicht«, sagte Sally. »Es gibt eine neue Entwicklung. Es wäre gut, wenn ihr beide mitkommt.«

Ich starrte Sally verwirrt an. Hannah zog sich derweil ihre Turnschuhe an. Wollte sie das Ganze etwa als Vorwand nutzen, um sich aus dem Haus zu stehlen, obwohl sie ins Bett gehörte? Und was redete Sally da eigentlich? Das ergab überhaupt keinen Sinn.

»Komm, Dad«, sagte Hannah und nahm meine Hand. »Wir werden ja sehen.«

Ich ließ mich dazu überreden, mit Hannah in Sallys kleinen Ford Ka zu steigen. Hannah nahm hinten Platz und tippte eifrig auf ihrem Handy herum. Während der Fahrt schaute ich immer wieder zu Sally herüber, die schweigend am Steuer saß, und überlegte krampfhaft, was ich sagen sollte.

»Wie geht es dir denn?«, brachte ich schließlich heraus.

»Phil ist bei seinem Bruder in Radstock«, sagte sie. »Keine Ahnung, was er danach vorhat. Es ist mir auch schnuppe.«

»Kannst du dir vorstellen, dass ihr wieder …«

»Nein«, sagte sie entschieden. »Nicht nach allem, was passiert ist. Manchmal muss man einfach loslassen.«

Ich nickte, als der Wagen auf die Hauptstraße abbog, und dachte über ihre Worte nach. Ich dachte an Hannah, die hinten saß und plötzlich so erwachsen aussah. Und daran, dass die großen Entscheidungen, die bevorstanden, ihre waren, nicht meine. Nicht mehr.

»*Manchmal* muss man loslassen«, wiederholte Sally, mehr zu sich selbst. Als das Theater in Sicht kam, warf sie mir einen kurzen Blick zu.

»Aber nicht immer«, fügte sie hinzu und lächelte. »Manchmal muss man auch festhalten und kämpfen.«

Vor dem Theater standen Leute. Das war das Erste, was mir auffiel, als wir uns näherten. Und zwar ziemlich viele Leute. Zuerst dachte ich, es wäre Zufall – vielleicht eine große Gruppe von Freunden oder Kollegen, die auf dem Weg zum Pub zufällig gerade am Willow Tree vorbeikamen. Aber dann sah ich, was es tatsächlich war.

Eine lange Warteschlange.

Sie zog sich von der Hauptstraße über den Parkplatz bis zum Haupteingang. Der Parkplatz stand voller Autos. In der Schlange standen Jung und Alt, bunt gemischt, Familien mit Kindern, Paare, Freunde. Leute in Sicherheitsjacken sorgten für Ordnung und plauderten mit den Wartenden; ein oder zwei von ihnen gehörten zu den Ehrenamtlichen des Theaters.

»Was ist denn hier los?«, fragte ich.

Dann hörte ich eine Geige, Flöte und Trommeln – eine altertümlich gekleidete Folk-Band musizierte am Haupteingang. Zwei weitere Ehrenamtliche gingen die Warteschlange entlang und verteilten kleine Laternen an die Kinder. Die Schlange verwandelte sich langsam in eine leuchtende Prozession.

Jemand leitete Sallys Wagen zum letzten freien Parkplatz. Sie parkte ein, zog die Handbremse an, und dann saßen wir ein paar Sekunden schweigend da. Ich drehte mich zu Hannah um. Sie starrte staunend aus dem Fenster, auf die Menge.

»Wir haben es geschafft«, sagte sie.

»Was habt ihr geschafft?«, fragte ich.

»Das da«, sagte sie.

»Komm mit, Tom«, sagte Sally. »Lass uns aussteigen und schauen, was los ist.«

Ich öffnete die Beifahrertür und wartete kurz, bis ein paar Kinder vorbeigerannt waren. Dann stieg ich aus und ließ den Blick umherschweifen. Sally stellte sich neben mich, griff nach ihrem Handy und rief jemanden an. Ich hörte, wie jemand antwortete, und dann stupste sie mich und deutete mit dem Kopf zum Eingang.

»Los geht's«, sagte sie.

Zwei große Flutlichter, die zu beiden Seiten des Haupteingangs standen, erstrahlten plötzlich und tauchten die Fassade des Theaters in gleißendes Licht. Über dem Eingang hing ein riesiges weißes Schild, das sich fast über die gesamte Breite erstreckte. Oben stand »Rettet das Willow Tree präsentiert …« Und darunter, in großer, wunderschöner Schnörkelschrift:

Magische Tage, ein Stück von Hannah Rose

Ich starrte verwirrt auf das Schild.

»Wenn ich es dir erzählt hätte, hättest du es uns verboten«, sagte Hannah und lächelte zaghaft.

»Du hast ein Stück geschrieben?«, stieß ich hervor.

»Ja. Sally hat mir geholfen. Das meiste war allerdings schon geschrieben.«

»Aber der Stadtrat …«

»Der Stadtrat kann uns mal«, sagte Sally. »Du siehst doch, was auf dem Schild steht. Wir haben eine Bürgerinitiative zur Rettung des Theaters gegründet. Wir werden kämpfen, Tom. Wir werden es mit dem Stadtrat aufnehmen.«

Langsam begriff ich, was los war. Meine Kollegen, meine Freunde, meine Tochter hatten nicht aufgegeben, sondern weitergemacht. Sie hatten den Glauben nicht verloren.

»Wie … wie habt ihr das geschafft?«, stotterte ich.

»Komm«, sagte Sally. »Jetzt ist Einlass. Und als Theaterdirektor musst du an der Tür stehen und unsere Gäste willkommen heißen.«

Sie nahm mich am Arm und führte mich zu der großen Glastür. Durch die Scheibe konnte ich Ted im dunklen Foyer ausmachen. Er winkte uns aufgeregt zu. Ich winkte zurück.

»Bleib einfach hier stehen und begrüße die Leute«, sagte Sally. »Wir kümmern uns um den Rest.«

»Ich kann das alles gar nicht fassen. Träume ich?«

»Nein«, lächelte sie. »Gewöhn dich besser dran. Ich glaube, es kommen noch mehr Überraschungen.«

Dann ging die Tür auf, und Sally verschwand im Foyer.

Ein Raunen ging durch die Warteschlange. Sofort erwachte der Entertainer in mir. Das Publikum stand an erster Stelle.

»Ist jetzt Einlass?«, fragte eine Frau.

»Ja«, sagte ich. »Willkommen im Willow Tree!«

Langsam strömten die Leute herein. Hannah stand neben mir und begrüßte ihre Freunde, von denen einige anscheinend selten oder nie in einem Theater gewesen waren. »Meine Oma hat mich früher immer hierhergeschleppt«, sagte einer, dessen Hosenbund so tief hing, dass seine Boxershorts hervorlugten. Er ging so zögerlich ins Foyer, als beträte er eine Polizeiwache. Shauns Sippe war gekommen, Natashas Mann mit seiner Mutter, das Comic-Laden-Pärchen, Daisy, Jenna und Jennas Eltern.

»Heute Abend habe ich Ausgang, Mr Rose!«, kreischte Jenna. »Ich hoffe, die Aufführung wird ein Kracher, sonst krieg ich für den Rest meines Lebens Hausarrest!«

Dann stürmte sie zu Hannah ins Foyer.

Ihr Vater schaute ihr nach.

»Sie hält uns für Monster«, sagte er. »Dabei versuchen wir nur, noch drei Jahre auf sie achtzugeben. Danach macht sie eh, was sie will. Wir lieben sie über alles. Man tut, was man kann, nicht wahr?«

Sogar meine Exdates waren aufgetaucht: Jocasta, die Umweltschützerin, Oregon, die Babysitting-Queen mit dem sensationellen Promi-Tratsch, und Karen, meine Katastrophen-Verabredung beim Italiener. Sie hatte ihre Kinder und ihre Mutter im Schlepptau und wirkte sichtlich zufrieden.

»Tut mir leid, dass ich damals die Flucht ergriffen und den Wein verschüttet habe«, sagte sie und reichte mir die Hand. »An dem Abend stand ich wirklich neben mir. Aber inzwischen geht es mir viel besser.«

»Das freut mich«, sagte ich. »Mir auch.«

»Es dauert eben seine Zeit, oder? Nach vorn zu schauen und jemanden loszulassen. Das muss man richtig üben. Wie Korbflechten.«

»Ja. Toller Vergleich.«

Natürlich hielt ich sofort nach Vanessa Ausschau, aber vergeblich.

Irgendwann trippelte ein Paar in seinen Achtzigern auf mich zu.

»Wissen Sie was?«, sagte die Frau und hakte sich verschwörerisch bei mir ein. »Ich war 1974 bei der Eröffnungsaufführung hier. *Der König und ich.* Herrliches Bühnenbild, fantastischer König. Danach sind wir noch sehr oft gekommen, stimmt's, Brian?«

Ihr Mann nickte stumm.

»Ich weiß gar nicht mehr, wann wir aufhörten«, fuhr sie fort. »Aber wissen Sie, ich habe Probleme mit den Beinen, und Brian hat es am Rücken. Da ist es eben einfacher, zu Hause zu bleiben und fernzusehen. Aber als wir hörten, dass das Theater von der Schließung bedroht ist, mussten wir kommen. Wir wollen das Willow Tree natürlich unterstützen. Viel Erfolg!«

Die beiden schüttelten mir die Hand und verschwanden im Foyer, das inzwischen hell erleuchtet war. Dort standen Tische mit Kuchen, Gebäck und Süßigkeiten für die Kinder. An der

Bar herrschte Gedränge. Es war, als hätten wir nie schließen müssen.

Als alle drin waren, blieb ich noch einen kurzen Moment stehen und schaute mich ein letztes Mal um. Außerhalb des Lichtscheins, der das Theater umgab, hatte die Abenddämmerung eingesetzt. Der Wind wirbelte totes Laub über den Asphalt. Als ich mich gerade umdrehen wollte, um ins Foyer zu gehen, sah ich auf der anderen Straßenseite einen Wagen stehen. Mir gefror das Blut in den Adern. Es war Phil. Er saß am Steuer und schaute zum Theater herüber, das Gesicht unrasiert, die Wangen eingefallen; er sah erbärmlich aus. Einen Moment lang trafen sich unsere Blicke. Ich befürchtete schon, er wollte aussteigen, um einen Streit vom Zaun zu brechen. Aber dann startete er den Motor und fuhr davon, ganz langsam, wie ein Leichenwagen. Das tote Laub tanzte hinter ihm her.

»Lass dich hier nie wieder blicken«, sagte ich.

Hannah

Ich lasse Dad am Eingang stehen, damit er die Gäste begrüßen kann, und trete ein. Ob ich schon mal in den Green Room gehe und nachsehe, ob die Schauspieler bereit sind? Oder bringt das Unglück? Wer weiß. Ich kann immer noch nicht glauben, dass ich tatsächlich ein eigenes Stück geschrieben habe, das die Leute sich ansehen werden.

Außerdem möchte ich wissen, wie Sally das Problem mit der Beleuchtung gelöst hat, denn wenn es auf der Bühne zu hell ist, wird das Stück banal und seelenlos rüberkommen, und wenn wir nur die Saalbeleuchtung benutzen, ist es auf der Bühne viel zu dunkel. Ich muss trotzdem ruhig bleiben, denn Sally hat mich gebeten, vor dem Stück auf die Bühne zu gehen und ein paar Worte zu sagen, und dabei will ich nicht wieder umkippen. Einmal ist lustig, zweimal ist tragisch. Obwohl dadurch vielleicht mehr Spenden reinkämen.

Diese Gedanken schwirren mir durch den Kopf, während ich mich durch das Gedränge, die Schlange vor der Bar und eine Horde raufender Kinder quetsche. Ich sehe James in Richtung Green Room vorbeihasten und winke ihm zu, aber dann wird mein Blick von einer anderen Person angezogen, auf deren Erscheinen ich zwar gehofft, aber nicht damit gerechnet hatte. Ergibt das einen Sinn? O mein Gott, ich bin so durcheinander!

»Hi, Hannah«, sagt sie.

»Hi, Mum.«

Mum? Werde ich mich je daran gewöhnen, sie so zu nennen?

Sie sieht umwerfend aus. Sie trägt ein hinreißendes, kurzes, schwarzes ärmelloses Kleid, und ihr Haar ist so kunstvoll frisiert, als besuchte sie das Royal Theatre, und nicht unsere kleine Stadtbühne. Als ich sie so sehe, lässt mich das für einen Moment alles andere vergessen.

»Ich … Das ist aber eine Überraschung.«

»Ich war zufällig in der Nähe. Sorry, blöder Witz. Ich bin nervös. Ich weiß nicht, ob ich hier wirklich willkommen bin. Ist es okay für dich?«

»Ja. Ja, natürlich. Sicher. Danke, dass du gekommen bist. Hat Dad dich gesehen?«

»Noch nicht. Ich habe es geschafft, mich reinzuschleichen, ohne dass er mich bemerkt hat.«

»In dem Aufzug?!«

Sie lächelt zum ersten Mal.

»Es tut mir so leid, Hannah. Ich weiß, dass ich niemals … dass ich niemals wiedergutmachen kann, was ich getan habe. Die Entscheidung, die ich getroffen habe. Ich werde niemals …«

»Bitte, Mum, nicht jetzt. Heute Abend geht es um die Zukunft, nicht um die Vergangenheit. Ich habe nicht die Kraft, mich mit beidem gleichzeitig zu konfrontieren. Ich freue mich wirklich, dass du hier bist. Genieße es einfach. Hol dir etwas zu trinken, spende ein bisschen Geld. Wir sehen uns nachher, einverstanden? Ich muss mich noch fertig machen.

Ich muss rauf auf die Bühne und habe Wahnsinns-Lampenfieber.«

»Du willst rauf auf die Bühne, vor all diesen Leuten – in diesen Klamotten?«

Ungläubig sehe ich sie an, und plötzlich erstarre ich vor Schreck.

»Warum denn nicht?«

Sie mustert mich, als sammele sie Mut. Dann zaubert sie hinter ihrem Rücken eine vornehm aussehende Papiertüte, deren Griffe mit einer roten Seidenschleife zugebunden sind, hervor.

»Das sollte eigentlich ein Geschenk sein«, sagte sie. »Aber jetzt denke ich, es ist eine existenzielle Notwendigkeit.«

Ich nehme die Tüte wie in Trance. Ein kurzer Blick in den schmalen Schlitz genügt, um zu wissen, was drin ist. Ich sehe das Glitzern der Pailletten, wie ein Meer aus Diamanten. Ich ziehe die Schleife auseinander und öffne die Tüte. Als ich das Kleid herausnehme, fließt der zart gewebte Stoff durch meine Finger.

»Das ist kein Prêt-à-Porter, sondern eine Maßanfertigung«, erklärt sie mit brüchiger Stimme. Sie scheint wirklich nervös zu sein. »Ich musste deine Größe erraten. Ich habe mehrmals mit dem Atelier telefoniert. Ich hoffe, es passt.«

»O mein Gott«, flüstere ich kopfschüttelnd. »Das ist ein Traum, Mum, einfach wunderschön.«

Meine Reaktion scheint ihr neues Selbstvertrauen zu geben, und die Anspannung in ihrem Gesicht löst sich. Sie beugt sich vor und küsst mich.

»Damit kannst du auf den Ball gehen«, sagt sie.

Ich erlaube ihr, mich in den Arm zu nehmen und erwidere ihre Umarmung.

Plötzlich ist mir nach Weinen zumute, nach heftigem Schluchzen, nach einem Weinkrampf, wie wir ihn nur in unseren schlimmsten Träumen erleben. Weder aus Dankbarkeit noch vor Überraschung, und es hat auch nichts mit den hundert anderen Dingen zu tun, die heute Abend in meinem Leben eine Rolle spielen. Es liegt daran, dass ich mich plötzlich an jenen Tag erinnere, an dem das Taxi kam, um sie zum Flughafen zu bringen, und irgendeine Stimme hundertmal wiederholte: »Es tut mir leid.« Mir geht ein Licht auf, hell wie eine Million Watt. Ich war das. Ich habe mich bei ihr entschuldigt. Ich habe mich bei meiner Mutter entschuldigt, weil ich glaubte, an allem schuld zu sein.

»Ich war dir ein Klotz am Bein«, stelle ich fest.

»Nein«, erwidert sie und packt mich fest an den Schultern. »Nein, nie. Wir hätten besser nachdenken sollen, dein Vater und ich. Wir haben einen Fehler gemacht. Ich habe einen Fehler gemacht.«

»Mum«, sage ich. »Brich ihm nicht noch mal das Herz.«

Verwirrt sieht sie mich an, die Hände immer noch an meinen Schultern. Doch dann verwandelt sich die Sorge in ihrem Blick in etwas anderes, das ich nicht einordnen kann.

Tom

Als ich das Foyer betrat, erblickte ich Hannah und Elizabeth im Gewühl. Sie umarmten sich. Das versprach wirklich ein emotionaler Abend zu werden. Mein erster Gedanke war jedoch nicht: »Was zur Hölle machen sie da?« Stattdessen schaute ich ihnen zu und staunte. Zum ersten Mal sahen sie wie Mutter und Tochter aus; wie Teil einer Familie. Ob ich diesen Anblick wohl noch öfter erleben würde? Ich konnte nicht in Worte fassen, was ich empfand. Ich wollte zu ihnen gehen, doch als ich mir den Weg durch die Menge bahnte, verschwand Hannah plötzlich Richtung Green Room.

»Ich habe gar nicht mit dir gerechnet«, sagte ich zu Elizabeth.

»Ich musste kommen. Ich hoffe, es macht dir nichts aus.«

»Natürlich nicht. Ich habe euch beide gesehen … dich und Hannah …«

»Sie ist so klug.«

»Ich weiß. Als ich ihr erzählte, dass du kommst, bat sie mich, dir eine Chance zu geben. Sie meinte, jeder Mensch verdient eine zweite Chance. Sie hatte recht.«

Elizabeth schaute zu Boden, und ihre Hände kneteten verlegen die offensichtlich teure Clutch. Als sie wieder aufsah, standen Tränen in ihren Augen. Sie sagte etwas, das im Lärm unterging.

»Wie bitte?«

»Mein Rückflug nach Dubai«, erwiderte sie. »Er ist für morgen Nachmittag gebucht. Aber ich kann ihn stornieren, wenn …«

Sie brachte den Satz nicht zu Ende und schaute mich an.

Wir schwiegen. Ich nahm das lebhafte Treiben um uns herum wahr, das fröhliche Gelächter und Geplauder, fing Gesprächsfetzen auf. Einer der Ehrenamtlichen sagte: »O nein, wir zeigen hier alles Mögliche: Konzerte, Comedy, Musicals …« Ted redete eifrig auf den Theaterkritiker der Lokalzeitung ein. Janice schwatzte mit einer Freundin, ein Glas in der Hand, während ihre Enkel an ihr zerrten. Ich wappnete mich innerlich für die Frage, die ich Elizabeth stellen musste.

»Sag mir nur eins«, stieß ich hervor. Ich hatte einen dicken Kloß im Hals. »Bist du zurückgekommen, weil …« Ich atmete tief ein. »Bist du zurückgekommen, weil du geglaubt hast, es wäre die letzte Chance, sie zu sehen?«

Elizabeth sah mich mit unerschütterlicher Miene an, wie damals in der Unibibliothek, als sie genau wusste, warum ich mich zu ihr an den Tisch setzen wollte. Sie durchschaute all meine Ablenkungsmanöver und behielt stets den richtigen Kurs im Blick.

»Nein«, sagte sie. »Ich bin zurückgekommen, weil ich weiß, dass sie leben wird. Ich weiß es. Ich kann es in jeder Faser meines Körpers spüren. Ich wollte euch beide jetzt sehen, damit wir eine gemeinsame Grundlage haben für alles, was noch kommen wird. Man muss vor dem Aufschwung investieren, nicht danach. Dann ist es zu spät.«

Ich starrte sie ungläubig an.

»Meine Güte, Lizzie, so etwas kann auch nur aus deinem Mund kommen.«

»Tom, vielleicht könnten wir …«

Doch bevor sie den Satz beenden konnte, knackten die Lautsprecher, und die Ansage ertönte.

»Meine Damen und Herren, die Vorstellung beginnt in zwanzig Minuten.«

»Lass uns später weiterreden«, sagte ich.

Hannah

In der Damengarderobe wird fröhlich geplaudert und gelacht, als ich reinkomme. Natasha und einige andere Schauspielerinnen aus der Theatergruppe sitzen vor den Spiegeln, die sich an einer der langen, kahlen Wände entlangziehen, scherzen und legen Make-up auf. Kleiderstangen biegen sich von der Last der Kostüme, und das abgewetzte alte Sofa in der Ecke quillt über vor Tüten und hingeworfener Kleidung.

»Hannah!«, ruft Natasha. »Wie geht es dir? Bestimmt machst du dir vor Angst in die Hose! Möchtest du einen Schluck Wein?«

Sie füllt Wein aus einem Tetrapack in den Plastikbecher und hält ihn mir hin.

»Was ist denn in der Tüte?«, fragt sie.

»Ein Kleid für heute Abend«, sage ich. »Meine Mutter hat es mir mitgebracht, aber …«

Natasha inspiziert bereits den Tüteninhalt.

»O mein Gott, Hannah, das ist ja fantastisch!«

»Ja, aber ich weiß nicht ob ich es anziehen soll.«

Natasha holt das Kleid aus der Tüte und hält es mir an. Die anderen haben sich zu uns umgedreht. Die Pailletten reflektieren das Licht der nackten Glühbirnen an den Spiegeln und glitzern.

»Ach du Scheiße, das musst du anziehen!«, sagt eine der Frauen.

»Wenn du's nicht anziehst, nehme ich es«, sagt eine andere.

Dann scharen sie sich um mich und reden mir gut zu. Und ich denke nur: Scheiß drauf, vielleicht gehe ich zum letzten Mal auf diese Bühne, da kann ich wenigstens Eindruck schinden. Dann ziehe ich mich aus, und sie helfen mir, nehmen mir meine Kleider ab und stecken mich in mein exotisches Kostüm wie Zofen einer Märchenprinzessin. Ich habe erwartet, dass es sich unbequem trägt und kratzt, aber das Futter ist ganz weich, es hüllt mich ein wie ein Seidenhandschuh die Hand. Schließlich treten sie zurück und mustern mich von Kopf bis Fuß. Ich fühle mich genauso nackt wie im Krankenhaus, wenn mich die Schwestern in einen dieser blöden Kittel stecken – nur irgendwie glamouröser. Ich weiß nicht, wohin mit meinen Armen.

»Du glaubst ja nicht, was gerade passiert ist, Nat …« Sally kommt reingestürmt, ihr Handy in der Hand. Als sie mich sieht, bleibt sie abrupt stehen, und ihr klappt der Unterkiefer runter wie bei einem albernen Überraschungs-Pantomimen.

»Heilige Scheiße, Hannah! Bitte entschuldige den Ausdruck.«

»Soll ich das wirklich anziehen?«, frage ich. »Es ist ein bisschen tief ausgeschnitten, und …«

»Du siehst fantastisch aus!«

Sie kommt zu mir und nimmt mich in den Arm.

»Du siehst fantastisch aus«, wiederholt sie. »Bist du bereit?«

»Ja, ich glaube schon.«

»Du musst da nicht raufgehen, das weißt du, oder? Ich kann die Ansage für dich machen, wenn du willst.«

»Nein, ich schaff das schon. Ich habe eine Art kleine Rede vorbereitet. Ich muss das machen.«

»Ist es okay für dich, wenn ich dir sage, dass ich stolz auf dich bin?«

»Ja.«

»Also: Ich bin stolz auf dich, Hannah. Ich bin unglaublich stolz auf dich, Baby.«

Es klopft an der Tür.

»Sind alle angezogen?«, ruft Ted.

»Nein! Du kannst reinkommen!«, ruft Natasha. Die anderen lachen besorgniserregend angeheitert.

»Ich wollte nur sagen, dass ich jetzt raufgehe und ankündige, dass es gleich losgeht«, sagt er, immer noch hinter der Tür verborgen.

»Ist deine Frau schon da?«, fragt Sally.

»Ja, und sie benimmt sich irgendwie komisch. Sie sagt, dass sie mir anschließend irgendwas zeigen will.«

Natasha und die anderen kichern in ihren Wein.

»Dann sag mal besser unserem Beleuchterteam, dass es sich bereit machen soll«, sagt Sally.

»Beleuchterteam?«, frage ich. Die Scheinwerfer hatte ich völlig vergessen! Plötzlich packt mich wieder die Angst. »Wer ist das?«

»Also, ich …« Doch bevor Sally ihren Satz beenden kann, erwacht der Lautsprecher in der Zimmerecke zum Leben.

»Meine Damen und Herren«, sagt Ted. »Bitte nehmen Sie jetzt Ihre Plätze ein. Die Aufführung beginnt in wenigen Minuten.«

Tom

Ich war mir nicht sicher, ob ich in den Zuschauersaal gehen oder hinter der Bühne nach dem Rechten sehen sollte. Die Ereignisse und Gefühle überschlugen sich; ich hatte keinerlei Kontrolle über das Geschehen: Ich kam mir so nutzlos vor wie ein Praktikant, der nichts zu tun hat. Ich beschloss, Hannah zu suchen und ihr wenigstens noch schnell Glück zu wünschen, bevor die Vorstellung begann. Als ich Richtung Flur ging, klopfte mir jemand auf die Schulter.

»Mr Rose?«, sagte eine dünne Stimme.

Sie klang beflissen und auch ein wenig vorwurfsvoll. Ich drehte mich um und rechnete mit einem Polizeibeamten, doch stattdessen stand eine andere Autoritätsperson vor mir: Stadtratsmitglied Bob Jenkins höchstpersönlich. Sally hatte mich gewarnt, der Abend würde viele Überraschungen bereithalten. Mir rutschte das Herz in die Hose. War er etwa gekommen, um die Aufführung in letzter Minute zu verhindern? War er wirklich so grausam? Aber sein Gesichtsausdruck passte irgendwie nicht dazu.

»Sie haben hier ja ganz schön was auf die Beine gestellt«, sagte er. »Ich bin ein wenig überrascht, dass wir nicht früher informiert wurden.«

»Nun ja, ich …«

Er verzog den Mund zu einem schiefen Grinsen.

»Wir werden uns gegen die Schließung zur Wehr setzen«, verkündete ich entschlossen.

»Das haben wir schon verstanden.«

»Wir werden alles tun, was in unserer Macht steht. Das hier ist erst der Anfang. So leicht geben wir uns nicht geschlagen.«

»Wir werden sehen«, sagte er.

Er wollte gehen, doch ich hielt ihn zurück.

»Ist Vanessa auch hier?«, fragte ich.

»Das weiß ich nicht, aber ich vermute schon, wenn man bedenkt, welches Opfer sie für dieses Theater gebracht hat.«

»Opfer?«

»Ja. Wussten Sie denn nichts davon? Als sie sich für das Theater einsetzte, wurde das von einigen Stadtratsmitgliedern gar nicht gut aufgenommen. Sie haben ihr den Vertrag gekündigt.«

»Sie haben sie gefeuert?«

»Nicht direkt. Sie war ja nicht angestellt, sondern freiberuflich für den Stadtrat tätig. Aber letzten Endes läuft es auf dasselbe hinaus. Es ist ihr allerdings gelungen, ein paar Leute zum Nachdenken zu bringen, einschließlich meiner Wenigkeit. Wenn Sie sie sehen, sollten Sie ihr danken. Sie hat einen ziemlich hohen Preis gezahlt. Ich hoffe, es wird nicht umsonst gewesen sein. Eigentlich ist es ja sehr nützlich, wenn alle sehen, wie sich die Gemeinde für diese Institution einsetzt. Dann hoffen wir mal, dass alle sich gut amüsieren, die Lokalzeitung einen Bericht bringt und viele Bürger sich Ihrer kleinen Protestgruppe anschließen. Ansonsten wäre das nämlich Wasser auf den Mühlen gewisser Kollegen beim Bau- und Planungsausschuss.«

Mit diesen Worten entwand er sich mir und verschwand in der Menge. Ich schaute ihm nach. Sollte das eine Drohung sein? Doch noch mehr Unbehagen bereitete mir das, was er über Vanessa gesagt hatte. Ich dachte an unsere letzte Begegnung draußen vorm Theater – warum hatte sie mir nichts gesagt? Ich war enttäuscht gewesen, dass sie nicht mehr für uns getan hatte. Was war ich für ein Idiot.

Ich musste ihr aufrichtig danken, wenn ich sie das nächste Mal sah. Das würde sicher reichen. Wir hatten schließlich nur zwei Dates gehabt. Das bedeutete nichts. Nicht das Geringste.

Ich schaute mich abermals nach Hannah um, doch ich konnte sie nirgends entdecken. Ich musste schlucken. Was wohl als Nächstes kam? Plötzlich dröhnten die Lautsprecher, und Teds Stimme ertönte.

»Meine Damen und Herren, bitte nehmen Sie jetzt Ihre Plätze ein. Die Vorstellung beginnt in wenigen Minuten.«

Die Menge strömte in den Saal. Ich ließ mich mitreißen, ratlos und verwirrt. Als ich den Saal betrat, sah ich Ted mit einem Mann am Lichtpult, den ich nicht kannte; er sah aus wie ein Automechaniker. Als Ted mich bemerkte, schlängelte er sich zu mir durch.

»Wie geht es dir?«, fragte er.

»Keine Ahnung«, erwiderte ich und lachte. »Wie geht es dir?«

»Sehr gut! Ich habe Lampenfieber. Sally muss dir was sagen, aber das hat Zeit bis nachher.«

Ich hörte ihm gar nicht richtig zu, weil ich nicht glauben konnte, wie schnell sich die Sitzreihen füllten. Ganze Familiensippen schienen gekommen zu sein, ja ganze Nachbarschaftsviertel. Kinder rannten die Gänge herauf und herunter, ältere Leute nahmen Platz und standen gelassen wieder auf, um andere Besucher durchzulassen. Ich hielt nach Vanessa Ausschau, konnte sie jedoch nirgends entdecken. Der ganze Saal war von Stimmengewirr erfüllt.

»Ich kann das alles nicht fassen«, sagte ich zu Ted.

»Warte erst mal, bis du deine Tochter gesehen hast«, erwiderte er. »So, ich muss jetzt los, mich umziehen.«

Langsam ging ich die Stufen hinunter, zur ersten Reihe. Jay winkte mich zu sich, er hatte zwei Plätze frei gehalten. Ich setzte mich neben ihn, dann schaute ich mich um. Elizabeth saß zwei Reihen hinter uns und lächelte mir zu. Als ich winkte, winkte sie zurück und drückte die Daumen. Und dann, wie von Geisterhand, ging die Saalbeleuchtung aus. Das Stimmengewirr verwandelte sich in ein Murmeln, dann wurde es still.

Scheinwerfer flammten auf und strahlten auf eine wunderschöne fremde Frau, die allein in der Mitte der Bühne stand. Zu meiner Überraschung waren es keine Theater-, sondern Autoscheinwerfer, die zu beiden Seiten der Bühne auf Gerüste montiert waren, und hinten auf der Bühne waren Flutlichtstrahler aufgestellt, die offenbar aus einer Werkstatt stammten.

Und dann geriet ich abermals ins Staunen: Die wunderschöne Frau war Hannah.

Hannah

»Viel Glück!«, flüstert Sally. Ich gehe den langen, kahlen Korridor entlang zum Bühneneingang. Ich fühle mich in den Siebzigerjahre-Schwank zurückversetzt und erinnere mich wieder an dieses elektrische Kribbeln auf meiner Haut, als ich auf die Bühne ging. Ich würde gerne wissen, wie voll der Saal ist, aber es ist schwer zu erkennen, weil auf jeder Seite der Bühne gleißend helle Scheinwerfer strahlen. Wenigstens weiß ich jetzt, dass dieses Problem definitiv irgendwie gelöst wurde, aber wie ist mir noch schleierhaft. Bis ich langsam an den vorderen Bühnenrand trete und hinunter auf ein improvisiertes Beleuchtungsschaltpult blicke. Ich sehe Callum und seinen Stiefvater, und plötzlich wird mir klar, dass es die Scheinwerfer aus Joes Werkstatt sind, die unsere Aufführung beleuchten. Aber wie das zustande gekommen ist, ist mir ein Rätsel, über das ich gerade nicht nachdenken kann.

Ich stehe vorne auf der Bühne. Allein. Aus der Dunkelheit vor mir erklingt Flüstern und hier und da Geschrei und Quietschen von gelangweilten Kleinkindern. Ich spüre mein Herz wie ein erbärmlich keuchendes dumpfes Klopfen gegen meinen Brustkorb, wie der Faustschlag eines Babys. Ich muss nur die nächsten paar Minuten überstehen. Ich räuspere mich.

»Willkommen im Willow Tree Theater«, beginne ich. Meine Stimme klingt ein wenig brüchig und belegt. Ich muss Luft holen. Wie viel Lungenkapazität mir wohl noch bleibt? »Danke, dass Sie alle gekommen sind. Das Theater wurde 1974 erbaut. Es ist kein schönes Bauwerk, aber es erfüllt seinen Zweck. Mein Vater war hier zehn Jahre lang Direktor – er sitzt hier vorne in der ersten Reihe. Er wusste nichts von diesem Abend – es tut mir leid, Dad, aber irgendjemand musste etwas unternehmen.«

Höfliches Gelächter.

»Ich hoffe, dass manche von Ihnen schon hier gewesen sind, um sich ein Theaterstück, eine Show oder eine Comedy anzusehen. Oder haben Sie vielleicht an einem Ü30-Hiphop-Kurs teilgenommen? Vielleicht gehen Sie aber auch nur manchmal vorbei, blicken auf und überlegen sich, eines Tages eine Aufführung zu besuchen. Und jetzt sind Sie hier – an dem wichtigsten Abend, den es je für uns gegeben hat.

Vor ein paar Wochen hatten wir ein Heizungsleck; überall stand das Wasser im Haus, und es schien, als wäre alles vorbei. Die Stadt will das Theater schließen. Aber wir halten das für keine gute Idee, weil wir glauben, dass dieses Theater sehr wichtig für unsere Stadt ist. Sie sind gekommen, also nehme ich an, dass Sie derselben Meinung sind. Für mich bedeutet das Willow Tree noch viel mehr. Es war nicht nur der Arbeitsplatz meines Vaters, es war auch mein Zuhause, hier bin ich aufgewachsen. Ich habe auf den Stühlen gespielt, auf denen Sie sitzen, und hier auf dieser Bühne habe ich lesen gelernt. Hier habe ich meine Hausaufgaben gemacht und meine Leidenschaft für Märchen und Geschichten entdeckt.

Ich kann kaum in Worte fassen, was Geschichten mir seit jeher bedeutet haben. Mit fünf Jahren wurde bei mir ein ernstes Herzleiden festgestellt. Vor kurzem ist es schlimmer geworden – sehr viel schlimmer. In diesem Wissen habe ich immer gelebt – dass ich krank bin und vielleicht nicht sehr alt werde. Eigentlich hätte ich immerzu Angst haben sollen, aber ich hatte keine, bis heute nicht. Das Stück, das wir heute Abend für Sie aufführen, handelt von diesem Thema.

Ich hoffe, es gefällt Ihnen. Am Ende werden wir um Spenden bitten, freiwillige Helfer sammeln sie an der Tür ein. Wenn Sie außerdem unserem *Rettet das Willow Tree*-Komitee beitreten wollen, wäre das wunderbar. Und jetzt möchten wir Ihnen, hoffentlich nicht zum letzten Mal, eine Geschichte erzählen.«

An dem Abend, nachdem ich in Margarets Haus gewesen war und den Green Room aufgeschlossen hatte, las ich die Skripte durch, die sie uns hinterlassen hatte. In dem Maße, wie die Erinnerungen zurückkehrten, fiel mir etwas an ihnen auf: Welches Märchen wir auch erzählt, welche fantastischen Illusionen wir auch heraufbeschworen hatten, sie drehten sich immer um ein und dasselbe. Als ich Sally davon erzählte, hatte sie sofort die Idee, genau das mit unserem Stück zu vermitteln.

Ich stieg von der Bühne und setzte mich auf den Platz neben meinem Vater.

Tom

Die Werkstatt-Flutlichtstrahler fielen auf Kamils Drehbühne. Sie war mit bemalten Laken dekoriert, die dicke Steinmauern darstellten. Ted, der König – er trug eine Krone und einen Umhang –, saß an einem Bett, in dem ein Mädchen lag, Natashas Tochter Ashley. Sally kam auf die Bühne und stellte sich hinter ein Podium, das weiter hinten stand.

»Es war einmal ein König, der mit seiner Tochter in einem wunderschönen Schloss lebte«, begann sie vorzulesen. »Sie waren glücklich und hatten keine Sorgen. Doch eines Tages wurde die Tochter des Königs schwer krank …«

Erinnerungen umkreisten mich wie silberne Planeten. Ich erinnerte mich an einen Moment, als Hannah sieben gewesen war. Sie hatte mit einem Zeichenblock im Parkett gesessen und mit Filzstiften eine Theaterbühne gemalt. »Willst du Bühnenbildnerin werden, wenn du mal groß bist?«, hatte ich sie gefragt. »Daddy, ich werde nicht groß«, hatte sie erwidert.

Und sie wurde es doch.

Ich schaute Hannah an. Sie nahm meine Hand.

»Der König beschloss, sich auf die Suche nach einem Heilmittel zu machen, auch wenn er dafür bis ans Ende der Welt reisen musste«, fuhr Sally fort. »Doch seine Tochter flehte ihn an, sie nicht allein in dem düsteren Schloss zurückzulassen.«

»Ich sterbe sonst vor Einsamkeit und Langeweile«, jammerte Ashley.

Sie übertrieb sehr gekonnt, und die Zuschauer lachten. Ich schaute mich um und sah die vielen Familien im Publikum; Jacken, Mützen und Handschuhe lagen kunterbunt überall auf dem Boden verstreut. Manche Kinder schmiegten sich auf dem Schoß ihrer Eltern an sie, Daumen im Mund, andere standen auf Stühlen, manche saßen im Schneidersitz in den Gängen. Vor einer Minute waren sie noch kreischend herumgerannt, und nun schauten sie gebannt zu. Auch Elizabeth starrte fasziniert auf die Bühne; ihre Augen leuchteten.

»Der König war verzweifelt, doch dann kam ihm eine Idee«, sagte Sally. »An seinem königlichen Theater gab es nämlich eine Schauspieltruppe, eine lustige Bande von Schelmen und verrückten Gestalten, die der Prinzessin Gesellschaft leisten konnte, während er fort war.«

Nun erschienen Shaun, James, Natasha und die übrigen Darsteller des Theaterclubs auf der Bühne. Sie waren als Hofnarren und Akrobaten verkleidet und tollten vergnügt über die Bühne. Begleitet wurden sie von der Folk-Band, die zuvor am Haupteingang musiziert hatte und nun ein wenig schief spielte, um dem Ganzen einen Monty-Python-Touch zu verleihen. Die Kinder im Publikum lachten laut und zeigten auf die Bühne, vor allem, als Shaun beim Versuch, ein Rad zu schlagen, fast hinunterfiel. James fing ihn natürlich auf.

»Werdet ihr die Prinzessin so oft wie möglich besuchen?«, fragte Ted. »Werdet ihr euch lustige Stücke und andere Zerstreuungen für sie ausdenken?«

Die Schauspieltruppe willigte jubelnd ein. Plötzlich erinnerte ich mich an den Moment, als Hannah als kleines Mädchen aus dem Bett gesprungen und zum Fenster gelaufen war, um die Feenprozession zu bestaunen. Es war kalt gewesen an jenem Abend, doch alle waren gekommen. Meine Freunde. Ohne sie hätten wir das Ganze niemals durchgestanden. Ich spürte einen dicken Kloß im Hals. Hannah schaute mich an und drückte meine Hand.

»Weißt du noch, die Feenprozession?«, flüsterte ich.

»Ja.«

»Als ich die anderen damals fragte, hätte ich nie gedacht …«

»Ich weiß, Dad. Schau einfach zu.«

»Als der König sich auf den Weg machte, hielten die Schauspieler ihr Wort«, sagte Sally. »Am nächsten Tag besuchten sie die Prinzessin im Schloss und fragten sie, welches Stück sie gern sehen wollte.«

»Die kleine Meerjungfrau!«, rief Ashley vom Bett aus.

Ein lautes Knarzen ertönte, und Kamils Kulisse drehte sich. Er hatte sich wieder einmal selbst übertroffen. Nun tauchte eine Unterwasserwelt auf, die Wände mit schillerndem blauem Organza überzogen. Als das Ensemble begann, das Märchen aufzuführen, kam mir alles seltsam vertraut vor. Hatte ich das nicht schon einmal gesehen?

Und mit einem Mal fiel es mir wieder ein: Es war unsere eigene Version der kleinen Meerjungfrau; die Version, die Hannah und ich uns vor Jahren ausgedacht hatten. Aber soweit ich wusste, waren die alten Aufzeichnungen verloren gegangen. Ich drehte mich erstaunt zu meiner Tochter.

»Wie ist dir das denn gelungen?«, flüsterte ich.

»Margaret hat es damals aufgeschrieben,« antwortete sie leise. »Sie hat jedes Stück festgehalten.«

Und plötzlich kehrten die Erinnerungen an all die Aufführungen zurück, die wir gemeinsam auf die Beine gestellt hatten; Erinnerungen an einen bunten Reigen unzähliger Szenen mit Schauspielern, Sängern, Clowns und Komikern. Aber vor allem dachte ich an die Zuschauer und ihre Reaktionen – wie sie gelacht und geweint und gejubelt hatten. Und mir fiel wieder ein, was ich einmal zu Hannah gesagt hatte: Was du auf der Bühne siehst, gehört nur dir, denn jeder sieht etwas anderes.

»Voller Entzücken schaute die Prinzessin zu«, las Sally weiter. »Und während sie zuschaute, fühlte sie sich auf einmal ein wenig besser und setzte sich ganz leicht in ihrem Bett auf.«

Ashley reagierte allerdings nicht; sie war zu sehr damit beschäftigt, über Teds Krone zu lachen, die ihm ständig vom Kopf rutschte.

»Und während sie zuschaute«, wiederholte Sally, »fühlte sie sich auf einmal ein wenig besser und SETZTE SICH GANZ LEICHT IN IHREM BETT AUF.«

Ted gab Ashley einen Stups, und sie sprang auf, zur allgemeinen Erheiterung. Sally räusperte sich und fuhr fort.

»Als der König zurückkehrte, war er zutiefst verzweifelt.«

»Ich habe kein Heilmittel gefunden«, sagte Ted. »Wenn der Morgen graut, muss ich wieder los.«

»Und abermals fragte er die Schauspieler, ob sie die Prinzessin im Schloss besuchen könnten«, sprach Sally. »Und dann machte er sich erneut auf den Weg.«

Diesmal zeigte die Truppe der Prinzessin *Die Schneekönigin* – das Märchen, das Hannah als Achtjährige so geliebt hatte. Ich hatte es vor allem als Teds Stück in Erinnerung. Als er damals die Rolle des Räubervaters übernommen hatte, war er felsenfest davon überzeugt gewesen, kein Talent zu besitzen, aber das Gegenteil war der Fall. Ohne Ted wäre ich all die Jahre aufgeschmissen gewesen.

»Gerdas Tapferkeit beeindruckte die Prinzessin so sehr, dass sie sich etwas stärker fühlte«, fuhr Sally fort. »Die Farbe kehrte in ihre Wangen zurück, und sie setzte sich noch ein bisschen mehr in ihrem Bett auf.«

Nun war die Struktur des Stücks klar. Jedes Mal wenn der König verreiste, führten die Schauspieler eine von unseren alten Geburtstagsproduktionen auf, und der Prinzessin ging es zunehmend besser. Jede Szene brachte Dinge in mein Bewusstsein zurück, die ich längst vergessen hatte: den Schiffsrumpf, die leuchtenden Nordlichter, die Prinzessin, die sich durch die Dornen zum männlichen Dornröschen schlug.

»Schließlich zeigten die Schauspieler der Prinzessin die Geschichte vom *Rotkäppchen*«, sagte Sally.

Es wurde ein wenig dunkler auf der Bühne, und die Kulisse verwandelte sich in einen Wald aus schwarzen Holzbäumen. Trockeneis strömte aus einer Maschine im Hintergrund und hüllte Ashleys Bett in Nebel. Sie versteckte sich theatralisch unter der Decke, als der Wolf hineinschlich. Die Kinder im Publikum begannen laut buh zu rufen.

»Diesmal war die Prinzessin jedoch nicht entzückt, sondern sie bekam Angst, denn der Wolf erinnerte sie an ihre schwere Krankheit. In diesem Moment begriff sie, dass sie niemals gesund werden würde und ihr Vater sich umsonst auf den Weg gemacht hatte.

Doch genau hier lag das Geheimnis. Die Schauspieltruppe hatte ihr so viel Freude bereitet, dass sie sich trotzdem stark genug fühlte, um zu überleben, was auch immer geschah. Die Geschichten hatten ihr die Kraft gegeben.«

Mit der Hilfe des Ensembles schlug Ashley die Bettdecke weg, und als sie aufstand, wurden die Lichter wieder heller. Ich schaute zu Callum hinüber, der konzentriert vor einem wackeligen Lichtpult saß, das er offenbar selbst gebaut hatte. Es war mir zwar ein Rätsel, wie man ihn dazu überredet hatte, bei dieser Gemeinschaftsproduktion mitzumachen, aber er besaß wirklich ein Gespür für Technik. Er schaute zur Bühne hoch und drückte auf einen Knopf. Die Bäume begannen sich zu drehen, und ich konnte erkennen, dass sie auf der anderen Seite mit winzigen Spiegeln übersät waren.

In diesem Moment lehnte Hannah sich noch näher an mich und flüsterte mir ins Ohr:

»Danke. Dad. Danke, dass du mein Leben mit Magie und Staunen erfüllt hast.«

Dann ging der letzte Theaterscheinwerfer an, der uns noch geblieben war, und strahlte auf die Bäume. Dem Publikum stockte der Atem.

Das Licht reflektierte tausendfach und tauchte den Saal in ein Glitzermeer.

Das war es, was Hannah mir immer wieder aufs Neue geschenkt hatte. In den letzten Wochen hatte ich begonnen, die Vergangenheit zu verdrängen, weil sie so schmerzhaft mit Hannahs Krankheit verknüpft war. Doch es hatte stets auch Licht gegeben; es begleitete uns bei allem, was wir gemeinsam machten, bei jedem Stück und jeder albernen Eskapade. Unser Licht war die Liebe und Freude, die uns verband, und die Dunkelheit um uns herum ließ es nur noch heller erstrahlen.

Meine Augen waren auf einmal ganz verschwommen. Zuerst dachte ich, es läge an dem Licht, doch es waren Tränen. Ich sah die Bühne durch das Prisma unseres Lebens – ein unendlich kostbarer Schatz.

»Geblendet vom Licht schlich der Wolf davon«, las Sally. »Als der Vater zurückkehrte, war er sehr überrascht darüber, dass seine Tochter wieder auf den Beinen war und munter wirkte. Sie sah so gesund aus wie seit Jahren nicht mehr.«

»Aber ich bin doch gescheitert«, sagte der König. »Ich habe das Heilmittel, das du brauchtest, nicht gefunden.«

»Doch«, sagte die Prinzessin. »Du hast mir das Heilmittel gebracht. Schon vor vielen Jahren. Du wusstest es nur nicht.«

»Das verstehe ich nicht«, sagte der König.

»Nun, dann muss ich es dir als Erzählerin dieser Geschichte wohl erklären«, sagte Sally zum König. »Egal, welches Märchen die Schauspieler aufführten, egal, welche fantastischen Illusionen sie heraufbeschworen hatten, alle drehten sich um dasselbe: um einen Vater, der seine Tochter mit Geschichten rettete.«

Dann erloschen die Scheinwerfer, und die Bühne wurde dunkel.

Als die Lichter wieder angingen, standen die Schauspieler am Bühnenrand und verbeugten sich. Die erste Reihe begann zu applaudieren, und von dort aus verbreitete sich der Beifall wie ein Lauffeuer im ganzen Saal.

Sally trat schließlich vor und bat um Aufmerksamkeit.

»Vielen, vielen Dank! Wir hoffen, unser Stück hat Ihnen gefallen. Es handelte vom Theater. Ich glaube, alle von uns, die gerade auf der Bühne stehen, hat dieser Ort verwandelt. Ted war dreißig Jahre als Buchhalter tätig. Als er zu uns kam, konnte er sich nicht vorstellen, als Schauspieler in Erscheinung zu treten, aber er hat es trotzdem versucht, Gott sei Dank. Er ist uns unersetzlich. Shaun hatte es ziemlich schwer als Kind; es ist nicht einfach, wenn man der einzige Schüler ist, der freiwillig nachsitzt, um Oscar Wilde zu lesen. Und heute ist er vermutlich der einzige Lagerleiter, der Oscar Wildes Werk in- und auswendig kennt. Und James ist … ähm … James, was hat dir das Willow Tree Theater gebracht?«

James blinzelte Sally im Scheinwerferlicht an.

»Ähm … einen Lebensgefährten«, sagte er.

»Stimmt«, sagte Sally. »Das ist großartig. Tja, und was mich betrifft … Vor zehn Jahren hatte ich keinen Funken Selbstvertrauen. Ich war schüchtern, still und ziemlich frustriert. Doch der Theaterclub nahm mich als Bühnenbildnerin auf, dann wurde ich Bühnenmanagerin und schließlich sogar künstlerische Leiterin. Meine Theaterkollegen vertrauten mir, und sie glaubten an mich. Und wissen Sie, was es bewirkt, wenn jemand an Sie glaubt? Es verändert Ihr Leben. Es macht Dinge erträglich. Es gibt Ihnen die Kraft weiterzumachen.

Hannah, komm auf die Bühne.«

Hannah erhob sich langsam und setzte sich vorsichtig auf die Bühne. James und Shaun halfen ihr hoch. Sie zog einen zerknitterten Zettel hervor und blinzelte ins Publikum.

»Die letzten Worte heute Abend sollen einer Freundin von mir gehören, die leider nicht mehr bei uns ist, die beste

Schauspielerin und Freundin, die man sich vorstellen kann: Margaret Chevalier. Vor einer Woche haben Sally und ich ihren Nachlass durchgesehen – sie hatte uns übrigens darum gebeten. Und dabei entdeckten wir einen Ausschnitt aus einer alten Theaterzeitschrift, mit einem Interview, bei dem Margaret zu einer ihrer Rollen befragt worden war. Das Interview wimmelt nur so von lustigen Anekdoten; das war Margarets Spezialität. Aber als der Journalist von ihr wissen wollte, welche Bedeutung das Stück hätte, sagte sie etwas, das ich jetzt vorlesen möchte:

›Mein Lieber, ich habe wirklich viel erlebt, als Studentin, Geliebte, Ehefrau und Fernsehschauspielerin. Und soll ich Ihnen mal sagen, was ich in all den Jahren gelernt habe? Alle Geschichten sind wahr. Geschichten verleihen der Welt einen Sinn, durch Geschichten erinnern und erzählen wir alles, was uns in der Welt widerfährt. Wir bewahren unsere Geschichten sorgfältig auf und tauschen sie untereinander aus, wie Geschenke. Sie sind Rezepte. Zauberformeln. Geschichten handeln vom Überleben. Und überall, wo es Leben gibt, mein Lieber, gibt es auch Geschichten.‹

Bitte helfen Sie uns, dieses Theater am Leben zu erhalten, damit die Geschichten hier wohnen bleiben können.«

Die Zuschauer applaudierten erneut. Der Beifall wurde immer lauter, es gab Pfiffe. Ich schaute mich um. Die Leute erhoben sich, zuerst nur vereinzelt, aber dann wurden es immer mehr, bis alle standen. Das Publikum feierte nicht nur das Stück, sondern auch das Theater. Welch ein Triumph. Bob Jenkins erhob sich ebenfalls. Ich rechnete damit, dass er den

Saal verließ, aber nein, er applaudierte. Ein paar Kinder sausten jubelnd durch die Gänge.

Ich sah meine Tochter an. Seit einem Jahrzehnt leitete ich dieses Theater, aber sie war diejenige, die für seine Rettung gekämpft hatte. Wenn es in zehn Jahren noch immer existierte, dann würde es ihr zu verdanken sein. Auch ich erhob mich und applaudierte. Hannah winkte mir zu. Sie tat so, als würde sie gleich in Ohnmacht fallen. Typischer Hannah-Humor. Leute scharten sich um mich, umarmten mich, schüttelten mir die Hand. Ich wäre gern auf die Bühne gegangen, zu meiner Tochter, aber sie eilte schon zum Lichtpult. Dabei wollte ich ihr doch sagen, dass es eigentlich umgekehrt war.

Nicht der König hatte seine Tochter mit Geschichten gerettet, sondern die Tochter den König.

Hannah

Mitten in dem Lärm, der Aufregung und dem Durcheinander, während Dad von Leuten umringt ist, suche ich nur nach dem einen, den ich zuallererst begrüßen will. Vorsichtig gehe ich die Treppe neben der Bühne hinunter ins Publikum.

Die Leute machen mir Platz, aber ich kann ihn zunächst nicht entdecken. Stattdessen sehe ich Joe, der Stecker und Kabel aus der improvisierten Beleuchtungsanlage zieht. Als ich mich nähere, lässt er ein Kabel zu Boden fallen, um mir die Hand geben zu können. Ich schüttle sie ein wenig verschämt.

»Hi, Joe. Ich weiß gar nicht, was ich sagen soll. Ich meine … Wie hast du das gemacht? Und warum hast du das gemacht?«

Er grinst mich an.

»Das sind alles Scheinwerfer aus der Werkstatt«, erklärt er. »Sie sind natürlich nicht so stark wie echte Theaterbeleuchtung, aber sie haben ihren Zweck erfüllt.«

»Aber … Warum? Warum hast du das gemacht? Du bist doch kein …«

»Theaterfan? Ich habe hier vor ein paar Jahren mal eine Comedy-Show gesehen, ich bin kein totaler Depp. Aber es ist tatsächlich nicht so ganz mein Ding, wenn ich ehrlich bin.«

»Also, warum? Warum hast du uns geholfen?«

Seufzend lehnt er sich gegen das Schaltpult.

»Weil Callum mich darum gebeten hat«, erklärt er. »Es war das erste Mal, dass der Junge mich überhaupt mal um etwas gebeten hat. Da musste ich doch einspringen, oder? Hast du mal seinen Vater kennengelernt, also nicht Kerrys Exmann, sondern seinen richtigen Vater?«

Ich schüttle den Kopf.

»Musst du auch nicht. Er ist ein Vollidiot. Kerrys Exmann übrigens auch, aber verrate ihr nicht, dass ich das gesagt habe. Der Junge war sein ganzes Leben lang von Vollidioten umgeben. Er braucht nicht noch einen. Ich weiß zwar nicht besonders viel über seine Krankheit, aber ich weiß, dass sich seine Mutter große Sorgen um ihn macht. Und er ist ein guter Junge – auch wenn er nichts von Autos versteht. Weißt du schon, dass ihm der Comic-Typ von diesem Ausstellungs-Dings in Bristol eine Mail geschickt hat? Scheint so, als würde der seinen eigenen Verlag aufziehen. Er will, dass Callum ihm ein paar seiner Zeichnungen schickt und eine anständige Story.«

»Shit«, sage ich. »Callum wollte, dass ich die Geschichte schreibe.«

»Das hat er versaut, oder?«

»Stimmt.«

»Dieser Junge – bei ihm ist alles immer so ein Kampf. Er glaubt, dass er nirgendwo reinpasst. Vielleicht hat er recht. Aber das ist doch gar nicht so schlimm, oder? Wenn man sich mal anschaut, wie sich unsere Welt entwickelt, sind es gerade die Außenseiter, die ihre Sache gut hinkriegen, und nicht solche ungebildeten Schwachköpfe wie ich.«

»Ich halte Sie nicht für einen Schwachkopf, Sie sind großartig«, erwidere ich schließlich. »Vielen Dank, dass Sie uns geholfen haben.«

»Kein Ding. Ich hoffe, ihr erreicht euer Ziel. Gib nicht auf!«

»Kann ich mir gar nicht leisten.«

Und dann kommt Callum. Er trägt zwei schwere Scheinwerfer, sein T-Shirt ist ölverschmiert und sein Haar ganz durcheinander. Er sieht aus, als sei er gerade einem Boyband-Plakat entstiegen. Joe lächelt und verzieht sich unauffällig, duckt sich unter den Tisch und tut so, als würde er eine große Werkzeugkiste durchwühlen. Ich gehe auf Callum zu, und er sieht mich mit seinen großen, traurigen Augen an.

»Hi«, sage ich.

»Hey.«

»Tut mir leid«, sagt er. »Tut mir echt leid.«

»Ach, wirklich?«, frage ich. »Es tut dir leid, dass du mit einer SMS Schluss gemacht hast, als ich dich am meisten brauchte?«

Er senkt den Blick und nickt. Er guckt so betreten, dass es richtig wehtut, ihn so zu sehen.

»Warum? Warum hast du das gemacht?«

»Ich weiß nicht. Ich … Ich hatte Angst. Und ich dachte, du kannst nicht zusätzlich zu deinen Problemen auch noch meine gebrauchen.«

»Aber das wäre meine Entscheidung gewesen, oder?«

»Keine Ahnung. Kann schon sein. Du hast einfach …«

»Red weiter.«

»Was Besseres verdient. Du brauchst jemanden, der stark genug ist, um dich zu unterstützen. Ich konnte es nicht mit ansehen, wie du immer schwächer wurdest, ohne zu wissen, wie ich dir helfen soll. Aber das war egoistisch, schwach und beschissen. Ich weiß, dass ich es nicht wiedergutmachen kann.«

Ich sehe ihn an und denke jetzt tatsächlich an das, was mir bevorsteht und was ich dann brauchen werde. Ich denke daran, wie unsicher ich mich den ganzen Sommer über gefühlt habe. Die ganze Zeit habe ich mich gefragt, warum ich überhaupt mit ihm zusammen war und ob es irgendetwas bedeutete. Doch dann denke ich an die Comic-Börse und wie wir uns geholfen haben. Es kostete keinerlei Mühe. Ganz selbstverständlich gaben wir einander, was wir brauchten. Das, was uns trennt, ist das, was uns zu zerstören versucht. In diesem Augenblick, in diesem Gewühl freundlicher Menschen, unter funkelnden Autowerkstatt-Scheinwerfern, denke ich bei mir, dass wir vielleicht einfach zusammenhalten müssen, um diese Dinge zu besiegen.

»Also, warum hast du uns dann heute geholfen?«, frage ich. »Wenn du dachtest, es wäre hoffnungslos. Warum hast du dir solche Mühe gegeben?«

Endlich setzt er die Scheinwerfer ab und nähert sich mir.

»Ich bin nicht gut genug«, sagt er. »Aber du bist es. Du bist gut genug. Du bist der beste Mensch, den ich je getroffen habe und je treffen werde. Ich werde diesen Sommer nie vergessen. Ich habe nicht viel, aber der bleibt mir. Wenigstens habe ich dir heute Abend eines bewiesen: Hannah, wenn du Hilfe brauchst, werde ich im Dunkeln stehen und dir leuchten. Zumindest das kann ich.«

Aus dem Foyer dringt gedämpft Musik zu uns. Sie ist unter dem Stimmengewirr im Saal kaum hörbar, und ich kann die Melodie nicht erkennen. Aber der Beat ist mitreißend. Ein harter Beat. Bomp, bomp, bomp. Der Bass ist so tief, dass ich ihn in der Brust spüre. Ich fühle ihn eher, als dass ich ihn höre.

»Du bist ein Idiot«, sage ich. »Hast du diese Rede geübt?«

»Klar«, antwortet er. »Ungefähr zwei Wochen lang. Ich hatte noch andere vorbereitet, aber diese war die beste.«

»Wirklich? *Die* war die beste?«

»Ich bin kein Schriftsteller«, verteidigt er sich.

Er blickt einen Moment beiseite, peinlich berührt von der Intensität, die zwischen uns entsteht. Aber er ist immer noch traurig, so traurig und verloren. Und leider süß. Blöderweise.

»Du brauchst ein erregendes Moment«, sage ich.

»Was?«

»Du brauchst ein erregendes Moment. Deine Figur – sie kann nicht einfach grundlos Depressionen kriegen. Jedenfalls nicht in einem Comic. Irgendwas muss ihr passieren. Ein schreckliches Verbrechen. Du weißt schon, *Batman* und seine Eltern, *Daredevil* und sein Augenlicht. Sie muss nach Rache dürsten.«

»Stimmt«, sagt Callum. »Darauf hätte auch von selbst kommen können.«

»Hättest du.«

»Der Typ von DC …«

»Ich weiß, dein Stiefvater hat es mir erzählt.«

»Oh.«

»Hast du das deswegen gemacht? Weil du wolltest, dass ich dir deinen verdammten Comic schreibe?«

Verblüfft und zutiefst erschrocken sieht er mich an, als stürze das Theater und die ganze Welt drum herum ein. Ich kann mich jedoch nicht lange beherrschen und verziehe das Gesicht zu einem schelmischen Grinsen. Ich konnte ihm gegenüber nie ein Lächeln unterdrücken.

»Du hast recht«, spielt er mit. »Ich geb's zu. Es war reiner Eigennutz, weil ich dich brauche, um berühmt zu werden.«

»Callum, ich finde es schwierig, über die Zukunft nachzudenken.«

»Ist mir schon aufgefallen.«

»Das ist ein Schutzmechanismus. Gegen, du weißt schon, den Gedanken an den Tod.«

»Aber kein sehr guter.«

»Willst du … Willst du mir helfen? Ich bin gerade dabei zu lernen, über die nächsten zwei Wochen hinaus zu planen, aber es fällt mir schwer.«

»Mach dir keinen Stress. Wenn du damit umgehen kannst, dass ich mich hin und wieder ins Bett verkrieche, dann kann ich damit umgehen, dass du von deinem eigenen Tod besessen bist.«

»In diesem Fall«, sage ich, »bin ich dabei.« Und zum zweiten Mal heute Abend schüttle ich eine Hand.

»Ach, habt ihr zwei euch endlich wieder vertragen?«

Jay steht ein paar Meter entfernt in dem nun rasch leerer werdenden Saal und wirkt schlaksiger und unsicherer denn je.

»Ich sollte jetzt lieber Joe helfen, die anderen Scheinwerfer abzumontieren«, sagt Callum und geht in Richtung Bühne davon.

»Du hast Callum das mit der Theaterbeleuchtung erzählt«, sage ich.

»Stimmt«, sagt Jay. »Irgendjemand musste doch diesen Abend retten.«

»Du bist echt in Ordnung, Jay. Egal, was die anderen sagen.«

Plötzlich ist alles still. Die Zuschauer haben den Saal endlich verlassen. Richtung Foyer hinaus auf die Straße, zurück in ihr Leben und ihr Zuhause. Wir stehen immer noch da, Jay und ich, dort, wo wir aufgewachsen sind, wo wir als Kinder zusammen gespielt haben. Er räuspert sich, als wolle er mich aus den Erinnerungen reißen, die überall an diesem Ort herumgeistern.

»Bin ich nicht«, sagt er. »Ich bin nicht in Ordnung. Mum hat Dad rausgeschmissen. Da war ganz schön was los. Ich bin so verdammt blöd, Hannah!«

»Ist doch nicht deine Schuld. Du wusstest es nicht.«

»Doch, ich wusste es. Ich habe sie oft gehört. Ich hörte ihn schreien, wenn er dachte, ich würde schlafen. Jetzt muss ich andauernd daran denken, dass ich etwas hätte tun müssen. Aber einen Scheiß habe ich getan.«

»Was hättest du denn ausrichten können?«

»Ich bin nicht wie er, oder? Bitte sag mir, dass ich nicht so bin wie er!«

»Wäre ich deine Freundin, wenn du so wärst?«

»Bist du meine Freundin?«

»Natürlich, du Dummkopf.«

»Meinst du, dass meine Mum mir verzeiht?«

»Sie macht dir keine Vorwürfe, Jay.«

»Ich weiß nicht, wie das jetzt weitergehen soll.«

»Glaub mir, das kenne ich. Also müssen wir uns gegenseitig helfen. Wie wir es immer getan haben.«

Er nickt langsam.

»Es wird ganz schön schwer werden, oder?«, fragt er.

»Ja. Wird es. Aber hey, dafür gibt's schließlich Comics und Videospiele, oder?«

Ich lächle ihn an, aber er ist noch nicht bereit, mein Lächeln zu erwidern.

Ich frage mich, wie viel er von den Schwierigkeiten seiner Eltern gewusst hat. Wie viel hat er einfach nicht wahrhaben wollen? Er war wie ein überdimensionaler Welpe, tollte herum, beging Dummheiten. Jetzt, heute Abend, in dieser Minute, entdecke ich etwas Fremdes in seinem Gesichtsausdruck, seine Haltung und Ausstrahlung haben sich verändert, er erscheint älter und reifer.

Erst, als die großen Lichter angehen, sehe ich in seine Augen und entdecke das alte Leuchten – ich erkenne den Jungen, mit dem ich in den Fluren des Theaters Fangen gespielt, mich gerauft und zwischen den Sitzen versteckt habe. Ich bin so erleichtert, dass mir fast die Tränen kommen. Weil ich ihn brauchen werde. Ich werde ihn, Daisy, Jenna und Callum brauchen. Ich werde sie brauchen, um das Gefühl zu haben, dass alles gut gehen wird, auch wenn es eine Lüge ist. Auch wenn es nur Theater ist.

Tom

Ich ging in einer Schar wohlwollender Besucher unter, die mir zu einer Vorstellung gratulierten, von der ich selbst erst kurz zuvor erfahren hatte, und mir begeistert ihre Unterstützung zusagten. Ich wurde von einer Woge enthusiastischer Menschen erfasst, die zu den Spendendosen und Petitionslisten drängten, und schließlich ins Foyer gespült. In diesem Moment kamen Sally und Ted aus dem Backstage-Bereich. Als sie mich erblickten, tuschelten sie, als wollten sie etwas vor mir geheim halten. Ich ging zu ihnen und umarmte sie.

»Ich bin völlig sprachlos«, sagte ich gerührt und verwirrt. »Unglaublich, was ihr hier auf die Beine gestellt habt. Ihr habt ein Wunder vollbracht.«

»Tut mir leid, dass wir dich damit so überrumpelt haben«, sagte Ted. »Aber wir wollten vermeiden, dass du Probleme bekommst, für den Fall, dass der Stadtrat dazwischenfunkt und uns die Veranstaltung verbietet. Du hattest schon genug um die Ohren, alter Freund. Wir wollten einfach versuchen, das Theater zu retten. Ehrlich gesagt sah es zwischendurch ziemlich düster aus. Aber jetzt …«

»Habt ihr gesehen, wie viel die Leute spenden?«, sagte ich. »Für die Reparaturen wird es wohl nicht reichen, aber vielleicht für einen Kredit, und dann …«

Sally unterbrach mich.

»Tom, ich weiß, das ist jetzt alles ein bisschen viel für dich, aber weißt du, was passiert ist? Die Polizei hat mich eben angerufen. Phil ist vorhin dort aufgetaucht und hat gestanden, dass er den Heizkessel kaputtgemacht hat. Er hat sich der Sachbeschädigung schuldig bekannt. Ich soll morgen eine Aussage machen …«

»O Gott, Sally. Und wie geht es dir jetzt?«

»Ich weiß es nicht. Ich bin völlig durcheinander. Ich weiß nur, dass ich diesem Mann inzwischen alles zutraue. Aber das Positive daran ist: Im Falle einer Sachbeschädigung kommt die Versicherung dafür auf. Stimmt's, Ted?«

»So ist es«, bestätigte er.

»Heilige Scheiße«, sagte ich kopfschüttelnd.

Wir dachten schweigend über diese neueste Wendung des Schicksals nach, als Shaun und James, noch geschminkt, mit zwei schäumenden Sektflaschen angehüpft kamen.

»Meine Güte, was macht ihr denn für Gesichter?«, fragte Shaun. »Wir haben gerade das Theater gerettet!«

»Na, erst mal abwarten, was der Stadtrat dazu sagt …«

»Vergesst den Stadtrat!«, rief Shaun. »Seht mal da drüben!«

Eine Frau mit Mikrofon bahnte sich den Weg durch die Menge zu einer lächelnden Gruppe an der Bar, einen Fotografen im Schlepptau.

»Die sind von der Regionalzeitung«, sagte James. »Ich sehe schon die Schlagzeile vor mir: ›Bürgerinitiative stoppt Theaterschließung!‹ Der Beitrag schreibt sich ja fast von allein. Dafür kriegt sie den Pulitzer-Preis!«

»Komm, wir müssen jetzt los«, sagte Shaun und legte James

den Arm um die Schulter. »Die Pizzeria ruft. Erstes großes Familientreffen. Das wird ein Alptraum!«

James schauderte theatralisch. »Die Aufführung mag vorbei sein, aber für uns geht das Drama noch weiter«, sagte er. »Tja, was man nicht alles aus Liebe tut … Ach, Tom, bevor ich es vergesse: Eine gewisse Vanessa hat vorhin nach dir gesucht.«

»Sie war hier?«

»Ja. Keine Ahnung, wo sie jetzt steckt.«

»Wir sind immer für dich da«, sagte Shaun. »Falls du Tipps in Sachen Dating brauchst …«

Er packte James am Kragen seines teuren Mantels, rief: *»Noch einmal stürmt, noch einmal, liebe Freunde!«*, und zog ihn durch die Schiebetür hinaus in die Nacht. Die Lücke in unserem kleinen Kreis wurde rasch von Jay gefüllt, der aus dem Saal kam. Sally gab ihm einen Stups, und er erwiderte die Geste.

»Ich brauche ein Bier«, sagte er.

»Du bist fünfzehn!«, sagte Sally. »Aber weißt du was? Du hast recht. Ich brauche auch eins. Komm, lass uns nach Hause fahren. Ein paar Dosen müssten noch im Kühlschrank sein. Wir haben einiges zu bereden.«

Sie wandte sich zu Ted und mir. »Dann bis Montag!«

»Montag?«, fragte ich.

»Ja, unser wöchentliches Meeting. Wir haben auch einiges zu besprechen.«

»Ich besorge Kekse«, sagte Ted. »Vielleicht backe ich sogar einen Kuchen. Mal sehen.«

»Sieh an«, sagte Sally. »Kaum sind die Spendentöpfe voll, gibt er das Geld auch schon aus. Und jetzt ist er auch noch mit seinem Handy zugange. Wem simst du denn da, Ted? Deinem Finanzberater?«

»Entschuldigt. Ich habe gerade eine SMS von Angela bekommen. Sie erwartet mich draußen. Sofort.«

Er zuckte mit den Schultern und steckte das Handy wieder weg.

»Danke«, sagte ich. »Wie kann ich das jemals wiedergutmachen? Ich stehe tief in eurer Schuld.«

»Du schuldest uns gar nichts«, sagte Sally. »Das war doch die Moral von unserer Geschichte heute Abend, oder? Wenn man zusammenhält, ist das für alle ein Gewinn. So, komm jetzt, Jay. Auf dem Heimweg holen wir uns Pizza.«

Als wir Sally und Jay nachschauten, wollte ich mich eigentlich ebenfalls verabschieden, um Hannah zu suchen. Doch bevor ich dazu kam, ertönte das ohrenbetäubende Geknatter eines Motorrads auf dem Parkplatz.

»Du lieber Himmel«, sagte ich. »Kriegen wir jetzt auch noch Unterstützung von den Hells Angels? Gibt es in Somerset etwa eine theaterverrückte Biker-Gang, von der ich noch nichts wusste?«

Ich drehte mich zu Ted, der entgeistert durch die Glastür starrte.

»Das ist keine Biker-Gang, sondern Angela«, sagte er.

Ich schaute ihn ungläubig an. Dann öffnete sich die Tür, und herein rauschte Teds Frau in Ledermontur. Sie brauchte ein paar Sekunden, um den Kinnriemen zu öffnen und den Helm abzusetzen. Ihr Haar war zerzaust, ihr Gesicht gerötet.

»Wir wollten uns doch draußen treffen«, sagte sie.

»Ja … aber …«, stotterte Ted. Er schaute seine Frau an, dann wanderte sein Blick zu der zerbeulten, rostigen, aber offensichtlich noch straßentauglichen *Triumph Bonneville,* die vor der Tür auf ihrem Ständer ruhte.

»Ach, die *Bonneville!*«, sagte sie. »Das ist nur ein kleines Projekt von mir. Vor sechs Monaten habe ich mich bei einem Lehrgang für Motorradtechnik angemeldet. Die waren schon ein wenig überrascht, eine Rentnerin dort zu sehen, aber sehr hilfsbereit. Seitdem bin ich jeden Donnerstagabend dort, Schatz. Im August habe ich die theoretische Prüfung gemacht, und danach meinen Motorradführerschein. Es war wirklich sehr praktisch, dass du so viel im Theater zu tun hattest, denn dadurch hast du gar nichts davon mitbekommen. Eigentlich wollte ich dich nächste Woche zu deinem Geburtstag mit der *Bonneville* überraschen, aber ich konnte einfach nicht widerstehen, sie schon heute Abend mitzubringen. Ich wollte wohl auch ein bisschen für Dramatik sorgen.«

»Du … du hast meine *Bonnie* repariert?«

»Ja, sie ist fast wie neu. Es tritt immer noch ein bisschen Öl aus, die Schaltung hat etwas Spiel, und an manchen Stellen ist der Lack leider endgültig ab, aber sie fährt noch! Warum hast du mir nie erzählt, wie toll Motorradfahren ist?«

»Ich dachte immer, das interessiert dich nicht.«

»Stimmt, früher war das auch so. Aber jetzt nicht mehr! Komm, willst du das alte Mädchen nicht auf eine Tour entführen? Ich meine natürlich die Maschine, nicht mich. Dein Helm ist draußen. Vielleicht könnte ich mir auch ein Motorrad kaufen, dann könnten wir zusammen auf Tour gehen. In Skandinavien soll es herrliche Routen geben. Lappland soll besonders schön sein.«

»Das klingt verlockend. Aber was ist mit deiner Schwester?«

»Für Julia ist gut gesorgt. Vor ein paar Wochen hat mir eine clevere junge Dame gesagt, dass die Julia von früher sich bestimmt wünschen würde, dass ich glücklich bin. Und sie hat recht. Ich bin es meiner Schwester schuldig, die Zeit, die mir noch bleibt, zu nutzen und keine Sekunde mehr zu vergeuden. Ted, wir haben einander, wir sind noch gesund, und jetzt haben wir ein Motorrad mit vollem Tank. Lass uns losfahren! Mal sehen, wo wir landen. Heute Abend vermutlich an der *Fish & Chips*-Bude und anschließend zu Hause.«

Ted hatte keine weiteren Einwände. Er gab seiner Frau einen Kuss, und dann gingen sie Arm in Arm hinaus. Ich hörte, wie der Motor aufheulte und die Maschine davonfuhr. Wer vorn saß und wer hinten, war nicht zu erkennen. Ich schaute mich nach Elizabeth um, denn mir war klar geworden, was ich zu tun hatte.

Das Foyer leerte sich langsam. Die Keks- und Kuchenteller auf den Tischen waren verwaist, die Ehrenamtlichen hatten angefangen aufzuräumen. Ich half Natasha und Seb, die Spendendosen nach oben in mein Büro zu bringen; sie waren mit Scheinen und Münzen gefüllt. Wir hatten eine achtseitige Liste mit Unterschriften und Adressen von Leuten, die die Petition unterstützten. Wir hatten starke Argumente für den Stadtrat, und die Bürger und die Medien waren auf unserer Seite. Aber jetzt hatte etwas anderes Vorrang. Ich verließ das Büro, zog die Tür hinter mir zu und schloss sie ab. Unten im Foyer waren nur noch vereinzelte Grüppchen. Elizabeth stand an der Bar. Sie wirkte kühl und distanziert und leicht fehl am

Platz. Und am anderen Ende stand Vanessa, mit einem Pint in der Hand. Jetzt kommt er, dachte ich. Der Moment der Wahrheit. Ich steuerte auf Elizabeth zu.

»Hallo«, sagte ich. »Danke, dass du gekommen bist. Ich war mir nicht sicher, ob ich dich hier sehen würde, aber es bedeutet mir sehr viel. Ehrlich.«

»Ich bin froh, dass ich es nicht verpasst habe – es war toll«, sagte Elizabeth.

»Als wir uns am Flughafen wiedergesehen haben, dachte ich, das wird in einer Katastrophe enden. Es ist so lange her, Lizzie.«

»Ich weiß.«

»Es ist so viel passiert.«

»Ich weiß.«

»Aber an dem Tag, als du Hannah zu Hause besucht hast und wir dann zusammen spazieren gegangen sind … da fühlte es sich auf einmal an, als wären wir eine Familie. Es klingt wahrscheinlich total verrückt, aber bei mir war es so. Und bei dir?«

Sie zögerte ganz kurz.

»Ja. Bei mir war es auch so.«

Ich dachte an die Sonne, die durch die Bäume geschienen hatte, das goldene Herbstlicht, das Laub zu unseren Füßen, als wir zu dritt nebeneinandergelaufen waren.

»Elizabeth«, sagte ich.

Nicht alle Geschichten verlaufen linear. Es gibt Anfang, Mitte und Ende, aber nicht unbedingt in dieser Reihenfolge. Manchmal sprudelt alles durcheinander wie in einem Whirlpool.

»Ja?«, sagte sie.

Ihr Lächeln war mir so vertraut wie mein eigenes.

»Du und ich«, sagte ich. »Du, ich und Hannah. Das wird nie wieder funktionieren.«

Die Haustür. Das Taxi. Es war Hannah, die damals gesagt hatte: »Es tut mir leid.« Mein kleines Mädchen.

»Lizzie, du könntest jeden Konferenzraum der Welt betreten, in Dubai, Shanghai oder San Francisco. Innerhalb von dreißig Sekunden wüsstest du, wer wichtig ist und wer nicht, wer Sachen voranbringt und wer sie blockiert und wie du mit all diesen Leuten umgehen musst. Aber als du in unser Haus gekommen bist, warst du verloren. Du wusstest nicht, was du tun solltest. Es war unglaublich emotional und intensiv, aber du gehörst hier einfach nicht her. Es muss dir nicht leidtun, du musst nichts wiedergutmachen. Du musst nur du selbst sein. Wir müssen die Vergangenheit hinter uns lassen und Richtung Zukunft gehen.«

Sie schaute zu Boden, dann auf ihre Uhr.

»Hast du … gibt es eine andere?«, fragte sie. Es klang fast beiläufig, als wollte sie wissen, ob ich den Abwasch schon erledigt hatte.

Ich schaute zu Vanessa hinüber, die gerade mit Bob Jenkins sprach. Er sagte etwas zu ihr, sie schüttelte den Kopf, wandte sich ab und warf mir einen Blick zu.

Ich kann es nicht erklären, aber in diesem Moment war mir, als würde ich von hundert Scheinwerfern gleichzeitig geblendet. Mir ging sozusagen ein gigantisches Licht auf. Ein Knistern lag in der Luft – wie das Knistern zwischen dem Ende der Vorstellung und dem Applaus.

»Ja, es gibt eine andere. Aber es ist erst der Anfang. Ich weiß nicht, ob sich daraus etwas entwickelt. Ich muss es herausfinden.«

Lizzie lächelte ihr breites, weises Lächeln.

»Nun denn«, sagte sie. »Ich mache mich jetzt besser auf den Weg. Mein Flug geht morgen früh. Ich muss noch einiges erledigen.«

»Mach's gut«, sagte ich.

Wir umarmten uns, ihr Haar streifte mein Gesicht.

»Tom, pass gut auf unser Mädchen auf.«

»Mach ich. Darin habe ich Übung.«

»Ich weiß, ich weiß. Aber wenn ich dir einen Rat geben darf: Bitte hör auf Hannah. Sie wird dir sagen, was sie braucht. Und vielleicht ist es nicht das, was du vermutest.«

Dann drehte sie sich um und ging. Ich sah ihr nach, wie sie durch die Tür schritt und in der Dunkelheit verschwand. Ich schaute zurück zur Bar, suchte Vanessa.

Doch sie war nicht mehr da.

Das war mal wieder typisch für uns. Kaum hatte ich mir einen Plan zurechtgelegt, ging er natürlich nicht auf.

Ich drückte die Tür zum Saal auf, wo ich Hannah vermutete.

Sie saß vorne am Bühnenrand, ließ die Beine baumeln und schaute Callum zu, der Kabel und Geräte zusammenpackte. Sie trug wieder Jeans und Pulli. Das Kleid lag zusammengefaltet auf ihrem Schoß, die Pailletten fingen noch immer das Licht ein und reflektierten es auf dem Boden um sie herum. Sie sah bleich aus, fast durchsichtig, das Haar locker hochgebunden. Es musste sie unvorstellbare Kraft gekostet haben, wochenlang die Aufführung zur Rettung des Theaters zu planen und zu organisieren. Ich hatte den Kampf aufgegeben, doch sie hatte es nicht gekonnt, oder nicht gewollt. Trotz allem, was sie durchmachte, war sie fest entschlossen gewesen, das Theater zu retten, selbst wenn sie daran kaputtging. Erst als die Tür hinter mir zufiel, schauten sie und Callum auf.

»Muss ich diesen Jüngling vom Hofe jagen, oder haben wir ihm vergeben?«, sagte ich.

»Ich glaube, er hat genug gelitten«, sagte Hannah. »Eine Tracht Prügel von dir wäre der Demütigung zu viel.«

»Ich bring mal kurz ein paar Sachen zum Wagen«, sagte Callum.

Er schnappte sich eine Plastikkiste mit Autoscheinwerfern und Werkzeug und lief hastig zum Seiteneingang.

»Callum!«, rief ich. Er hielt inne und drehte sich pflichtschuldig um, stand da wie ein Schauspieler, der seinen Text vergessen hat. »Danke«, sagte ich versöhnlich. »Du hast heute Abend wirklich einen guten Job gemacht.«

Er nickte, dann eilte er hinaus.

Langsam ging ich die Stufen zur Bühne hinunter. Und mit jedem Schritt tauchten Bilder in meinem Kopf auf: Erinnerungen an die kleine Hannah, die ich jeden Tag mit hierher gebracht hatte, an die Momente, nachdem wir aus dem Krankenhaus kamen, und an die Aufführungen, die wir zu ihren Geburtstagen auf die Beine gestellt hatten – fröhliche, aber auch trotzige Stücke, denn sie sollten die Gedanken an Hannahs Diagnose und das, was sie bedeutete, verdrängen. Und im Halbdunkel des Saals begriff ich auf einmal, dass unsere gemeinsamen Tage so wundersam und erfüllt gewesen waren, weil wir um die Zerbrechlichkeit von allem wussten, auch wenn wir es uns nie eingestehen wollten. Doch am Ende zwingt uns die Zeit dazu, die Dinge so zu sehen, wie sie sind. Das hellste Licht wirft den dunkelsten Schatten, und als ich auf Hannah zuging, fürchtete ich mich mehr denn je vor der Zukunft. Ich fühlte unendliche Liebe, aber auch die aufziehende Finsternis. Meine Kehle war wie zugeschnürt.

»Ich bin so stolz auf dich«, brachte ich schließlich hervor.

Hannah zuckte mit den Achseln.

»Ich hab einfach nur die alten Stücke zusammengefasst. Sally hat mir geholfen. Sie hat eigentlich das meiste gemacht.«

»Ich meine nicht das Stück. Es war eine wunderbare Überraschung, die ich niemals vergessen werde. Aber dieses Theater, so wichtig es auch sein mag, ist nur Kulisse. Die Magie, das bist du. Seit jeher. Seit du auf die Welt gekommen bist. Ich bin sehr dankbar und überwältigt, dass du das getan hast, aber du hättest nicht deine Gesundheit riskieren müssen, um dieses Theater zu retten.«

»Doch, das musste ich«, sagte Hannah. Sie rutschte langsam von der Bühne herunter. »Ich musste es retten.«

»Warum?«

»Weil du etwas brauchen wirst ...«

»Hannah ...«

»Dad, hör zu. Was auch immer passiert, du musst mich loslassen.«

»Das kann ich nicht, Schatz.«

»Du musst aber. Ich habe den ganzen Sommer versucht, es dir begreiflich zu machen. Als ich auf der Treppe in Ohnmacht fiel und im Krankenhaus wieder aufwachte, wurde es mir klar. Ich wusste, dass ich dir das nicht länger antun durfte.«

»Was antun?«

»Mich darauf zu verlassen, dass du alles Schlimme von uns fernhältst. Das, wovor wir die ganze Zeit davongelaufen sind, hat uns jetzt eingeholt, und ich muss mich dem stellen. Du musst die Bühne mir überlassen. Das ist meine Szene, mein Monolog.«

»Ich verstehe nicht, was du meinst«, sagte ich. Doch tief im Inneren tat ich es längst.

»Ich weiß nicht, wie ich es dir schonend beibringen kann, also sag ich es einfach geradeheraus«, sagte Hannah. »Auf mich kommt ein Kampf zu, der größte Kampf, mit dem ich jemals konfrontiert werde. Und ich kann ihn nur gewinnen, wenn alles um mich herum so normal wie möglich ist. Ich brauche das Gefühl, dass das Leben weitergeht – denn so ist das Leben nun mal. Versteh mich nicht falsch. Aber manchmal ist es wichtig für mich, dass du nicht da bist. Dass du sagst: ›Hannah, ich kann mir heute keine bescheuerten DVDs mit dir anschauen, weil ich ein Date habe oder weil ich arbeiten muss oder weil ich die Theatergruppe zu einem beknackten Kunstfestival karren muss.‹ Denn das ist *dein Leben,* Dad. Ich will nicht, dass du es für mich aufgibst. Ich will nicht, dass du wegen mir alles zurückstellst und über mir schwebst wie der Sensenmann. Ich brauche das Gefühl, dass du dein eigenes Leben lebst. Nur so können wir gewinnen. Verstehst du das? Wir gewinnen, indem wir leben.«

»Komm her«, sagte ich.

Wir umarmten uns. Ich hatte das Gefühl, einen erschöpften Spatz zu halten. Aber ich wusste, sie war stark genug.

»Versprich mir eins«, sagte sie. »Falls etwas passiert, versprich mir, dass du nicht nur zu Hause hockst und dir alte Fotoalben anschaust, wie ein totaler Loser. Versprich mir, dass du rausgehst, Shows auf die Beine stellst und dein Leben lebst.«

»Ich verspreche es«, sagte ich.

»Gut«, sagte sie. »Und jetzt geh ich meinen Freund suchen, und du kommst nicht mit.«

»Hannah«, sagte ich. »Wenn du um halb elf nicht zu Hause bist, gibt's Hausarrest.«

Sie kletterte wieder auf die Bühne und lief nach hinten. Ich hörte, wie ihre Schritte leiser wurden und schließlich verhallten.

Und dann war ich allein im Theatersaal und hörte die Stille. Doch natürlich war es nicht richtig still. Denn in einem Theater liegt immer ein Knistern in der Luft. Berührende Szenen bleiben für immer. Ich konnte Hannah hören, wie sie als Kleinkind durch die Gänge lief. Dieser Klang würde nie verloren gehen, solange dieses Gebäude stand. Ich musste nur genau hinhören.

Schließlich machte ich mich ebenfalls auf den Weg. Und ich dachte: Falls das Theater tatsächlich weiterbesteht, sollten wir etwas daraus machen. Wir sollten neue, anspruchsvolle Stücke auf die Bühne bringen und auch noch etwas anderes bieten als Tribute-Musicals, Boulevardkomödien, Lehrplan-Stücke und Stand-up-Comedy. Die Welt veränderte sich; das Internet würde die Art und Weise, wie die Menschen zuschauten und Geschichten erlebten, revolutionieren. Ich dachte: Wer dieses Theater leitet, sollte all dies im Blick haben, damit wir mit dieser Entwicklung Schritt halten können.

Ich schaltete die Saalbeleuchtung aus, dann ging ich zurück

ins Foyer. Einer der Ehrenamtlichen würde später abschließen. Die gläserne Schiebetür ging auf, und ich trat ins abendliche Dunkel hinaus. Das Publikum war verschwunden, der Parkplatz leer. Wolken hingen vor dem Mond, wie ein Bühnenvorhang. Ich schaute zurück zu dem Schild über dem Eingang. Ein Stück von Hannah Rose. Würde es weitere geben?

Als die Stimme ertönte, zuckte ich zusammen.

»Hast du vergessen, wo du geparkt hast?«

Sie trug dasselbe Kleid wie bei unserem ersten Date, dazu einen langen eleganten Mantel. Sie sah wunderschön aus.

»Vanessa«, stieß ich hervor. Ich hatte so viel zu sagen – danke, dass du gekommen bist, danke für deine Hilfe, danke, dass du mich an einem schwülen Augustabend ein paar Stunden von mir selbst abgelenkt hast. Ich brachte nichts davon über die Lippen, aber Vanessa nickte trotzdem, als wüsste sie genau, was in meinem Kopf vorging.

»Beim Kino hat ein neues Themenrestaurant eröffnet«, sagte sie. »Es heißt *Go Go Sushi.* Die Gerichte schwirren auf einem Laufband an einem vorbei, und man nimmt sich einfach das, was man haben will. Ich dachte, wenn wir dort hingehen und zusammen etwas essen – was könnte da schon schiefgehen?«

»Gar nichts, solange der Koch kein cholerischer Sumo-Ringer ist«, erwiderte ich lächelnd.

»Kommenden Freitag hätte ich Zeit – das wäre eine schöne Gelegenheit, meinen neuen Job zu feiern.«

»Dann haben wir ein Date«, sagte ich.

Wir schwiegen verlegen. Das kann ja was werden am Freitag, dachte ich.

»Wie läuft es denn mit dem Theater?«, fragte sie. »Und wie geht es Hannah?«

Ich lächelte.

»Uns steht ein Kampf bevor«, sagte ich. »Aber wir werden ihn gewinnen. So oder so.«

Hannah

Als ich an jenem Abend nach Hause zurückkehre, mich ins Bett lege und mein Handy checke, habe ich jede Menge SMS von Leuten aus der Schule erhalten, die mir gratulieren. Die schönste kommt von Daisy: *OMG! Mum & Dad gerührt. Darf in den Theater-Club & künstlerisches Oberstufenfach wählen! Du bist ein Star XXX*

Vielleicht ist das so im Leben. Kleine Akte der Liebe ziehen Kreise, wie ein Stein, den man ins Wasser wirft. Sie schenken anderen Mut und Hoffnung. Ich hole den Oberstufen-Fragebogen aus dem Papierkorb, lege ihn auf meinen Schreibtisch und glätte ihn, so gut ich kann. Ich nehme einen Stift. In der Zeile, in die man seine Fächer eintragen muss, schreibe ich: Englisch, Dramaturgie und Psychologie. Dann lese ich mir die Frage darunter durch: Wo siehst du dich in fünf Jahren?

Ich lege einen Moment lang den Stift an den Mund und denke darüber nach. Dann schreibe ich: »am Leben«.

Bei einer Herztransplantation muss das Chirurgenteam innerhalb von vier Stunden das Herz vom Spender zum Empfänger transportieren. Vier Stunden. Wenn es so weit ist, packen sie das Organ nicht etwa in irgendeinen schicken Hightech-Container – sie legen es einfach auf Eis in eine Kühlbox, ähnlich einer Picknick-Kühltasche. Dann wird es mit einem Motorrad oder Flugzeug zum Krankenhaus gebracht und, dort angekommen, wieder lebendig gekitzelt. Venkman hat mir das alles schon vor Jahren erklärt, bevor wir überhaupt ahnen konnten, dass ich selbst ein neues Herz brauchen würde. Ich weiß noch, wie wir darüber gesprochen haben.

»Warum fängt es wieder an zu schlagen?«, fragte ich ihn.

»Also, es wird ein elektrischer Strom durch …«

»Nein, ich meine nicht, wie – den medizinischen Ablauf kenne ich. Ich will wissen, warum. Es ist doch nur ein Stück Fleisch, das aus einem Körper entnommen und in eine Kühlbox gepackt wurde und dann mit Elektrodrähten geschockt wird. Aber eigentlich ist es ganz gebrochen und … allein. Also, warum kommt es zurück? Warum will es das überhaupt?«

Venkman dachte wesentlich länger über diese Frage nach, als ich erwartet hatte. Er klopfte mit dem Stift gegen sein Klemmbrett und starrte ausdruckslos zum Fenster hinaus. Endlich drehte er sich um und sah mir in die Augen.

»Alles will leben«, sagte er.

Liebste Willow,

ich habe dir versprochen, dass ich dir eines Tages erzählen würde, was am Ende der Kleinen Meerjungfrau *passiert ist, dem Stück, das wir zu meinem sechsten Geburtstag aufgeführt haben. Also, jetzt ist es so weit.*

Du weißt doch noch, dass sich die kleine Meerjungfrau im Märchen entscheiden muss, ob sie den Prinzen tötet und selbst am Leben bleibt, oder ob sie es zulässt, dass seine Ehe vollzogen wird und daraufhin sterben muss. Sosehr sie auch leben wollte – die Meerjungfrau konnte sich nicht dazu überwinden, ihren Geliebten zu verletzen. Stattdessen tauchte sie in die Organzawellen und sank hinunter auf den Meeresboden.

Rachel lag also in ihrem wunderschönen Kostüm auf der Bühne, die Augen geschlossen, umgeben von tiefer Stille im Publikum, doch plötzlich hatte ich das Gefühl, dass etwas ganz und gar nicht stimmte. So sollte es nicht sein!

»Nein!«, rief ich, löste mich aus dem Kreis meiner Freundinnen, und bevor mich irgendjemand aufhalten konnte, rannte ich auf die Bühne zur kleinen Meerjungfrau. Denn

es war kein Stück mehr, nicht in meinem Kopf. Es war etwas anderes. Ich ließ mich an Rachels Seite sinken.

»Du kannst den Fluch der Hexe überwinden, du kannst leben!«, beschwor ich sie.

Rachel öffnete ein Auge, sah erst mich an und blickte sich dann um, und bestimmt dachte sie: »O Gott, was soll ich denn jetzt machen?« Doch zu ihrer Ehre muss gesagt werden, dass sie in ihrer Rolle blieb. Sie sah, dass ich weinte, denn mir liefen jetzt wirklich die Tränen übers Gesicht, und sie bewahrte die Ruhe.

»Meinst du wirklich, dass ich am Leben bleiben kann?«, fragte die Meerjungfrau.

»Ja«, antwortete ich. »Du kannst am Leben bleiben. Du kannst es schaffen.«

»Aber … Aber mein Herz ist gebrochen.«

Ich legte meinen dünnen Arm um sie.

»Meins auch«, sagte ich.

Und jetzt hatte Rachel Tränen in den Augen. Ich weiß noch, dass ihre Schminke verlief und der Glitzer ihres Eyeliners im Scheinwerferlicht schimmerte. Dann neigte ich mich zu ihr und flüsterte: »Aber ich werde leben!«

Und soweit ich mich erinnere, hörten das die anderen Meerjungfrauen und versammelten sich um ihre Freundin. Sie nahmen sie an den Armen, zogen sie hoch und brachten sie vom Meeresboden an die Oberfläche. Sie flüsterten ihr ermutigende Worte zu. Zunächst noch verwundert, unsicher und geschwächt von den wochenlangen Qualen begann die kleine Meerjungfrau, mit ihrem Fischschwanz zu wedeln. Vorsichtig und langsam ließen ihre Freundinnen sie los, und mit einem kräftigen Flossenschlag schwamm sie wieder ganz von selbst.

Vielleicht hast du auch eines Tages das Gefühl, dass dein Herz gebrochen ist – das geht uns allen irgendwann einmal so. Die Menschen können grausam sein, und manchmal ist das Leben schwer. Ich gebe dir einen guten Rat: Sorge dafür, dass es in deinem Leben irgendetwas gibt, was dich hält. Beispielsweise Musik, Kunst oder auch Comics oder Märchen. Es könnte auch eine Stadt sein oder eine Freundin. Denn jenseits hoher Dornenhecken, finsterer Wälder, stürmischer Meere, Wölfe und Hexen gibt es einen sicheren Ort für dich. Du musst ihn nur finden. Das ist deine Geschichte.

EPILOG

27. September 2023

Ich kann kaum glauben, dass der Abend, an dem Hannah, Ted und Sally das alte Willow Tree Theater vor dem Abriss bewahrten, jetzt schon zwanzig Jahre her ist. Damals war alles so ungewiss und verwirrend. Meine Erinnerungen an jene Zeit sind noch immer verschwommen; ich greife danach, doch ich bekomme sie nicht zu fassen. An jenem Abend wussten wir noch nicht, dass die Regionalzeitung zur Rettung des Theaters eine Kampagne starten würde und Margaret dem Theater Geld hinterlassen hatte, und Hannah auch. Wir wussten noch nicht, dass die Zukunft des Theaters für Jahre gesichert sein sollte, trotz Rezession und Haushaltskürzungen.

Wir wussten noch nicht, dass Hannah nur sechs Monate später, an einem strahlenden Frühlingsmorgen, einen Anruf vom Krankenhaus bekommen sollte mit der Nachricht, dass ein Spenderherz verfügbar war. Wir wurden sofort zum Flughafen Bristol gebracht, und von dort aus mit einem Privatflieger nach London. Callum folgte mit dem Auto. Die Operation dauerte sechseinhalb Stunden, und anschließend war Hannah tagelang erschöpft und an Maschinen und Schläuche angeschlossen. Aber sie kam durch, und sie erholte sich überraschend schnell. Knapp zwei Wochen nach dem Eingriff wurde sie von der Intensivstation auf die normale Station verlegt, und kurz darauf konnte sie schon nach Hause. Ihre Wangen wurden wieder rot, sie kam zu Kräften. Es ging ihr großartig, und sie entwickelte so viel Energie, dass wir kaum mitkamen.

Sie legte ihre Hochschulreife ab, nahm eine Auszeit und besuchte ihre Mutter, und anschließend studierte sie Literatur und Schauspiel am Queen Mary und Westfield College in London. Sie und Callum verfassten ihr Comic; *A Darkness* erschien in kleiner Auflage und wurde von Kritikern hochgelobt. Callum tat sich mit einem bekannten Marvel-Autor zusammen und ist inzwischen ein richtiger Star geworden. Hannah schrieb Theaterstücke – düstere, witzige, abgefahrene, spannende Dramen über Mythen und Helden. Ich habe die Premiere ihres ersten Stücks in einem Londoner Pub-Theater miterlebt; einige Monate später schaffte es den Sprung auf eine der wichtigsten Off-Bühnen. Ich schrieb auch Stücke, aber nie so gute wie Hannah.

Nicht lange nach jenem Abend gab ich die Leitung des Willow Tree Theaters an Sally ab. Mir stand der Sinn nach einer Veränderung. Ich fing wieder mit dem Schreiben und der Schauspielerei an; ging sogar auf Tournee. Ich brachte eine Show nach Edinburgh, wo ich Ted und Angela ein letztes Mal traf. Vanessa überredete mich sogar, eine meiner Shakespeare-Inszenierungen auf einem Festival in Thailand zu präsentieren. Anschließend kümmerte ich mich zwei Monate lang um ihre beiden Kinder, während sie auf Reisen ging; als sie zurückkam, konnte sie sechzehn Stecknadeln von ihrer Weltkarte entfernen. Zehn Jahre nach der Transplantation gab es bei Hannah Komplikationen, und ihr Leben hing einen Monat lang am seidenen Faden, aber sie kam abermals durch. Ein Jahr später fand Hannahs und Callums Hochzeit statt – ein weiterer Meilenstein, auf den wir nie zu hoffen gewagt hatten. Ihre Hochzeitsfeier fand natürlich im Willow Tree statt, Vanessa und mir war es gelungen, nicht hinausgeworfen zu werden.

Die Zeit verging, und wir ergriffen alle Chancen, die uns gegeben wurden, nutzten jeden Tag, erlebten warme Sommer und kalte Winter und waren dankbar für jeden Moment. Wir hatten Geduld, und wir hatten Glück. Es dauerte eine Weile, aber schließlich konnten Callum und Hannah ein Baby adoptieren, ein Mädchen. Ein weiteres unerwartetes Geschenk. Natürlich nannten sie die Kleine Willow.

Am Abend der Aufführung, die das Theater rettete, hatte Hannah mir gesagt, dass uns ein Kampf bevorstand, den wir nur gewinnen konnten, wenn wir unser Leben lebten. Sie lebte noch neunzehn Jahre lang. Sie starb in der Nacht des 12. Juli 2021. Die Fenster standen offen, eine leichte Brise trug den Duft des Jasmins aus dem Garten herein. Callum schwört bis heute, dass sie ihm etwas ins Ohr flüsterte. »Schnapp dir die Zukunft.« Sie seufzte. Und dann nicht mehr.

Als sie noch lebte, las Hannah Willow jeden Abend etwas aus ihren alten Feenbüchern vor. Niemand konnte die Geschichten so erzählen wie Hannah. Es schweißte die beiden zusammen. Und sie schrieb Willow Briefe über ihre eigene Kindheit. Sie wusste ja nicht, wie viel Zeit ihr noch blieb, um ihre Geschichte zu erzählen. Sie schickte die Briefe nie ab; wir fanden sie später in einem Ordner, zusammen mit einem alten Zehn-Schilling-Schein.

Willow ist gerade übers Wochenende bei mir zu Besuch. Sie übernachtet im ehemaligen Zimmer ihrer Mutter. Vorhin habe ich ihr etwas vorgelesen, und als wir fertig waren, setzte sie sich im Bett auf und stellte mir die gleichen Fragen, die Hannah mir vor vielen Jahren gestellt hatte. Und natürlich war ich auch diesmal gut vorbereitet.

»Gibt es Magie wirklich, Grandpa?«

»Ja, sicher. Sie ist nicht so wie in den Büchern, aber es gibt sie.«

»Und Feen, Grandpa? Gibt es die auch wirklich?«

»Pst. Das ist ein Geheimnis, denn nicht jeder kann sie sehen.«

»Wer kann sie denn sehen?«

»Nur ganz besondere Menschen?«

»Bin ich so jemand?«

»O ja, auf jeden Fall.«

»Heißt das, dass ich sie sehen kann?«

»Das weiß ich nicht. Wenn du später aus dem Fenster schaust, siehst du vielleicht welche. Mit ein bisschen Glück.«

Ich gab ihr einen Gutenachtkuss, schlich hinaus, ließ die Tür einen Spalt offen und wartete. Denn ich wusste, was nun kommen würde. Ich musste mich zusammenreißen – manchmal bringen die Erinnerungen mich noch immer zum Weinen. Alle schönen Erinnerungen tragen auch etwas Trauriges in sich – sie geben uns nur einen flüchtigen Blick auf das, was wir einst hatten. Doch wenn wir bereit sind, wundersame Momente, die an uns vorbeischweben, zu erhaschen, können wir einen ganzen Schatz an schönen Erinnerungen sammeln.

Also stand ich dort und schaute durch den Türspalt zu, wie am Rande des Fensters ein Licht erschien. Und aus der Ferne erklang Musik, die immer lauter wurde.

Nachbemerkung

Bei der Arbeit an diesem Buch durfte ich auf die Unterstützung, die Hilfe und das Wissen des unglaublichen Teams der Kardiologie am Great Ormond Street Hospital zurückgreifen. Dank ihm ist es mir hoffentlich gelungen, eine ernste und glücklicherweise seltene Herzerkrankung authentisch darzustellen. Dennoch ist dies hier kein medizinisches Lehrbuch, sondern ein Roman, und gelegentlich habe ich mir ein paar künstlerische Freiheiten erlaubt. Alle Irrtümer und Auslassungen gehen ausschließlich auf mein Konto.

Danksagung

Matthew Fenton
Jane Crook
Das gesamte Team des Great Ormond Street Hospital
Pippa Goldfinger
Chris und Caitlin Mosler, Ruth Price und Poppy Andrews
Kieron Gillen, Emma Vieceli und Kev Sutherland
Jonathan Haynes, Alex Hern, Samuel Gibbs
Simon Parkin, Will Porter, Christian Donlan,
Joao Diniz Sanches, Simon Attfield
Claudia Pepler, Merlin Theatre
Jordan Erica Webber und Harris Webber
Kat Brewster
Jules May Brown und Brigid Moss
Sarah Ryrie (Operation am offenen Herzen)
Malcom Rippeth (Licht)
Lisa Merryweather-Millard (Schule)
River House Café, The Talbot Inn, Sam's Deli,
Babington House

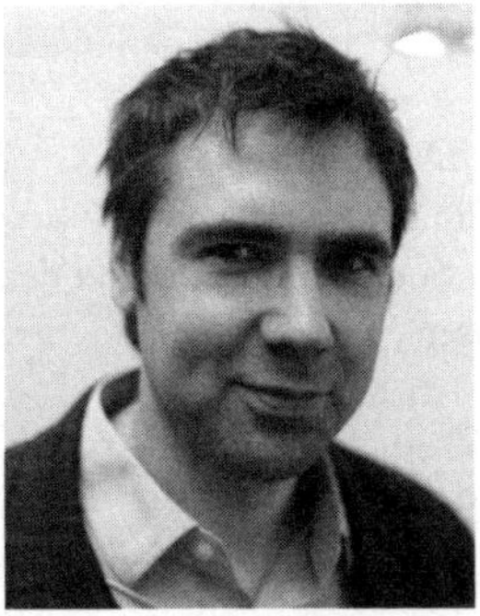

Keith Stuart ist Autor und Journalist. Sein Debütroman »Tage mit Sam« wurde in Großbritannien zum Bestseller und war von der Beziehung des Autors zu seinem autistischen Sohn inspiriert. Keith Stuart arbeitete unter anderem für den Guardian, bevor er sich ganz dem Verfassen von Romanen widmete. Er lebt mit seiner Familie in Somerset.

Die Originalausgabe erschien 2018 unter dem Titel
»Days of Wonder« bei Sphere
An imprint of Little, Brown Book Group, London
An Hachette UK Company

Dieses Buch ist auch als E-Book erhältlich.

Verlagsgruppe Random House FSC® N001967
Das verwendete Papier für dieses Buch
ist FSC®-zertifiziert

Wunderraum-Bücher erscheinen im
Wilhelm Goldmann Verlag, München,
einem Unternehmen der Random House GmbH.

1. Auflage
Deutsche Erstveröffentlichung August 2018

Umschlaggestaltung und Konzeption: buxdesign | München
Umschlagmotiv: Jelena Radosavljevic/ stocksy/B & J;
Getty Images / Westend61
Redaktion: Bärbel Brands
Satz: Buch-Werkstatt GmbH, Bad Aibling
Druck und Bindung: GGP Media GmbH, Pößneck
Printed in Germany
ISBN 978-3-336-54789-0

www.wunderraum-verlag.de

Auf Wiedersehen im

WUNDERRAUM

www.wunderraum-verlag.de